1章　この副作用，防げますか？

2章　副作用を起こさないために知っておきたい腎機能の話

3章　診療科別　危ない薬，意外と使える薬

4章　腎機能を正しく評価する「10の鉄則」

5章　腎機能別薬剤投与量一覧表

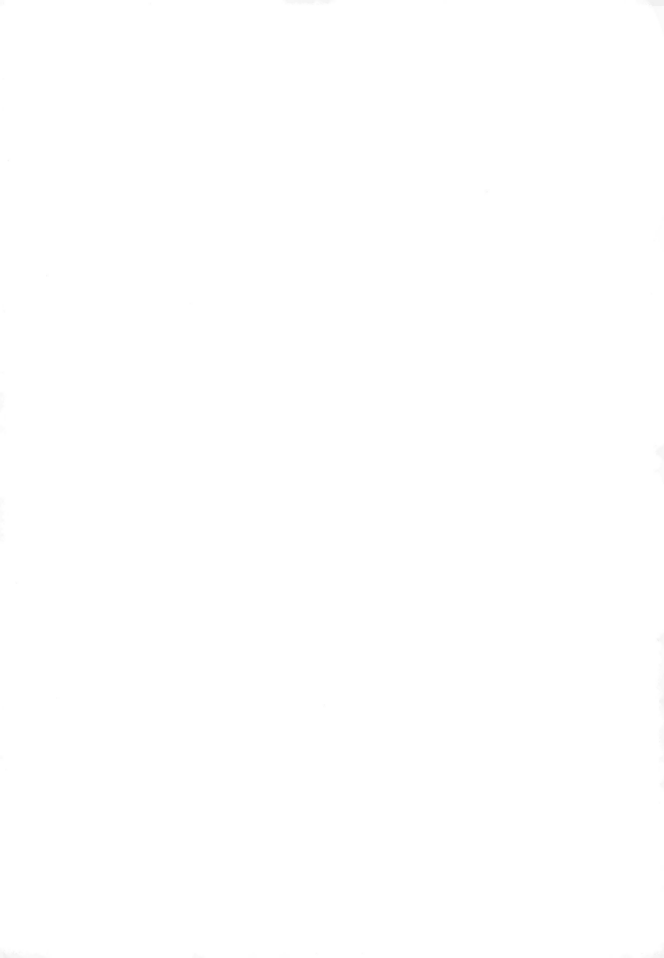

# 腎機能に応じた投与戦略

## 重篤な副作用の防ぎかた

監修　向山政志（熊本大学医学部教授・腎臓内科学）
　　　平田純生（熊本大学薬学部教授・臨床薬理学）
編集　中山裕史（熊本大学医学部講師・腎臓内科学）
　　　竹内裕紀（東京薬科大学准教授・医療実務薬学）
　　　門脇大介（熊本大学薬学部准教授・臨床薬理学）
執筆　平田純生
　　　宮村重幸（熊本中央病院薬局長）
　　　柴田啓智（済生会熊本病院薬剤部）
　　　近藤悠希（熊本大学薬学部・薬剤情報分析学）

医学書院

**謹告**

・本書に記載されている処方，治療，服薬指導などに関して，執筆者，編集者，監修者ならびに出版社は，発行時点の最新の情報に基づいて正確を期するように，最善の努力を払っています．しかし，医学，医療の進歩によって，記載された内容があらゆる点において正確かつ完全と保証するものではありません．
・したがって本書に記載されている処方，治療，服薬指導などを個々の患者に適用するときには，読者ご自身の責任で判断されるようお願いいたします．
・本書に記載されている処方，治療，服薬指導などによる不測の事故に対して，執筆者，編集者，監修者ならびに出版社はその責任を負いかねます．

株式会社 医学書院

腎機能に応じた投与戦略――重篤な副作用の防ぎかた

| | |
|---|---|
| 発　行 | 2016年11月15日　第1版第1刷Ⓒ |
| | 2019年10月 1 日　第1版第3刷 |
| 監　修 | 向山政志・平田純生 |
| 編　集 | 中山裕史・竹内裕紀・門脇大介 |
| 発行者 | 株式会社　医学書院 |
| | 代表取締役　金原　俊 |
| | 〒113-8719　東京都文京区本郷 1-28-23 |
| | 電話　03-3817-5600（社内案内） |
| 印刷・製本 | 三美印刷 |

本書の複製権・翻訳権・上映権・譲渡権・貸与権・公衆送信権（送信可能化権を含む）は株式会社医学書院が保有します．

ISBN978-4-260-02864-6

本書を無断で複製する行為（複写，スキャン，デジタルデータ化など）は，「私的使用のための複製」など著作権法上の限られた例外を除き禁じられています．大学，病院，診療所，企業などにおいて，業務上使用する目的（診療，研究活動を含む）で上記の行為を行うことは，その使用範囲が内部的であっても，私的使用には該当せず，違法です．また私的使用に該当する場合であっても，代行業者等の第三者に依頼して上記の行為を行うことは違法となります．

JCOPY　〈出版者著作権管理機構　委託出版物〉
本書の無断複製は著作権法上での例外を除き禁じられています．複製される場合は，そのつど事前に，出版者著作権管理機構（電話 03-5244-5088，FAX 03-5244-5089，info@jcopy.or.jp）の許諾を得てください．

# 序

「薬物療法をよりよくしたい」。簡単そうで非常にむつかしい命題です。薬物は肝代謝型薬物と腎排泄型薬物の2種類に分類されますが，前者の肝クリアランスの個人差は大きく，代謝酵素の遺伝子多型もあり，薬物投与設計に難渋します。しかし後者の腎排泄型薬物は，患者の腎機能と尿中活性体排泄率を正確に把握すれば，多くの場合，有効かつ安全な投与設計が可能です。このような投与設計技術を知っておけば，いわゆる医原病ともいうべき中毒性副作用や薬剤性腎障害を未然に防ぐことができます。ただしハイリスク薬であればわずかな腎機能の把握ミスによって重篤な副作用が起こりえます。カルボプラチン，TS-1，ダビガトランなどのハイリスク薬は患者の腎機能を正確に判断して薬物投与に臨む必要があります。

腎機能の評価がむつかしいと思われている1つの原因は，一般的に検査箋に記載されている体表面積補正 eGFR（mL/min/1.73 m$^2$，CKDの重症度分類に用いる），薬物投与設計に用いる体表面積未補正 eGFR（mL/min），今でも多くの病院検査室で測定されている体表面積補正 CCr（mL/min/1.73 m$^2$）など，複数の指標があることです。感染症領域ではいまだに体表面積未補正 CCr（mL/min）が使用されています。さらに血清クレアチニン測定法は海外の多くで Jaffe 法が用いられており，正確に測定される日本の酵素法と異なること，そしてシスタチンCまで出てくると，専門家でない限り混乱してしまうのはやむを得ないことかもしれません。

本書では，「検査箋に一般的に書かれており，皆さんが一番よく見かける eGFR（mL/min/1.73 m$^2$）は基本的に薬物投与設計には用いない」「処方箋に書かれている CCr は Jaffe 法によるものと考えられるため，基本的にはわが国の酵素法による CCr ではなく GFR で対処すべき」というスタンスをとっています。

本書の第1章は，防げるはずだった中毒性副作用がなぜ起こったのか，そしてどのような対策をすれば有害反応を未然に防止できるのかについてのコツと理論から成り立っています。第2章は腎機能の正確な把握方法を理論的に解説しました。第3章は診療科別に腎機能に留意して投与しなければならない薬物について解説しました。診療科別に薬の基礎的なことも記載しましたが，それぞれの薬物を専門的に使用している先生にとってはレベルの低い内容で不適切な解説もあるかもしれませんが，腎機能低下時に注意すべき薬物については知っておいていただきたいことについて解説しました。第4章は腎機能の把握に関する簡便なまとめになっています。第5章は腎機能別の薬物至適用量を網羅したものですので，実臨床の場で活用していただければ幸いです。

筆者はこれまで薬剤師や看護師に向けて，腎臓病患者の薬物適正使用に関する書籍を数多く書いてきましたが，本書は初めて読者対象として医師を強く意識して書き上げました。できるだけどこから読んでも理解できるように心がけたため，一部くどいと感じる箇所もありますがご容赦ください。また，薬物に関する基本的な用語は薬学部で教育を受けた薬剤師は得意ですが，医師の中にはあまり馴染みのない方もいらっしゃるかもしれません。これらは「気になるワード」として簡潔に解説しましたので，ぜひご参照ください。

本書を執筆するにあたり，日本人向け eGFR 推算式を作成した大阪大学大学院医学系研究科

保健学専攻・堀尾勝先生(准教授)に貴重なご助言をいただきましたことを感謝しております。また，熊本大学医学部附属病院・腎臓内科の向山政志教授はいつも勉強会に誘っていただいていることから，本書では筆者の不得手な症例解説を中心に査読をお願いしました。ご多忙中にもかかわらず，すべての文章について目を通し，的確なコメントをお寄せいただいたことに感謝申し上げます。本書をきっかけに腎機能を考慮した薬物療法の理解が進み，ひいてはわが国の医療の質向上に寄与することができれば，筆者としてこれに勝る喜びはありません。

2016年10月吉日

熊本大学薬学部教授・臨床薬理学

平田純生

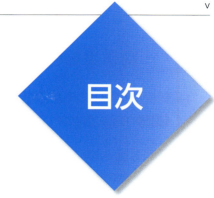

# 目次

## 第1章 この副作用，防げますか？ ... 1

❶ 腎機能の低下した糖尿病患者で長引く致命的な低血糖 → SU薬 ... 2

❷ 出血による死亡は発売後半年で23例，この悪夢は肥満患者で繰り返される？
→ ダビガトランエテキシラート（プラザキサ®） ... 6
- コラム 体表面積の外し方 ... 9
- コラム Cockcroft-Gault式での肥満患者の腎機能の見積もり方 ... 10

❸ 腎機能正常の高齢者に起きた真夏の意識障害
→ バラシクロビル（バルトレックス®） ... 11
- コラム 薬剤性腎障害（DKI）の分類 ... 13

❹ コルヒチン服用の腎障害患者に併用すると生命を脅かす薬
→ クラリスロマイシン（クラリス®，クラリシッド®） ... 16
- コラム こんなにあるクラリスロマイシンによる危険な相互作用 ... 20

❺ 外用薬が原因で透析導入を要した急性腎不全
→ マキサカルシトール（オキサロール®軟膏） ... 21

❻ まじめに服用し続けた患者を透析に追い込んだ薬 → NSAIDs ... 24
- コラム もし腎機能低下患者にNSAIDs投与を考慮するなら ... 27
- コラム CKDの定義 ... 30

❼ 腎機能の見積もりミスによる取り返しのつかない薬剤性腎障害
→ バンコマイシン ... 32
- コラム A-DROPとI-ROAD ... 35

## 第2章　副作用を起こさないために知っておきたい腎機能の話　39

**1** 腎機能に応じた投与設計　40
　コラム 混乱を招きやすい添付文書の「尿中排泄率」　45

**2** 肝腎な話〜薬剤の肝代謝・腎排泄について〜　47
　コラム 尿細管再吸収を抑制して中毒性副作用を防ぐ　51

**3** クレアチニンを徹底的に科学する　52
　コラム BUNは血清Crよりも変動しやすい　57
　コラム Jaffe法では酵素法と比べて血清Cr値が約0.2mg/dL高く測定され，腎機能低下とともにその差はわずかに大きくなるが無視できる　58
　コラム 透析患者の血清Cr値が低いことはよいことか？　60

**4** 血清Cr値を基にした推算式の利点と問題点　61
　コラム Cockcroft-Gault式はどのように作成された？　67
　コラム Point of Care Testingを活用した腎機能評価　69

**5** 添付文書の腎機能表記の大問題　70

**6** シスタチンCを測定していますか？　75

**7** 過大腎クリアランス（ARC）　78

**8** 糖尿病患者・ネフローゼ患者の実測CCr，eGFRに及ぼす影響　80

**9** 確認問題—この症例の腎機能は？　82
　コラム 患者の腎機能を簡単に調べるコツ（日本腎臓病薬物療法学会のホームページ利用のすすめ）　91

**10** 第2章のまとめ　92

## 第3章　診療科別　危ない薬，意外と使える薬　95

**1** 精神科編　96
　1 スルピリド（ドグマチール®）　96
　コラム 何とかならない？　スルピリド（ドグマチール®）の添付文書　97
　2 デュロキセチン塩酸塩（サインバルタ®）　98
　3 パリペリドン徐放錠（インヴェガ®），パリペリドンパルミチン酸エステル持効性懸濁注射液（ゼプリオン®水懸筋注シリンジ）　101
　4 炭酸リチウム（リーマス®）　102

## ❷ 神経内科編 ……………………………………………………………………………………… 104
- ① リザトリプタン安息香酸塩（マクサルト®）………………………………………… 104
- ② アマンタジン塩酸塩製剤（シンメトレル®）………………………………………… 105
- ③ チアプリド塩酸塩（グラマリール®）………………………………………………… 107
- **コラム**「この薬は蓄積性がありません」のウソに注意 ……………………………… 108
- ④ ガバペンチン（ガバペン®），ガバペンチン エナカルビル（レグナイト®）……… 109
- ⑤ レベチラセタム（イーケプラ®）……………………………………………………… 110
- ⑥ プラミペキソール（ビ・シフロール®，ミラペックス®）………………………… 111
- ⑦ メマンチン（メマリー®）……………………………………………………………… 112

## ❸ 整形外科・ペインクリニック・リウマチ科編 ………………………………………… 114
- ① NSAIDs：ロルノキシカム（ロルカム®），セレコキシブ（セレコックス®）…… 114
- ② NSAIDs：スリンダク（クリノリル®），エトドラク（ハイペン®）……………… 114
- ③ アセトアミノフェン（カロナール®錠，アセリオ®静注液，アルピニー®坐剤）…… 116
- **コラム** アセトアミノフェン単剤では腎障害にならない？ ………………………… 119
- ④ エルデカルシトール（エディロール®），アルファカルシドール（アルファロール®）…… 121
- ⑤ ビスホスホネート薬：アレンドロン酸ナトリウム（フォサマック®錠，ボナロン®錠，テイロック®注射液），リセドロン酸ナトリウム（アクトネル®錠，ベネット®錠），エチドロン酸二ナトリウム（ダイドロネル®錠），ミノドロン酸水和物（ボノテオ®錠），イバンドロン酸ナトリウム水和物（ボンビバ®静注，ボンビバ®錠）…………… 122
- ⑥ デノスマブ（プラリア®皮下注，ランマーク®皮下注）…………………………… 124
- **コラム** デノスマブ（プラリア®）とテリパラチド（フォルテオ®），どちらを先に使う？ …… 125
- ⑦ トラマドール塩酸塩/アセトアミノフェン配合錠（トラムセット®）・トラマドール塩酸塩（トラマール®）………………………………………………………… 126
- **コラム** OTC 薬のロキソニン® S のネット販売 ……………………………………… 129
- ⑧ モルヒネ ………………………………………………………………………………… 130
- ⑨ プレガバリン（リリカ®）……………………………………………………………… 132
- ⑩ デュロキセチン塩酸塩（サインバルタ®）…………………………………………… 134
- ⑪ ミダゾラム（ドルミカム®）…………………………………………………………… 134
- ⑫ D-ペニシラミン（メタルカプターゼ®），金製剤，ブシラミン（リマチル®），抗 TNF-α 製剤，NSAIDs，インターフェロン，メトトレキサート（リウマトレックス®）……… 135

## ❹ 循環器内科編 …………………………………………………………………………… 137
- ① シベンゾリンコハク酸塩（シベノール®）…………………………………………… 137
- ② ジソピラミドリン酸塩（リスモダン®）……………………………………………… 137
- ③ ピルシカイニド塩酸塩（サンリズム®）……………………………………………… 138
- ④ β遮断薬 ………………………………………………………………………………… 139
- ⑤ ジゴキシン（ジゴシン®）……………………………………………………………… 141
- ⑥ ワルファリン（ワーファリン®）……………………………………………………… 143
- ⑦ ダビガトランエテキシラート（プラザキサ®）　その 1 …………………………… 146
- ⑧ ダビガトランエテキシラート（プラザキサ®）　その 2 …………………………… 148

- ⑨ Xa 阻害薬：アピキサバン（エリキュース®），リバーロキサバン（イグザレルト®），エドキサバントシル酸塩水和物（リクシアナ®） ································ 148
- **コラム** 高齢者では抗血栓薬と血糖降下薬が最大のハイリスク薬？ ················ 149
- ⑩ スピロノラクトン（アルダクトン®A），エプレレノン（セララ®） ················ 151
- ⑪ 塩化カリウム（ワックスマトリックス錠：スローケー®） ························ 154
- **コラム** 崩壊したホモシステイン仮説？ ·················································· 156

## ⑤ 代謝内科編 ··················································································· 160
- ① アロプリノール（ザイロリック®，アロシトール®） ································ 160
- **コラム** アロプリノールによる皮膚障害は遺伝子変異？ ····························· 161
- ② ベンズブロマロン（ユリノーム®） ······················································ 163
- ③ ベザフィブラート（ベザトール®SR錠），フェノフィブラート（トライコア®，リピディル®） ···· 163
- **コラム** フィブラート系薬剤のすべてが腎排泄性ではない。腎機能の低下した症例にも使えるものがある ······································································· 165
- ⑤ スタチン薬 ················································································ 165
- **コラム** グレープフルーツが問題になる薬物は？ 無視してもよい薬物は？ ········ 166

## ⑥ 糖尿病内科編 ················································································ 170
- ① インスリン ················································································ 170
- ② メトホルミン塩酸塩（メトグルコ®） ··················································· 171
- ③ SU薬とナテグリニド ···································································· 171
- ④ エキセナチド（バイエッタ®皮下注），持続性エキセナチド（ビデュリオン®皮下注） ······ 172
- ⑤ SGLT2阻害薬 ············································································ 173

## ⑦ 消化器内科編 ················································································ 175
- ① ファモチジン（ガスター®） ····························································· 175
- ② ラフチジン（プロテカジン®） ·························································· 176

## ⑧ 感染症科編 ··················································································· 178
- ① ニューキノロン（フルオロキノロン）系抗菌薬 ······································· 178
- ② アミノグリコシド系抗菌薬 ····························································· 179
- **コラム** 抗菌薬のPK/PD ································································· 182
- ③ コリスチンメタンスルホン酸ナトリウム（オルドレブ®点滴静注用） ·············· 184
- ④ ST合剤（スルファメトキサゾール＋トリメトプリム：バクタ®配合錠） ·········· 185
- ⑤ エタンブトール，ピラジナミド，ストレプトマイシン，レボフロキサシン ········ 187
- ⑥ フルコナゾール（ジフルカン®），ホスフルコナゾール（プロジフ®） ·············· 187
- ⑦ アシクロビル（ゾビラックス®），バラシクロビル（バルトレックス®），ファムシクロビル（ファムビル®） ··························································· 190
- **コラム** アシクロビル錠はなぜ1日5回服用？ ········································· 193

⑧ アシクロビル（ゾビラックス®），バラシクロビル（バルトレックス®），ファムシクロビル（ファムビル®），ガンシクロビル（デノシン®），バルガンシクロビル（バリキサ®），ホスカルネット（ホスカビル®），インジナビル（クリキシバン®），テノホビル（テノゼット®，ビリアード®）など ... 193

⑨ インフルエンザ治療薬 ... 194

⑩ バンコマイシン ... 194

**コラム** 抗菌薬耐性乳酸菌製剤であってもニューキノロンやバンコマイシン内服と併用すると死滅してしまう ... 197

**コラム** CHDF施行時の抗菌薬投与 ... 198

**コラム** BUN/Cr比を見逃さないで！ ... 201

**コラム** 殺菌性抗菌薬はなぜか腎排泄 ... 202

### ⑨ 眼科編 ... 203
① アセタゾラミド（ダイアモックス®錠） ... 203

### ⑩ 泌尿器科編 ... 204
① ジスチグミン臭化物（ウブレチド®） ... 204
② NSAIDs ... 205
③ タダラフィル（ザルティア®錠） ... 205
④ カリウム吸着陽イオン交換樹脂製剤 ... 206
⑤ シナカルセト（レグパラ®） ... 208
⑥ 活性型ビタミンD ... 212

### ⑪ 皮膚科編 ... 214
① バラシクロビル（バルトレックス®），アシクロビル（ゾビラックス®） ... 214
② マキサカルシトール（オキサロール®軟膏） ... 214

### ⑫ 腫瘍内科編 ... 215
① メトトレキサート（メソトレキセート®） ... 215

**コラム** 尿中排泄率が高く，水溶性だが溶解度の低い大量投与薬物が腎後性の薬剤性急性腎障害の原因薬物に？ ... 215

② カルボプラチン ... 217
③ シスプラチン（ランダ®） ... 217

### ⑬ その他 ... 220
① ビタミンA ... 220
② 強力ネオミノファーゲンシー®と芍薬甘草湯 ... 222

## 第4章 腎機能を正しく評価する「10の鉄則」 225

鉄則1 ... 228
鉄則2 ... 229

| | |
|---|---|
| 鉄則 3 | 231 |
| 鉄則 4 | 232 |
| 鉄則 5 | 233 |
| 鉄則 6 | 234 |
| 鉄則 7 | 235 |
| 鉄則 8 | 236 |
| 鉄則 9 | 236 |
| 鉄則 10 | 237 |
| 附則 1 | 237 |
| 附則 2 | 237 |

## 第5章 腎機能別薬剤投与量一覧表　239

| | |
|---|---|
| 事項索引 | 365 |
| 薬剤索引 | 368 |

# 用語解説

・クレアチニンクリアランス(CCr)
推算 CCr：Cockcroft-Gault(CG)式による推算 CCr(mL/min)
実測 CCr：実測 CCr(mL/min)

・血清 Cr 値をもとにした推算 GFR
標準化 eGFR：体表面積補正 eGFR(mL/min/1.73 m$^2$)
個別 eGFR：体表面積未補正 eGFR(mL/min)

・血清シスタチン C 値をもとにした推算 GFR
標準化 eGFRcys：体表面積補正 eGFR(mL/min/1.73 m$^2$)
個別 eGFRcys：体表面積未補正 eGFR(mL/min)

・血清シスタチン C 値をもとにした推算 GFR か血清クレアチニン値をもとにした推算 GFR か混同しそうになるときに限り，血清クレアチニン値をもとにした推算 GFR を以下のように示す。
標準化 eGFRcreat：体表面積補正 eGFR(mL/min/1.73 m$^2$)
個別 eGFRcreat：体表面積未補正 eGFR(mL/min)

・クレアチニン測定法による違いについて，酵素法か Jaffe 法か判別しにくいときには以下のように記載する場合がある。
**(酵素法の場合)**
推算 CCr$_{Enz}$：クレアチニン測定法が酵素法による CG 式による推算 CCr(mL/min)
実測 CCr$_{Enz}$：クレアチニン測定法が酵素法による実測 CCr(mL/min)
**(Jaffe 法の場合)**
推算 CCr$_{Jaffe}$：クレアチニン測定法が酵素法による CG 式による推算 CCr(mL/min)
実測 CCr$_{Jaffe}$：クレアチニン測定法が Jaffe 法による実測 CCr(mL/min)

# 1章

## この副作用，防げますか？

# 1章 この副作用，防げますか？

## 1 腎機能の低下した糖尿病患者で長引く致命的な低血糖 → SU 薬

**Point** 重篤な腎機能障害では低血糖を起こすため禁忌になっている SU 薬。その中でも絶対に使ってはいけないのはグリベンクラミド（ダオニール®，オイグルコン®），グリメピリド（アマリール®）などの活性代謝物を持つもの。

> **症例** 20 年来の糖尿病歴がある 79 歳の男性。身長 152.8 cm，体重 60.4 kg。5 年前からすでに糖尿病性腎症を指摘されている。最近受けた定期検査では，尿蛋白（3+），血清 Cr 値 2.41 mg/dL，BUN 37.2 mg/dL，eGFR 21.1 mL/min/1.73 m²。血糖値の管理はアマリール® 2 mg/日のみ服用しており，HbA1c 6.3%と良好であった。
>
> 数日前より感冒症状と食欲不振が続いている。かかりつけ医より抗菌薬が処方され経過観察となっていたが，今朝になり妻が夫の言動がおかしいことに気づき救急搬送となる。意識レベルは JCS III-100，血糖値は 26 mg/dL であった。50%ブドウ糖 40 mL を静脈内に投与し意識が回復した。
>
> （津川透，山田成樹：月刊薬事 55：852-858，2013 より引用改変）

　血糖降下薬であるスルホニル尿素（SU）薬は強力な血糖降下作用を示す薬物ですが，腎排泄性ではありません。一方，β細胞によって分泌されるインスリンは肝臓・筋肉とともに腎臓で代謝されます。腎はインスリンの消失の 33%を担っているといわれています[1]。このため，腎機能が重度に低下してくるとインスリンの分解が低下し，血糖降下作用が表れやすくなってきます。インスリンはペプチドホルモンであるため，近位尿細管上皮細胞に取り込まれライソゾームでアミノ酸に分解されます。基底膜側から血流に乗り，全身で再利用されます。生体内のペプチドホルモンやペプチドの構造を持ったインターフェロン，GLP-1 作動薬のエキセナチド（バイエッタ®皮下注/ビデュリオン®皮下注）も腎で代謝されます（表 1）。エキセナチドの添付文書には「本剤の消化器系副作用により忍容性が認められていないため透析患者を含む重度腎機能障害のある患者では投与禁忌」と記載されていますが，実は腎で代謝されるのです。そのため，反復投与により腎機能正常者に比し透析患者ではエキセナチドの見かけのクリアランスが 8.14 L/hr から 1.3 L/hr と 16%に低下し，半減期も 1.45 時間から 5.95 時間と 4 倍に延長し，血中濃度が異常上昇します。これによって上記のような忍容性低下が起こるものと考えられます[2]。

　SU 薬はもともと脂溶性薬物のため，未変化体のままでは尿中に排泄されず，肝代謝（無毒化反応であるとともに薬物を親水性の代謝物に変換させる反応）を受けます。すなわちチトクローム P450（CYP）2C9 という代謝酵素によって水酸基が付くことでより水溶性が増す第 1 相反応が進み，尿中に排泄されやすい代謝物に変わります。それでも尿中に排泄されない場合にはグルクロン酸抱合されることで活性を失うとともに極性（親水性）がさらに増すため，腎機能正常者では速やかに尿中に排泄されます（図 1）。このような「CYP（☞ p4）による第 1 相反応→抱合による第 2 相反応」により，脂溶性薬物が水溶性代謝物に変換され，腎排泄されやすくなるというパターンは SU 薬だけではなく多くの薬物でもみられます。しかし腎不全患者では薬物を濃縮して排泄することができないので，もし代謝物に活性があり血糖降下作用があれば，蓄積することで遷延

表1 腎で代謝される薬物および生体内物質

| 薬物名(商品名) | 生体内物質 | 薬物名(商品名) | 生体内物質 |
|---|---|---|---|
| アセトアミノフェン | アラキドン酸 | シスプラチン(ランダ®) | セクレチン |
| イソプロテレノール(イソメニール®) | アンジオテンシンIおよびII | スリンダク(クリノリル®) | ソマトスタチン |
| イミペネム(チエナム®) | インターロイキンII | セファピリン(販売中止) | 25-ヒドロキシコレカルシフェロール |
| インスリン | 黄体形成ホルモン放出因子(LHRH) | セファロチン(コアキシン®) | 副甲状腺ホルモン |
| インターフェロンα | オキシトシン | セルモロイキン(セルモロイキン®) | ブラジキニン |
| インターフェロンβ | ガストリン | タゾバクタム(ゾシン®) | プロインスリン |
| エキセナチド(バイエッタ®) | カルシトニン | テセロイキン(イムネース®注) | プロラクチン |
| エルカトニン(エルシトニン®) | グルカゴン | テリパラチド(フォルテオ®, テリボン®) | NT-proBNP(心不全のバイオマーカー)* |
| グルカゴン | コレシストキニン | | |
| 酢酸ゴナドレリン(LH-RH®注) | C-ペプチド | モルヒネ(MSコンチン®, アンペック®, カディアン®) | リゾチーム |
| サリチル酸 | 成長ホルモン | | |

糸球体で濾過された低分子タンパク質やペプチドは近位尿細管で再吸収され，尿細管上皮細胞内のライソゾームでアミノ酸に分解され，生体で再利用される．そのため腎不全に伴う腎線維化により尿細管が機能しなくなるとインスリンなどのペプチドホルモンは分解されなくなり，血中濃度が上昇し，低血糖を起こしやすくなる．腎にはロイシンアミノペプチダーゼ(LAP)，シスチニルアミノペプチダーゼ(オキシトシンやバソプレシンを不活性化することからオキシトシナーゼとも呼ばれる)などの最終的にアミノ酸へ分解するアミノペプチダーゼが存在し，これらによってペプチドが代謝されるのかもしれない．

＊ eGFRが30 mL/min/1.73 m² 未満の症例では想定以上の高値になる．
　青い囲みはペプチド構造をもつ薬剤．
〔Gibson TP：Am J Kidney Dis 8：7-17,1986を基に，最近の知見を加えて作成〕

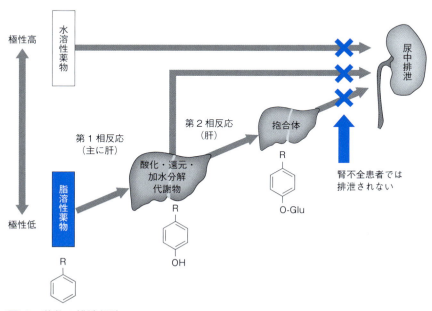

図1 薬物の排泄経路

性かつ重症な低血糖が起こりやすくなります．

　SU薬の中には代謝物にも活性を持つものがあります．代謝物は水溶性が増しているため腎不全患者では蓄積し，半減期も延長するため，重篤な低血糖が遷延し，意識障害を起こします．時

**表2 遷延性低血糖を起こす活性代謝物**

| 薬物名 | 活性代謝物（活性比） | 薬物名 | 活性代謝物（活性比） |
|---|---|---|---|
| グリベンクラミド | 4-OH体（3/4），3-OH体（1/2） | アセトヘキサミド | ヒドロキシヘキサミド（同等） |
| グリメピリド | ヒドロキシグリメピリド（1/3） | クロルプロパミド | 不明 |
| | | ナテグリニド | M1代謝物（1/5だがfe80％） |

fe：尿中排泄率。

に死に至る重篤な低血糖を起こすこともあります。そのように活性代謝物を持つSU薬がグリメピリド（アマリール®）であり，グリベンクラミド（オイグルコン®，ダオニール®），アセトヘキサミド（ジメリン®），クロルプロパミド（アベマイド®）です（表2）。SU薬はすべて重篤な腎障害患者には禁忌になっていますが，これらの活性代謝物を持つSU薬は腎不全患者には特に投与してはいけない薬物といえます。

それは速効型インスリン分泌促進薬（グリニド剤）のナテグリニド（スターシス®，ファスティック®）でも同様です。ミチグリニド（グルファスト®）とナテグリニドはわが国では初めて重度の腎機能低下患者でも投与可能になったインスリン分泌促進薬ですが，ナテグリニドでは腎機能障害のある患者で低血糖の発症が多くみられています。特に透析患者等の重篤な腎機能障害のある患者において，低血糖昏睡に至り回復せず死亡した3例を含む重篤な低血糖が報告されていることから，投与禁忌になりました[3]。ナテグリニドの活性代謝物であるM1代謝物の活性は親化合物の1/5しかありませんが，尿中排泄率が80％と高いため，腎不全患者で遷延性の低血糖が起こりやすくなると考えられています[4]。透析患者では，血糖コントロールが良好な方が心血管突然死の発症率が低く[5]，心血管病変を起こしにくく[6]，予後も良好なことが報告されています[7]。しかし，一方で，重症低血糖を起こした2型糖尿病患者では，心血管疾患の相対リスクが有意に上昇することが明らかにされています[8,9]。

腎臓は，①糖新生臓器である，②インスリンの主要な代謝臓器である，③糖尿病性腎症患者では糖尿病性胃腸炎や尿毒症による食欲不振などにより低血糖になりやすい——ことから，腎機能低下患者では低血糖に対する注意が必要です。糖尿病の腎不全患者の治療目標は，生命予後改善，大血管病変の発症防止，感染症などの急性合併症の予防，QOLの改善などであり，血糖管理は大切です。「何が何でも低血糖を起こさない。そのためには低血糖を起こしやすい薬物は避ける」ことが重要であり，腎不全患者の血糖コントロールは従来のインスリンに加えてDPP-4阻害薬が中心になりつつあります。

### 気になるワード ▶ CYP

CYP（Cytochrome P450：チトクロームP450）は最も重要な薬物代謝酵素。CYPの分子種は数十種類存在し，その分子種別に相互作用メカニズムが解明されている。主要なアイソフォームとしてCYP3A4（☞p168），CYP2D6，CYP2C19，CYP2C9，CYP1A2がある。そのうち2D6，2C19，2C9にはほとんど代謝能を持たない遺伝子多型（polymorphism）が存在する。

## 引用文献

1) Emmanouel DS, et al：Role of the kidney in hormone metabolism and its implications in clinical medicine. Klin Wochenschr 58：1005-1015, 1980
2) アストラゼネカ株式会社：バイエッタ®皮下注インタビューフォーム改訂第8版, 2015
3) 持田製薬株式会社：ファスティック®錠インタビューフォーム改訂第2版, 2013
4) Inoue T, et al：Pharmacokinetics of nateglinide and its metabolites in subjects with type 2 diabetes mellitus and renal failure. Clin Nephrol 60：90-95, 2003
5) Drechsler C, et al：Glycemic control and cardiovascular events in diabetic hemodialysis patients. Circulation 120：2421-2428, 2009
6) Tsujimoto Y, et al：Poor glycemic control is a significant predictor of cardiovascular events in chronic hemodialysis patients with diabetes. Ther Apher Dial 13：358-365, 2009
7) Fukuoka K, et al：Glycated albumin levels predict long-term survival in diabetic patients undergoing haemodialysis. Nephrology 13：278-283, 2008
8) Goto A, et al：Severe hypoglycaemia and cardiovascular disease：systematic review and meta-analysis with bias analysis. BMJ 347：f4533, 2013
9) McCoy RG, et al：Increased mortality of patients with diabetes reporting severe hypoglycemia. Diabetes Care 35：1897-1901, 2012

# 1章 この副作用，防げますか？

## 出血による死亡は発売後半年で23例，この悪夢は肥満患者で繰り返される？ →ダビガトランエテキシラート(プラザキサ®)

**Point** 腎機能を正確に把握すれば出血死を防ぐことができる。ポイントは，肥満患者の推算CCrの計算式には補正体重または理想体重を用いることと相互作用のチェック。

---

**症例** 65歳の男性。体重72 kg。非弁膜症性心房細動の診断で下記の薬が処方されていた。数日前から，めまい，ふらつき，冷汗，手の震え，軽度の意識障害にて昨日入院となった。本日薬剤師が病室を訪問し，処方薬は毎回欠かさず服用していたことが付添いの家族からも聴取，確認された。カルテを確認すると，入院時検査結果が血清Cr値は2.0 mg/dL，BUNは39 mg/dL，空腹時血糖は40 mg/dLであった。

| | |
|---|---|
| シベンゾリンコハク酸塩錠 100 mg | 1回1錠(1日3錠) |
| ベラパミル塩酸塩錠 40 mg | 1回1錠(1日3錠) |
| ニコランジル錠 5 mg | 1回1錠(1日3錠)　1日3回　朝昼夕食後 |
| ダビガトランエテキシラートカプセル 110 mg | 1日1カプセル(1日2カプセル) |
| ニフェジピン徐放錠 10 mg(12時間持続) | 1回1錠(1日2錠)　1日2回　朝夕食後 |

担当の薬剤師は，入院時の不快症状と検査値から薬の副作用を疑い，医師に薬剤の変更を提案しようと考えた。該当する薬剤はどれか。1つ選べ。
1 シベンゾリンコハク酸塩錠
2 ベラパミル塩酸塩錠
3 ニコランジル錠
4 ダビガトランエテキシラートメタンスルホン酸塩カプセル
5 ニフェジピン除放錠

---

実はこの症例は2015年の薬剤師国家試験に出題された問題から作成しています。一緒に解いてみましょう。

まず血清Cr値は2.0 mg/dL，BUNは39 mg/dLから明らかに腎不全であり，腎機能低下による有害反応は肝代謝性薬物のベラパミル，ニコランジル，ニフェジピンでは起こりません。これで選択肢はどちらも超ハイリスク薬であるシベンゾリンかダビガトランになります。

起こった有害反応は「めまい，ふらつき，冷汗，手の震え，軽度の意識障害」であり，しかも空腹時血糖が40 mg/dLとくれば，問題なくシベンゾリンが正解になるはずです。比較的やさしい問題ですが，ダビガトランも腎排泄性薬物でCCr＜30 mL/min未満の患者には禁忌です。では念のためにCCrを計算してみましょう。CCrの計算にはCockcroft-Gault式(CG式)を用います。体重は計算しやすいように72 kgになっています。

推算CCr＝{(140－年齢)×体重×0.85(女性)}/(72×血清Cr値)
　　　＝{(140－65)×72}/(72×2.0)＝37.5 mL/min

CCrが30 mL/min以上あるから投与しても問題ない…。

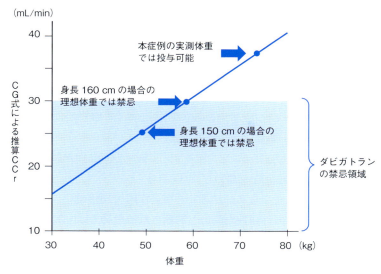

図1 体重と推算CCrの関係(65歳男性血清Cr値2.0 mg/dLの場合)

しかし,これは「問題ない」では済まされません。腎排泄性のハイリスク薬は腎機能の推算結果だけで投与の可否を簡単に線引きできるものではないからです。

ダビガトランは2011年に,ワルファリン以来50年ぶりに発売された新規経口抗凝固薬です。しかし,尿中排泄率が85%と非常に高い薬物であるため,発売後半年間に腎機能の低下した高齢者で23名が出血死した超ハイリスク薬です。

添付文書を見ると,腎機能正常者に比べてCCr＜30 mL/minの重度腎障害患者ではAUCが6.3倍,半減期が13.4 hrから27.2 hrに延長しています。そのため,「透析患者を含む高度の腎障害(CCr 30 mL/min未満)のある患者では本剤は主に腎臓を介して排泄されるため,血中濃度が上昇し出血の危険性が増大するおそれがあるため投与禁忌」になっています。

AUCが6.3倍になるのならCCr＜30 mL/minでは常用量(300 mg/日)の1/6以下の50 mg/日以下にすることも可能でしょう。しかし添付文書上では禁忌になっており,CCrが30 mL/min以上であれば220 mg/日投与できるのです。ハイリスク薬なのに大胆すぎる投与設計なので,怖い感じがします。それとCockcroft-Gault式をじっくりと見直してください。なんと身長が入っていないのに体重が2倍になると腎機能は2倍に推算されてしまう推算式なのです。

推算CCr＝{(140-年齢)×体重×0.85(女性)}/(72×血清Cr値)

つまり,Cockcroft-Gault式は体型を一応考慮しているものの,肥満を考慮していないので,図1に示すように体重の影響を強く受けます。この患者の身長は不明ですが,本来は肥満患者では身長から補正体重または理想体重を算出して入力すべきです。160 cmであれば理想体重は56.88 kgで腎機能は29.63 mL/minと計算され,禁忌になります。150 cmであれば理想体重は47.83 kgで腎機能は24.91 mL/minと計算され,非常に危ない投与になります(図1)。

処方をもう1度見てみます。相互作用は考えられないでしょうか。心房細動では当たり前のように併用される心拍数コントロール薬のベラパミル(ワソラン®)が併用されています。ベラパミル錠は120 mg/日をジゴキシンと併用すると,ジゴキシンの血中濃度はおそらく1.5倍になりま

す。そのため，筆者が薬剤師時代には，あらかじめジゴキシンの投与量を2/3に減量することを医師に提言してからベラパミルを投与していました。そうです，ベラパミルにはP糖タンパク質(☞p142)阻害作用があり，ジゴキシンもダビガトランもP糖タンパク質の基質なのです。ではダビガトランの添付文書の記載を見てみましょう。

> 以下の患者では，ダビガトランの血中濃度が上昇するおそれがあるため，本剤1回110 mg 1日2回投与を考慮し，慎重に投与すること。
> ・中等度の腎障害(クレアチニンクリアランス30～50 mL/min)のある患者
> ・P糖蛋白阻害剤(経口剤)を併用している患者
> [「慎重投与」，「重要な基本的注意」，「相互作用」の項参照]
> 以下のような出血の危険性が高いと判断される患者では，本剤1回110 mg 1日2回投与を考慮し，慎重に投与すること。
> ・70歳以上の患者
> ・消化管出血の既往を有する患者

「70歳以上の患者は出血の危険性が高いため，本剤1回110 mg 1日2回投与を考慮し，慎重に投与すること」ということが添付文書に書かれていますが，本症例は65歳です。これも安易に線引きしていると思いませんか。それから「中等度の腎障害は220 mg/日に減量」かつ「P糖タンパク質阻害剤(経口剤)を併用している患者は220 mg/日に減量」の患者には何mgにすべきでしょうか。220 mg/日でよいはずなく，これは投与禁忌と考えるべきでしょう。

筆者はここで減量と投与禁忌のルールについてばかり書きましたが，経口抗凝固薬は投与量を少なくして出血が起こらなければよいという種類の薬ではありません。致死的な血栓症を抑えなくては意味がありません。つまり，抗凝固薬の有効治療域は「出血と梗塞の間」なのです。多すぎても少なすぎてもダメで，上手にコントロールする必要があります。

経口抗凝固薬は超ハイリスク薬です(☞p149)。腎機能が低下すると同様に血中濃度が上昇する抗アレルギー薬のフェキソフェナジン(アレグラ®)や，経口セフェム系抗菌薬のセフジニル(セフゾン®)のような安全性の高い薬物とは一緒にしてはいけません。CCrが30 mL/minあれば投与できる，29 mL/minでは投与してはいけない，あるいは69歳だったら300 mg/日，70歳なら220 mg/日というように簡単に線引きができる薬でもありません。

いずれにしても，この問題が薬剤師国家試験対策用の問題集に載り，薬学生だけでなく薬剤師までもが，「国家試験に出るくらいだからダビガトランやティーエスワン®はCCrが30 mL/min以上なら何も考えずに投与しても問題ない。相互作用も重要じゃない」と思ってしまうことを予想すると，ぞっとします。

最低限，以下のことは覚えておいて下さい。

ダビガトランはCCr＜30 mL/minには禁忌だけでは不十分→肥満患者はCCrを過大評価することにより出血リスクが増大する危険性があり，要注意！

##  体表面積の外し方

皆さんが通常よく見かけるeGFR(mL/min/1.73 m²：以下，標準化eGFRとします)は，通常体格の男性(例えば170 cm，63 kgであれば体表面積は1.73 m²になります)以外では薬物投与設計には使えません。CKDの重症度分類に使用するeGFR(mL/min/1.73 m²)は，あくまですべての患者の体格をいったん1.73 m²の体格とした場合の相対的な腎機能を評価するためのもので，「この患者の体表面積が1.73 m²あったなら」という仮の値です。例えば高齢女性ではこのような立派な体格の方はほとんどいないため，eGFR(mL/min/1.73 m²)を使って薬物投与設計をすると腎機能を過大評価し，過量投与につながってしまいます。そのため，患者個別の薬物投与設計を行うためには，患者個人の体表面積(単位：mL/min)に応じた腎機能に直す(体表面積補正を外す)必要があります。

例えば150 cm，体重40 kg，80歳の女性で血清Cr値が1.0 mg/dLであったとしましょう。日本人向けeGFRの算出式(体表面積補正)は以下の通りです。

$$\text{標準化 eGFR(mL/min/1.73 m}^2) = 194 \times \text{血清 Cr 値}^{-1.094} \times \text{年齢}^{-0.287} \times 0.739(\text{女性})$$
$$= 40.76 \text{ mL/min/1.73 m}^2$$

患者個別のeGFRに応じた腎機能(mL/min)にするため，

$$\text{体表面積補正を外した個別 eGFR(mL/min)} = \text{標準化 eGFR(mL/min/1.73 m}^2) \times (\text{体表面積}/1.73)$$

の式で算出できます。まずは，患者の体表面積を算出するため，Du Bois(デュボア)の式を用います。

$$\text{体表面積(BSA)(m}^2) = \text{体重(kg)}^{0.425} \times \text{身長(cm)}^{0.725} \times 0.007184 = 1.3 \text{ m}^2$$

やはり小柄ですね。上記の式にこの患者の体表面積を代入すると(体表面積補正を外すと)以下のように計算されます。

$$\text{個別 eGFR(mL/min)} = 40.76 \text{ mL/min/1.73 m}^2 \times (1.3/1.73) = 30.7 \text{ mL/min}$$

日本腎臓病薬物療法学会のホームページの「eGFR・CCrの計算」(http://jsnp.org/egfr/)で標準化eGFR，個別eGFR，シスタチンCによるeGFR，推算CCr，体表面積，理想体重が簡単に算出できますのでご活用ください(☞ **p91**)。

Cockcroft-Gault式を用いると

$$\text{女性の推算 CCr(mL/min)} = \frac{(140 - \text{年齢}) \times \text{体重(kg)} \times 0.85}{72 \times \text{血清 Cr 値}} = 28.33 \text{ mL/min}$$

であり，CCr<30 mL/minには投与禁忌のダビガトランやティーエスワン®を投与してはいけない症例だということがわかります。

ということで，個別eGFR(mL/min)では身長・体重が考慮されているため，そのまま薬物投与設計に使用しても構いませんが，Cockcroft-Gault法による推算CCrは身長が入っておらず，肥満患者では腎機能を高く見積もってしまいます。そのため，肥満患者には補正体重または理想体重を使用します。

**Cockcroft-Gault式での肥満患者の腎機能の見積もり方**

　今度は肥満患者である60歳，160 cm，80 kgで血清Cr値が2.0 mg/dLの男性症例について考えてみましょう。eGFRを用いる時には体表面積未補正eGFRを用いればそのまま使えますが，この患者の体表面積未補正eGFRは29.73 mL/minと，やはりダビガトランやティーエスワン®を投与するには躊躇する腎機能であることがわかります。ただし，添付文書上ではCCrで評価しているので，Cockcroft-Gault式を用いると，

$$\text{男性の推算 CCr(mL/min)} = \frac{(140-\text{年齢})\times\text{体重(kg)}}{72\times\text{血清Cr値}} = 44.44 \text{ mL/min}$$

であり，「CCr＜30 mL/minには投与禁忌」のダビガトランやティーエスワン®を投与できる症例と錯覚してしまいます。肥満で体重が2倍になれば腎機能も2倍になるという欠点を持ったCockcroft-Gault式ですから，補正体重か理想体重を用いる必要があります。ここでは理想体重を用いましょう。

理想体重(男性)＝50＋{2.3×(身長 -152.4)}/2.54
理想体重(女性)＝45.5＋{2.3×(身長 -152.4)}/2.54
補正体重(kg)＝理想体重＋[0.4×(実測体重－理想体重)]

　これにより理想体重は56.88 kgと算出されますので，理想体重を用いてCockcroft-Gault式で再度計算すると，以下となります。

$$\text{男性の推算 CCr(mL/min)} = \frac{(140-\text{年齢})\times\text{体重(kg)}}{72\times\text{血清Cr値}} = 31.6 \text{ mL/min}$$

　「CCr＜30 mL/minには投与禁忌」のダビガトランやティーエスワン®の投与は添付文書上では可能ですが，安全面を考えると投与を止めて他剤を選択すべきでしょう。

# 1章 この副作用，防げますか？

## 3 腎機能正常の高齢者に起きた真夏の意識障害 →バラシクロビル（バルトレックス®）

> **Point** 腎後性腎障害のリスクファクターは，腎前性腎障害とほぼ同じく，既存の腎機能低下，高齢者，高血圧，糖尿病，心不全，利尿薬・RAS阻害薬・造影剤の併用である。ただし，原因薬剤は腎排泄性だが溶解度の低い薬物であり，夏など脱水になりやすい環境に注意。予防は水分補給の励行。

> **症例** 80歳代の女性。体重39.2 kg。プレミネント®（ロサルタン＋ヒドロクロロチアジドの合剤）を服用中。帯状疱疹のため皮膚科を受診し，バルトレックス®（バラシクロビル）500 mg錠6錠・分3，ロキソニン®（ロキソプロフェン）60 mg錠3錠/日が開始となった。この時の血清Cr値0.7 mg/dL，BUN 9.8 mg/dL。
> 　投与4日目に全身倦怠感，食欲不振にて内科を受診した。この際体重は36.1 kgに減少しており，血清Cr値は6.2 mg/dL，BUN 135.7 mg/dLと上昇していた。薬剤性腎障害（DKI：drug-induced kidney injury）と診断され緊急入院。
> 　入院時乏尿状態であり，受け答えはできるが，傾眠傾向であった（JCS-Ⅱレベル）。入院後内服薬はすべて中止し，乳酸リンゲル液による輸液を施行。
> 薬剤中止1日後に血液透析施行。終了後も意識レベルに大きな変化なし。
> 　中止3日後，2回目の血液透析施行。意思疎通可能になる。
> 　中止4日後，意識レベル改善し「数日前のことは覚えています」。透析治療は不要となり食事再開。血清Cr値は2.9 mg/dLまで改善を認めた。
> 〔全日本民医連薬剤委員会・副作用モニター情報（415）を参考に改変〕

　抗ウイルス薬のアシクロビル（ゾビラックス®）の内服製剤の吸収率は低いため，DKI発症率は低いと考えられます。一方，アシクロビル静注製剤は血中濃度が上昇しやすく，その分，遠位尿細管や集合管で高濃度になり結晶が析出しやすいため（図1）[1]，輸液時間を延長する，輸液量を増やすなどでDKIを防止する必要があります。

　バラシクロビルは肝初回通過により加水分解され，活性本体のアシクロビルに変換されてアシクロビルになりますが，アシクロビル内服製剤に比し吸収率が高いため，これも十分な飲水を促さないと容易にDKIを発症します[2]。本症例は，プレミネント®（ロサルタン＋ヒドロクロロチアジドの合剤）錠が投与され，発汗の多い夏季にDKIを発症したものです。80歳代と高齢であり，3.1 kgの体重減少が認められ，血液検査結果よりBUN/Cr比の上昇も顕著ということから，腎前性DKIが疑われました。患者の服薬指導時に，バラシクロビルを処方された際，「十分な水分を摂取する」という服用上の注意点の説明を受けていないことも確認されました。

　これらより，発汗およびプレミネント®内服に起因する脱水，NSAID投与，そして加齢に伴う口渇感の消失による腎前性DKI，さらに水分摂取の推奨を怠っていたことで発症しやすいバラシクロビルによる腎後性DKI，この両者が関与していることが推察されました。これらの原因が重なったため，腎機能が悪化し，血中アシクロビル濃度上昇による意識障害が発症したと考えられます。腹部エコー検査による水腎症の存在で腎後性腎障害が確定しました。この後，速やかな輸液により，可逆的にDKIは改善しましたが，アシクロビル中毒による意識障害が持続したため血液透析が施行されました。アシクロビルのタンパク結合率は約30％と低く，分布容積

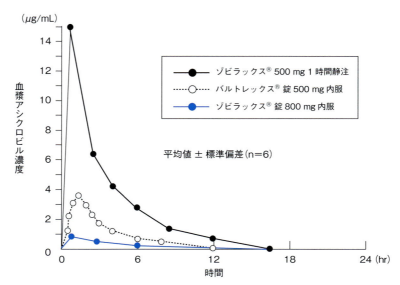

**図1 腎機能正常者における剤型・プロドラッグの違いによる血漿アシクロビル濃度推移**
ゾビラックス®に関してはインタビューフォームの動態パラメータより推算
〔バルトレックス®錠のインタビューフォームより引用〕

も0.7 L/kgと小さいため，透析でよく除去されます。本症例では2回目の血液透析施行中に意識が回復しました。この報告では血清Cr値は2.9 mg/dLまでしか観察されていませんが，このような原因が取り除かれれば，その後ほぼ正常の血清Cr値に回復するものと思われます。

アシクロビルによる腎後性腎障害は一過性であり，十分な水分を摂取すること，輸液により循環血漿量を増加させ，尿中に希釈して排泄を促すことなどにより重篤化を避けることができます[3]。本症例においても，乳酸リンゲル液の投与を行い，十分な循環血液量を確保することによって早期の腎機能の改善がみられました。吸収率の低いアシクロビルの方が腎後性腎障害を防ぐにはよいかもしれませんが，腎機能が正常な場合，1日5回投与となり，アドヒアランスの低下には注意が必要です。また，鎮痛薬を併用する際にはGFRが低下しないアセトアミノフェンを選択し，水分摂取を促す必要があると思われます。

**引用文献**
1) グラクソ・スミスクライン株式会社：ゾビラックス錠200/400，ゾビラックス点滴静注用250インタビューフォーム
2) グラクソ・スミスクライン株式会社：バルトレックス錠500インタビューフォーム
3) Potter JL, et al：Acyclovir crystalluria. Pediatr Infect Dis 5：710-712, 1986

## コラム　薬剤性腎障害（DKI）の分類

### 1. 腎前性腎障害

薬剤性腎障害（DKI：drug-induced acute kidney injury）の中では約50％と最も頻度が高く，原因薬物として NSAIDs，利尿薬，RAS 阻害薬，カルシニューリン阻害薬，SGLT2 阻害薬などがあげられます（図2）[1]。NSAIDs はその中でも DKI を起こす頻度が最も高いです。患者の背景因子としては，eGFR＜60 mL/min/1.73 m$^2$（つまり既存の腎機能低下），高齢者，利尿薬などによる脱水，心不全，高血圧などがあげられています。このような患者に対して腎における血管拡張物質 PGE$_2$ の合成を阻害する NSAIDs を血清 Cr 値のモニターをすることなく漫然と投与し続けると，速やかに GFR の低下を引き起こします[2]。腎前性腎障害は一般に可逆的であり，重症度は高くない場合が多いですが，NSAIDs を漫然と投与した場合，数週間〜数か月で慢性腎不全に至ることがあります。

利尿薬は脱水を生じ，SGLT2 阻害薬の服用は尿糖による浸透圧利尿作用によってさらに脱水を助長するため，併用すると血液濃縮によって心筋梗塞・脳梗塞などの致死的疾患の原因になりますが，同時に腎虚血（腎血流低下）によって腎機能も悪化させてしまいます。特に夏季では発汗しやすく，高齢者は口渇を訴えないことが多いため，腎虚血誘因薬物を服用中の患者では DKI を発症しやすくなります。多くの場合，尿量減少を伴いますが，臨床所見に応じて補液を行うことで早期 DKI は可逆的に改善する場合が多いです[3]。

### 2. 腎性腎障害

アミノグリコシド系抗菌薬，抗真菌薬のアムホテリシンB，抗がん薬のシスプラチン，ビスホスホネート製剤のゾレドロン酸，造影剤などの腎毒性薬物による尿細管壊死が腎性腎障害で高頻度にみられ，腎前性腎障害と異なり尿量減少を伴いません。尿細管による再吸収能が低下するため，多尿になることが多いです。尿沈渣で顆粒円柱〔泥茶色円柱（muddy brown cast）〕・白血球円柱，尿細管上皮が出現します。また尿細管から逸脱する N-アセチル β-D-グルコサミニダーゼ（NAG），β$_2$-ミクログロブリン（BMG），α$_1$-ミクログロブリンの尿中濃度が上昇し，尿浸透圧低下が特徴的な尿所見となります。

アミノグリコシド系抗菌薬は，まず尿細管腔からエンドサイトーシスによって近位尿細管上皮細胞に取り込まれ，さらに細胞内のリソソームに取り込まれます。これによってリン脂質症が起き，リソソー

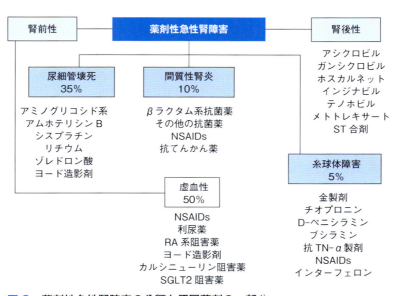

**図2　薬剤性急性腎障害の分類と原因薬剤の一部**[1]

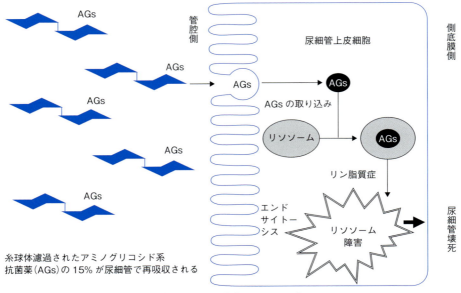

**図3** アミノグリコシド系抗菌薬による腎障害のメカニズム

ムが障害されることによって尿細管壊死に至ります(図3)。腎機能正常者では1回投与によりトラフ値(最低血中濃度:トラフとは谷の意味)はほぼゼロになるため,尿細管腔を流れない時間が一定時間保証され尿細管壊死が回避されます。また濃度依存性の殺菌効果を示すため,アミノグリコシド系抗菌薬は1日同量を投与する場合1日1回投与の方が,1日数回分割投与に比し殺菌力が強く,腎障害が少なく安全といえます。

βラクタム系抗菌薬,その他の抗菌薬,NSAIDs,抗てんかん薬はアレルゲン性が高く,尿細管間質障害を起こし,いわゆるアレルギー性の間質性腎炎の原因となります。被疑薬投与後2週間程度の潜伏期間後に発症し,発熱,皮疹,関節痛,腰痛などの全身症状を伴うことが多いです。高アレルゲン性薬物を中心に原因薬物を検索,被疑薬物の投与を中止し,重症の場合にはステロイドを短期間投与します。

金製剤,チオプロニン,リチウム,D-ペニシラミン,ブシラミン,抗TNF-α製剤,NSAIDs,インターフェロンも免疫反応により糸球体腎炎を起こします。スタチン薬による横紋筋融解症も間接型の腎性腎障害に分類されます。

NSAIDsは腎前性腎障害だけでなく,間質性腎炎,糸球体腎炎の原因薬物でもあります。またヨード造影剤は,エンドセリンやアデノシンなどの内因性血管収縮物質濃度の上昇,血管拡張物質であるプロスタグランジン濃度,NO濃度の低下を引き起こし腎前性腎障害の原因薬物になるだけでなく,フリーラジカルの産生を促すことによっても直接的な尿細管障害を起こします[4]。特に既存の腎機能低下の著しい患者では,必要最小限に減量しないと,DKIの発症率は非常に高くなります。腎性腎障害は一般に重症化しやすく,透析導入の原因にもなりやすいです。

### 3. 腎後性腎障害

アシクロビル(ゾビラックス®),ガンシクロビル(デノシン®),ホスカルネット(ホスカビル®),インジナビル(クリキシバン®),テノホビル(テノゼット®/ビリアード®)などの抗ウイルス薬が圧倒的に多く,それ以外にはメトトレキサートやST合剤が原因薬物です。薬物の結晶析出のため尿路閉塞により水腎症をきたします。腎排泄性薬物の場合,腎機能に応じた減量をし,他の腎毒性薬物の併用を避けます。注射薬の場合,生食の前投与や点滴時間の延長,経口薬の場合は水分摂取を励行することで予防可能であり,DKI発症後も輸液によって改善することが多いです。図2には腎後性腎障害の発症率が記載されていませんが,無尿によって速やかに気付き,輸液などによって速やかに正常に回復するためDKI

として扱っていないものと思われます。

**引用文献**
1) Thadhani R, et al：Acute renal failure. N Engl J Med 344：1448-1460, 1996
2) Whelton A：Nephrotoxicity of nonsteroidal anti-inflammatory drugs：physiologic foundations and clinical implications. Am J Med 106：13S-24S, 1999
3) 平田純生，他：薬剤性腎前性急性腎障害〜薬剤性腎性急性腎障害との鑑別と原因薬物について〜．日腎薬誌 2：3-12, 2013
4) Katzberg RW：Contrast medium-induced nephrotoxicity：which pathway? Radiology 235：252-255, 2005

# 1章 この副作用，防げますか？

## 4 コルヒチン服用の腎障害患者に併用すると生命を脅かす薬→クラリスロマイシン(クラリス®，クラリシッド®)

**Point** 基礎疾患として腎障害を有する患者にクラリスロマイシンとコルヒチンを併用すると，骨髄抑制によって死に至ることがある。最も強力な因子は腎障害の存在である。

> **症例** 痛風腎による末期腎不全患者(60歳の男性，身長170 cm，体重75 kg)。ザイロリック®(アロプリノール)を常用しており，痛風発作予感時にはコルヒチンを頓用している。今回，急性気管支炎のため，クラリス®(クラリスロマイシン)が併用となった。
>
> ブロプレス®　8 mg錠　1錠　朝食後　　　　　　　　　30日分
> クレメジン®　6 g細粒　毎食間　　　　　　　　　　　30日分
> ザイロリック®　100 mg錠　1錠　朝食後　　　　　　　30日分
> 頓服)コルヒチン®　0.5 mg錠　発作予感時　　　　　1錠×10回分
> 臨時処方)クラリス®　200 mg錠　2錠　朝夕食後　　　7日分
>
> 検査値および患者背景…血清Cr値2.8 mg/dL，血清尿酸値7.5 mg/dL
>
> 日本腎臓病薬物療法学会のホームページ(http://jsnp.org/egfr/)の計算プログラムによりeGFRを算出すると，19.4 mL/min/1.73 m² の高度腎障害(CKDステージ4)になる。ちなみに薬物投与設計に使う個別eGFRは20.9 mL/minであり，Cockcroft-Gault式による推算CCrは29.8 mL/minとやや肥満の影響を受けて高めの値となっている(☞ p6)。
>
> 3日前にかぜ症状を発症したため受診し，クラリス®が処方されている。今朝から痛風発作を予感したため，コルヒチン®1錠を服用したが，予感は治まらないため，1回0.5 mgずつ3時間おきに3回服用した。1回目服用後から下痢・嘔吐が始まり，その症状はますます悪化した。翌日より発熱，咽頭痛をきたしたため，再度受診した。

### 1 かぜ症状・気管支炎の悪化と決めつけてはいけない

　これだけ見ると，単なる気管支炎の悪化やかぜ症状の悪化と考えてしまうかもしれませんが，クラリスロマイシンが処方された時には相互作用を疑ってください(☞ p20)。クラリス®の添付文書を見ると「肝臓又は腎臓に障害のある患者で，コルヒチンを投与中の患者には本剤を投与しないこと」とあり，コルヒチンの血中濃度上昇に伴う中毒症状(汎血球減少，肝機能障害，筋肉痛，腹痛，嘔吐，下痢，発熱等)が報告されています。そのような異常が認められた場合には，投与中止等の適切な処置を行うこととなっています。

　今回の下痢・嘔吐，およびそれらの症状増悪はコルヒチン中毒の初期症状であり，発熱・咽頭痛はコルヒチンの致死的副作用である汎血球減少が疑われます。

## 2 コルヒチンは発作の予感時に服用すると奏効する

痛風発作予感時（局所の違和感など）のコルヒチンの投与は発作の予防・軽減に効果があります。コルヒチンには直接的に尿酸値を低下させる作用はありませんが，好中球の遊走を阻害する作用があります。そのため，発作に至る前の局所の違和感，全身がゾクゾクする感じなどの痛風発作の前兆時に1錠飲むと未然に発作を予防できることから，コルヒチンの服用を好む患者は多いです。添付文書上では「痛風発作の治療には1回0.5 mgを投与し，疼痛発作が緩解するまで3〜4時間ごとに投与し，1日量は3〜4 mgを限度とすること」となっています。ただし「腎障害のある患者では血漿中濃度が上昇し，早期に重篤な副作用が現れるおそれがあるため，投与する場合には，ごく少量から開始すること」となっています。

## 3 コルヒチン中毒の実態 [1, 2]

コルヒチンは細胞分裂を阻害するため細胞分裂の速い消化管粘膜，白血球，毛根などの細胞に影響を及ぼし，高頻度の下痢・嘔吐の他に，脱毛，骨髄抑制，一過性の無精子症などの副作用があります。それらの副作用発現は以下の3つの段階に分けられます。

> 第1ステージ：服用後24時間以内に胃腸障害（下痢，嘔吐，胃痛）が起こります。
> 第2ステージ：服用後24〜72時間で多臓器不全発症（骨髄不全，腎不全，急性呼吸促迫症候群（ARDS：adult respiratory distress syndrome），不整脈，DIC，神経筋疾患）と敗血症によって死の転帰をとることがあります。白血球減少が著しい場合にはG-CSFの投与が必要となります。
> 第3ステージ：第2ステージで死を免れた場合，骨髄の回復による反跳性の白血球増多症や，遷延する臓器障害，脱毛症が起こります。

## 4 クラリスロマイシンとコルヒチンの致死性相互作用

コルヒチンの約20（10〜30）％が尿中に未変化体として排泄される以外は胆汁排泄が主で，P糖タンパク質（☞ p142）という排泄トランスポータが胆汁排泄に関わっていると考えられます[3]。クラリスロマイシンは小腸におけるP糖タンパク質阻害によってコルヒチンの吸収率（正確にはバイオアベイラビリティ：☞ p50）を上げ，P糖タンパク質阻害を介する腎・胆管・小腸からの排泄を阻害します。また小腸・肝におけるCYP3A4の阻害による初回通過効果（☞ p49）を低下させ，さらに全身循環後の肝代謝を阻害します。痛風以外の合併症がなければ，全身循環に入ったコルヒチンの約20％が尿中排泄されるため，重篤な肝障害があったり，肝における代謝が完全に阻害された場合には，20％の腎排泄により，肝代謝能の低下をいくらか代償できます[1]。

これは代償機能というよりも，クラリスロマイシンによる肝代謝阻害，あるいはP糖タンパク質を介した胆汁排泄阻害により血中コルヒチン濃度が上昇するため，腎排泄の寄与が増すだけのことです。しかしながら，すでに腎障害がある場合には腎排泄による寄与が期待できないため，消失経路が八方塞がりになってコルヒチンの消失が遅延し，血中コルヒチン濃度が異常に上昇して，重篤な副作用を発現するリスクが高まります（図1）。

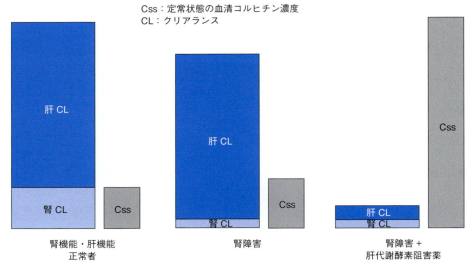

**図1** コルヒチンとクラリスロマイシン併用によるクリアランスの変化と定常状態の血中コルヒチン濃度の変化

腎障害患者でも腎機能・肝機能正常者に比し腎クリアランスが20％のコルヒチンの血中濃度は約1.2倍になるにすぎない。しかし肝クリアランスがクラリスロマイシンによって阻害されると血中濃度は数倍以上になると考えられる。ただしコルヒチンの消失については肝のCYP3A4による代謝か，P糖タンパク質による小腸・胆汁・腎排泄が主の消失経路かはよくわかっていない。

**表1** 多変量解析による独立した死亡原因

| 要因 | 相対リスク<br>（95％信頼区間） | $p$ 値 |
| --- | --- | --- |
| 腎障害の存在 | 9.1 倍<br>（1.75〜47.06） | $p<0.001$ |
| 併用期間が長い | 2.16 倍<br>（1.41〜3.31） | $p<0.01$ |
| 汎血球減少への進展 | 23.4 倍<br>（4.48〜122.7） | $p<0.01$ |

　Hungら[4]によって報告された腎疾患におけるクラリスロマイシンとコルヒチンの致死性相互作用によると，クラリスロマイシンとコルヒチンが処方された116症例のうち，2薬物を同時に投与された88名中9名（10.2％）が死亡し，2剤を間隔をあけて投与された28名中1名（3.6％）が死亡しました。同時投与された88患者の多変量解析では，基礎疾患としての腎障害の存在は相対リスク9.1倍（$p<0.001$），併用期間が長いことは相対リスク2.16倍（$p<0.01$），汎血球減少への進展の相対リスクは23.4倍（$p<0.01$）でした（**表1**）。このように，腎障害は強力な死亡リスクになると考えられます。つまり，①基礎疾患としての腎障害が存在すること，②クラリスロマイシンとコルヒチンの併用期間が長いこと，③汎血球減少に進展した患者，の3点が独立した死亡に関係する因子と考えられました（**表1**）。

## 5 実はよくわかっていないコルヒチンの薬物動態

　上記の考察は Hung らの報告から抜粋していますが，この考察には大いに疑問に感じます。コルヒチンの未変化体尿中排泄率が20％であっても，強力な肝代謝阻害薬によって腎機能の低下がなくても血中濃度は数倍に上昇しているはずであり，腎障害が死亡原因とは考えにくいのです。

　コルヒチンに関する薬物動態の報告はあるものの，報告によってはまったく異なるデータが示されており，どれが正しいのか迷います。尿中排泄率に関しては，米国の薬局方にあたる USP-DI では 10～20％ とほぼ Hung と同様のデータが記載されていますが，Walters Kluwer 社の提供している UpToDate では 40～65％ と書かれています。コルヒチンの総クリアランス（おそらく経口投与後，つまり CL/F）は腎機能正常患者 0.726 L/hr/kg に対し腎機能障害患者 0.168 L/hr/kg と顕著に低下し，$t_{1/2}$ が健常者 4.4 hr に比し腎障害患者 18.8 hr に延長するという報告[5]があります。これらから，腎排泄率が高いのか，腎障害患者で非腎 CL が低下するのかは不明ですが，腎機能低下に伴い血中濃度は上昇すると考えられます。つまり，もともとクリアランスが低下して血中濃度がかなり上昇したところへ，クラリスロマイシンの併用によってコルヒチンの全身クリアランスがゼロ近くになり，それによって痛風で服用する程度の頓用であっても，併用すると致死的な副作用になるのかもしれません。

## 6 致死性相互作用を防ぐには？

　痛風を治療する薬物は他にもありますが，コルヒチンは痛風だけでなく家族性地中海熱，アミロイドーシス，強皮症，ベーチェット病等にも投与され，痛風のように頓用ではなく，連続投与される場合もあります。腎障害があり，肝障害もある場合や，相互作用により肝代謝が阻害された場合には，コルヒチンは致死性中毒に陥りやすくなります。もしコルヒチンを服用せざるをえない症例で，マクロライド系抗菌薬を併用する必要がある場合には，CYP3A4 による代謝，P 糖タンパク質による輸送に関与せず，未変化体のまま胆汁に排泄されるアジスロマイシンが考慮されるべきだと Hung らは報告しています[4]。

　コルヒチンと CYP3A4 阻害薬，P 糖タンパク質害薬の併用（イトラコナゾール，シクロスポリン，ベラパミルなど）も，腎障害患者特有の非常に重篤な相互作用といえます（☞ p20）。また，コルヒチンは痛風発作予感時によく効きますが，痛風発作が完成してしまうとコルヒチンの効果は期待できません。基本的にコルヒチンは細胞毒であるため，副作用の発現を避けるため，投与量は最小限にとどめることをおすすめします。

### 引用文献

1) Putterman C, et al：Colchicine intoxication：clinical pharmacology, risk factors, features, and management. Semin Arthritis Rheum 21：143-155, 1991
2) Finkelstein Y, et al：Colchicine poisoning：the dark side of an ancient drug. Clin Toxicol（Phila）48：407-414, 2010
3) Rollot F, et al：Acute Colchicine Intoxication during clarithromycin administration. Ann Pharmacother 38：2074-2077, 2004
4) Hung IF, et al：Fatal interaction between clarithromycin and colchicine in patients with renal insufficiency：a retrospective study. Clin Infect Dis 41：291-300, 2005
5) Ben-Chetrit E, et al：Colchicine disposition in patients with familial Mediterranean fever with renal impairment. J Rheumatol 21：710-713, 1994

## こんなにあるクラリスロマイシンによる危険な相互作用

　クラリスロマイシンはエリスロマイシン同様，薬物代謝酵素チトクローム P450（CYP）3A4 による代謝や，主に薬物排泄に関わるトランスポータである P 糖タンパク質（P-gp）による輸送システムを阻害することにより，併用した他剤の血中濃度を上昇させる相互作用を起こすことがよく知られています。

　シンバスタチン（リポバス®）との相互作用によって発症する横紋筋融解症では，シンバスタチンはほぼ 100％CYP3A4 によって代謝され，通常なら小腸の CYP3A4 によって初回通過効果を受けるため，血中に移行する率（バイオアベイラビリティまたは生物学的利用率）は 5％のみです。つまり，小腸から吸収されると速やかに消失し，門脈から肝臓に運搬されるときにはすでに，95％が消失してしまいます。CYP3A4 をほぼ 100％抑える抗真菌薬のイトラコナゾール（イトリゾール®）を併用すると，活性体のシンバスタチン酸の AUC（血中濃度下面積）は 19 倍になります。5％が 100％になるのだから 20 倍に近いのは至極，当たり前のことです。クラリスロマイシンも 90％近く CYP3A4 を抑えるため，AUC はおそらく 10 倍以上にはなるはずです。シンバスタチンによる横紋筋融解症の報告は PubMed で調べると 5 報以上あります[1]。ボリコナゾール（ブイフェンド®）やイトラコナゾール（イトリゾール®）などクラリスロマイシンよりも強力な CYP3A4 阻害作用を持つ薬物もクラリスロマイシンと同様の注意が必要です（☞ p167）。

　クラリスロマイシンは高齢者で高血圧，糖尿病を合併している症例に投与すると，QT 延長および不整脈，あるいは心筋梗塞などの心血管病変リスクが高くなることも報告されています[2]。さらに，クラリスロマイシンとの併用により統合失調症治療薬のピモジド（オーラップ®）の血中濃度が上昇し，QT 延長から torsades de pointes などの致死性の心室性不整脈を起こしやすくなります。また，片頭痛治療薬のエルゴタミン（クリアミン®錠に含有）やジヒドロエルゴタミン（ジヒデルゴット®）の血中濃度を上げて，血管攣縮等の重篤な副作用を起こしやすくなります。その他にもジゴキシンの血中濃度を約 3 倍に上昇させます。これは代謝酵素の CYP3A4 の阻害ではなく，薬物を排泄するトランスポータの P 糖タンパク質（☞ p142）の阻害によるものです。無尿の透析患者でも腎機能正常者と同様に 3 倍程度上昇するため，尿細管ではなく小腸または胆管の P 糖タンパク質阻害によるものと考えられます[3]。

### 引用文献

1) Page SR, Yee KC：Rhabdomyolysis in association with simvastatin and dosage increment in clarithromycin. Intern Med J 44：690-693, 2014
2) Wong AYS et al. Cardiovascular outcomes associated with use of clarithromycin：Population based study. BMJ 352：h6926, 2016
3) Hirata S, et al：Interaction between clarithromycin and digoxin in patients with end stage renal disease. Int J Pharmacol Ther 43：30-36, 2005

# 1章 この副作用，防げますか？

## 5 外用薬が原因で透析導入を要した急性腎不全 →マキサカルシトール（オキサロール®軟膏）

> **Point** 尋常性乾癬患者が活性型ビタミンD軟膏を全身に塗ると，高カルシウム血症が著明になり腎機能が悪化する場合がある。既存の腎機能低下があると，速やかに「さらに腎機能を悪化させる処方」になるため，投与を避けるべきである。

> **症例** 軽度の腎機能低下（CCr 66 mL/min）のある60歳代の男性。尋常性乾癬のため，チガソン®内服とオキサロール®軟膏を併用していた。これらの薬物投与開始4年後の8月下旬より，水様性下痢，食欲不振が出現し，近医でウイルス性腸炎と診断され，保存的治療を受けた。その後，下痢症状は改善したものの全身倦怠感が持続するため，他病院を紹介受診となる。受診時の血清Cr値は11.16 mg/dLに上昇，BUN 158.2 mg/dL，血清K値8.1 mEq/L，重炭酸イオン15.6 mmol/L，補正Ca濃度12.4 mg/dLと急上昇し，$FE_{Na}$（尿中Na分画排泄率：p28）8％と急性腎性腎不全が疑われた[1]。緊急入院となり血液透析を施行された。入院後，ビタミン$D_3$外用薬と合成レチノイド製剤内服を中止し，計5回の血液透析施行後に透析離脱可能になった。しかし，その後の血清Cr値は2.46 mg/dLまでしか改善せず，重度の腎障害は持続した。
> （透析会誌 45：63-68, 2012 より引用改変）

　活性型ビタミンD（$VD_3$）軟膏は，ビタミンD受容体に結合して乾癬の皮膚の過剰な増殖を抑え，正常細胞に誘導する作用があるため，尋常性乾癬には全身に塗布されることのある軟膏です。筆者はこの症例報告を読んで，「まさか軟膏を塗ったために腎機能が低下して透析患者になるなんて」と信じられませんでした。最初，高カルシウム血症を誘発しやすいビタミンA誘導体のエトレチナート（チガソン®）が原因ではないかと疑いました。しかしPubMedで検索しても，今までにビタミンAによる高カルシウム血症の報告は散見されるものの，腎機能悪化の報告は皆無でした。

　そこで，透析ではなじみが深いマキサカルシトール（オキサロール®）の静注用製剤のインタビューフォームを見ると，「**3.3 μg/回を1回静注投与時のAUCは354±135 pg・hr/mL**」でした。透析患者の血清PTHレベルを下げるのには2.5～5 μg/回静注パルス療法が投与されるので，透析患者に使う通常量と考えてよいでしょう。

　そして，オキサロール®軟膏のインタビューフォームを見ると，「尋常性乾癬患者4例に**マキサカルシトール軟膏4 gを1日1回3日間塗擦した1日目のAUCは4177±2369 pg・hr/mL**」と記載されています。静注製剤の10倍以上，しかも静注製剤は2.5 μgの投与量でさえでも高カルシウム血症を起こしやすいため，使いづらい薬でした。ただし近年はカルシウムもリンも下げ，なおかつPTHも下げてくれるシナカルセト（レグパラ®）が発売されたため，オキサロール®注も使いやすくなりました。しかし，オキサロール®軟膏による高カルシウム血症は血中濃度から考えて非常に重症になると考えられます。

　本症例はウイルス性胃腸炎による嘔吐に加えて，高カルシウム血症に伴う脱水による腎障害が強く疑われます。また発症が8月下旬と夏であることもポイントで，発汗により脱水を助長した可能性が考えられます。長期間の活性型ビタミン$D_3$軟膏塗布による高カルシウム血症を原因とする血管石灰化，および濃縮力障害による多尿をきたし，急性の腎前性から腎性腎障害（$FE_{Na}$が

表1 本邦での活性型ビタミン D₃ 外用軟膏による高カルシウム血症と急性腎不全の報告

| 報告者 | 年齢 | 性別 | 既往症 | 血清Ca (mg/dL) | 血清Cr (mg/dL) | 使用期間 (日) | 使用薬剤・使用量 | 血中 1,25-(OH)₂ビタミンD₃ (pg/mL) |
|---|---|---|---|---|---|---|---|---|
| 中田ら | 83 | 男 | 慢性腎不全（血清 Cr 1.5 mg/dL） | 14.8 | 3.9 | 17 ③ | マキサカルシトール 4 g/day | 測定なし |
| 中田ら | 55 | 男 | 慢性腎不全（血清 Cr 4.4 mg/dL） | 12.5 | 5.3 | 225 | マキサカルシトール 1.4-8 g/day | 測定なし |
| 喜田ら | 53 | 男 | 慢性腎不全 腹膜透析中 | 14.8 | 10.56 | 18 ④ | マキサカルシトール 10 g/day | 測定なし |
| 三崎ら | 50 | 男 | 関節リウマチ（血清 Cr 0.75 mg/dL） | 12.1 | 1.87 | 40 | マキサカルシトール 4 g/day | 3.1 |
| 高安ら | 86 | 男 | 心不全，高血圧 | 14.3 | −2.0 | 45 | カルシポトリオール 70 g/week | 271 |
| 岩室ら | 85 | 男 | 慢性腎不全（血清 Cr 3.67 mg/dL） | 15.3 | 6.69 | 38 | マキサカルシトール 不明 | 測定なし |
| 岩室ら | 74 | 男 | 慢性腎不全（血清 Cr 2.63 mg/dL） | 14.5 | 3.21 | 38 | タカルシトール 不明 | 測定なし |
| 高橋ら | 70 | 男 | 前立腺肥大症，狭心症 | 11.4 | 2.20 | 108 | マキサカルシトール 10 g/day | 測定なし |
| 高橋ら | 38 | 男 | 統合失調症 | 13.4 | 2.33 | 19 | マキサカルシトール 8 g/day | 測定なし |
| 林ら | 81 | 女 | 統合失調症，慢性腎不全（血清 Cr 1.8〜2.3 mg/dL） | 14.3 | 3.5 | 12 ② | マキサカルシトール 6 g/day | 測定なし |
| 岩田ら | 63 | 男 | 高血圧，高尿酸血症，慢性腎不全（血清 Cr 1.5 mg/dL） | 14.3 | 3.98 | 34 | マキサカルシトール 10 g/day | 25.9 |
| 岩田ら | 77 | 女 | 高血圧，高尿酸血症，慢性腎不全（血清 Cr 2〜3 mg/dL） | 14.1 | 4.13 | 8 ① | マキサカルシトール 6 g/day | 52.4 |
| 河原ら | 85 | 女 | 特記事項なし | 13.6 | 2.1 | 20 | カルシポトリオール 90 g/week | 94.4 |
| 政次ら | 67 | 女 | 特記事項なし | 14.4 | 2.8 | 42 | マキサカルシトール 10 g/day | 測定なし |
| 島津ら | 55 | 女 | 貧血 | 14.5 | 2.08 | 298 | マキサカルシトール 4.2 g/day | 48.8 |

網掛け部分は既存の腎機能の低下を有する症例であり番号は腎障害の発症順序を示す。

8%（☞ p13）になることによって急激に腎機能が低下したと思われます。

**表1**には，活性型ビタミン$D_3$軟膏を塗布することによって腎機能が悪化した15症例の学会報告がまとめられていますが，血清補正Ca濃度が15 mg/dL前後と，めったに目にしないような強烈な高カルシウム血症のオンパレードです。高カルシウム血症は通常見かける12 mg/dL程度までは症状はあまり出ませんが，14 mg/dLを超えると多飲多尿が起こり，食欲不振から脱水を増悪させます。また，この表を注意深く見ていただきたいのが使用期間です。早期に腎機能が悪化した症例は，すべて既存の腎機能低下患者です。1番最初に腎機能が悪化した症例は投与8日目，2番目が12日目，3番目が17日目，4番目が18日目ですが，これらの症例はもともと腎機能が明らかに低下していた症例です。

しかし血清Cr値は毎日測定する検査値ではありません。通常2～4週間おきに測定するのが普通でしょう。ということは単に軟膏が投与されて8日目，12日目，17日目，18日目に腎機能が悪化したのではなく，たまたまその日数が経過した時に明らかな腎機能低下が認められただけではないかと予測されます。実際には1日目かもしれませんし，1週間以内の早期に腎機能が悪化した可能性があると思われます。

これらの15症例のうち，マキサカルシトール（オキサロール®）軟膏が12例，カルシポトリオール（ドボネックス®）軟膏2例，タカルシトール（ボンアルファ®）軟膏1例ですが，ビタミン$D_3$外用薬の市場の過半数をマキサカルシトールが占めており，どの製剤がより危険性が高いかまでは推測できません。またビタミンAの内服，ステロイド外用薬は皮膚菲薄化を起こしビタミンDの吸収率を上昇させる可能性も示唆されており[1]，2014年に発売されたドボベット®軟膏はステロイドとビタミンDの合剤であるため，より注意が必要かもしれません。

これらのことから言えることは，①腎機能の低下した症例や腎機能を悪化させやすいNSAIDsなどの投与患者，脱水を伴っている患者にはビタミンD軟膏を投与すべきではない，②皮膚科でも活性型ビタミンD軟膏投与時には血清Ca濃度および血清Cr濃度の定期的測定が必要，③Ca製剤の服用やCa含有サプリメント摂取を避け，特に夏には水分摂取を励行するよう指導する，という3点です。日本語文献の1症例報告で添付文書の内容は変わりません。この報告から，添付文書上では腎機能の低下した尋常性乾癬患者にオキサロール®軟膏は禁忌になっていませんが，腎機能低下患者にとっては禁忌レベルのハイリスク薬であり，絶対に投与してはならないということです。ビタミンD軟膏の投与を中止し，補液療法および利尿薬による治療により改善したという報告もありますが[2]，ここでの利尿薬は当然ループ利尿薬であり，高カルシウム血症を助長するチアジド系利尿薬は投与すべきではないと思われます。

### 引用文献

1) 平山　尚，他：活性型ビタミン$D_3$外用剤により高カルシウム血症をきたし緊急血液透析を要した急性腎不全の1例．透析会誌 45：63-68, 2012
2) 高橋英俊，他：活性型ビタミンD3外用により高カルシウム血症をきたし，意識障害，腎機能障害を併発した尋常性乾癬の2例．皮膚科の臨床 46：845-850, 2004

# 1章 この副作用，防げますか？

## 6 まじめに服用し続けた患者を透析に追い込んだ薬→NSAIDs

**Point** NSAIDsは抗菌薬と並んで薬剤性腎障害（DKI：drug-induced kidney injury）の原因の1位か2位の薬剤。腎前性DKIに進行しやすいため，リスクの高い症例は漫然投与を避ける。

> **症例** 75歳の男性，身長165 cm，体重60 kg。加齢に伴う膝関節症で整形外科を受診，鎮痛薬としてロキソプロフェンナトリウム水和物（ロキソニン®錠60 mg）を1回1錠×1日3回毎食後服用で30日分投与された。50歳代から高血圧に対してACE阻害薬＋利尿薬を処方されており，血圧は155/100 mmHg程度。最近の検査では，血清Cr値1.2 mg/dL，BUN 45 mg/dL，eGFR 46.0 mL/min/1.73 m²（44.1 mL/min）であり，腎機能はCKDステージ分類で軽度〜中等度腎機能低下を認めた（G3a）。
>
> NSAIDsはその後も継続処方され，服用2か月後に食欲不振・全身倦怠感を訴え内科受診，血清Cr値8.5 mg/dLと急激な腎機能の増悪を認めた。
>
> 慢性糸球体腎炎，糖尿病，腎硬化症などの腎機能を悪化させる疾患の既往はなし。1日3回毎日欠かさずロキソニン®を服用し続けたそうである。このような腎機能悪化症例は，7月，8月などの猛暑期に多くみられる。

膝関節症のため，整形外科でNSAIDsが漫然投与され，透析に至った高血圧症例です。薬剤性腎障害（DKI：drug-induced kidney injury）の原因薬物のワースト3はほとんどの報告でNSAIDs，抗菌薬，抗がん薬です。その中でもNSAIDsは抗菌薬と常に1位，2位を争うほどDKIの原因として頻度が高い薬物です（**図1**）[1]。NSAIDsはさまざまなメカニズムでDKIを発症します。免疫反応による糸球体腎炎（GN：glomerulonephritis），急性尿細管壊死（ATN：acute tubular necrosis），免疫反応が介在するアレルギー性間質性腎炎（ATIN：acute tubulo-

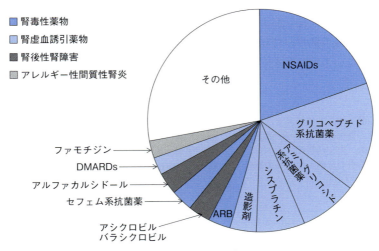

**図1** 薬剤性急性腎障害の原因薬物（n＝158）
〔和泉智，他：日病薬誌 46：17-21, 2010 より引用〕

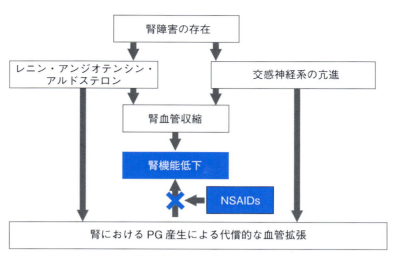

**図2** NSAIDsによる腎障害のメカニズム
〔Whelton A, et al：Am J Med 106：13S-24S, 1999 より引用〕

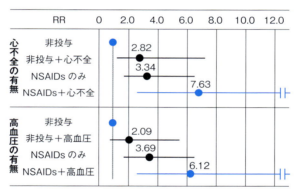

**図3** NSAIDs投与による急性腎不全発症リスク
〔Huerte C, et al：Am J Kidney Dis 45：531-539, 2005 より引用〕

interstitial nephritis），慢性尿細管・間質性腎炎，ポドサイト障害による微小変化型ネフローゼ症候群，膜性腎症，アスピリンと他の鎮痛薬の複合剤でみられる腎乳頭壊死（鎮痛薬腎症）など，これまでに報告されたものは実に多彩です[2]．

　しかし最も頻度が高いのは腎前性DKIであり，NSAIDsはシクロオキシゲナーゼ（COX）の阻害を介してプロスタグランジン（PG）の生合成を阻害することによって鎮痛・抗炎症作用を示します．$PGI_2$や$PGE_2$は血管拡張物質ですが，NSAIDsはこれらの産生を低下させることによって，輸入細動脈の血管を収縮させ，腎血流が低下し，GFRの低下をもたらします（図2）[3]．

　心不全があるだけで腎機能が悪化する相対危険度は2.82倍（95%CI：1.05-7.57）に有意に上昇しますが，心不全患者にNSAIDsを併用すると，7.63倍（95%CI：2.70-21.56）と著しく相対危険度が上昇します．高血圧も腎機能を2.09倍悪化させますが，相対危険度は有意ではありません（95%CI：0.87-5.02）．しかし，高血圧患者にNSAIDsを併用すると，6.12倍（95%CI：2.54-14.78）と有意に悪化します（図3）．また，NSAIDsと利尿薬の併用は相対リスクが11.6倍（95%CI：4.2-32.2）に上昇します[4]．このようにNSAIDsのDKI発症リスクは疾患や併用薬によって変化

**表1　NSAIDsによる腎前性急性腎障害の危険因子**

| 患者側の因子 | ・ショック/敗血症，感染症の合併<br>・脱水状態<br>・外科手術あるいは手術後<br>・溢水状態<br>・高齢者<br>・腎障害の既往<br>・心不全・肝硬変・ネフローゼ症候群の合併<br>・高血圧・糖尿病などの腎硬化性血管病変患者<br>・高レニン血症<br>・高アルドステロン血症<br>・全身性エリテマトーデスの合併 | NSAIDs側の因子 | ・高用量<br>・投与されたNSAIDsの特性 |
|---|---|---|---|
| | | その他の腎毒性物質の同時投与 | ・造影剤<br>・利尿薬<br>・ACE阻害薬，ARB<br>・アミノグリコシド系抗菌薬<br>・アムホテリシンB |

〔1）Hock R, Anderson RJ：J Crit Care 10：33-43, 1995. 2）Shusterman N, et al：Am J Med 83：65-71, 1987. 3）Oleaeli AS, et al：Non-steroidal anti-inflammatory drugs. Clinical Nephrotoxins 3rd ed, Springer, New York, 419-457, 2008 の3論文を参考に加筆修正〕

しますが，腎虚血を起こすNSAIDsに関しては，虚血を助長する病態，薬物がリスク因子になり，特に腎機能低下患者，高齢者，脱水を伴った患者，腎虚血を助長する薬物などがNSAIDsによる腎前性DKIの危険因子になります（**表1**）。

　COX-2は炎症時に産生され，血管内皮や平滑筋，糸球体に限局して発現し，血管透過性亢進，発熱，痛みの発生に関与しているため，抗炎症作用のみを期待するにはセレコキシブ，メロキシカム，エトドラクなどの選択的COX-2阻害が望ましいと考えられます。しかしながら，セレコキシブに関してはDKIを起こしにくいという報告が散見されるものの[5,6]，ロフェコキシブなどその他の選択的COX-2阻害薬では明らかにDKIの発症率が低いというエビデンスはなく，腎血流量・糸球体濾過率の急激な低下には非選択的NSAIDsとの間に差がないとされています。

　本症例は75歳という高齢に加え，NSAIDsの腎虚血を増悪させるRAS阻害薬のACE阻害薬，利尿薬が併用されており，それらの降圧薬によっても血圧がコントロールできずに，腎機能もeGFR 46.0 mL/min/1.73 m$^2$ と中等度低下しているなどのさまざまなリスク因子を有しています。NSAIDsを投与してはいけない患者に対して漫然とNSAIDsを投与し続け，それをまじめに服用し続けた症例が透析導入になってしまったと考えられます。

　ではどのような対策が必要でしょうか。まず既存の腎機能低下のある症例にはNSAIDsは投与を避けたいところです。ただし，高齢者すべてにNSAIDsを投与できないとなると，鎮痛療法が成り立たなくなるかもしれません。次のコラムで筆者が推奨する対策を示します。

**引用文献**
1) 和泉　智，他：高齢者および慢性腎臓病患者への適正な薬物療法に関する調査・研究―薬剤性副作用および薬剤性腎障害の経験等に関する調査。日本病院薬剤師会雑誌 46：17-21, 2010
2) Pirter GA, et al：Clinical relevance. De Broe et al（ed）：Clinical Nephrotoxins Renal Injury from Drugs and Chemicals. 3rd ed, Springer, Philadelphia, P3-28, 2008
3) Swan SK, et al：Effect of cyclooxygenase-2 inhibition on renal function in elderly persons receiving a low-salt diet. A randomized, controlled trial. Ann Intern Med 133：1-9, 2000
4) Huerta C, et al：Nonsteroidal anti-inflammatory drugs and risk of ARF in the general population. Am J Kidney Dis 45：531-519, 2005
5) Kuo HW, et al：Analgesic use and the risk for progression of chronic kidney disease. Pharmacoepidemiol Drug Saf 19：745-751, 2010

6) Whelton A, et al：Effects of celecoxib and naproxen on renal function in the elderly. Arch Intern Med 160：1465-1470, 2000

> **コラム　もし腎機能低下患者に NSAIDs 投与を考慮するなら**
>
> NSADs は速やかに GFR を低下させ，リスク因子を多く持つ症例に漫然投与すると週・月単位で腎機能が悪化し，透析導入になることがあります。
>
> アセトアミノフェンは GFR を低下させることはまれですが，他の鎮痛剤を含む複合剤の大量漫然投与（年単位で生涯にわたる服用量が 3 kg 以上，あるいは 7.8 kg 以上で腎乳頭壊死）の場合，慢性腎不全や透析導入のリスクが高まります。
>
> したがって，腎機能低下患者に NSAIDs を投与する際には，以下を考慮します。
>
> ① 鎮痛解熱薬のアセトアミノフェンを十分量処方する
> ② 痛みのひどい場合にはトラマドール±アセトアミノフェン（トラマール®，トラムセット®），ブプレノルフィンテープ（ノルスパンテープ®）などを処方する
> ③ 局所作用する外用 NSAIDs（パップ薬や軟膏など）を活用±十分量のアセトアミノフェンを処方する
> ④ 可能な限り頓服での投与に変更±十分量のアセトアミノフェンを処方する
> ⑤ 長期にわたって NSAIDs を投与する場合は 2 週間おきに血清 Cr 値を測定する

腎機能が低下している CKD 患者には NSAIDs の投与を推奨できませんが，その代替薬として，NSAIDs ではなく鎮痛解熱薬に分類されるアセトアミノフェンがあります。NSAIDs が末梢におけるプロスタグランジン産生を阻害するのに対し，アセトアミノフェンは中枢のみで作用するため，末梢における NSAIDs の副作用である腎障害，胃腸障害，抗血小板作用による出血の助長などの副作用がありません。米国腎臓財団の Ad Hoc Committee は 1996 年から腎臓病患者への鎮痛薬はアセトアミノフェンを推奨しており[1]，アスピリンアレルギー，胃腸障害患者，利尿薬服用者，心疾患，高血圧，腎臓病，肝臓病患者，65 歳以上の高齢者は医師の指示なしで NSAIDs の服用を禁止しています。これらの多くは，NSAIDs による DKI のリスク因子（表 1，☞ p26）と一致しています。

NSAIDs は GFR を低下させるため[2]，連続投与せず頓服にする，あるいは腎機能が低下した患者，NSAIDs による腎機能悪化危険因子を持った患者には，十分量のアセトアミノフェンに変更することが推奨されます。COX-2 選択的阻害薬の腎毒性は，非選択的 NSAIDs と必ずしも違いがありません。ただし，前述のようにセレコキシブに関しては腎機能を悪化させないという報告が少なからずあるので，今後の検討課題です（☞ p114）。

米国老年医学会は 2009 年，「鎮痛療法ガイドライン」において「高齢者の持続的な痛みに対する初期および持続的薬物療法，特に筋・関節痛に対してはアセトアミノフェンを推奨（効果および安全性に関して質の高いエビデンスがあり，強く推奨）し，非選択性 NSAIDs，COX-2 選択的阻害薬は極めて厳重に注意して投与すべきであり，特殊な症例を除いて投与してはならない（質の高いエビデンス，強く推奨）」としています[3]。わが国の緩和医療でも，腎障害患者に対し NSAIDs ではなく，アセトアミノフェンが優先して用いられてきました[4]。しかし，上記のようにアセトアミノフェンは腎障害患者，高齢者の鎮痛に優先的に用いられるバイアスが存在するためか，末期腎不全に至るリスクは NSAIDs と比較して，明らかにアセトアミノフェンで少ない，という明確なエビデンスはありません。しかし，アセトアミノフェンが原因とされる鎮痛薬腎症は急性には起こらず，生涯にわたる総投与量が数 kg と大量のアセトアミノフェンと他の鎮痛薬（現在市販されている薬物の中ではほとんどがアスピリン）との合剤の服用によって腎乳頭壊死という慢性腎不全を引き起こすものです。アセトアミノフェン単独での腎乳頭壊死（鎮

痛薬腎症）の発症はほとんどなく[5]，短期間で腎機能を悪化させることはないため，CKD 患者では十分量のアセトアミノフェンの投与が推奨されます（☞p116）。十分量のアセトアミノフェン用量とは日本人は欧米人と比べ体格が小さいことから，毎日服用するとなると 1 回 500〜600 mg を 1 日 3〜4 回にとどめておいた方が無難と考えます。頓服で服用するなら 1 g 服用しても構いませんが，投与量が多いと末梢でも作用することがあるため，この時には NSAIDs と同じように食後服用が推奨されます。

NSAIDs による腎障害発症率は高いので，実際に起こった若年者の DKI 症例をもう 1 例紹介します。

> **症例** 30 歳代，男性（臨床検査技師）が急性に発症した齲歯痛に対し，かかりつけ歯科医でジクロフェナク 25 mg 3 錠/日が 5 日分処方された。金曜日の服用開始後 3 日間は齲歯痛のため，摂食が通常より 1/3 以下に減少し，また水分摂取も著しく減少していた。月曜日になり，強い全身倦怠感および尿量の著しい減少を主訴として，男性の勤めている病院の腎臓内科を受診。顔面蒼白，血圧 120/70 mmHg。経過よりジクロフェナクによる急性腎不全を疑われた。緊急検査にて血清 Cr 2.30 mg/dL（酵素法），BUN 56 mg/dL，血清 K 5.2 mEq/L。一般尿検査で蛋白（±）であったが，円柱はみられなかった。$FE_{Na}$ は 0.5% であった。1 カ月前の検査では，血清 Cr 0.76 mg/dL，BUN 16 mg/dL と正常であった。
> 
> 齲歯痛は治まっており，水分摂取が可能であったため，生食 500 mL を外来にて点滴静注し，水分・食事摂取を十分にすることを指示され，自宅療養となった。2 日後には自覚症状は消失し，検査では，血清 Cr 1.30 mg/dL，BUN 20 mg/dL，血清 K 4.0 mEq/L と改善を認めた。尿所見も異常を認めなかった。
> 〔医療関係者の皆様へ—厚生労働省 www.mhlw.go.jp/topics/2006/11/dl/tp1122-1e03.pdf より引用〕

$FE_{Na}$ は $FE_{Na}$ ＝（尿中 Na 濃度/血漿 Na 濃度）/（尿中 Cr 濃度/血漿 Cr 濃度）×100 の式で求められますが，1% 未満では腎前性 DKI が疑われます。本症例は $FE_{Na}$ が 0.5% で，しかも BUN/Cr が 25 近くと，脱水を疑わせる所見があります。ただし服用期間が 5 日間程度で若年者であることから，透析導入になるようなことは滅多にありません。しかし，このように健常者でも NSAIDs は腎機能悪化をきたしやすい薬物で，薬剤性腎障害ではほぼすべての報告で抗菌薬と並んで原因薬物の 1，2 位を占めていると認識してください。

腎前性腎障害の指標として $FE_{Na}<1$%，尿中 Na 濃度<20 mEq/L，尿浸透圧>500 mOsm/kgH$_2$O などが有用です（表 2）。腎虚血を防ぐ生体防御機構により，尿中の Na 排泄が低下し，尿中排泄率量は減少するため浸透圧の高い尿になるからです。この中で $FE_{Na}$ が最も鋭敏なマーカーですが，利尿薬を服用している症例では過大な値になるため，この場合，尿中尿素排泄分画（$FE_{urea}$）を用います。

#### 引用文献

1) Henrich WL, et al：Analgesics and the kidney：summary and recommendations to the Scientific Advisory Board of the National Kidney Foundation from an Ad Hoc Committee of the National Kidney Foundation. Am J Kidney Dis 27：162-165, 1996
2) Swan SK, et al：Effect of cyclooxygenase-2 inhibition on renal function in elderly persons receiving a low-salt diet. A randomized, controlled trial. Ann Intern Med 133：1-9, 2000
3) American Geriatrics Society Panel on the Pharmacological Management of Persistent Pain in Older Persons. Pharmacological management of persistent pain in older persons. J Am Geriatr Soc 57：1331-1346, 2009
4) 木澤義之，他 編：ステップ緩和ケア：緩和ケア普及のための地域プロジェクト（厚生労働科学研究がん対策のための戦略研究）．平成 19 年度厚生労働省科学研究費補助金第 3 次対がん総合戦略研究「緩和ケアプログラムによる地域介入研究」臨床教育プログラム委員会（編），pp1-168, 2008
5) Elseviers MM, De Broe ME：Analgesic nephropathy：is it caused by multi-analgesic abuse or single substance use? Drug Saf 20：15-24, 1999

**表2 腎前性腎障害と腎性腎障害(急性尿細管壊死)の鑑別指標**

| 鑑別指標 | 腎前性腎障害 | 腎性腎障害(急性尿細管壊死) | 解釈 |
|---|---|---|---|
| 尿沈渣所見 | 正常 | 尿細管上皮細胞からなる円柱,血尿など | 腎前性は糸球体・尿細管機能はほぼ正常 |
| 尿中Na排泄分画[*1]($FE_{Na}$, %) | <1 | >2 | 腎前性は腎血流が低下するためNaや尿素を再吸収して保持し,脱水や虚血を防ぐ生体恒常性が働いているが,腎性の急性尿細管壊死ではNaや尿素の再吸収能が低下する。$FE_{Na}$が尿中Naよりも感度,特異度ともに高く有用。ただし利尿薬が投与されている患者では$FE_{Na}$は使えないので$FE_{urea}$を用いる |
| 尿中Na濃度 (mEq/L) | <20 | >40 | |
| 尿中尿素排泄分画[*2]($FE_{urea}$, %) | <35 | >50 | |
| 腎不全指数[*3] | <1 | >1 | |
| 尿浸透圧 ($mOsm/kgH_2O$) | >500 | <350 | |
| 尿中Cr濃度/血漿Cr濃度比 (CCr/尿量) | >40 | <20 | 腎前性は体液が減少しているので乏尿となり,分母の尿量が減少して尿中Cr濃度/血漿Cr濃度比(Ucr/Pcr比)は上昇する。腎性では分子のCCrが低下してUcr/Pcr比は低下する |
| BUN/Cr比 | 20以上 | 正常は10程度 | 腎前性では尿細管が正常に反応し,水,Naとともに尿素も再吸収されるため腎前性では上昇する。ただし,消化管出血やタンパク質の摂取増加でも上昇する |

[*1] (尿中Na/血漿Na)/(血漿Cr/尿中Cr)×100  $FE_{Na}$は利尿薬を投与している場合にはNaの再吸収が抑えられるため腎前性腎障害でも$FE_{Na}$は低値にはならない。そのため利尿薬服用患者では$FE_{urea}$を測定する。
[*2] (尿中尿素/BUN)×(血漿尿素/尿中Cr)×100
[*3] 尿中Na×血漿Cr/尿中Cr〔血漿Na濃度(PNa)は通常100に近い値を示すため〕

## CKDの定義

　CKDとは慢性腎臓病（chronic kidney disease）の略で，2002年に米国で提唱された新しい概念です。これまでの腎臓の疾患名（renal failureやrenal insufficiencyなど）はわかりにくいものが多かったため，一般市民，一般の医療従事者でもわかりやすい言葉のCKDと呼ぶこととなったのです。それには2つの理由があります。1つは慢性腎臓病が高額医療である透析患者の予備群となっていること，もう1つはほとんど自覚症状が表れないタンパク尿のある患者を放置しておくと非常に高い確率で心血管病変を合併しやすくなることです。また逆に，心血管病変自体も腎機能を悪化させるため，腎機能の低下に伴い，心血管病変発症，およびそれによる死亡・入院等の頻度が高くなる原疾患であることもわかりました[1]。

　『CKD診療ガイド2009』に基づき，CKDの定義を説明します。図4はK/DOQI（米国Kidney Disease Outcomes Quality Initiative），KDIGO（国際腎臓病予後改善委員会）のガイドラインを基にし，まず腎機能は正常であっても(1)タンパク尿の存在，または(2)タンパク尿以外の異常〔病理，画像診断，検査（検尿/血液）等，で腎障害の存在が明らかなもの〕，あるいは糸球体濾過値（GFR）60 mL/分/1.73 m² 未満のもの，これらが3か月持続する場合をCKDと定義しました[2]。CKDの病期分類には腎機能の評価指標であるGFRが用いられており，ステージがGFRの15および30の倍数で区切られています。透析患者は透析（dialysis）の頭文字をつけてステージ5Dと称することとし，腎移植患者はその症例の腎機能を表すステージ番号に移植（transplant）の頭文字Tをつけることによって病期をより明確に表すようにしています。ただし『CKD診療ガイド2012』では移植のTに関してはその記載が削除されました。

　わが国におけるCKD患者数は，上記の定義であるGFR<60 mL/min/1.73 m² の患者は1330万人（12.9％）存在することから，日本人成人の8人に1人がCKDであると推算されました[3]。

　2012年に改訂された『CKD診療ガイド2012』[4]では図5のように詳細なものになりました。変更された要点は以下です。
　①原疾患，尿タンパク，GFRの3項目で評価する（従来はGFRのみ）
　②日本の診療実情にあわせてアルブミン尿と尿タンパクの区分を設定（新項目）
　③CKDステージ3を実情にあわせて2つに分割（新項目）
　④重症度の表記は従来のステージ1～5だけではなく，G4A2のようにより詳細に記述する

　以上のように前回のガイドラインで明記された重症度の判定に必要な評価項目はGFRのみでしたが，新しい重症度分類では，重症度は原疾患（糖尿病か糖尿病以外か），腎機能（GFR：G1～G5），アルブミン尿：A）の3つの評価項目に基づいて判定されることとなりました。例えば，GFR40 mL/min/1.73 m² で糖尿病をもち，尿アルブミン150 mg/gCrの患者はG3bA2で最も濃い色のマス目になり，リスクの高いCKDだとわかります。

　　引用文献
　　　1) Go AS, et al：Chronic kidney disease and the risks of death, cardiovascular events, and hospitalization. N Engl J Med 351：1296-1305, 2004
　　　2) Levey AS, et al：Definition and classification of chronic kidney disease：a position statement from Kidney Disease：Improving Global Outcomes（KDIGO）. Kidney Int 67：2089-2100, 2005
　　　3) 日本腎臓学会編：CKD診療ガイド2009．東京医学社，東京，2009
　　　4) 日本腎臓学会編：CKD診療ガイド2012．東京医学社，東京，2012

K/DOQI−KDIGO ガイドラインによる
慢性腎臓病(CKD)の定義

定義：
　下記の1, 2のいずれか，または両方が3カ月間以上持続する

1. 腎障害の存在が明らか
   (1) タンパク尿の存在，または
   (2) タンパク尿以外の異常
      病理，画像診断，
      検査(検尿／血液)等，
      で腎障害の存在が明らか

2. GFR<60 (mL/min/1.73 m²)

病期(ステージ)分類と日本人患者数

| 病期 | | 定義 | GFR (mL/min/1.73 m²) | 患者数 (万人) |
|---|---|---|---|---|
| 1 | T | 腎症はあるが，機能は正常以上 | ≧90 | 61 |
| 2 | T | 軽度低下 | 60〜89 | 171 |
| 3 | T | 中等度低下 | 30〜59 | 1074 |
| 4 | T | 高度低下 | 15〜29 | 190 |
| 5 | D | 腎不全・透析期 | <15 | 33 |

各ステージにおいて移植患者の場合にはTを，またステージ5においては透析患者にDを付す。つまり腎移植患者はすべてCKDと考える。

**図4** NSAIDsによる腎障害のメカニズム

| 原疾患 | 尿蛋白区分 | | A1 | A2 | A3 |
|---|---|---|---|---|---|
| 糖尿病 | 尿アルブミン定量(mg/日)<br>尿アルブミン/Cr 比(mg/gCr) | | 正常 | 微量アルブミン尿 | 顕性アルブミン尿 |
| | | | 30未満 | 30〜299 | 300以上 |
| 高血圧，腎炎<br>多発性嚢胞腎，移植腎<br>不明，その他 | 尿タンパク定量(g/日)<br>尿タンパク Cr 比(g/gCr) | | 正常 | 軽度タンパク尿 | 高度タンパク尿 |
| | | | 0.15未満 | 0.15〜0.49 | 0.50以上 |
| GFR区分<br>(mL/分/<br>1.73 m²) | G1 | 正常または高値 | ≧90 | | |
| | G2 | 正常または軽度低下 | 60〜89 | | |
| | G3a | 軽度〜中等度低下 | 45〜59 | | |
| | G3b | 中等度〜高度低下 | 30〜44 | | |
| | G4 | 高度低下 | 15〜29 | | |
| | G5 | 末期腎不全(ESKD) | <15 | | |

重症度は原疾患・GFR区分・蛋白尿区分を合わせたステージにより評価する。CKDの重症度は死亡，末期腎不全，心血管死亡発症のリスクを■のステージを基準に，■，■，■の順にステージが上昇するほどリスクは上昇する。

**図5** CKDの重症度分類(CKD診療ガイド 2012)

# 1章 この副作用，防げますか？

## 7 腎機能の見積もりミスによる取り返しのつかない薬剤性腎障害 → バンコマイシン

**Point** 長期臥床高齢者で血清 Cr 値が低い場合，腎機能が正常以上に推算されても多くは筋肉量が少ないことを示す。血清 Cr 値を基にした推算式ではなく，シスタチン C による eGFR か実測クレアチニンクリアランスを用いる。

> **症例** 有料老人ホームに長期入居の男性（90 歳，体重 37.7 kg，身長 150 cm）が体調不良を訴え入院。入院時検査値は血清 Cr 0.34 mg/dL，BUN 5.1 mg/dL，血清アルブミン 1.7 g/dL。メチシリン耐性黄色ブドウ球菌（MRSA）敗血症と診断され，尿中排泄率 90％のバンコマイシンの投与設計を行った。日本人向けの標準化 eGFR の正常値は 100 mL/min/1.73 m² だが，本症例では
>
> $$\text{標準化 eGFR}(\text{mL/min}/1.73\,\text{m}^2) = 194 \times \text{Cr}^{-1.094} \times \text{Age}^{-0.287} = 173.6\,\text{mL/min}/1.73\,\text{m}^2$$
>
> と高値が算出された。
> しかし，標準化 eGFR の値の単位は mL/min/1.73 m² であり，体表面積補正をしていないことから，薬物投与設計に用いるべきではない。そのため Du Bois の式を用いて体表面積を算出すると
>
> $$\text{体表面積}(\text{BSA}:\text{m}^2) = \text{体重}(\text{kg})^{0.425} \times \text{身長}(\text{cm})^{0.725} \times 0.007184 = 1.27\,\text{m}^2$$
>
> となり，173.6 mL/min/1.73 m² を 1.27 m² で補正を外すと個別 eGFR は 127.4 mL/min と算出された。この腎機能を用いてバンコマイシン解析ソフトで計算すると，定常状態の血清バンコマイシン濃度のトラフ値（最低血中濃度：次回投与前濃度）は 15 μg/mL になるはずだったが，実測値は 28 μg/mL と高値になった。本症例はバンコマイシンによる腎障害により，血清 Cr 値が 7.6 mg/dL に上昇し，透析導入が必要になった。

### 1 血清 Cr 値が低い患者の腎機能の見積もり方

eGFR，推算 CCr が高いということは推算式の基になっている血清 Cr 値が低いことを意味しますが，血清 Cr 値が低いことは腎機能がよい場合だけでなく，筋肉量が少ないことも示しています。栄養状態が不良で痩せた長期臥床高齢者では筋肉量が少ないため，血清 Cr 値を基にした eGFR，推算 CCr が高く見積もられる症例が多くあります。

体格が正常で，eGFR が高値であれば腎排泄性薬物の減量は必要ありませんが，後期高齢者で多い痩せた患者なのに eGFR が正常値よりも高い患者では腎機能がよいのではなく，筋肉量が少ないために推算式では腎機能がよくみえているにすぎないと考えられます。そのため，この症例の腎機能悪化の原因は，腎機能見積もりミスによって尿中排泄率 90％の完全な腎排泄性薬物のバンコマイシンの過量投与を引き起こしたと考えられます。

では推算 CCr はどうなるでしょうか。

$$\text{CCr}(\text{mL/min}) = \{(140 - \text{年齢}) \times \text{体重}(\text{kg}) \times 0.85(\text{女性})\} / (72 \times \text{S-Cr})$$
$$= (140 - 90) \times 37.7(\text{kg}) / (72 \times 0.34) = 77.0\,\text{mL/min}$$

これも異常に高いわけではありませんが，90 歳でありながら正常な腎機能に計算されます。

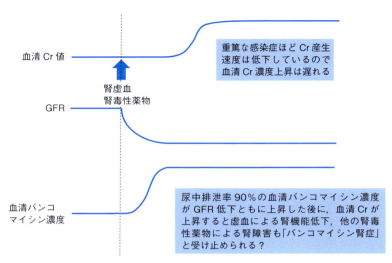

**図1　血清 Cr 値は急性腎障害ではすぐに上昇しない**

　栄養状態が悪いために血清 Cr 値が低く，腎機能が高く見積もられるこの傾向は，CG 式による推算 CCr よりも eGFR で顕著に表れます（☞ **p64**）．この時の腎機能の見積もりで問題になるのが院内感染患者（本症例の場合，医療関連感染）の eGFR の過大評価です．

　特に，MRSA や緑膿菌感染症などの日和見感染による医療関連感染症は，栄養状態の不良なフレイルを伴った患者が罹患しやすいため，このような症例では腎機能が高く見積もられます．また，重篤な感染症を発症すると高熱，発汗，嘔吐，下痢などにより脱水になりやすいため，容易に虚血腎，つまり腎前性急性腎障害（AKI）になりやすくなります．そのため，これらのリスク因子のある状態の患者に腎機能が過大評価された投与量でのバンコマイシンを投与すると，腎虚血による DKI によって血中濃度が異常上昇するため，腎機能が悪化する報告が多いのではないかと予測されます．

　DKI や AKI では GFR は急激な低下を示すものの，フレイルを伴った患者の血清 Cr 値の上昇は緩徐なため，血清 Cr 値に基づく推算値は患者のリアルタイムの腎機能を表していないことがあります（図1）．実測 CCr を測定し 0.715 をかけるか，筋肉量の影響を受けないシスタチン C（☞ **p75**）による eGFR によって腎機能を推算することが推奨されます．

---

血清シスタチン C 濃度（Cys-C）を用いた式は以下の式で表されます．

男性：eGFRcys（mL/min/1.73 m²）＝（104×Cys-C$^{-1.019}$×0.996$^{年齢}$）−8

女性：eGFRcys（mL/min/1.73 m²）＝（104×Cys-C$^{-1.019}$×0.996$^{年齢}$×0.929）−8

体表面積未補正 eGFRcys 算出式

eGFRcys（mL/min）＝eGFRcys（mL/min/1.73 m²）×BSA/1.73 m²

---

## 2 バンコマイシン腎症は過大評価されていないか？

　実は，上記のようなバンコマイシンによる薬剤性 DKI についてはトラフ値が 20 μg/mL を超えると約 70％の症例に DKI を発症するという報告があるものの[1]，「バンコマイシンには本当に腎毒性があるのか」と疑問を投げかける報告が少なからずあります[2,3]．KDIGO の『AKI ガイド

ライン』ではバンコマイシンはアミノグリコシド系抗菌薬の腎毒性を助長することは記載されていますが，バンコマイシン単独でのDKIについては触れられていません[4]．また，DKIの原因薬物のリストの中にはまったくバンコマイシンを入れていない総説も数多くありますが[5-9]，アミノグリコシド系抗菌薬はすべての総説で記載されています．

そのため，バンコマイシンのトラフ値が高くなったことでバンコマイシンによる腎障害が起こったのか，感染症によって腎機能が悪化し，その後に血清Cr値が上昇したため（血清Cr値は長期臥床高齢者では筋肉量が少ないため速やかに上昇しない，図1），バンコマイシン腎症とみなされてしまったのか明確にされないままバンコマイシンによるDKIが多いと報告されたことが考えられます．腎虚血による腎前性DKIでは尿中Na排泄分画$FE_{Na}$が1％未満に低下するなどで鑑別可能です（☞p29）．もっと簡便な指標としては，脱水によってBUN/Cr比が20を超えます．これらの検査値異常があればバンコマイシンによるDKIをまったく否定はできませんが，腎虚血リスク因子による腎前性AKIの合併はほぼ間違いありません．

多剤耐性緑膿菌治療薬として近年，再発売になったコリスチン（オルドレブ®点滴静注用☞p184）も尿中排泄率が高く，日本で開発されたにもかかわらず，腎障害の頻度が高いため，かつて製造中止になりました．また，英国のコリスチンの添付文書中の腎障害の発現頻度は約20％であり，コリスチン投与中には腎障害の発現に特に注意する必要があるとされています．

一方，バンコマイシンはトラフ値が20μg/mLを超えると70％近くが腎障害を発症するという前述の報告[1]は，腎障害を起こした症例の67.5％がBUN/Cr＞20であり，造影剤併用者は35％，ループ利尿薬併用者は62.5％を占めるため，本当にバンコマイシンによる腎機能悪化か疑わしいので，注意してください．バンコマイシン単独での腎障害の発現頻度が本当に高いのであれば，コリスチン以前に製造中止になっていたはずです．

## 3 この症例の血清Cr値が0.8 mg/dLだったら？

本症例は血清Cr値が低すぎるために腎機能が過大評価されてしまいました．では本症例の血清Cr値が0.8 mg/dLだったら腎機能推算式はどのようになるでしょうか．

$$eGFR(mL/min) = 194 \times Cr^{-1.094} \times Age^{-0.287} \times BSA/1.73\,m^2 = 49.99\,mL/min$$

$$CCr(mL/min) = (140 - 年齢) \times 体重(kg)/(72 \times S\text{-}Cr) = 32.73\,mL/min$$

と推算されますが，実際には筋肉量が少ない高齢者の血清Cr値が0.8 mg/dLになったということは，この推算式よりも腎機能はもっと低いと考えるべきでしょう．では実際はどれくらいかというと，これについてはわかりません．痩せた患者の腎機能は血清Cr値を基にした腎機能推算式では推算できないのです．繰り返すようですが，実測CCrを測定し0.715をかけるか，筋肉量の影響を受けないシスタチンCを測定するのがベストです．痩せて血清Cr値が0.6 mg/dL未満の患者には0.6を代入するラウンドアップ法は臨床現場で汎用されています．科学的ではないのであまりおすすめできませんが，年齢相応に低下した腎機能がどうなるかという指標にはなるかもしれません．

### 引用文献

1) Jeffres MN, et al：A retrospective analysis of possible renal toxicity associated with vancomycin in patients

with health care-associated methicillin-resistant Staphylococcus aureus pneumonia. Clin Ther 29：1107-1115, 2007
2) Decker BS, Molitoris BA：vancomycin nephrotoxicity. Clinical nephrotoxins, pp281-292, Springer, 2008
3) Minejima E, et al：Applying new diagnostic criteria for acute kidney injury to facilitate early identification of nephrotoxicity in vancomycin-treated patients. Antimicrob Agent Chemother 55：3278-3283, 2011
4) Perazella MA：Renal vulnerability to drug toxicity. Clin J Am Soc Nephrol 4：275-283, 2009
5) Kidney Disease：Improving Global Outcomes(KDIGO)Acute Kidney Injury Work Group. KDIGO Clinical Practice Guideline for Acute Kidney Injury. Kidney Int Suppl 2：1-138, 2012
6) Loh AHL, Cohen AH：Drug-induced Kidney Disease-Pathology and Current Concepts. Ann Acad Med Singapore 38：240-250, 2009
7) Choudhury D, Ahmed Z：Drug-associated renal dysfunction and injury. Nat Clin Pract Nephrol 2：80-91, 2006
8) Bentley ML, et al：Drug-induced acute kidney injury in the critically ill adult：recognition and prevention strategies. Crit Care Med 38：S169-S174, 2010
9) Paanu N, et al：An overview of drug-induced acute kidney injury. Crit Care Med 36 S216-223, 2008

## コラム　A-DROP と I-ROAD

**Point** 感染症の重篤化には加齢と脱水が関わっており，急性腎障害のリスクと考える。

　A-DROP は日本呼吸器学会が欧米の学会で示されている市中肺炎の重症度分類[1])に準拠して 2005 年に定めた簡便な重症度を評価するための分類で，患者の生命予後予測を指標としています[2])。

日本呼吸器学会『成人市中肺炎診療ガイドライン』における重症度分類（A-DROP 分類）
―身体所見，年齢による肺炎の重症度分類―
使用する指標
　A(Age)：男性 70 歳以上，女性 75 歳以上
　D(Dehydration)：BUN 21 mg/dL 以上，または脱水あり
　R(Respiration)：SpO$_2$ 90%(≒ PaO$_2$ 60 Torr)以下
　O(Orientation)：意識障害あり
　P(Blood Pressure)：血圧（収縮期）90 mmHg 以下
重症度分類と治療の場の関係
　軽　症：上記 5 つの項目のいずれも満足しないもの→外来治療
　中等症：上記項目の 1 つまたは 2 つを有するもの→外来または入院治療
　重　症：上記項目の 3 つを有するもの→入院治療
　超重症：上記項目の 4 つまたは 5 つを有するもの→ICU 入院
　　　　　ただし，ショックがあれば 1 項目のみでも超重症とする。

　一方，成人の院内肺炎(HAP：hospital-acquired pneumonia)の重症度分類 I-ROAD は，2008 年 6 月に『成人院内肺炎診療ガイドライン』[3])が改訂された時に日本呼吸器学会から提唱されました。院内肺炎は入院 48 時間以降に新しく出現した肺炎のことで，患者は何らかの基礎疾患を有することが多く，耐性菌が原因となることもあります。特に人工呼吸器関連肺炎(VAP：ventilator-associated pneumonia)の治療は困難を極め，非常に予後が悪い疾患です。HAP では，特にメチシリン耐性黄色ブドウ球菌(MRSA)の関与が多いです。その他には緑膿菌，クレブシエラなどの腸内細菌)。薬剤耐性を獲得した細菌が原因となることが多いのが特徴です。
　HAP の重症度は，5 つの主要判定項目からなる I-ROAD で判定します。

> 日本呼吸器学会『成人院内肺炎診療ガイドライン』における重症度分類(I-ROAD 分類)
> ―生命予後予測因子による肺炎の重症度分類[3]―
>
> 　生命予後予測因子の下記 5 項目中 3 項目が当てはまれば重症群に分類され，2 項目以下では下記の肺炎重症度規定因子 1)2)が該当すれば中等症群，該当がなければ軽症群とされます．
> 　1) I(immunodeficiency)：悪性腫瘍または免疫不全状態
> 　2) R(Respiration)：$SpO_2>90\%$を維持するために$FiO_2>35\%$を要する
> 　3) O(Orientation)：意識レベルの低下
> 　4) A(Age)：男性 70 歳以上，女性 75 歳以上
> 　5) D(Dehydration)：乏尿または脱水
> ―――――――――――――――――――――――
> 肺炎重症度規定因子
> 　1) $CRP≧20\ mg/dL$
> 　2) 胸部 X 線写真陰影の広がりが一側肺の 2/3 以上
> 　さらに抗 MRSA 薬の使用を考慮すべき条件として以下の 3 項目があげられています．
> MRSA 保有リスク
> ① 長期(2 週間以上)の抗菌薬投与
> ② 長期入院の既往
> ③ MRSA 感染やコロニゼーションの既往

　A-DROP 分類と I-ROAD 分類で共通していること，つまり肺炎が重症化しやすいのは，高齢者(A)，動脈血酸素飽和度($SpO_2$)の低下(R)，意識障害(O)，および脱水(D)です．脱水では腎臓が尿細管で水・ナトリウムを再吸収するため尿量が減少します．このときに尿細管から水とともに尿素が再吸収されるため，BUN が上昇しますが，重症感染症の多くで BUN/Cr 比が通常は 10 程度なのが，脱水によって 20 以上に上昇することは頻繁にみられ，心不全がなければ輸液をすることによって腎機能が回復することが多々あります．しかし，放っておけば腎機能はどんどん悪化し，急性腎障害(AKI)から重症化して末期腎不全に移行することもあります．

　そして，肺炎のような重症感染症の原因菌(レジオネラなどのような細胞内寄生菌を除く)を強くたたくことができる殺菌性の抗菌薬のほとんどが腎排泄性(表 1)であり，DKI による腎機能の悪化および腎機能変動が激しいため，その投与設計に難渋してしまいます．

　I-ROAD 分類の I は悪性腫瘍または免疫不全状態となっていますが，AIDS 患者，ステロイド投与患者，透析患者だけでなく，高齢で長期臥床の痩せた患者もこれに入ると思われます．このような症例では血清 Cr 値が低く，腎機能推算式が使えない状態であり，加えて脱水を起こしている場合，血清 Cr 値はさらに変動しやすくなり，抗菌薬の投与設計も困難を極めます．このような時にこそ，実測の CCr 測定，あるいはシスタチン C 測定による eGFR の算出が望まれます．

### 引用文献

1) Lim WS, et al：Defining community acquired pneumonia severity on presentation to hospital：an international derivation and validation study. Thorax 58：377-382, 2003
2) 日本呼吸器学会　呼吸器感染症に関するガイドライン作成委員会　編：成人市中肺炎診療ガイドライン，2005
3) 日本呼吸器学会　呼吸器感染症に関するガイドライン作成委員会　編：成人院内肺炎診療ガイドライン，2008

## 表1 各種抗菌薬の薬物動態

| | 成分名 | 商品名 | 尿中排泄率(%) | タンパク結合率(%) | クリアランス(mL/min) | $t_{1/2}$(時間) | 分布容積(L/kg) |
|---|---|---|---|---|---|---|---|
| ペニシリン系 | ★ベンジルペニシリンカリウム | ペニシリンGカリウム | 60〜85 | 40〜50 | CL/F：1024 | 0.5 | 0.3〜0.42 |
| | ★アンピシリン | ビクシリン | 82±10 | 18±2 | 182.6 | 1.3±0.2 | 0.28±0.07 |
| | ★アモキシシリン | サワシリン | 86±8 | 18 | 156±24 | 1.7±0.3 | 0.21±0.03 |
| | ★ピペラシリン | ペントシリン | 71±14 | 30 | 156±42 | 0.93±0.12 | 0.23 |
| 経口セフェム | ★セファレキシン | ケフレックス | 91±18 | 14±3 | 294±66 | 0.90±0.18 | 0.26±0.03 |
| | ★セファクロル | ケフラール | 52±17 | 25 | 366±90 | 0.67±0.33 | 0.36 |
| | ★セフロキシム | オラセフ | 90 | 35〜50 | ND | 0.9〜1.2 | 0.13〜0.18 |
| | △セフィキシム | セフスパン | 41±7 | 67±1 | 114±12 | 3.0±0.4 | 0.30±0.03 |
| | ？セフテラムピボキシル | トミロン | 23〜26(経口) | 74.6 | 102〜107 | 0.83 | 0.2 |
| | ★セフジトレンピボキシル | メイアクト | 99 | 91.5 | 93 | 0.8〜1.3 | 0.5 |
| | ？セフジニル | セフゾン | 26〜33(経口) | 73.1 | 84〜144 | 1.6〜1.8 | ND |
| | ★セフチブテン | セフテム | 53〜68 | 65 | 40〜76 | 2.4 | 0.2 |
| | ★セフポドキシムプロキセチル | バナン | 81±5 | 27±4 | 144±6.6 | 2.3±0.3 | 0.46±0.03 |
| | ？セフカペンピボキシル | フロモックス | ND | 45 | ND | 0.96〜1.06 | ND |
| 第1世代セフェム | ★セファゾリン | セファメジンα | 80±16 | 89±2 | 57±10.2 | 1.8±0.4 | 0.14±0.04 |
| 第2世代セフェム | ★セフォチアム | パンスポリン, ハロスポア | 65〜93 | 8〜40 | 200〜336 | 1 | 0.3〜0.52 |
| | ★セフメタゾール | セフメタゾン | 80±13 | 70 | 87±6 | 1.5±0.3 | 0.18±0.04 |
| | ★フロモキセフ | フルマリン | 91.6 | 28.5 | 282 | 0.76 | 0.19 |
| 第3世代セフェム | ★セフォタキシム | セフォタックス, クラフォラン | 55±10 | 36±3 | 222±36 | 1.1±0.3 | 0.23±0.06 |
| | セフォペラゾン | セフォビッド, セフォペラジン | 29±4 | 89〜93 | 72±12 | 2.2±0.3 | 0.14±0.03 |
| | ★スルバクタム | スルペラゾン配合剤 | 70〜80 | 21〜40 | 222 | 1.3 | 0.17〜0.32 |
| | △セフトリアキソン | ロセフィン | 49±13 | 90〜95 | 14.4±3.6 | 7.3±1.6 | 0.16±0.03 |
| | ★セフタジジム | モダシン | 84±4 | 21±6 | 107.2 | 1.6±0.1 | 0.23±0.02 |
| | ★セフォゾプラン | ファーストシン | 87.8 | 6〜8 | 100 | 1.56〜1.96 | 0.24 |
| 第4世代セフェム | ★セフピロム | セフピロム | 88.7 | 8.2〜11.7 | 100〜135 | 1.4〜2.3 | 0.28 |
| | ★セフェピム | マキシピーム | 75 | 12.4〜18.6 | 97.2 | 1.6〜1.8 | 0.17〜0.27 |
| モノバクタム系 | ★アズトレオナム | アザクタム | 68±8 | 56 | 114±6 | 0.7±0.2 | 0.16±0.02 |
| カルバペネム系 | ★イミペネム | チエナム | 69±15 | <20 | 174±18 | 0.9±0.1 | 0.23±0.05 |
| | ★シラスタチン | チエナム配合剤 | 70±3 | 〜35 | 180±18 | 0.8±0.1 | 0.20±0.03 |
| | ★メロペネム | メロペン | 60〜65 | 2〜12 | ND | 1.0〜1.1 | 0.3〜0.4 |
| | パニペネム | カルベニン | 21.3 | 4〜7 | 188 | 0.75〜1.0 | 0.2〜0.35 |
| | ★テビペネムピボキシル | オラペネム | 62(経口) | 67 | 207 | 0.68〜1.0 | Vd/F：0.9 |
| | △ビアペネム | オメガシン | 52.8 | 4〜7 | 175 | 1.1〜1.5 | 0.3 |
| | ★ドリペネム | フィニバックス | 75 | 6〜9 | 200〜222 | 0.9 | 0.2〜0.3 |
| ペネム系 | ？ファロペネム | ファロム | ND | 86〜91 | 50 | 1 | 0.65 |
| ホスホマイシン系 | ★ホスホマイシン | ホスミシン | 85.5 | 0〜3 | ND | 1.1〜3 | 0.2〜0.3 |
| アミノグリコシド系 | ★アルベカシン | ハベカシン | 80 | 3〜12 | 90 | 1.5〜3 | 0.3 |
| | ★アミカシン | アミカシン | 98 | 4±8 | 78±36 | 2.3±0.4 | 0.27±0.06 |
| | ★ゲンタマイシン | ゲンタシン | >90 | <10 | 88.6 | 2〜3 | 0.31±0.10 |
| | ★カナマイシン | カナマイシン | 90 | 0 | 84±12 | 2.1±0.4 | |
| | ★ストレプトマイシン | ストレプトマイシン | 50〜60 | 48±14 | 72±18 | 2.6±0.4 | 0.25±0.02 |
| | ★トブラマイシン | トブラシン | 90 | <10 | 98±31.3 | 2.2±0.1 | 0.33±0.08 |

★は腎排泄型抗菌薬（尿中排泄率50%以上），△は肝腎消失型抗菌薬，？は消失経路不明の抗菌薬，青色系の網掛けは殺菌性抗菌薬を示す．

（次ページに続く）

## 表1　各種抗菌薬の薬物動態(前ページからのつづき)

| | 成分名 | 商品名 | 尿中排泄率(%) | タンパク結合率(%) | クリアンス(mL/min) | $t_{1/2}$(時間) | 分布容積(L/kg) |
|---|---|---|---|---|---|---|---|
| グリコペプチド系 | ★バンコマイシン | バンコマイシン | 79±11 | 30±10 | 84±6 | 5.6±1.8 | 0.43～1.25 |
| | ★テイコプラニン | タゴシッド | 60 | 90 | 18 | 83～98 | 0.9～1.1 |
| ポリペプチド系 | ★キュビシン | ダプトマイシン | 52～73 | 90～93 | 8～10 | 7～10 | 0.11～0.12 |
| ST合剤 | ★スルファメトキサゾール | バクタ | 80 | 62±5 | 55.2±24 | 10.1±4.6 | 0.21±0.02 |
| | ★トリメトプリム | バクタ | 56 | 37±5 | 114±18 | 10±2 | 1.6±0.2 |
| フルオロキノロン系 | ★シプロフロキサシン | シプロキサン | 65±12 | 40 | 360±72 | 4.1±0.9 | 1.8±0.4 |
| | ?トスフロキサシン | オゼックス/トスキサシン | 45(経口) | 15-37 | CL/F 350 | 3.9 | Vd/F：2.9 |
| | ★パズフロキサシン | パシル・パズクロス | 80～94 | 30.7 | 390 | 1.7 | 0.6～0.9 |
| | ノルフロキサシン | バクシダール | 26～32 | 15～20 | 432±18 | 5.0±0.7 | 3.2±1.4 |
| | ★レボフロキサシン | クラビット | 90 | 25±6 | 210±42 | 5.7±1.0 | 1.8±0.3 |
| | ガレノキサシン | ジェニナック | 32～44 | 79～80 | 67.8 | 10～12 | 1.4 |
| | シタフロキサシン | グレースビット | 80以上 | 80以上 | 264 | 5～7 | 2.3～2.8 |
| | プルリフロキサシン | スオード | 36～43(経口) | 51～52 | CL/F 540 | 8～9 | 5～7 |
| | ★ロメフロキサシン | バレオン/ロメバクト | 70～80 | 20 | 245 | 8 | 1.1～1.5 |
| | モキシフロキサシン | アベロックス | 20 | 50 | 94 | 12～15 | 1.7～2.7 |
| オキサゾリジノン系 | ザイボックス | リネゾリド | 30 | 31 | 105 | 5.3～5.9 | 0.7～0.9 |
| マクロライド系 | エリスロマイシン | エリスロシン | 12±7 | 84±3 | 546±246 | 1.6±0.7 | 0.78±0.44 |
| | クラリスロマイシン | クラリス/クラリシッド | 36±7 | 42～50 | 438±114 | 3.3±0.5 | 2.6±0.5 |
| | ロキシスロマイシン | ルリッド | 4.5 | 98 | 48 | 6～14 | ND |
| | アジスロマイシン | ジスロマック | 9 | 12～20 | 600 | 62～68 | 33.3 |
| リンコマイシン系 | クリンダマイシン | ダラシン | 13 | 93.6±0.2 | 282±78 | 2.9±0.7 | 1.1±0.3 |
| | リンコマイシン | リンコシン | 14±6 | 85±2 | 126±30 | 5.1±1.5 | 1.3±0.2 |
| グリシルサイクリン系 | チゲサイクリン | タイガシル | 7.3 | 71～89 | 200～300 | 8.2～24.3 | 7～9 |
| テトラサイクリン系 | ドキシサイクリン | ビブラマイシン | 41±19 | 88±5 | 35.4±10.8 | 16±6 | 0.75±0.32 |
| | ミノサイクリン | ミノマイシン | 11 | 76 | 60±54 | 16±2 | 1.3±0.2 |
| クロラムフェニコール系 | クロラムフェニコール | クロロマイセチン | 25±15 | 53±5 | 144±12 | 4.0±2.0 | 0.94±0.06 |

★は腎排泄型抗菌薬(尿中排泄率50%以上), △は肝腎消失型抗菌薬, ?は消失経路不明の抗菌薬, 青色系の網掛けは殺菌性抗菌薬を示す.

# 2章

# 副作用を起こさないために知っておきたい腎機能の話

# 2章 副作用を起こさないために知っておきたい腎機能の話

## 1 腎機能に応じた投与設計

**Point** 腎機能が低下した場合，薬物の尿中排泄率が高ければ高いほど減量が必要であり，患者の腎機能が低ければ低いほど減量が必要である。

　腎機能が低下した場合，腎機能が低下するほど，かつ薬物の尿中活性体排泄率（多くの場合，尿中未変化体排泄率）が高いほど，薬物の血中濃度が上昇するため，減量しなければなりません。減量に関する算式があります。それが Giusti-Hayton 法[1]（ジュスティ・ヘイトン）で，以下の式によって投与補正係数（G）を求めます。補正係数（G）は1より小さい値の場合，常用量にGを掛けると減量すべき用量が算出でき，また投与間隔をGで割ると延長すべき投与間隔を算出することができます。

$$投与補正係数(G) = 1 - 尿中排泄率 \times (1 - 腎機能低下患者のGFR/100)$$

ではこの式を使って投与設計の練習をしてみましょう。

### 1 Q&A：セフトリアキソン，ピルシカイニド，ガバペンチンの投与設計

腎機能低下の程度が同じ場合で，尿中排泄率が異なる薬剤で減量する程度を比較してみると，

**Q1.** 常用量 2,000 mg/日で尿中未変化率 50% のセフェム系抗菌薬セフトリアキソン（ロセフィン®）注を腎機能の廃絶した無尿患者に投与します。いくら投与すれば腎機能正常者と同じ効果が得られるでしょうか？

**A.** G = 1 − 尿中排泄率 × (1 − 腎機能低下患者のGFR/100) = 1 − 0.5 × 1 = 0.5 より
　1/2量の 1,000 mg/日で腎機能正常者と同じ血中濃度になる。

**Q2.** 常用量 150 mg/日で尿中未変化率 90% の抗不整脈薬ピルシカイニド（サンリズム®）を腎機能の廃絶した無尿患者に投与します。いくら投与すれば腎機能正常者と同じ効果が得られるでしょうか？

**A.** G = 1 − 尿中排泄率 × (1 − 腎機能低下患者のGFR/100) = 1 − 0.9 × 1 = 0.1 より
　1/10量の 15 mg/日で腎機能正常者と同じ血中濃度になる。

　腎機能の廃絶した無尿患者は存在しないかもしれません。ただしこれらのQ&Aから言えることは「尿中排泄率が高いほど減量が必要」だということです。

　次に尿中排泄率が同じ場合（同一薬剤）で，腎機能低下の程度が異なる患者で減量する程度を比較してみます。

**Q3.** 常用量 1,200 mg/日で尿中未変化率 100% の抗てんかん薬ガバペンチン（ガバペン®）を GFR 50 mL/min の CKD 患者に投与します。いくら投与すれば腎機能正常者と同じ効果が得られ

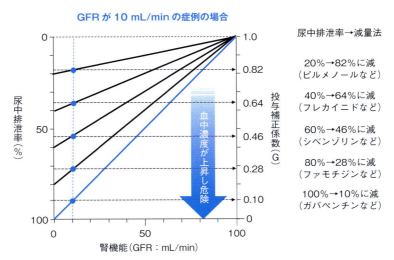

**図1　腎機能の変化と薬物排泄における腎の寄与**
①投与補正係数 1.0 から尿中排泄率 20〜100% の Y 軸切片に対角線を引く
② GFR が 10 mL/min のところから垂線を上げる
③対角線との交点から右に線を延ばすと投与補正係数 0.1〜0.82 が得られる

るでしょうか？

A. G＝1－尿中排泄率×(1－腎機能低下患者の GFR/100)＝1－1(1－50/100)＝1－0.5＝0.5 より 1/2 量の 600 mg/日で腎機能正常者と同じ血中濃度になる。

Q4. 常用量 1,200 mg/日で尿中未変化率 100% のガバペンチンを GFR 10 mL/min の末期腎不全 (ESKD) 患者に投与します。いくら投与すれば腎機能正常者と同じ効果が得られるでしょうか？

A. G＝1－尿中排泄率×(1－腎機能低下患者の GFR/100)＝1－1(1－10/100)＝1－0.9＝0.1 より 1/10 量の 120 mg/日で腎機能正常者と同じ血中濃度になる。

これらの Q & A から言えることは「腎機能が低いほど減量が必要。正しい腎機能評価は重要」だということです。

図1 で GFR が 10 mL/min の透析導入直前の ESKD（末期腎不全：end stage kidney disease）症例を例に挙げて解説します。まず，①投与補正係数 1.0 から尿中排泄率 20〜100% の Y 軸切片に対角線を引きます。② GFR が 10 mL/min のところから垂線を上げ，③対角線との交点から右に線を延ばすと Giusti-Hayton 法と同じ投与補正係数 0.1〜0.82 が得られます。

尿中排泄率が 20% であれば G は 82% となり，ほとんど減量する必要はありませんが，尿中排泄率が 100% になれば常用量の 10%，つまり 1/10 に減量する必要があります。

次に図2 で腎機能が加齢に伴い低下して GFR が 50 mL/min となった高齢者を例に挙げて解説します。まず，①投与補正係数 1.0 から尿中排泄率 20〜100% の Y 軸切片に対角線を引きます。② GFR が 50 mL/min のところから垂線を上げ，③対角線との交点から右に線を延ばすと投与補正係数 0.5〜0.9 が得られます。尿中排泄率が 20% であれば 90% に減量ですからほとんど常用量のままです。尿中排泄率は 100% であっても GFR が 50 mL/min あれば 1/2 に減量するだけでよいことがわかります（表1）。あるいは投与間隔を 2 倍に延長するのもよいでしょう。

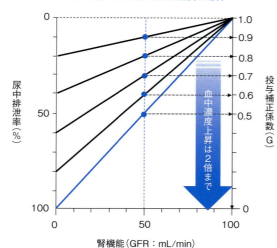

**図2 腎機能の変化と薬物排泄における腎の寄与**
①投与補正係数1.0から尿中排泄率20〜100%のY軸切片に対角線を引く
②GFRが50 mL/minのところから垂線を上げる
③対角線との交点から右に線を延ばすと投与補正係数0.5〜0.9が得られる

**表1 薬物の尿中排泄率とGFRに応じた減量割合**

| 薬品名 | 尿中排泄率 | GFR | |
| --- | --- | --- | --- |
| | | 10 mL/minの場合の減量割合 | 50 mL/minの場合の減量割合 |
| ピルメノール（ピメノール®） | 20% | 18% | 10% |
| フレカイニド（タンボコール®） | 40% | 36% | 20% |
| シベンゾリン（シベノール®） | 60% | 54% | 30% |
| ファモチジン（ガスター®） | 80% | 72% | 40% |
| ガバペンチン（ガバペン®） | 100% | 90% | 50% |

## 2 プレガバリンの投与設計

では次に応用問題を考えてみましょう。

**Q5.** 神経障害性疼痛治療薬のプレガバリン（リリカ®カプセル：尿中未変化体排泄率90%）を個別eGFR 45 mL/minの患者に投与するときの至適投与方法は？

プレガバリンの常用量は初期用量として1日150 mgを分2，維持用量は300 mgを分2となっていますが，今回はわかりやすく説明するため，腎機能が正常の場合でも初期用量の1日150 mgを分2のまま投与し続けると仮定して説明します。

プレガバリンの尿中未変化体排泄率が90%なので，①投与補正係数1.0から尿中排泄率90%のY軸切片に対角線を引きます。②GFRが45 mL/minのところから垂線を上げ，③対角線との交点から右に線を延ばすと投与補正係数0.5が得られます（**図3**）。簡単な問題ですので，頭の中に図を描いてみるのもよいですし，次式のGiusti-Hayton式を使って計算しても構いません。

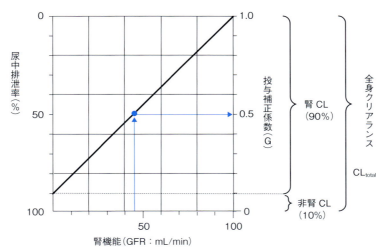

**図3** 腎機能の変化と投与補正係数の関係（尿中未変化体排泄率90％の薬物をGFR 45 mL/minの症例に投与した場合）
①投与補正係数1.0から尿中排泄率90％のY軸切片に対角線を引く
②GFRが45 mL/minのところから垂線を上げる
③対角線との交点から右に線を延ばす投与補正係数0.5が得られる

投与補正係数(G)＝1−尿中排泄率×(1−腎機能低下患者のGFR/100)＝1−0.90×(1−0.45)＝0.505

となります．

①**腎機能低下時の投与量＝常用量×投与補正係数**

常用量が1回75 mg，1日2回投与でした．算出した投与補正係数(G)が0.5なので，常用量の1/2の投与量，すなわち1回37.5 mgを1日2回投与すれば腎機能正常者が常用量飲んだ時と同じ血中濃度になります．

また，1回投与量を減量する以外に1回投与量は同じで，投与間隔を延長することもでき，これは②**腎機能低下時の投与間隔＝正常腎機能者の投与間隔/投与補正係数**という式でも表されます．投与補正係数(G)が0.5の場合，半減期が延長することを考慮すると12時間おき（1日2回）の投与間隔を24時間おき（1日1回）に75 mgを投与することになります．ただし投与間隔を延長するか，1回投与量を減量するかは薬物の効果や副作用の薬物動力学的特性(PD：pharmacodynamics)によって決まります．

(1)時間依存性の効果を表わす薬物（βラクタム系抗菌薬など）では一般に1回投与量を減量します．これは有効血中濃度以上の濃度になる時間〔time above MIC(MIC＞T)〕を長くできるためです．ただし初回投与量は減量しません．腎機能低下によって$t_{1/2}$が著しく延長する薬物は腎排泄性薬物であっても，初回負荷投与を実施した後，1回投与量を減量します．

(2)濃度依存性の効果を表わす薬物（アミノグリコシド系抗菌薬など）では1回投与量は腎機能正常者と同じとし，投与間隔を$t_{1/2}$の延長に応じて延長します．これは腎機能正常者の常用量と同じピーク値(Cpeak/MIC)を得ることができ，効果を保てるためです．

しかし，多くの薬剤はAUCが同等ならば，投与量を減量した場合と投与間隔を延長した場合のどちらでも同じ薬効を示すと考えられているので，それぞれの特徴を考慮に入れ，選択してい

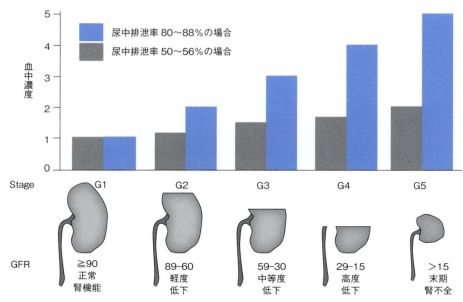

**図4** 腎機能と腎排泄型薬物の血中濃度の関係

けばよいと考えられます。

しかし，通常は特に患者QOLの面からも服用回数を少なくした方が利便性は高いことから，②の投与間隔延長法を用いる方が多いです。

## 3 患者の腎機能が低いほどまたは薬物の尿中排泄率が高いほど減量が必要

腎機能が低下するほど，また腎排泄性薬物の尿中排泄率が高いほど薬の減量が必要になり，その理由は健常者が常用量投与された時と同じ血中濃度にするための投与設計に基づくことは説明しました。ではその投与設計を怠った場合，腎機能低下患者の薬物の血中濃度はどのようになるのでしょうか。それを図4に示します。正常腎機能者の血中薬物濃度を1.0とすると尿中排泄率が50〜56％の薬物では末期腎不全（ESKD）患者でも血中薬物濃度が2倍程度にしかなりませんが，尿中排泄率が80〜88％になると5倍になります。透析患者のようなESKD患者では，必ずしもリスクの高い薬物ではなくてもESKD患者では血中濃度が5倍になるため，ハイリスク薬に変貌する可能性が高くなります。一方，尿中排泄率が50〜56％の薬物であっても，抗がん薬や抗不整脈薬，抗凝固薬などのハイリスク薬では，薬物の血中濃度が2倍になるだけで死に結びつくような有害反応を起こすことがあるので注意が必要です。

### 引用文献
1) Giusti DL, Hayton WL：Dosage regimen adjustment in renal impairment. Drug Intel Clin Pharmacy 7：382-387, 1973

## 混乱を招きやすい添付文書の「尿中排泄率」

**Point** 添付文書の「尿中排泄率」は尿中回収率を表すことがあり，その判断には注意を要する。

　経口製剤と静注製剤の間に添付文書上の記載に差がある場合は要注意です。たとえば，アシクロビル（ゾビラックス®）錠の添付文書では「健康成人にアシクロビル 200 mg 及び 800 mg を単回経口投与した場合，48 時間以内にそれぞれ投与量の 25.0% 及び 12.0% が未変化体として尿中に排泄された」と記載されています。一方，ゾビラックス®点滴静注用では「健康成人へ 5 または 10 mg/kg を 1 時間点滴静注した時，48 時間以内にそれぞれ 68.6% または 76.0% が未変化体として尿中排泄された」となっています。

　「同じ薬物でも経口剤と注射剤では尿中未変化体排泄率が違うのか？」と疑問を感じるかもしれませんが，そんなはずはありません。投与設計に必要な真の尿中未変化体排泄率は静注投与した場合のデータを採用するのが当然なのに，生体内利用率（バイオアベイラビリティ：ゾビラックス®錠の場合，経口投与量のうち何%が血中に移行したか）を考慮せずに，経口投与された投与量に対する尿中未変化体排泄率を書いていることが問題なのです。本来，腎機能低下時の投与設計をするためには，経口投与後に吸収された（循環血中に入った）量に対する尿中未変化体排泄率が必要です。文献データによるとアシクロビル錠のバイオアベイラビリティは 15〜30% と記載されているため，実際は循環血中に入った量の多くが尿から排泄される完全な腎排泄性薬物です（吸収された 15〜30% のうち，12〜25% が尿中排泄されている）。このように，添付文書の「投与量の 25.0% 及び 12.0% が未変化体として尿中に排泄された」という表現は投与設計にまったく役に立たないばかりか，かえって誤解を生じることが危惧されます。ちなみにアシクロビルは投与量が高くなればなるほど，吸収率が低下するため，小腸におけるアシクロビルの吸収は受動拡散ではなく何らかのトランスポータを介して吸収されるものと考えられます。トランスポータを介した吸収は飽和過程があるからです。

　以上をまとめると

$$Rr = fu/F$$

Rr：腎排泄寄与率，fu：活性体の尿中排泄率
F：バイオアベイラビリティ〔非静注投与量に対する血中に移行した割合（%），静注投与薬の F は 1〕

　添付文書やインタビューフォームには，尿中排泄率の表現として「尿中（総）排泄率」「尿中（総）回収率」「腎排泄率」「経口剤の尿中未変化体排泄率」などがあり，これらが果たして上の式の fu に相当するか否かを見極める必要があります。

　放射活性による尿中回収率の測定の場合，例えばインデラル®（プロプラノロール）の添付文書には「$^{14}$C-プロプラノロールを患者に経口投与したところ，投与量のほとんどが 48 時間以内に尿中に排泄され，糞便中に排泄されたのは約 1〜4% であった（英国での成績）」と書かれています[1]。しかし，これは未変化体も代謝物も含む「尿中回収率」のことを示しており，薬物がほとんど代謝を受けないことがわかっている薬剤の場合には「尿中回収率≒尿中未変化体排泄率」になりますが，通常，代謝寄与率の不明な「尿中回収率」は投与設計に役立つパラメータにはなりえません。

　また，「尿中排泄率」の値が生体から十分排泄されている試験データに基づいているかを見極めることも重要です。たとえば ACE 阻害薬のコバシル®（ペリンドプリルエルブミン）の添付文書には「健康成人にペリンドプリルエルブミン 2 mg，4 mg，8 mg，12 mg を単回経口投与した場合，投与後 24 時間までに投与量の 21〜26% が未変化体，3〜10% がペリンドプリラート（活性体），12〜14% がペリン

ドプリラートのグルクロン酸抱合体として尿中に排泄された」と記載されており，活性代謝物のペリンドプリラートの尿中排泄率は 3～10% です[2]。ペリンドプリラートのバイオアベイラビリティは 22% であることから，Rr＝fu/F より腎排泄寄与率 Rr は 14～45% となります。しかし，ペリンドプリラートの消失半減期は 50～100 時間以上とされており，投与後 24 時間までに完全に排泄されるとは考えられないため，これらの尿中排泄率の記載も投与設計に役立つパラメータにはなりえません。抗 MRSA 薬であるタゴシッド®（テイコプラニン）の添付文書には「テイコプラニンを 30 分かけて点滴静注したとき，投与開始後 96 時間までの尿中排泄率は投与量の 46～54% であった」と記載されていますが[3]，テイコプラニンも同様に「$t_{1/2}\gamma$ が 83～182 hr」と非常に長い薬物であるため，尿が十分に収集されていないために，腎排泄率が低く見積もられている可能性があり，正確な腎排泄寄与率（Rr）は，もっと高いと考えられます。

**引用文献**
1) アストラゼネカ株式会社：インデラル®錠 10 mg 添付文書
2) 協和発酵キリン株式会社：コバシル®錠 2 mg/4 mg 添付文書
3) サノフィ株式会社：注射用タゴシッド® 200 mg 添付文書

## 2 肝腎な話
### ～薬剤の肝代謝・腎排泄について～

**Point** 腎臓はほとんどの薬物の排泄臓器となり，肝臓は薬物を無毒化するだけでなく，腎臓から排泄されやすいように薬物を水溶性の代謝物に変える共同作業を行っている。

## 1 代謝による消失と排泄による消失

　腎機能低下患者には，活性を持つ薬物の尿中排泄率が高いほど，1回投与量を減量するか，1回投与量はそのままで投与間隔を延長する必要があります。また同様に腎機能が低いほど腎排泄性薬物を減量するか，投与間隔を延長する必要があります（☞p40）。そのため，患者の腎機能を正確に評価することは非常に重要になります。

　薬物動態とは，「薬物の生体内での行方」といってもよいでしょう。例えば経口投与された薬は小腸で吸収され，門脈を通って肝臓に行き，一部はその時点で代謝され消失します。これを初回通過効果（☞p49）と言います。薬物によっては小腸で初回通過効果を受けるものもあります。肝臓を通った薬は血流に乗って全身をめぐり，また肝臓に戻って代謝され，あるいは腎臓を通って尿中に排泄されます。薬物が代謝され活性を失うこと，あるいは尿中や胆汁中に排泄されることを消失といい，主に肝臓での代謝により消失する薬物を肝代謝性薬物，主に腎臓から尿中へ排泄される薬物を腎排泄性薬物と呼びます。

## 2 肝代謝とは？

　生体にとって薬物の多くは異物であるため，生体から速やかに消失させなくてはなりません。主な消失経路は肝臓における代謝と腎臓における排泄ですが，中には胆汁中から糞便中に排泄されるものもあります。薬効の強度を表す指標となる血中薬物濃度を考慮するとき，「消化管から吸収されやすいか」「薬物が組織に分布しやすいか」「肝臓で代謝されやすいか」「腎臓で排泄されやすいか」など，これらの吸収・分布・代謝・排泄（ADME：absorption, distribution, metabolism, excretion）により，決まってきます。ほぼ日内変動のない腎機能の指標である血清クレアチニン（Cr）や肝機能の指標である血清 ALT などと異なり，薬物は定期的に投与されるため，血中薬物濃度は時間とともに推移します。体内における薬物濃度の時間的な変化を薬物動態といいます。

　代謝によって薬物は水溶性が高くなり，脂溶性の低下した代謝物は腎尿細管で再吸収されにくくなるので，腎からの排泄が促進されます。つまり，脂溶性薬物を代謝することによって水溶性，すなわち腎から排泄されやすい物理化学的性質（物性）を持った代謝物に変換することが代謝なのです（☞p3）。肝臓に存在する薬物代謝酵素の一部には遺伝子多型が見出されており，個々の薬効の個人差は代謝能力の個人差によるところが大きいことがわかっています。また，遺伝子多型のない代謝酵素であっても同一用量の肝代謝性薬物を投与した場合の血中濃度の個人間変動は大きいです。また肝代謝能力を的確に表すパラメータがないため，肝機能の低下の程度と薬物代謝の変化を簡便に予知する方法はありません。そのため，肝代謝性で薬効強度と血中濃度とが

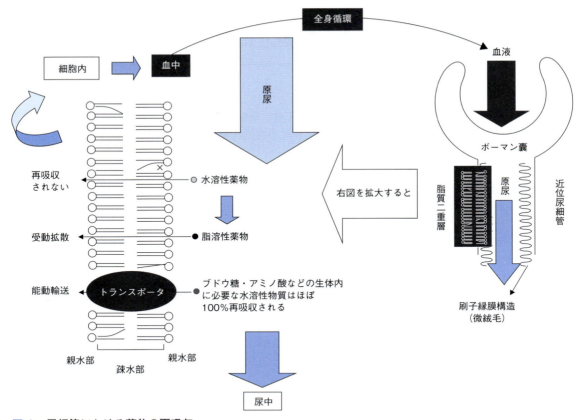

**図1** 尿細管における薬物の再吸収

相関する場合で，薬効を表す的確なパラメータがない薬物の場合，消失相の2点の採血を行い，個別の消失速度を考慮して投与設計することが望まれます．

## 3 腎排泄とは？

### 1 薬物の糸球体濾過と尿細管再吸収，尿細管分泌

　一般に脂溶性薬物は肝臓で代謝されたり，胆汁から糞便中に排泄されて消失します．代謝されただけでは活性のない水溶性の代謝物が体内に存在しているのに「消失」と呼ぶのは奇異に思われるかもしれませんが，薬物動態学では「消失した」と判断します．水溶性薬物はアルブミンとも親和性が低いため，一般にタンパク結合率が低く，糸球体で濾過されやすく，また尿細管の脂質二重層を通れないため再吸収もされません（図1）．脂溶性薬物の中にはタンパク結合率が高いものが多いため，糸球体濾過されない薬物が多く，またタンパク結合率が低くて糸球体濾過されたとしても，脂溶性の高い薬物は近位尿細管で再吸収されるため，腎からは排泄されません．脂溶性薬物は肝臓で第一相反応による酸化・還元・加水分解による代謝，さらに第二相反応である抱合反応を受けることによって物性を変え，より水溶性の高い代謝物になり，さらにより水溶性の高い抱合体になることによって腎臓から排泄されやすくなります（☞ p2）．糸球体濾過されるかどうかは分子量，タンパク結合率，荷電状態（陰性荷電薬物は排泄されにくい），分子の形状によって変化します．

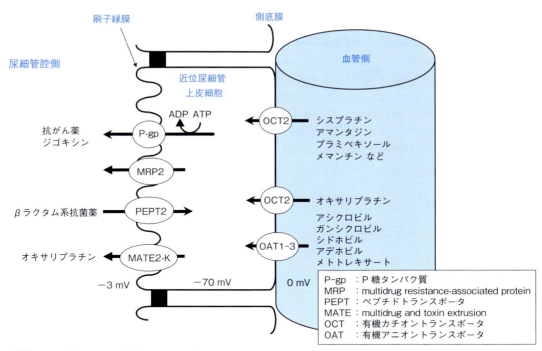

**図2　尿細管における薬物トランスポータ**

## 2 尿細管分泌

　尿細管分泌・再吸収の過程はともに経細胞性の輸送であり、上皮細胞の刷子縁膜と側底膜を介する二段階の膜輸送過程の集積です（図2）。尿細管に存在する輸送系には、①有機アニオン輸送系、②有機カチオン輸送系、③P糖タンパク質などがあり、これらは不要な代謝物や薬物など生体にとって異物の尿中排泄に重要な役割を果たしています。

　抗パーキンソン病薬のアマンタジン（シンメトレル®）やプラミペキソール（ビ・シフロール®/ミラペックス®LA）などは脂溶性薬物であっても、尿細管にある輸送担体（有機カチオントランスポータ OCT）に認識されて尿細管分泌されるため、尿中未変化体排泄率が各々約90％と高い薬物です。またフロセミドのようにタンパク結合率91〜99％の薬物であっても、尿中未変化体排泄率が70〜80％と高いのは、尿細管分泌によって腎排泄されるからです。

### 気になるワード ▶ 初回通過効果（first pass effect）

　経口投与して吸収された薬物は、たとえ消化管吸収率が100％であったとしても、小腸で吸収された後、門脈を通り肝臓に行って代謝され体循環に入るため、100％体循環に入らないことがある。これを初回通過効果という。例えば、スタチン薬のシンバスタチン（リポバス®）は小腸のCYP3A4で95％が消失するため、門脈に入った段階で血中には5％しか残っていない〔これをバイオアベイラビリティ（☞p50）が5％であるという〕。そのため、小腸のCYP3A4を強力に抑えるイトラコナゾールを併用すると血中シンバスタチン濃度は約19倍に上昇する。ニトログリセリンを内服すると肝臓で初回通過効果を受け、100％代謝されるため、経口薬では用いず、初回通過効果を受けない貼付薬か舌下錠、または静注製剤として用いられる。外用薬、坐薬、皮下注、筋注で投与された薬物は肝や小腸における初回通過効果を受けない。

### 気になるワード▶ バイオアベイラビリティ（F）

バイオアベイラビリティはFで表し，生物学的利用率ともいう。薬物が血管外投与された際，生物学的に利用できる量として循環血中に移行した割合のこと。一般的には血管外投与（経口，筋注，直腸内投与など）された未変化体の血中における総量と，投与総量の比率。すなわち経口薬の場合では経口投与された量に対して，循環血中に入った量の割合のことを指す。Fは消化管吸収率と肝（または小腸）による初回通過効果を受けなかった率の積で表わされる。Fの小さい薬物は消化管吸収率が低いことか，肝（または小腸）による初回通過効果を受けて消失しやすいことが関与していると考えられる。

## コラム　尿細管再吸収を抑制して中毒性副作用を防ぐ

薬物の尿細管再吸収はpH分配仮説に従い，非解離型（分子型）薬物が受動輸送により再吸収されます。したがって，尿のpHが薬物の再吸収に密接に関連します。つまり，以下に示すHenderson-Hasselbalchの式が重要です。

弱塩基性物質　$pKa = pH + \log(B\text{イオン型}/B\text{-}OH\text{非イオン型})$
酸性物質　　　$pKa = pH + \log(A\text{-}H\text{非イオン型}/A\text{イオン型})$

例えば，電離性薬物の中毒の場合に，尿pHを変化させイオン化状態の物質を増加させる（極性を上げる）ことで，尿細管から再吸収されない物性に変えます。これによって尿中への排泄を促し，中毒物質の排出を促進させる治療を行うことができます。ただし強制利尿のよい適応となる物質の特徴は①体内で代謝を受けない水溶性の腎排泄性薬物，②分布容積が小さい（組織に分布せずに，主として血管内に存在する）薬物，③タンパク結合率が低い薬物などがあげられ，当然ながら尿中のpHを調整することによりイオントラッピングを生じさせることが可能な酸解離定数（pKa）を有する薬物に限ります。

例えば，非ステロイド性抗炎症薬（NSAIDs）であるアスピリンの過剰投与時によるサリチル酸中毒時や抗けいれん薬のフェノバルビタールなどによる弱酸性薬物中毒時には，重曹（メイロン®）を含む輸液を投与するアルカリ化利尿により，薬物をイオン化し，細胞膜を通過しにくくさせることによって尿中排泄を促すことが有効です（図3）。一方，アンフェタミン（交感神経興奮薬，覚せい剤）やメサドン（麻薬性鎮痛薬）のような弱塩基性物質による中毒時には塩化アンモニウム補正液を用いた酸性化利尿によって尿細管での再吸収を減少させ，排泄を促進できると考えられます。ただし，これらの療法のうち，有効性が認められているのはサリチル酸中毒時およびフェノバルビタール中毒時のアルカリ化利尿のみであり，酸性化利尿は原則として行われていません。

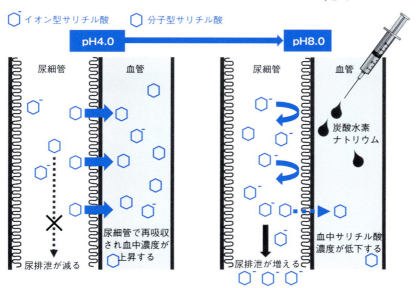

**図3**　アルカリ化利尿によってサリチル酸中毒を防ぐ

# 3 クレアチニンを徹底的に科学する

**Point** 血清 Cr 値は生体内物質の腎機能パラメータとして古くから汎用されてきたが，筋肉量の影響を受けやすく，中等度〜高度腎障害にならないと明らかに上昇しない。そのため，血清 Cr 値を基に算出される eGFR，推算 CCr が腎機能パラメータの主役になりつつある。

## 1 血清 Cr 値の男女差，若年者と高齢者の差

　クレアチニンは，筋肉でのエネルギーの供給源であるクレアチンリン酸の基になるクレアチンの代謝産物であり，クレアチンの生体内プール 100〜120 g から 1 日約 1％のクレアチニンが生成されます（図 1）。つまり筋肉量が多い人はクレアチニンの産生される量も多いため，血清 Cr の基準値は男性で 0.6〜1.1 mg/dL，女性で 0.4〜0.8 mg/dL と男女差があります。

　また，高齢者では筋肉量が減少し，体脂肪量が増加するため加齢とともに血清 Cr 値は高めにはなりませんが，生理機能も加齢とともに低下します（図 2）[1]。その中でも腎機能は呼吸機能とともに最も低下しやすいため，高齢者の場合に血清 Cr 値がわずかに上昇しても GFR の低下が顕著になります。

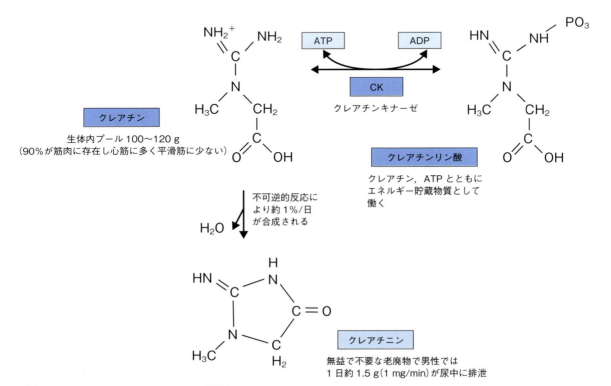

図 1　クレアチンとクレアチニンの関係

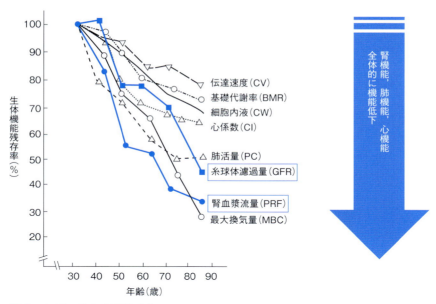

**図2 加齢に伴う生理的変化**
〔Strehler BL, Mildvan AS：Science 132：14-21, 1960 より引用〕

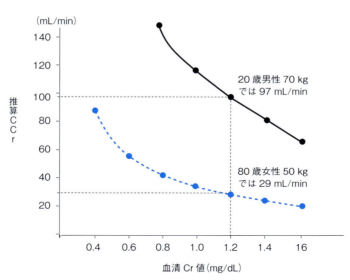

**図3 同じ血清 Cr 値 1.2 mg/dL でも実際の腎機能は違う**
Cockcroft & Gault 法による。

　例えば同じ血清 Cr 値 1.2 mg/dL であっても，20 歳，体重 70 kg の男性であれば Cockcroft-Gault 式（CG 式）では 97 mL/min と計算されますが，80 歳の体重 50 kg の女性では 29 mL/min と 1/3 以下に推算されます（図3）。これはまさに男女差と加齢の影響によるものです。そして高齢者でよくみられる血清 Cr 値は正常範囲なのに腎機能が低下していることがあります。図4 では GFR と相関する血清シスタチン C 濃度（☞ p75）は加齢に伴い上昇しますが，血清 Cr 値は加齢に伴う筋肉量の減少により明らかな上昇は認められません[2]。このような「隠れ腎障害」があると水溶性薬物，つまり腎排泄性薬物による有害反応が有意に起こりやすくなります[3]。

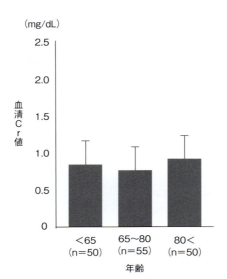
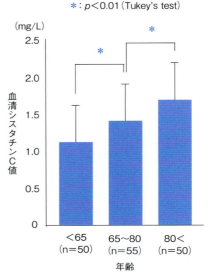

図4　血清 Cr 値およびシスタチン C 濃度の加齢に伴う変化
〔Tanaka A, et al：J Pharmacol Sci　105：1-5, 2007 より引用〕

また血清 Cr 値には 10％程度の日内変動があり，0.1 mg/dL の差が推算値では CCr や GFR で 10 mL/min 前後の差になることがあります。この血清 Cr 値のわずかな差によって腎機能推算値が変動してしまうおそれがあり，特に血清 Cr 値が低いときに推算値の差が大きくなります。

## 2 血清 Cr 値と GFR の変化

　透析導入を間近に控えた末期腎不全（ESKD）患者から「最近急に腎臓が悪くなった」という言葉を耳にすることはありませんか。よく聞いてみると尿毒症症状が急に出てきたのでなく，「血清 Cr 値が急激に上昇してきた」ということでした。特別に新しい薬物も投与されておらず，一定の暮らしをしていた人であれば，腎機能（GFR）は加齢に伴い一定の速度で低下します。これは CCr や血清 Cr 値の逆数に置き換えても同じことがいえます。すなわち，GFR や CCr，血清 Cr 値の逆数は時間の経過とともに直線的に低下します。GFR と血清 Cr 値は直線的な比例の関係ではなく，双曲線の反比例関係であるため，血清 Cr 値が急上昇したように見えるのです（**図 5 の実線青丸**）。例えば「血清 Cr 値 1.0 が 2.0 mg/dL になるのに約 40 か月かかったのに 2.0 から 4.0 mg/dL になるのに約 20 か月しかかからず，4.0 から 8.0 mg/dL になるのにたったの 10 か月の急速度で透析導入になった」という患者の嘆きは何ら不思議なことではなく，GFR は一定速度で低下しているのです（**図 5 の破線白丸**）。

　ESKD 患者では血清 Cr 値は明らかに上昇しているため，170 cm, 63 kg の 50 歳の標準体型男性の血清 Cr 値が 4.5 mg/dL から 5.0 mg/dL に 0.5 mg/dL 上昇しても，個別 eGFR は 12.2 mL/min から 10.9 mL/min にわずかに低下するだけです。そしてほぼ正確に腎機能を予測することが可能になります。しかし軽度の腎機能低下，例えば 60 歳男性で血清 Cr 値が 0.7 mg/dL であれば標準化 eGFR は 88.5 mL/min/1.73 m$^2$ ですが，血清 Cr 値が 1.0 mg/dL になると標準化 eGFR は約 2/3 に低下し，CKD と診断される 59.9 mL/min/1.73 m$^2$ になります。しかしながら血

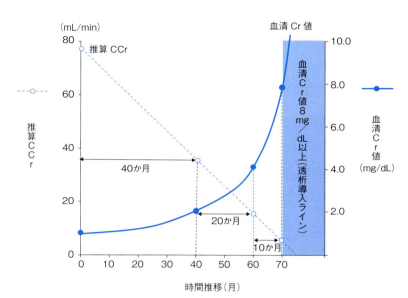

**図5 血清 Cr 値が上昇しても CCr は一定速度で低下している**
170 cm，体重 63 kg，発症当時 50 歳の男性を想定し CG 式によって推算 CCr を算出した

清 Cr 値の上昇は 0.3 mg/dL に過ぎず，正常域内にとどまります．このように，軽度腎機能低下者では，実は GFR の低下は大きいにもかかわらず，血清 Cr 値の上昇はわずかであり，早期腎機能低下を捉えにくいのです．また裏を返せば，前述のようにわずかな血清 Cr 値の変動で腎機能推算値が変化したように見えることがあるのも問題です．

**表1**に示すように，小児，後期高齢者，痩せた患者，栄養失調，筋ジストロフィーなどの筋肉疾患患者，下腿切断患者では，筋肉量が少ないため血清 Cr 値は低く，逆にアスリートのように筋肉量が多い人やボディビルダー，クレアチンサプリメント常用者では血清 Cr 値は高値になります．また，血清 Cr 値はクレメジン®の投与によって低下し，レニン-アンジオテンシン系阻害薬の投与によって上昇します．さらに肉類の大量摂取時には食前の平均 Cr 値 0.91 mg/dL から食後 1.14 mg/dL に上昇し（$p<0.0001$），食後 3〜4 時間でも 1.12 mg/dL で，当然，標準化 eGFR も 84 から 59.5 mL/min/1.73 m$^2$ に低下します（$p<0.0001$）が，血清シスタチン C 濃度には影響しないことが報告されています[4]．

## 3 血清 Cr 値に 0.6 mg/dL を代入するラウンドアップ法は意外と実用的

通常の健康な男性の血清 Cr 値は平均 0.8 mg/dL，女性で平均 0.6 mg/dL くらいですから，女性では 0.4 mg/dL くらいの元気な方もいます．臨床では 0.6 mg/dL 未満は筋肉量が少ないことを表しているため，明らかに栄養不良の症例では血清 Cr 値 0.6 mg/dL を代入して補正するとほとんどの場合，予測精度が向上します（男性も女性も同じ 0.6 mg/dL を代入するのが妥当かどうかについては検討の必要はあるかもしれません）．**1章❼（p32）**の血清 Cr 値 0.34 mg/dL の MRSA 院内感染症例の場合，血清 Cr 値 0.6 mg/dL を代入すると，個別化 eGFR＝50.6 mL/min と実測値と近い値になりました．これをラウンドアップ（round up）法と言い，高齢者などにおける低い血清 Cr 値によるバイアスに対して，一定濃度以下の場合，一律に一定濃度まで値を上乗せす

表1 血清Cr値を変動させる要因(腎疾患・腎不全を除く)

| | |
|---|---|
| 低値になる要因 | ・クレメジン®服用者<br>・女性,小児,超高齢者(加齢に伴う腎機能低下では高値になる)<br>・極端な痩せ,栄養失調状態,長期臥床<br>・筋ジストロフィーなどの筋萎縮性疾患<br>・下肢切断患者など<br>・妊娠<br>・甲状腺機能亢進症<br>・糖尿病初期<br>・尿崩症<br>・過大腎クリアランス(augmented renal clearance) |
| 高値になる要因 | ・ACE阻害薬,ARBなどのレニン-アンジオテンシン系阻害薬服用者<br>・トリメトプリム,シメチジンなどCrの尿細管分泌阻害薬の服用者(GFRには影響しない)<br>・筋肉量が異常に多い(アスリート,ボディビルダーなど)<br>・クレアチンサプリメント摂取後<br>・大量の肉食後<br>・尿路閉塞(尿管結石,前立腺肥大症)<br>・Jaffe法による測定(0.2 mg/dL程度高値だが溶血・黄疸ではさらに高値になる)<br>・先端巨大症 |

る方法です。またCG式でも0.6 mg/dLのラウンドアップにより推算CCrは43.6 mLとやや低めになりますが,実測した血清Cr値を代入した77.0 mL/minに比べれば,真の腎機能に近い値になります。

　ただし高齢の院内感染症患者すべてに0.6 mg/dLを代入するのは科学的ではありません。この場合,医療者自身の目で患者の筋肉量が少ないこと,活動度が低いことを確認しましょう。例えば毎日,農作業を元気にやっている高齢女性が突然の雨に打たれて風邪をひき,それがもとで肺炎になり入院し,院内感染によってMRSA肺炎になった場合,この女性の血清Cr値が0.4～0.5 mg/dLであれば,毎日元気に働いているこの女性の血清Cr値は腎機能がよくて低いということも考えられます。そのような場合,同じように痩せていても活動度を考慮すると0.6 mg/dLを代入しない方がよいこともありえます。一方,経管栄養やTPN(完全静脈栄養)施行中の患者であれば栄養状態はよいように見えても,実際の骨格筋量が少ないため,血清Cr値は低値になっていることも考えられます。

## 4 血清Cr値の問題点

　このように血清Cr値をもとにした腎機能推算式を用いると,筋肉量が減少している患者では腎機能を過大評価し,筋肉量が多い人では腎機能を過小評価してしまいます。血清Cr値は子どもでは低いため,小児には大人を対象にした腎機能推算式は適さず,肉の過食や運動でも上昇します。またクレアチニンは尿細管分泌されているため,実測CCrでは実測GFRに比し2～3割高めに出ます(図6)[5]。そのため実測CCrでは0.715倍補正してGFRとして評価し,CG式による推算CCrはGFRより高値になるので0.789倍補正してGFRとして評価しますが[5],これは若年者に限ります。推算CCrが加齢とともに低下するため,高齢者では0.789をかけると腎機能の過小評価がより顕著になります(☞ **p65**)。

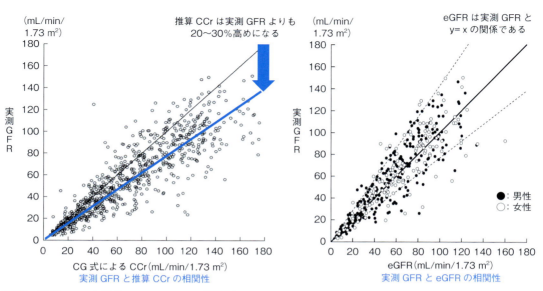

**図6** 実測 GFR と推算 CCr, eGFR の相関性

### 引用文献

1) Strehler BL, Mildvan AS：General theory of mortality and aging. Science 132：14-21, 1960
2) Tanaka A, et al：A new approach for evaluating renal function and its practical application. J Pharmacol Sci 105：1-5, 2007
3) Corsonello A, et al；Gruppo Italiano di Farmacovigilanza nell'Anziano(GIFA)Investigators：Concealed renal insufficiency and adverse drug reactions in elderly hospitalized patients. Arch Intern Med 165：790-795, 2005
4) Preiss DJ, et al：The influence of a cooked-meat meal on estimated glomerular filtration rate. Ann Clin Biochem 44：35-42, 2007
5) 堀尾勝：GFR 推定法．腎機能(GFR)・尿蛋白測定の手引．pp81-91，日本腎臓学会編，東京学医社，2009

---

### コラム　BUN は血清 Cr よりも変動しやすい

**Point** 腎機能悪化だけでなく脱水や消化管出血などによっても BUN は上昇する。

　表1(☞ p56)を見ると血清 Cr 値はかなり変動しやすい値と思う方がいるかもしれませんが，BUN はさらに変動しやすい腎機能検査値です。BUN/Cr 比は，通常，10〜20 程度ですが，脱水，虚血，発熱，感染症，あるいは心不全は腎血流が低下するため，尿細管で水やナトリウムとともに尿素も再吸収されて上昇し，この比が 20 を超える場合は異常とみなされます。このような場合，脱水を示唆します。しかも BUN はタンパク摂取や外傷，消化管出血など複数の腎外性因子の影響を受けやすく，薬剤の影響，特に利尿薬，NSAIDs，造影剤，カルシニューリン阻害薬など腎虚血誘因薬物やステロイドの投与でも上昇します。そのため，腎機能評価にとって一般に信頼できる値とはなりません。

　血清 Cr 値は分厚いステーキなどを食べると確かに上がりますが，BUN はタンパク質であれば何でも影響を受けて上がりますし，その上昇幅も血清 Cr 値に比し明らかに大きくなります。当然，低タンパク食を摂れば BUN は低下するため，脱水があっても BUN/Cr 比が高くない場合には食事がまったく摂れていないことが推測されます。

　また肝不全による尿素合成能力の低下，妊娠での尿排泄量の増加，，タンパク同化ホルモンの投与な

どによっても BUN は低下します。これらのことから，血清 Cr の方が BUN よりも腎機能マーカーとしては圧倒的に優れており，BUN は腎疾患評価として一般に信頼できる値とはなりえません。ただし，実測 CCr と尿素クリアランス（$C_{urea}$）の平均値はクレアチニンが尿細管分泌される欠点を補うために使用されています[1]。

$$GFR ≒ (CCr + C_{urea})/2$$

これは腎機能低下時に尿素が尿細管で再吸収されるため，$C_{urea}$ は GFR よりも低値となり，実測 CCr と $C_{urea}$ の平均が GFR に近似することを利用したものです。しかしこの傾向も，GFR が低下し ESKD になるとクレアチニンも尿素も尿細管から分泌されるようになり，実測 CCr と実測 $C_{urea}$ の平均は GFR を過大評価するようになることが報告されており[2]，汎用されているとは言いがたいです。

引用文献
1) Jagenburg R, et al：Determination of glomerular filtration rate in advanced renal insufficiency. Scand J Urol Nephrol 12：133-137, 1978
2) Bauer JH, et al：Renal function studies in man with advanced renal insufficiency. Am J Kidney Dis 2：30-35, 1982

## Jaffe 法では酵素法と比べて血清 Cr 値が約 0.2 mg/dL 高く測定され，腎機能低下とともにその差はわずかに大きくなるが無視できる

Jaffe 法による血清 Cr 測定は，クレアチニンの活性メチレン基がピクリン酸と反応して生じた赤色を比色計で測定します（図 7）。クレアチニンとの特異性が必ずしも高くなく，血清中に含まれるアスコルビン酸やピルビン酸とも反応するため，正確に測定される酵素法と比べると 20～30% 高くなると言われています。しかしそれは腎機能が正常な人の場合であり，Jaffe 反応物質，つまりクレアチニン以外と反応する色素（non-creatinine chromogen）によって，酵素法との差はおよそ 0.2 mg/dL となります。

腎機能の悪化によって non-creatinine chromogen の反応割合は影響しますが，図 8 に示すように腎機能正常者では Jaffe 法と酵素法による差が 0.2 mg/dL，血清 Cr 値が 4 mg/dL の末期腎不全患者でも 0.3 mg/dL，12 mg/dL の尿毒症患者でも 0.4 mg/dL しか高い値になりません[1]。つまり 0.4～1.1 mg/dL（酵素法）の正常血清 Cr 値では 0.6～1.3 mg/dL（Jaffe 法）となり，20～30% 高値に測定されますが，血清 Cr 値が 12 mg/dL（酵素法）になったときに 12.4 mg/dL（Jaffe 法）に測定されたとしても GFR はほとんど影響なく，薬物投与設計ではこの程度の上昇は完全に無視できます。ちなみに non-creatinine chromogen は，アスコルビン酸やピクリン酸以外にも高濃度のアセトン，尿酸，ブドウ糖，アセト酢酸，セフェム系抗菌薬，アミノグリコシド系抗菌薬（特にストレプトマイシン），タンパク質，グアニジン，ケトン体，α-ケト酸やその他の有機酸もなりえます。わが国では現在では Jaffe 法による測定は実施されていないので，ほとんど問題にはなりませんが，知識としては知っておいた方がよいでしょう。

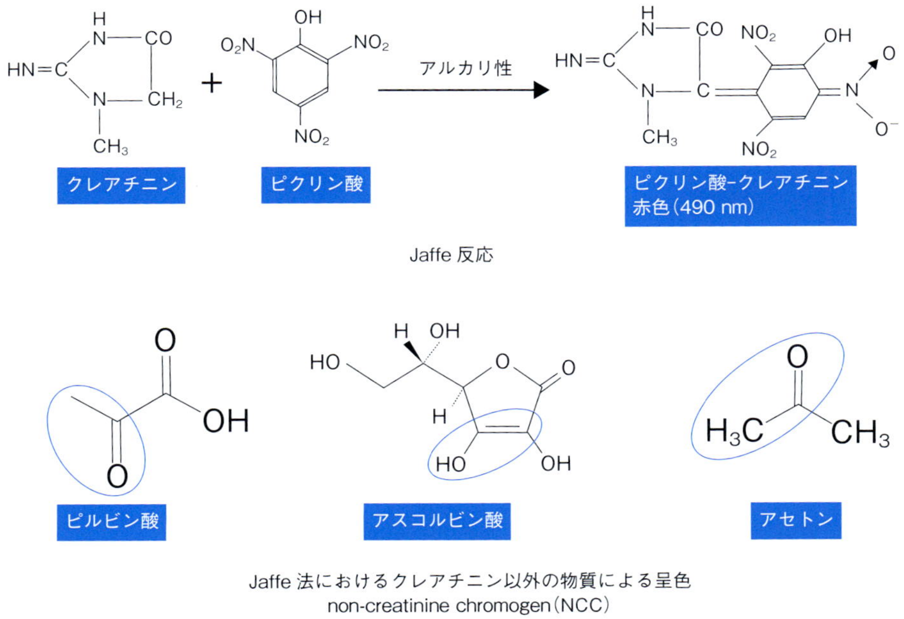

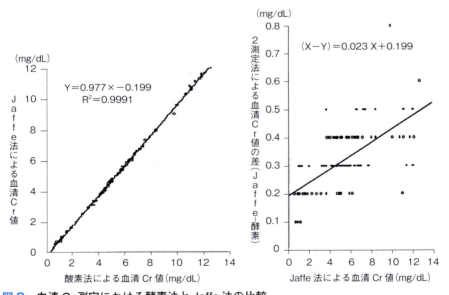

**図7** Jaffe反応し赤色化合物を生成する活性メチレン基

**図8** 血清Cr測定における酵素法とJaffe法の比較
〔Horio M, Orita Y：Jpn J Nephrol 38：296-299, 1996を改変〕

### 引用文献
1) Horio M, Orita Y：Comparison of Jaffe rate assay and enzymatic method for the measurement of creatinine clearance. Jpn J Nephrol 38：296-299, 1996

> **コラム** 透析患者の血清 Cr 値が低いことはよいことか？

> **Point** 透析患者の血清 Cr 値が低いことは血液浄化法がうまくいっていることを示すよりも，低栄養状態で骨格筋量が少ない患者であることを示す場合が多い．透析患者以外でも超高齢で血清 Cr 値が低値であるということは，腎機能がよいというよりも，ほとんどの場合，筋肉量が少なく栄養状態が不良の患者，つまり虚弱症例と考えてよい．

　透析患者では血清 Cr 値が高いと透析がうまくいっていない，また血清 Cr 値が低いと透析がうまくいって，尿毒素が十分除去できていると直感する方がいるかもしれません．しかし透析患者の血清 Cr 値は 11.1 mg/dL を超える群に比し，6.4 mg/dL 未満群で死亡リスクが 70％高いことが報告されています（図9）[1]．透析患者では BMI やアルブミンと同じように，血清 Cr 値も低い方が死亡リスクは上昇します．また，血清リン濃度が高くなると死亡リスクは上がりますが，低い患者は栄養状態が不良なため，より死亡リスクが上がるという逆 J カーブ現象を示します．このように，透析患者の血清 Cr 値が低いことは，低栄養状態で骨格筋量が少ない患者といえます．

　透析患者でなくても，超高齢者で血清 Cr 値が低値であることは腎機能が非常によいというよりも，ほとんどの場合，低体重，筋肉量が少ない栄養状態が不良な患者，つまりフレイル（frailty：虚弱）症例と考えてよいでしょう．クレアチニンは筋肉を構成しているクレアチンの最終代謝産物ですから，筋肉量の少ない人では血清 Cr 値が低くなり，血清 Cr 値を使用する推算式では腎機能がよいと推算されてしまいます．一般に長期臥床の高齢者では痩せて筋肉量・筋力が低下し，身体能力の低下を伴うサルコペニアをきたした状態であり，腎機能が非常によいということは考えにくいと考えるべきでしょう．

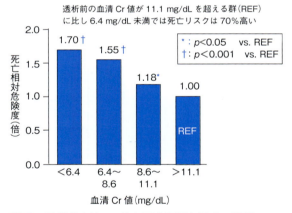

**図9** 透析前血清 Cr 値と死亡相対危険度の関係
〔Pifer TB, et al：Kidney Int 62：2238-2245, 2002〕

### 引用文献

1) Pifer TB, et al：Mortality risk in hemodialysis patients and changes in nutritional indicators：DOPPS. Kidney Int 62：2238-2245, 2002

# 4 血清Cr値を基にした推算式の利点と問題点

**Point** 通常，薬物の投与設計には標準化eGFR（mL/min/1.73 m²）は使わないで個別eGFR（mL/min）を用いる。肥満患者では個別eGFR（mL/min）を用いるか推算CCrを用いる場合には補正体重（または理想体重）を代入する必要がある。推算CCrは肥満患者で腎機能を過大評価し，高齢者で腎機能を過小評価する。

## 1 イヌリンクリアランス（実測GFR）とクレアチニンクリアランス（実測CCr）

腎機能に応じた薬物投与設計には，「信頼性の高い薬物の尿中未変化体排泄率」と「患者の正確な腎機能」の把握が必須です。腎機能，つまり糸球体濾過量（GFR）は「単位時間当たりに糸球体で濾過される原尿の量」のことで，単位は通常mL/minで示します。イヌリンは①生体内でまったく代謝されず，②血漿タンパクとまったく結合しないため100％糸球体で濾過され，③尿細管で再吸収されず，④尿細管で分泌もされません。すなわち「糸球体濾過されたイヌリン量＝尿中に排泄されたイヌリン量」となるため，「血清イヌリン濃度（Sin）×GFR＝尿中イヌリン濃度（Uin）×尿量／日」となり，GFR＝イヌリンクリアランス（Cin）は以下のように表されます。

$C_{in} = U_{in} \times 尿量(mL/min) / S_{in}$
$C_{in}$：イヌリンクリアランス（GFR），$U_{in}$：尿中イヌリン濃度，$S_{in}$：血清イヌリン濃度

そのため腎機能評価のゴールドスタンダードは実測GFR，すなわちイヌリンクリアランス（正常値100 mL/min）になります（図1）。

しかしイヌリンクリアランスは蓄尿・測定が非常に煩雑なため，実臨床で用いられることはほとんどありません。一方，クレアチニンは生体内物質でありながら，筋肉中に存在するクレアチンから一定速度で産生され，まったく代謝されず，100％糸球体で濾過され，尿細管で再吸収されないため，良好なGFRマーカーとなります。しかし，わずかに尿細管分泌されるため，CCrはGFRより20〜30％高値となって，正常値は120〜130 mL/minとなります。

実測CCr＝Ucr×尿量(mL/min)/SCr
Ucr：尿中Cr濃度，SCr：血清Cr濃度

## 2 固定用量の薬物投与設計には標準化eGFR（mL/min/1.73 m²）を用いず，個別eGFR（mL/min）を用いる

実測CCrの測定も簡便ではないため，薬物投与設計では日本人向け推算糸球体濾過量（eGFR），およびCockcroft-Gault式（CG式）[1]によって得られた推算CCrが汎用されています。ただし，標準化eGFR（mL/min/1.73 m²）はCKDの重症度分類に用いられるためのものです。例えば170 cm，63 kgの男性のような標準体型（1.73 m²）以外の症例や，ある種の抗菌薬や抗がん

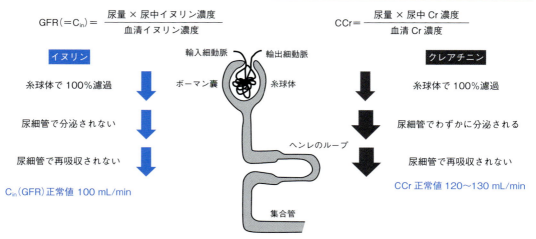

**図1** イヌリンクリアランス(GFR)とクレアチニンクリアランス(CCr)の違い

薬の至適投与量として mg/kg, mg/m² などの体格換算する薬物以外では,用いるべきではありません。

日本人向け eGFR 推算式は以下のように表されます。

標準化 eGFR(mL/min/1.73 m²)＝194×SCr$^{-1.094}$×年齢$^{-0.287}$×0.739(女性の場合)[2]

この式を見ると,体格の大小を表す項目がまったく反映されていないことに気づくと思います。結論を先に言うと,だから標準化 eGFR は薬物投与設計に使ってはいけないのです。

例えば,身長 150 cm と小柄で,血清 Cr 値は 1.0 mg/dL とやや高い程度に思える 85 歳の女性を想定してみましょう。図2 の破線のようになり,標準化 eGFR はまったく体型によって変化しません。推算 CCr(青丸の実線)は体重が入っている分(身長はなし)だけ,患者の体格に応じた腎機能をより正確に評価できますが,肥満患者では過大評価をしてしまいます(☞ p7)。個別 eGFR は体重だけではなく,身長も考慮されているため,血清 Cr 値を基にした腎機能推算式の中で患者の体格に応じた腎機能を最も正確に評価できるといえます(黒丸の実線)。

## 3 体格別用量の薬剤には標準化 eGFR(mL/min/1.73 m²)を用いる

添付文書で体格別用量(mg/kg や mg/m²)が示されている薬剤には例外的に標準化 eGFR(mL/min/1.73 m²)を用います。個別 eGFR(mL/min)や推算 CCr(mL/min)にはもともと体重が変数に含まれています。そのため抗菌薬・抗がん薬などで推奨投与量が mg/kg や mg/m² で規定されている体格を考慮した薬用量の場合は,すでに体格による投与量が考慮されているので,例えば体重が小さい症例で個別 eGFR や推算 CCr を用いると体格別用量と腎機能評価時の両方で体格に応じた減量を二重に行い,過少投与になってしまうことになります。そのため,投与量が mg/kg や mg/m² で表されている場合には例外的に血清 Cr 値を基にした標準化 eGFR(mL/

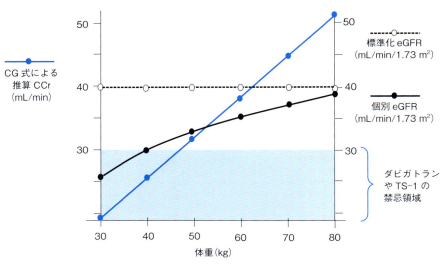

**図2 体重と推算CCr, 標準化eGFR, 個別eGFRの関係**
85歳女性血清Cr値1.0 mg/dL, 身長150 cmの場合

min/1.73 m²), またはシスタチンC（後述）をもとにした標準化eGFRcys（mL/min/1.73 m²）を用います。同様に体格の大きい人では腎機能を過大評価してしまうため, 体格換算する薬物では同様に標準化eGFRを用います。

## 4 推算CCrは肥満患者，加齢による影響を受ける

また以下のCG式による推算CCrでは身長が考慮されていないため, ダビガトランやティーエスワン®などのように高度腎障害（CCr＜30 mL/min）には禁忌となっているハイリスク薬では, 図2の症例の体重が40 kgであった場合は禁忌であるはずです。しかし, 同じ方が脂肪太りで肥満になり体重が80 kgと2倍になると腎機能（CCr）が2倍に推算され, 投与可能になると錯覚させてしまうような問題が存在する式なのです（図2）。

$$推算CCr = \frac{(140-年齢) \times 体重(kg) \times 0.85(女性)}{72 \times 血清Cr(mg/dL)}$$

このようにCG式では肥満患者で過大評価するため, 補正体重（または理想体重）を用いる必要があります。理想体重は以下の式を用いますが, 152.4 cm以下の人には使えません。明らかな肥満のない患者にはCG式にそのまま実測体重を代入しても構いません。

$$理想体重(男性) = 50 + \{2.3 \times (身長-152.4)\}/2.54$$
$$理想体重(女性) = 45.5 + \{2.3 \times (身長-152.4)\}/2.54$$

理想体重の代わりに標準体重を用いても構いません。

$$標準体重(kg) = 身長(m) \times 身長(m) \times 22$$

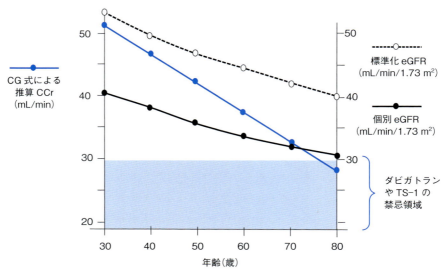

**図3　年齢と推算CCr，標準化eGFR，個別eGFRの関係**
体重40 kgの女性血清Cr値1.0 mg/dL，身長150 cmの場合

　最近の報告では肥満患者には個別eGFRを用いるのがよく，CG式による推算CCrを肥満患者に用いる場合には補正体重（ABW：adjusted body weight）を代入する方法も正確性が高いことが報告されています[3]。

> 補正体重＝理想体重＋[0.4×（実測体重－理想体重）]

　個別eGFRは身長・体重が考慮されているため，肥満患者の投与設計でも使用可能です。推算CCrのもう1つの問題は高齢者の腎機能を過小評価することです。またCG式は若年者で腎機能を過大評価し（正常値がGFRより高いのだから当然です），後期高齢者以降では加齢に伴って腎機能を過小評価してしまう傾向があることも知っておく必要があります（図3）。「GFR＝CG式による推算CCr×0.789」が提唱されていますが，上記の理由から高齢者には0.789をかけません。

## 5 eGFRは痩せた高齢者の腎機能を高く推算してしまう欠点がある

　eGFRは推算CCrよりも痩せた高齢者の腎機能を高く推算してしまう欠点があることは**第1章の7（p32）**ですでに述べました。年齢別の腎機能で評価すると，CG式は主に入院患者を対象に作成されているためか，男性では1年に約1 mL/min低下しますが，実測GFRは腎提供前の腎移植ドナーを対象にしているため0.2 mL/min/年以下の低下しか示しません（図4）[4]。図4の対象はドナーですから健康な人が多いので，「eGFRは日本人の一般人は高齢者になっても腎機能が保たれやすい≒高齢者では高値に推算されやすい」と思われます。特に血清Cr値は低ければ低いほど，腎機能が高く推算されるため，痩せた高齢者ではeGFRで特に正常値以上に推算されることがよくあります。このように推算式を用いる場合，**最も重要な注意点は血清Cr値が低値の場合，腎機能がよくて低いのか，あるいは栄養状態が不良で筋肉量が少ないために低いのかを正確に判断しにくい**という問題があります（☞ **p82**）。

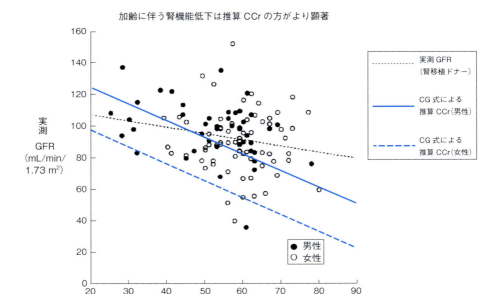

**図4　加齢による腎機能の変化**
推算 CCr は，
男性：体重 60 kg，血清 Cr 0.8 mg/dL
女性：体重 50 kg，血清 Cr 0.6 mg/dL

## 6 院内感染症罹患患者などの痩せた高齢者では実測 CCr の測定かシスタチン C がベスト

　MRSA などの院内感染症に罹患しやすい患者は筋肉量が少ないために，腎機能を過大評価しやすい特殊なポピュレーションといえます．血清 Cr 値を基にした推算式，中でも eGFR は特に痩せた患者の腎機能を過大評価するのが問題です．これを逆手に取ると，eGFR よりも CG 式による推算 CCr の方が加齢・低体重により急速に腎機能が低下するため（図3），痩せた超高齢者（ex. 長期臥床で栄養状態が不良な MRSA 院内感染患者，入退院を繰り返す虚弱な患者）の腎機能の推算では CG 式の方が eGFR よりも予測精度が高くなることがあります[5]．そのため，感染症領域の専門薬剤師は抗菌薬の投与設計に用いる腎機能の指標として eGFR よりも CG 式による推算 CCr を使うことが多いようです．

　ただし，筋肉量の減少していない症例では個別 eGFR が十分活用でき，CG 式もこの式の特性を理解しておけば問題なく使用できます．また腎機能が低下すればするほど，血清 Cr 値の信頼性は増してきます．結局，腎機能を推算するうえで，問題となる症例は軽度腎機能の低下した血清 Cr 値の低い痩せた症例です．このような場合，筋肉量の影響を受けて変動しやすい血清 Cr 値を基にした推算式よりも，実測 CCr を正確に測定する，あるいは筋肉量と関わりのない鋭敏な腎機能マーカーである血清シスタチン C（☞ p75）を測定し，eGFR$_{Cys}$（シスタチン C を基にした eGFR）を算出するのが好ましいと考えられます．しかし，シスタチン C は保険で 3 か月に 1 回の測定しか認められていないため，その後は血清 Cr 値の変動で腎機能の変動を推測するなどの工夫が必要です．裏技として血清 Cr 値が 0.5 mg/dL 以下の痩せた患者であれば 0.6 を代入するラウンドアップ法（☞ p55）もありますが，患者の体格と活動性を慎重に観察する必要があります．

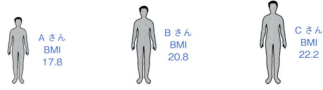

Aさん：150 cm，体重 40 kg の成人男性：体表面積 1.30 m²
eGFR：63.1 mL/min/1.73 m²　　未補正 eGFR：47.5 mL/min　　CCr：50 mL/min

Bさん：170cm，体重 60 kg の成人男性：体表面積 1.70 m²
eGFR：63.1 mL/min/1.73 m²　　未補正 eGFR：61.9 mL/min　　CCr：75 mL/min

Cさん：190 cm，体重 80 kg の成人男性：体表面積 2.08 m²
eGFR：63.1 mL/min/1.73 m²　　未補正 eGFR：75.8 mL/min　　CCr：100 mL/min

Aさん BMI 17.8　　Bさん BMI 20.8　　Cさん BMI 22.2

**図5　50歳の男性で血清 Cr 値 1.0 mg/dL の各種腎機能**

---

**Q.** 推算 CCr を求める CG 式には肥満患者では補正体重または理想体重を入力するが，痩せすぎの症例に補正体重や理想体重を入力する必要はないでしょうか？

**A.** 痩せすぎの症例は筋肉量が少ないため，血清 Cr 値が低値のはずです。そのため血清 Cr 値を用いた腎機能推算式を用いると，腎機能を過大評価してしまいます。前述のように CG 式による推算 CCr よりも eGFR で顕著です。推算 CCr も eGFR ほどではないですが，腎機能を過大評価するのは同じです。そのような患者に補正体重や理想体重（すなわち，実測体重より大きい体重）を入力するとさらに腎機能を過大評価してしまうので，CG 式に補正体重や理想体重を入力するのは肥満患者だけです。

## 7 標準化 eGFR（mL/min/1.73 m²）は CKD の重症度診断の指標として用いられる

　GFR が 60 mL/min 未満は CKD と診断されますが，例えば小柄な女性の GFR 50 mL/min の腎機能は異常でしょうか。小さい体格なので，腎機能が身長 170 cm，体重 63 kg の成人男性の体表面積 1.73 m² で補正した場合には 100 mL/min/1.73 m² 近くになるかもしれません。一方，1.73 m² の体表面積であったとしても成人で 50 mL/min/1.73 m² では腎機能が明らかに低下しており，慢性腎臓病（CKD）と判断されます。ただし小柄なために個別 eGFR が 50 mL/min の人に，腎排泄性ハイリスク薬を通常の成人投与量を処方すると過量投与になるおそれがあります。つまり，薬物投与設計には体表面積を外した患者固有の腎機能によって，薬物投与を行う必要があるのです。

　標準化 eGFR（mL/min/1.73 m²）を CKD 重症度診断に用いる理由は，もしもさまざまな患者が「同じ体型だったなら」ということを想定した場合，適切な CKD の診断指標になるためです（☞ **p31**）。個別 eGFR（mL/min）を CKD の診断指標に用いてしまうと，小柄な体格の方は体格なりの小さな GFR で十分なのに，健康上まったく問題がなくても腎機能が低いために，CKD に分類されてしまいます。また大柄な患者では逆に腎機能が過大評価されてしまうのです。

　もっとわかりやすくするために，例を挙げてみましょう。

> 「190 cm，90 kg，33 歳，血清 Cr 値 1.0 mg/dL」の男性格闘家の L さん（肥満体型ではありません）
> 「145 cm，38 kg，30 歳，血清 Cr 値 0.7 mg/dL」の女性ダンサーの S さん（小柄ですが標準体型です）

L さんの標準化 eGFR は 79.8 mL/min/1.73 m² で，個別 eGFR は 100.7 mL/min です。
S さんの標準化 eGFR は 77.6 mL/min/1.73 m² で，個別 eGFR は 55.8 mL/min です。
では，S さんの個別 eGFR は 55.8 mL/min になり，60 mL/min＜GFR となるため，30 歳という若さでありながら CKD でしょうか？

答えは「否」です。S さんは小柄な大人であるため，腎機能が 60 mL/min 未満（個別化 eGFR＝55.8 mL/min）であっても体格なりの機能（標準化 eGFR＝77.6 mL/min/1.73 m²）はあり，病気とは考えられません。ただし薬物の排泄機能は体格に応じて低いため，体が小さい分，腎排泄性薬物の投与量は減量する必要があります。

したがって CKD の診断指標には標準化 eGFR（mL/min/1.73 m²）を用い，薬物投与設計には個別 eGFR（mL/min）を用いる必要があるのです。図 5 にさまざまな体型の 50 歳の男性 3 人を例にあげて標準化 eGFR，個別 eGFR，推算 CCr を示しました。標準化 eGFR（mL/min/1.73 m²）は体格が変わってもまったく変化がないため薬物投与設計には使えないこと，推算 CCr は体重と比例して増大するため，肥満患者の薬物投与設計に用いるには問題があるという特徴が理解できます。

### 引用文献

1) Cockcroft DW, Gault MH：Prediction of creatinine clearance from serum creatinine. Nephron 16：31-41, 1976
2) Matsuo S, et al：Revised equations for estimated GFR from serum creatinine in Japan. Am J Kidney Dis 53：982-992, 2009
3) Bouquegneau A, et al：Creatinine-based equations for the adjustment of drug dosage in an obese population. Br J Clin Pharmacol 81：349-361, 2016
4) Horio M, et al：Performance of the Japanese GFR equation in potential kidney donors. Clin Exp Nephrol 16：415-420, 2012
5) 田尻千晴，他：塩酸バンコマイシン初期投与計画における腎機能の推定式：Cockcroft & Gault 式，Horio 式および日本人の GFR 推算式の比較．TDM 研究 26(4)：103-110, 2009

## Cockcroft-Gault 式はどのように作成された？

Cockcroft-Gault 式を以下に示します。

> 推算 CCr（mL/min）＝（140－年齢）×体重（kg）/（72×S-Cr）（女性では×0.85）

Cockcroft-Gault（CG）式算出のために対象となった被験者は 249 名ですが，この検討はカナダの退役軍人病院で実施されました。そのため，すべてが男性で主に入院患者のカナダ人が対象で作成され，体重あたりのクレアチニン排泄量と年齢により回帰式が作成されました[1]。女性が入っていないということは女性の補正値である 0.85 には根拠がありません。原著論文の測定法は non-creatinine chromogens を測定する方法と記されています。おそらく血清 Cr 値が 0.2 mg 高く測定される Jaffe 法を用いているので CCr$_{Jaffe}$（Jaffe 法を用いた CCr）は GFR に近似するため，薬物投与設計には適して

**表1** CG式作成に用いられた249名の年齢，腎機能と血清クレアチニン値

| 年齢の範囲 | 平均年齢 | n | 平均血清Cr濃度 (mg/dL)* | 平均実測CCr (mL/min)** | 平均Cr排泄量 (mg/kg/24 hr±SD) |
|---|---|---|---|---|---|
| 18-29 | 24.6 | 22 | 0.99 | 114.9 | 23.6±5.0 |
| 30-39 | 34.6 | 21 | 1.08 | 98.6 | 20.4±5.1 |
| 40-49 | 46.2 | 28 | 1.17 | 95.4 | 19.2±5.8 |
| 50-59 | 54.4 | 66 | 1.49 | 77.9 | 16.9±4.6 |
| 60-69 | 64.6 | 53 | 1.39 | 57.6 | 15.2±4.0 |
| 70-79 | 74.4 | 42 | 1.78 | 38.6 | 12.6±3.5 |
| 80-92 | 85.1 | 17 | 1.39 | 37.4 | 12.1±4.1 |

＊：Jaffe法で測定しているため，酵素法の値は0.2 mg/dL低めに測定される
＊＊：Jaffe法で測定しているため，酵素法の場合は20～30％高く測定される
〔Cockcroft DW, Gault MH：Nephron 16：31-41, 1976 より引用〕

いたものと思われます。
　この式は体重あたりのクレアチニン排泄量(mg/kg)と年齢の関係が直線回帰する式としたため，以下の3つの点が浮かび上がってきます[2]。
　①入院患者を対象としているため，高齢で脆弱な症例が多かったためか，18歳から20歳代で平均実測CCrが114.9 mL/minだったのが，50歳代では77.9 mL/min，60歳代で57.6 mL/min，70歳代で38.6 mL/min，80歳代で37.4 mL/minと加齢に伴う腎機能の低下が顕著でした(**表1**)。そのため，高齢者，痩せた患者はeGFRに比し，CG式では低めに推算される点です(☞ **p63**)。すなわちCG式では脆弱な超高齢者(多くは血清Cr値の低い症例)ではeGFRに比し正確に(低めに)予測できますが，筋肉量がある程度活動性の高い正常域の血清Cr値の高齢者では低めに推算されること，若年者では高値に推算されることが指摘されています(☞ **p64**)。
　②クレアチニンをJaffe法で測定しているため，正確な測定法である酵素法を採用している日本では血清Cr値に0.2を足すか，正常腎機能を120～130 mL/minとする必要がある点
　③体重が2倍になれば推算CCrは2倍に算出される，つまり肥満度は考慮されていないため，明らかな肥満患者では腎機能の過大評価を避けるために補正体重または理想体重を入れなくてはならない点(☞ **p63**)。
　これらの3つの点は日本人向けeGFRではより改善されていますが，eGFRは痩せた高齢者では高値に推算される問題があります。ただし，多くの腎機能推算式が作られてきたのにCG式が今でも汎用されているのは腎機能の予測性が高かったことによります。痩せて栄養状態が不良なために血清Cr値が低く腎機能が高く推算されるような高齢患者では，低めに推算されるCG式が適していることがあります。
　もう1つ重要な点は欧米ではJaffe法によって血清Cr値を測定しており，実測CCr，Cockcroft-Gault式による推算CCrはいずれもGFRに近似するため，前述のように都合がよかったのかもしれません。しかし，日本では酵素法により正確に血清Crを測定できるため，推算CCrの正常値は120～130 mL/minにすることによって国際間の測定法の違いに対応しなくてはなりません。また，酵素法による測定値に0.2を加えてJaffe法による測定値と同等な値にすると，海外での治験で用いられたJaffe法による腎機能評価値とほぼ同じ値になるため，より適切であるという考え方もできます。日本腎臓学会が中心になって編集した『がん薬物療法時の腎障害診療ガイドライン2016』[3]で「CG式による推算CCr(mL/min)はJaffe法で測定された血清Cr値を用いて計算されたものである。わが国で一般的な，酵素法で測定されたCr値を用いる際には，実測Cr値に0.2を加える」となっています。抗がん

薬という超ハイリスク薬の薬物投与時にはこのような腎機能評価法は非常に有効と考えられます。

**引用文献**

1) Cockcroft DW, Gault MH：Prediction of creatinine clearance from serum creatinine. Nephron 16：31-41, 1976
2) Park EY, Kim TY：The original sin of Cockcroft-Gault formula. Nephrol Dial Transplant 25：1347-1350, 2009
3) 日本腎臓学会，日本癌治療学会，日本臨床腫瘍学会，日本腎臓病薬物療法学会編：がん薬物療法時の腎障害診療ガイドライン 2016. ライフサイエンス出版，2016

##  Point of Care Testing を活用した腎機能評価

　腎機能評価のゴールドスタンダードは実測イヌリンクリアランスから算出した糸球体濾過量(GFR)ですが，日常診療での測定は煩雑です。そこで血清 Cr 値から算出した CCr や eGFR が頻用されていますが，これも生化学自動分析装置を導入していない医療機関では，外部委託による測定に頼らざるをえず，当日中に結果を得ることはほぼ不可能です。これは，外来初診患者に対する腎排泄性薬剤の処方，特に感染症等の急性疾患への薬剤投与(例えば，帯状疱疹に対するバラシクロビル，インフルエンザに対するオセルタミビル，尿路感染症に対するレボフロキサシンの処方など)を行う際に大きな問題となります。実際に筆者が保険薬局勤務時にこれら薬剤の処方せんを応需した際に，高齢者であっても腎機能が測定されている症例は半数程度でした。そこで本コラムでは近年注目されている Point of Care Testing (POCT)の活用について述べます。

　POCT を日本語に直訳すると，「患者ケアを実施する場所での検査」ですが，日本臨床検査自動化学会が提唱する「臨床現場即時検査」という名称がよく使用されます[1]。この言葉の通り，POCT とは診察室やベッドサイドなどで測定し，すぐに結果が出る検査手法を想像するとイメージしやすいです。近年の臨床検査技術の進歩に伴い，簡便かつ高精度な各種 POCT 機器[2]が開発されています。特に血清 Cr 値測定に関しては，自己血糖測定と同等の微量血液(2 μL 以下)から迅速(30 秒)に測定が可能な機器も存在します。また，イニシャルおよびランニングコストも比較的安価であるため，POCT 機器を活用することで，生化学自動分析装置を有さない医療機関であっても腎機能を考慮した適切な薬物療法が実施可能になるであろうと考えられます。

**引用文献**

1) 日本臨床検査自動化学会　編：POCT ガイドライン第 3 版. 日本臨床検査自動化学会会誌 38：115, 2013
2) Kosack CS, et al：Evaluation of the Nova StatSensor® Xpress™ Creatinine Point-Of-Care Handheld Analyzer. PLos One 10：e0122433, 2015

## 2章 副作用を起こさないために知っておきたい腎機能の話

# 5 添付文書の腎機能表記の大問題

**Point** 添付文書で用いられる腎機能のCCr(欧米で治験されたCCr)と日本で使われているCCrは異なる。そのため添付文書で用いられる腎機能がCCrを使用していても，日本では個別eGFRを用いる方がよい。

## 1 添付文書で用いられるCCrはいままでほとんどがJaffe法によるため，正常値はGFRに近似する

　クレアチニンは尿細管分泌されるため，CCrの正常値は①GFRより20〜30％高値となります。一方，②Crは測定法により誤差を生じやすく，海外で汎用されているJaffe法では尿中Cr値は正確に測定されますが，血清中のCr以外にビタミンCやピルビン酸などのnon-creatinine chromogenとも反応するため真の血清Cr値よりも0.2 mg/dL程度高めに測定されるので，実測CCr，推算CCrともに低くなることになります(☞p58)。よってJaffe法によるCCrは尿細管分泌分による高値分が相殺されるため，「Jaffe法によるCCr≒GFR」と考えてよく，添付文書の腎機能別用量に用いられる腎機能は米国ではGFRとCCrは同じと考えられています(表1)[1]。また，CCrの正常値をGFRと同じ100 mL/minとしているのはJaffe法によって測定されたことに起因しています。

　今までの日本の添付文書の腎機能表記がCCrの場合は欧米での治験データのよるもの，すなわちJaffe法によるCCr(≒GFR)で記載されているものがほとんどと考えられます。よって添付文書の腎機能表記がCCrとなっていても，わが国での薬物投与設計には正常値120〜130 mL/minの推算CCrよりも正常値が100 mL/minの個別eGFRの方が理論的に適しており，しかも個別eGFRには体表面積(身長・体重から算出)がパラメータとして入っている分，肥満の影響を受けず正確性も高いといえます。例えば表に示すファモチジン(ガスター®)の添付文書(表2)[2]

表1　腎機能に応じた薬用量の基になる腎機能は米国ではeGFR≒推算CCrである

| Stage | | GFR (mL/min/1.73 m²) | CCr (mL/min) |
|---|---|---|---|
| G1 | 正常または高値 | ≧90 | ≧90 |
| G2 | 正常または軽度低下 | 60〜89 | 60〜89 |
| G3a | 軽度〜中等度低下 | 45〜59 | 45〜59 |
| G3b | 中等度〜高度低下 | 30〜44 | 30〜44 |
| G4 | 高度低下 | 15〜29 | 15〜29 |
| G5 | 末期腎不全(ESKD) | <15 保存期 | <15 保存期 |
| | | 透析 | 透析 |

〔http://www.fda.gov/downloads/Drugs/Guidances/UCM204959.pdf より引用〕

**表2** 添付文書に記載されているファモチジン（ガスター®）の腎機能別至適用量

| CCr（mL/min） | 投与法 |
| --- | --- |
| CCr≧60 | 1回20 mg 1日2回 |
| 60＞CCr＞30 | 1回20 mg 1日1回<br>1回10 mg 1日2回 |
| 30≧CCr | 1回20 mg 2〜3日に2回<br>1回10 mg 1日1回 |
| 透析患者 | 1回20 mg 透析後1回<br>1回10 mg 1日1回 |

1回20 mg 1日2回投与を基準とする場合（ガスター®D錠）

ではCCrで表されていますが，治験はJaffe法で行われているため，正常値は100 mL/minと考えられ，酵素法で測定している日本のCCrでは患者の腎機能として推算CCrよりも，個別eGFRを用いる方が正確といえます。

ただし，最近のわが国における新薬の腎機能表示がCCrの場合には，測定法の変換期に治験を行った薬剤の場合には，酵素法による測定法なのかJaffe法による測定なのかあいまいなものもある可能性があり，測定法の確認も必要です。しかし，今後は添付文書の腎機能表示はeGFRになりつつありますので，その問題はなくなっていくと考えられます。

## 2 腎機能の基準が違う海外の添付文書を日本にそのまま導入するのはおかしくない？

　海外の治験時における腎機能評価にはCockcroft-Gault式による推算CCrが用いられています。例えばダビガトラン（プラザキサ®）やティーエスワン®では高度腎障害に禁忌なので，CCr＜30 mL/minを禁忌としています。したがって臨床現場におけるダビガトラン投与にあたっての腎機能評価にはeGFRではなく，添付文書通りCockcroft-Gault式による推算CCrを用いることが重要だと思っていないでしょうか。

　欧米で治験された薬物の添付文書が日本に同じ用量設定で導入されたことによって，海外では起こらなかった有害反応が日本では起こりやすいということはよくあります。ダビガトランはカナダで，ティーエスワン®はヨーロッパで発売されていますが，日本と同じようにCCr＜30 mL/minを禁忌としています。わが国のCCrは120〜130 mL/minが正常なのに，治験時のヨーロッパの多くとカナダの測定法はJaffe法であったため，CCrの正常値はGFRと同じ100 mL/minなのです。このことが日本でこれらの薬物の重篤な有害反応が起こりやすい原因かもしれません。

　アシクロビル，バラシクロビルやプレガバリンなどの場合，欧米人はアジア人に比べ体格が大きいので，患者の標準体重を70 kgとしているのに対し，日本では高齢者がさまざまな病気に罹患しやすく，50 kgを標準として考えることが多いように思われます。この体格差があるにもかかわらず，これらに欧米で治験された薬剤が日本で発売されるときに，体格を無視して，欧米の添付文書の内容をそのままで導入されてくることがよくあります。

　腎機能検査の標準は日本でもかつてはJaffe法によって血清Crを測定されていました。Jaffe法では，アセトン体，ピルビン酸，ビタミンCなどとも反応し，真値より1.2〜1.3倍程度高く測

$$実測\ CCr = \frac{尿中\ Cr \times 尿量}{血清\ Cr}$$

健常成年男子で正確な酵素法で測定すれば

$$\frac{80\ mg/dL \times 1.5\ L/日}{1.0\ mg/dL} = 120\ mL/min$$

Jaffe 法では血清 Cr 値のみ 0.2 高く測定されるため

$$\frac{80 \times 1.5 L/日}{1.0 + 0.2} = 100\ mL/min \fallingdotseq GFR$$

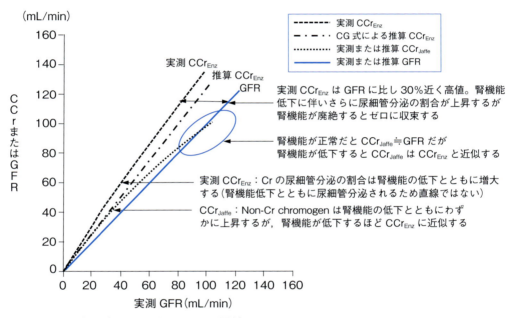

**図 1 酵素法による実測 CCr と Jaffe 法による実測 CCr の正常値が異なる理由**

**図 2 各種腎機能パラメータと GFR との関係**

定されていました(☞ p58)が，尿中にはこれらの物質が存在しないため，CCr ≒ GFR となり，CCr の正常値は 100 mL/min になります。これは尿中 Cr 排泄量を 1.2 g/日とすると**図 1** のように表されます。

ただし Jaffe 法による CCr は腎機能が正常領域では GFR に近似するものの，腎機能が低下すればするほど酵素法による CCr に近似します(**図 2**)。そのため Jaffe 法での禁忌レベル CCr＜30 mL/min(米国の添付文書)は，酵素法測定のわが国では 36～39 mL//min に設定すべきと以前までは筆者は考えていましたが，現在は間違いであることが理解できました。ただし CCr を用いている限り肥満者の出血リスクは高くなるので，CCr よりも体格の考慮されている個別 eGFR を用いた方が，有効かつ安全にハイリスク薬であるダビガトランを投与できるのではないかと考えます。

## 3 高度腎障害と重度腎障害は同じ？──CCr＜30 mL/min または GFR＜30 mL/min で「CKDの重症度分類」の高度腎機能低下と考えてよい

　添付文書にはさまざまな文言が用いられており，筆者は統一性がないのが問題だと思っています。これに関してよくある問い合わせは，「添付文書上の〈重篤な腎障害〉や〈重篤な腎機能障害〉という表現はどの程度の腎機能のことを指すのでしょうか。メーカーに確認しても明確な定義がないということですが，何をもって重篤と判断したらよいのでしょうか」というものです。

　添付文書には「重篤な腎障害」「重篤な腎機能障害」あるいは「高度な腎障害」「重度腎障害」という記載もありますが，一定の決まりがないのです。でも実際には1つひとつの添付文書を調べてみると，記載があるものに関してはこれらは添付文書上ではCCr＜30 mL/minを表していることがほとんどです。いずれ『CKD診療ガイド2012』にならってCCrではなくGFRに統一し，CKDステージG4（高度腎機能低下：GFR＜30 mL/min/1.73 m²でG4のGはGFRの略です）に統一すべきと思われます。ちなみにCCr＜10 mL/min，あるいはGFR＜15 mL/min/1.73 m²は末期腎不全（ESKD）であり，透析患者もこの腎機能に該当するため，腎機能に応じた薬物用量は，この腎機能での用量と同じになると考えてよいのですが，血液透析で除去されやすい薬物は透析後の補充投与が必要になる場合があります。

　『CKD診療ガイド2012』には「CKDの重症度分類」が載っています（☞p31）。これはGFRによる区分で，単位はmL/min/1.73 m²になっていますが，添付文書に記載するとなると固定用量（mg/日投与のように体格を考慮せず一律の用量にしたもの）の場合は体格を考慮した患者固有の腎機能であるmL/minとして示すのが適切と思われます。G1（GFR＞90 mL/min）が正常または高値，G2（GFR 60～89 mL/min）が正常または軽度低下，G3はさらに2つに区分され，G3a（GFR 45～59 mL/min）が軽度～中等度低下，G3b（GFR 30～44 mL/min）が中等度～高度低下，G4（GFR 15～29 mL/min）が高度低下，G5（GFR＜15 mL/min）がESKDになっています。

## 4 添付文書は将来どう変わるべきか？

　成人でも体重は40 kgを切る人もいれば100 kg以上の方もいます。標準体型の人も肥満体型の人もいます。また加齢に伴ううい痩によって30 kg前後の体重になった方もいます。このように体格が違うのに固定用量（○mg/日など体格を考慮しない用量）にしてよいのでしょうか。安全域の非常に高い薬物ばかりではありません。経口抗凝固薬やSU薬のようにハイリスク薬（☞p149）なのに固定用量というのはおかしくないでしょうか。

　また同時に添付文書上の腎機能は多くはCCrで示されていますが，Jaffe法を主に用いていた欧米と正確に測定されるわが国の酵素法とでは，CCrの正常値は異なります。Jaffe法を用いたCCrの正常値は欧米ではGFRとほぼ同じ100 mL/minなのに対して，わが国のCCrの正常値は120～130 mL/minと20～30％高めになります（図1）。欧米人と日本人では体格も異なりますし，腎機能の表し方も異なるのです。欧米の治験データに基づいた添付文書がわが国でそのまま使われること自体に問題があります。

　米国では2010年12月31日よりクレアチニン測定法を従来のJaffe法からIDMS（isotope dilution mass spectrometry）に準じた測定法に全面的に変更され，新薬のSGLT2阻害薬の添付文書に示される腎機能は標準化eGFRになっています。しかし固定用量の場合，標準化eGFR

は体重が入っている推算CCrよりも劣ると考えられます。ダビガトラン（プラザキサ®），カルボプラチン（パラプラチン®），ティーエスワン®などの腎排泄性のハイリスク薬ではCCrとGFRのわずかな差が重篤な副作用の原因になりかねません。

　そのため，**今後のハイリスク薬の添付文書の腎機能記載の理想は，国際間の腎機能測定法の違いや正常値の違いをなくすためにCCrではなく標準化eGFR（mL/min/1.73 m²）を用い，固定用量ではなく○ mg/kg または抗がん薬のように○ mg/m² のように体型を考慮した用量に代えるべきです。**ただしハイリスク薬でなければ固定用量で構いません。また固定用量の場合，添付文書上の腎機能がmL/min/1.73 m²で表されていても，個別eGFR（mL/min）と見なし，標準的な体型でない場合の症例に用いる場合にも，個別eGFR（mL/min）で投与設計するしかありません。

### 引用文献

1) Guidance for Industry：Pharmacokinetics in Patients with Impaired Renal Function ― Study Design, Data Analysis, and Impact on Dosing and Labeling.
http://www.fda.gov/downloads/Drugs/Guidances/UCM204959.pdf
2) アステラス製薬株式会社：ガスターD錠10 mg/20 mg 添付文書
3) Cockcroft DW, Gault MH：Prediction of creatinine clearance from serum creatinine. Nephron16：31-41, 1976
4) Matsuo S, Imai E, Horio M, Yasuda Y, Tomita K, Nitta K, et al：Revised equations for estimated GFR from serum creatinine in Japan. Am J Kidney Dis 53：982-992, 2009
5) Du Bois D, Du Bois EF：A formula to estimate the approximate surface area if height and weight be known. 1916. Nutrition 5：303-313, 1989
6) Horio M, Imai E, Yasuda Y, Watanabe T, Matsuo S：GFR estimation using standardized serum cystatin C in Japan. Am J Kidney Dis 61：197-203, 2013

# 6 シスタチンCを測定していますか？

**Point** 筋肉量の少ない痩せた患者の腎機能を見るには最適。特に軽度腎障害で鋭敏に反応するが、保険適応は3か月に1回の測定のみ。

## 1 軽度腎機能低下時や筋肉量が標準からかけ離れた患者の腎機能推算はシスタチンCがおすすめ

　MRSAや緑膿菌などの院内感染症などに罹患しやすい栄養不良症例を除けば、薬物の投与設計に用いる腎機能は個別eGFRの方がCG式による推算CCrよりも優れています。しかし、長期入院している高齢者はやはり生理機能が低下しているため、その多くは、栄養状態が不良で筋肉量が低下したフレイル（frailty）の状態でしょうから、血清Cr値は腎機能の良否にかかわらず、通常の高齢者よりも若干低めになりやすいことも考慮しておきましょう。

　血清Cr値が低いために腎機能推算値が異常高値に推算される症例では、栄養状態は不良ですが血清Cr値が低いので、少なくとも腎機能が極度に悪いということは考えられません。このように若干、腎機能が低下しているかもしれない症例を、正確に見積もる必要があるときに活躍してくれるのがシスタチンCです。シスタチンCは細胞障害を引き起こすタンパク分解酵素の働きを阻害し、活性を調節する役割をもちます。炎症などの細胞外の影響を受けにくく、全身の細胞から一定の割合で産生されるタンパク質で、広く生体内体液に存在しています。分子量が13,250 Daであり、細胞外液中のシスタチンCはまったくタンパクと複合体を形成せず、100％糸球体で濾過され、濾過後は99％が近位尿細管で再吸収され、アミノ酸に分解されるため、シスタチンCとして血中にはまったく戻りません。そのため、血中シスタチンC濃度はGFRに依存し、血清Cr値に比べ、軽度の腎機能の低下に反応して濃度が上昇します。すなわち、血清Cr値が低値の時（血清Cr値のブラインド領域）の腎障害の進行度を判断しやすいのが特徴です（図1）。基準範囲

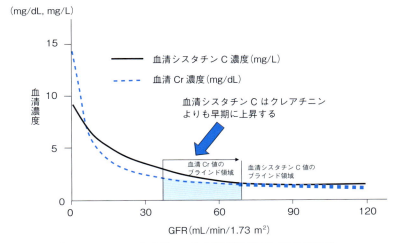

図1　血清シスタチンCと血清Cr値の腎機能低下に伴う反応性

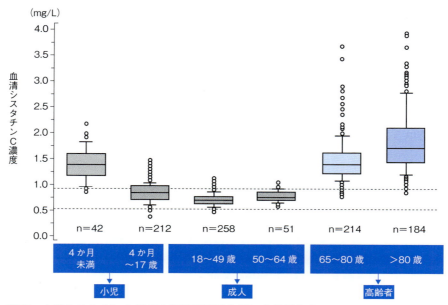

**図2** 血清シスタチンC濃度の基準範囲は年齢により異なる
〔Newman DJ, Thakkar H：Kidney Int 47：312-318, 1995 より引用〕

は男性で 0.6〜1.0 mg/L，女性で 0.5〜0.9 mg/L とされています。

　その産生は生涯を通してあまり変動せず，乳児を除けば年齢や性別の影響を受けにくく，体格（筋肉量），食事や運動の影響を受けないと考えられています。血清シスタチンC濃度は1歳以上の小児から50歳ぐらいまでほぼ一定の値で，50歳を超えると生理的な腎機能低下も加わり，血清濃度が徐々に上昇します（**図2**）[1]。

　血清シスタチンC濃度は，痩せた患者だけでなくボディビルダーやアスリートなど筋肉量が標準からかけ離れた患者や妊産婦の腎機能評価をする際にも非常に有効と考えられます。ただし保険の関係上，3か月に1回しか測定できないので，血清 Cr 値と同時測定し，以後は血清 Cr 濃度の変化から腎機能を予測するなどの工夫が必要です。

## 2 シスタチンCの問題点

　シスタチンCは腎外での代謝・排泄があると推測されており，末期腎不全では血清シスタチンC濃度の増加が 5〜6 mg/L で頭打ちとなります。そのため，進行した腎不全では腎機能を正確に反映できない可能性があります。しかし，末期腎不全（ESKD）では反対に血清 Cr 値が鋭敏に腎機能を反映するので，血清 Cr 値のみで腎機能を評価できます。さらに血清 Cr 値による eGFR（eGFRcreat）と血清シスタチンC濃度による eGFR（eGFRcys）の平均値を用いると eGFR の正確度が増すことが知られており，Cr が比較的低値である場合に有用とされています[2]。

　また血清シスタチンC濃度に関しては，ステロイドの大量投与などの薬剤の使用や甲状腺機能低下症で高値に測定される可能性が報告されています。しかし，議論の余地があり，今後の検討課題となっていることも念頭に置く必要があります。

　シスタチンCの測定キットは現在，10社以上から発売されており，メーカーによってそれぞれ異なる社内標準品を基準にしていたため，メーカー間で測定値に差が出るのが問題でした。し

かし 2010 年以降，標準物質ができたため，メーカー間の測定誤差がなくなりつつあります。『CKD 診療ガイド 2012』で示された大阪大学の堀尾勝先生が新たに開発したシスタチン C による新しい日本人向け GFR 推算式[3]，また小児腎臓学会の小児 CKD 対策委員会の作成した日本人小児の血清シスタチン C による簡易 eGFR 推算式[4]を以下に紹介します。

> 日本人の標準化 eGFR cys 推算式（mL/min/1.73 m²）（18 歳以上の成人が対象であり，小児には適用できない）
> 　男性の標準化 eGFR cys 推算式（mL/min/1.73 m²）：$(104 \times シスタチン C^{-1.019} \times 0.996^{Age}) - 8$
> 　女性の標準化 eGFR cys 推算式（mL/min/1.73 m²）：$(104 \times シスタチン C^{-1.019} \times 0.996^{Age} \times 0.929) - 8$
> 個別化 eGFRcys＝eGFRcys×（体表面積/1.73）
> 　ただし
> 体表面積（m²）＝体重（kg）$^{0.425}$×身長（cm）$^{0.725}$×0.007184

推算式中の"－8"は腎外での代謝・排泄を想定した定数です。血清シスタチン C 値が 7 mg/L 以上では eGFR がマイナス値に算出される場合もあり，この場合は eGFR＜5 mL/分/1.73 m² の末期腎不全と評価します。シスタチン C による eGFR の計算は日本腎臓病薬物療法学会のホームページで簡単に算出できます。

> 18 歳未満の小児の標準化 eGFR（mL/min/1.73 m²）＝104.1×1/血清シスタチン C（mg/L）－7.80[4]

### 引用文献

1) Newman DJ, Thakkar H：Serum cystatin C measured by automated immunoassay：a more sensitive marker of changes in GFR than serum creatinine. Kidney Int 47：312-318, 1995
2) 日本腎臓学会　編：CKD 診療ガイド 2012．東京医学社，2012
3) Horio M, et al：GFR estimation using standardized serum cystatin C in Japan. Am J Kidney Dis 61：197-203, 2013
4) Uemura O, et al：Cystatin C-based equation for estimating glomerular filtration rate in Japanese children and adolescents. Clin Exp Nephrol 18：718-725, 2014

# 7 過大腎クリアランス（ARC）

> **Point** 若年で ICU 管理の感染症患者は腎機能が実際に高くなることがある

> **症例** もともと腎機能が正常である 40 歳代の男性。全身熱傷から重症敗血症になり，ICU 管理となった。身長 170 cm，体重 65 kg。血液培養結果が戻ってくるまで Empiric 治療として，メロペネム 0.5 g を 1 日 3 回，バンコマイシン 1.0 g を 1 日 2 回で，2 日間点滴投与したが，臨床効果が得られない。
> 　血清 Cr 値は 0.45 mg/dL と低値で，血清アルブミン濃度も 2.4 g/dL と低値であった。eGFR を計算すると個別 eGFR は 158 mL/min であった。この症例に抗菌薬を増量すべきか。全身熱傷により大量の浸出液が失われているため，輸液は大量に投与されている。血清バンコマイシン濃度は明日，トラフ値を測定予定。

　50～60 歳以下の腎機能正常者で全身炎症により血管作動薬や輸液の投与を受けている患者（多くは ICU の症例）では，血清 Cr 値が 0.3～0.5 mg/dL に低下した場合，筋肉量が少ないのではなく腎機能が高いことがあります。若年者で腎障害のない感染症が引き起こす全身性炎症反応症候群（SIRS：systemic inflammatory response syndrome）の病態下では，炎症性反応および血管作動薬使用によって生じる心拍出量の増加，輸液による腎血流量増加により過大腎クリアランス（ARC：augmented renal clearance）が発現することがあります。その際，通常 100 mL/min/1.73 $m^2$ の eGFR が 150～160 mL/min/1.73 $m^2$ に上昇し，腎排泄性の抗菌薬の大量投与を行わないと十分な効果が得られないこともあります（図 1）[1]。このような ARC の場合に，正確に腎機能を精査するに

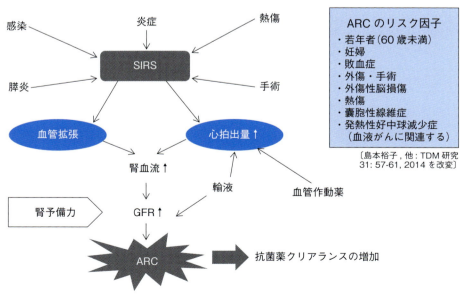

**図 1　ARC のメカニズム**
〔Udy AA, et al：Clin Pharmacokinet 49：1-16, 2010 より引用改変〕

は，かつては蓄尿による実測 CCr，またはシスタチン C による腎機能の正確な把握が，適切な薬物投与量を導くために必要とされていましたが[2]，推算 CCr などの推算式でも，ある程度正確な腎機能を読み取ることができることが報告されています[4]。ただし，血清 Cr 値は変化しやすいため，頻回の測定を行う必要があります。ARC のリスク因子として，①年齢(60 歳未満)，②敗血症，③外傷・手術，④外傷性脳損傷，⑤熱傷，⑥低アルブミン血症，⑦血液がんなどが提言されています[3]。尿中排泄率 90％の MRSA 治療薬バンコマイシンでは ARC により，腎機能が高いのに用量を増加しないことによる過小投与のリスクが報告されています[5,6]。殺菌性抗菌薬の多くは水溶性であり，これらの抗菌薬の過小投与が問題になります。

### 引用文献

1) Udy AA, et al：Augmented renal clearance：implications for antibacterial dosing in the critically ill. Clin Pharmacokinet 49：1-16, 2010
2) Priem F, et al：Beta trace protein in serum：a new marker of glomerular filtration rate in the creatinine-blind range. Clin Chem 45：567-568, 1999
3) Udy AA, et al：ARC-augmented renal clearance. Curr Pharm Biotechnol 12：2020-2029, 2012
4) Ruis S, et al：Screening of patients with augmented renal clearance in ICU：taking into account the CKD-EPI equation, the age, and the cause of admission. Ann Intensive Care 5：49, 2015
5) Minkutė R, et al：Augmented renal clearance—an evolving risk factor to consider during the treatment with vancomycin. J Clin Pharm Ther 38：462-467, 2013
6) Shimamoto Y, et al：Systemic inflammatory response syndrome criteria and vancomycin dose requirement in patients with sepsis. Intensive Care Med 39：1247-1252, 2013

# 2章 副作用を起こさないために知っておきたい腎機能の話

# 8 糖尿病患者・ネフローゼ患者の実測CCr，eGFRに及ぼす影響

> **Point** 高血糖，低アルブミン血症によりCrの尿細管分泌が増加し，実測GFRに変化がなくても実測CCrが高値になるとともにeGFRも高値に推算される。

　血糖コントロールが不良（HbA1Cの値が高値）であるほど，eGFRがイヌリンクリアランス（実測GFR）と比較して大きくなり，誤差が生じます。この原因として，高血糖状態により尿細管機能障害が引き起こされる可能性があります。血糖コントロールが不良な糖尿病（DM）患者ではクレアチニンの尿細管分泌が増加することによってeGFRが高く（血清Cr値が低く）見積もられることがあるため，HbA1cを考慮した補正式が必要であることが報告されています[1]。従来の「eGFR＝194×年齢$^{-0.287}$×血清Cr$^{-1.094}$×0.739（女性）」ではなく，DM補正式として以下の式が提唱されています。

DM補正式（eGFR）＝eGFR/（0.428＋0.085×HbA1C）

　通常のeGFR推算式から算出した標準化eGFRが100 mL/min/1.73 m$^2$の糖尿病症例で，このDM補正式により算出してみます。すると，HbA1c値が5.0の症例では標準化eGFRが117.23 mL/min/1.73 m$^2$，HbA1c値が7.0に上昇すると97.7 mL/min/1.73 m$^2$，HbA1c値が9.0に上昇すると83.8 mL/min/1.73 m$^2$に補正して解釈する必要があります。

　また，ネフローゼ症候群などによる低アルブミン血症でもクレアチニンの尿細管分泌が増加し，実測CCrを過大評価することが報告されています。Brantenら[2]の報告によると，ネフローゼ症候群患者の実測CCr中間値（最小値-最大値）は85(69-118) mL/min/1.73 m$^2$，実測GFR（イヌリンクリアランス：$C_{in}$）は54(36-83) mL/min/1.73 m$^2$であったため，実測CCr－$C_{in}$＝尿細管分泌CCrとなり，尿細管分泌CCr中間値は29(21-36) mL/min/1.73 m$^2$でした。一方，健常者の実測CCrは118(109-125) mL/min/1.73 m$^2$で，実測GFRは106(102-115) mL/min/1.73 m$^2$と，尿細管分泌CCrは11(3.5-19) mL/min/1.73 m$^2$と計算され，ネフローゼ症候群での尿細管分泌CCrは明らかに高値でした（$p<0.001$）。

　さらに，ネフローゼ症候群の患者群を血清アルブミン濃度で群分けした場合，血清アルブミン濃度＞2.58 g/dL群では尿細管分泌CCrは平均24(14-29) mL/min/1.73 m$^2$であり，より重症の低アルブミン血症である血清アルブミン濃度＜2.58 g/dL群では尿細管分泌CCrは平均36(28-54) mL/min/1.73 m$^2$と有意に高値でした（$p<0.01$）。したがってネフローゼ症候群などによる低アルブミン血症が重症であるほどクレアチニンの尿細管分泌が増加し，実際のGFRに変化がなくてもCCrを過大評価する程度が大きくなることが明らかにされました（図1）。ただし，血清総タンパク濃度との相関性は低く，低タンパク血症の影響ではないようです[2]。Horio[3]らも血清Cr値を基にしたGFR推算式のバイアスに血清アルブミン濃度が影響することを報告しています。

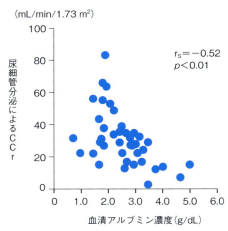

**図1** 低アルブミン血症では尿細管のクレアチニン分泌が増加する

〔Branten AJ, et al：Nephrol Dial Transplant 2005；20：707-711 より〕

### 引用文献

1) Tsuda A, et al：Poor glycemic control is a major factor in the overestimation of glomerular filtration rate in diabetic patients. Diabetes Care 37：596-603, 2014
2) Branten AJ, et al：Serum creatinine is a poor marker of GFR in nephrotic syndrome. Nephrol Dial Transplant 20：707-711, 2005
3) Horio M, et al：Lower serum albumin level is associated with higher fractional excretion of creatinine. Clin Exp Nephrol 18：469-474, 2014

## 2章 副作用を起こさないために知っておきたい腎機能の話

# 9 確認問題——この症例の腎機能は？

## 1 小柄な女性の腎機能評価に何を用いるか？ 用法用量はどうすべきか？

> **症例1** 55歳，150 cm，体重39 kgの生来健康な女性。検尿異常はなく，血清Cr値は0.6 mg/dLで，標準化eGFRは79.1 mL/min/1.73 m$^2$ とCKDには該当しない。日本腎臓病薬物療法学会のホームページを利用して腎機能を推算すると，推算CCrは65.2 mL/min，個別eGFRは59.1 mL/minと計算された。ファモチジン（ガスター®D）錠の投与量はCCr≧60 mL/minであれば1回20 mgを1日2回，60＞CCr＞30 mL/minであれば1回20 mgを1日1回（または1回10 mgを1日2回）と添付文書に書かれている（☞ **p71**）。1回20 mgを1日1回にすべきか，1日2回にすべきか？

**解説**：ファモチジンは尿中排泄率が80％と高いH$_2$遮断薬であるため，腎機能低下患者での減量が必要です。例えば透析患者に常用量の40 mg/日を連日静注投与すれば，ファモチジンのバイオアベイラビリティは40〜50％程度なので経口投与に比べ2倍量以上投与したのと同じになり，精神錯乱が起こりやすくなります。また，まれですが汎血球減少症を起こすことがあるため，安全そうに見えても腎機能が低下すればハイリスク薬になります。他のH$_2$遮断薬も尿中排泄率の若干の差があるだけでこれらの副作用の特性は同じと考えてよいでしょう。

　症例は小柄な女性です。腎機能を表すパラメータはいままで説明してきたようにいくつかあります。まずは検査箋に最もよく記載されている標準化eGFRでは，体格が考慮されていないため，薬物投与設計に用いると，本症例のような小柄な患者では過量投与になります。

　ファモチジンの添付文書の腎機能表記はCCrで記載されていますが，おそらく治験は主に海外で行われたことを考慮するとJaffe法で測定されたと考えられます。CCr$_{Jaffe}$の正常値は100 mL/minで，GFRと近似しているため，推算CCr（わが国での正常値は120〜130 mL/min）を使うのは得策ではありません。

　そのため本症例では個別eGFRを用いることが推奨されます。計算すると個別eGFRは59.1 mL/minというボーダーラインであり，単に60＞CCr＞30 mL/minを当てはめて，「1回20 mgを1日1回にすべし」というデジタル的な考え方はあまり推奨できません。例えば血清Cr値が0.1 mg/dL程度変動することは普通にあることで，初回投与するにはCCr≧60 mL/minと60＞CCr＞30 mL/minで推奨されている40 mg/日あるいは20 mg/日のどちらの投与量を用いてもよいと思われます。この症例がもしも末期腎不全であればファモチジンは汎血球減少症などを起こしうるハイリスク薬になりますが，この症例のように軽度〜中等度腎機能低下症例では病態の変化とファモチジンの効果を確認しつつ，投与量を少量の20 mg/日から開始するのがよいでしょう。開始用量は1回10 mgを1日2回でも構いませんが，腎機能が低下し半減期が延長していることを考慮し，H$_2$遮断薬の特性，さらにアドヒアランスの向上まで考慮すると20 mgを1日1回夕食後に投与がよいと思われます。

> **Message**
> ① 小柄な女性では標準化 eGFR（mL/min/1.73 m²）を薬物投与設計には用いない。
> ② 添付文書の腎機能表記が CCr であっても治験が欧米で実施された薬物（CCr ≒ eGFR）は個別 eGFR（mL/min）を用いるべき。
> ③ 患者の腎機能がボーダーラインのときにはハイリスク薬でない限り，どちらを選んでもよいが，低用量から開始し，その後，病態および薬効を観察しつつ維持投与量を決めればよい。

## 2 肥満患者に TS-1 の投与設計に用いる腎機能は推算 CCr でよいのか？

> **症例 2** 65 歳の男性。身長 160 cm で体重 85 kg。糖尿病を発症 10 年目だが服薬アドヒアランスが不良で，腎機能が低下しつつある患者。胃がん（ステージⅢa）と診断され，抗がん薬治療が開始され，TS-1 の単独投与を考慮中である。血清 Cr 値は徐々に上昇傾向にあり，今回は 2.3 mg/dL であった。明らかな肥満患者であり，BMI は 33.2 であった。日本腎臓病薬物療法学会のホームページを利用して腎機能を推算すると，標準化 eGFR は 23.5 mL/min/1.73 m² とステージ G4 の高度腎機能低下患者に分類される。体表面積は 1.85 m² であるため，個別 eGFR は 25.6 mL/min と推算され，推算 CCr は 38.5 mL/min と eGFR に比し高値であった。TS-1 の添付文書では「重篤な腎障害のある患者［フルオロウラシルの異化代謝酵素阻害剤ギメラシルの腎排泄が著しく低下し，血中フルオロウラシル濃度が上昇し，骨髄抑制等の副作用が強くあらわれるおそれがある（「薬物動態」の項参照）］」には禁忌となっている。ここでの重篤な腎障害は一般に，高度腎障害（CCr＜30 mL/min）と同義語である。また下記のように体表面積別の初回投与量が記載されており，腎機能別の投与量に関しては記載がない。
>
> | 体表面積 | 初回基準量（テガフール相当量） |
> |---|---|
> | 1.25 m² 未満 | 40 mg/回 |
> | 1.25 m² 以上～1.5 m² 未満 | 50 mg/回 |
> | 1.5 m² 以上 | 60 mg/回 |
>
> TS-1 総合情報サイトには投与量計算機 ver. 2.1 がついており[1]，性別，年齢，身長，体重，血清 Cr 値を入力すると「初回投与量 60 mg/回で体表面積が 1.5 m² 以上であるため初回投与量は 60 mg（20 mg を 3 カプセル）」，腎機能は 60＞CCr≧30 mL/min に該当するため，「原則として 1 段階以上の減量（30～40 未満は 2 段階減量が望ましい）」となっている。ただし，CCr の実測値がない場合には Cockcroft-Gault（CG）式を用いて投与設計し，その結果 CCr＜30 mL/min であれば投与不可となることも記載されている。では本症例は CCr が 30 mL/min 以上あるため，このまま投与してよいように思えるが，個別 eGFR は 30 mL/min 未満であることが気になる。腎機能低下症例で TS-1 によって起こりやすくなる骨髄抑制の心配はないのだろうか？

**解説**：実はこの薬剤はヨーロッパ 15 か国でも Teysuno® という商品名で販売されており，重篤な腎障害（CCr＜30 mL/min）では血液・リンパ系の有害事象発症率が高いため，これらのリスクを明らかに上回らない限り，投与を推奨しないと記載されています（Teysuno® package insert）。ベルギーを除くヨーロッパではこの医薬品開発当時はほとんど Jaffe 法により血清 Cr 値を測定していたことから，この症例の血清 Cr 値は真の値（酵素法測定値）より 0.2 mg/dL 高値に測定され

ると考えると（☞ p58），Jaffe 法による推算 CCr では 31.3 mL/min と計算され，投与可否を判断するのが非常に微妙になってきます。

さらに重要なのは CG 式には体重は変数として入っているものの身長が入っていないため，肥満が考慮されていない点があります。したがって本症例のように明らかな肥満患者では CG 式に実測体重を入力すると腎機能を過大評価する危険性があるため[2]，ここでは理想体重を考慮してみましょう。

理想体重（男性）＝ 50 ＋ {2.3 ×（身長 −152.4）}/2.54 ＝ 56.88 kg となり，

標準体重（kg）＝ 身長（m）× 身長（m）× 22 ＝ 56.32 kg となります。

ここでは理想体重を使うと，酵素法でも 25.8 mL/min で明らかな投与不可症例になり，Jaffe 法によれば腎機能はさらに低く推算され，骨髄抑制が発症しやすくなると考えられます。そのため，明らかな禁忌症例となります。TS-1 に限らず，CG 式を薬物投与設計に使うことを推奨している製薬メーカーは，CG 式を使用するときの留意点についてはしっかりと説明する必要があるでしょう。

**Message**　Cockcroft-Gault 式には体重は考慮されているが身長が考慮されていないため，明らかな肥満患者に実測体重を入力すると過量投与の危険性が高くなる。

## 3 筋肉質のアスリートの腎機能をどう判断する？

> **症例3** 180 cm，体重 90 kg の 25 歳の男性。実業団でラグビーをやっており，週に 3 回ウエイトトレーニングをしている。ラグビーの試合中に下腿三頭筋（ふくらはぎ）の肉離れを起こしたために近医を受診し，かかりつけ医から時々処方されているロキソニン®とモーラス®テープの処方を希望した。受診先の病院で血液検査を施行したところ，血清 Cr 値が 1.3 mg/dL と異常値であった。日本腎臓病薬物療法学会のホームページを利用して腎機能を推算すると，個別 eGFR では 57.8 mL/min/1.73 m² で CKD ステージ G3a に分類される。しかし，CG 式による推算 CCr は 110.6 mL/min と完全に正常であり，個別 eGFR は 70.1 mL/min であった。推算 CCr と eGFR の間に大きな乖離があるが，この患者に NSAIDs のロキソニン®を処方してよいのだろうか？

**解説**：クレアチンは肝臓で合成され，そのほとんどが筋肉に分布するため，筋肉量はクレアチンの最終代謝産物である血清 Cr 値と相関します。そのため，筋肉質の男性で血清 Cr 値がやや高めになることはよくあるので，この症例では下肢筋痛以外の症状はなく，生来健康であるため，おそらく腎機能に問題はないと思われます。NSAIDs 投与時に気を付けるべきリスク因子（☞ p24）もないため，NSAIDs の一時的な投与は問題ないと思われます。クレアチンは非可逆的な非酵素的脱水を経てクレアチニンになると尿中に排泄されます。ボディビルダー用のサプリメントとしてクレアチンモノハイドレートという商品があり，筋肉をつけるためにアスリートで使われることがあります。またステーキのような大量の肉を摂取しても肉の中にクレアチンが含まれるため，これらによって血清 Cr 値が上昇します[3]。そのため，運動選手で血清 Cr 値が上昇した場合には前日に肉類を大量に摂取したり，あるいはクレアチンサプリメントを摂取しているかどうかも確認しておきたいポイントです。

> **Message** 筋肉量の多いアスリートやボディビルダーの血清 Cr 値の高値は筋肉量が多いことによることがある。クレアチンサプリメントや肉類の大量摂取時にも血清 Cr 値は上昇するので，患者に確認するとよい。

## 4 カルボプラチンの投与設計に用いる Calvert 式に代入する腎機能は CCr か eGFR か，それとも……

> **症例 4** カルボプラチン（パラプラチン®）の投与設計に用いられる Calvert 式[4]は以下の式で示されるが，欧米では GFR の代わりに CCr を用いている。
>
> 投与量(mg)＝設定 AUC(mg/mL・min)×[GFR(mL/min)＋25]
>
> また日本では製薬会社のパンフレットで，カルボプラチン投与法における腎機能評価として推算 CCr を Jelliffe あるいは Cockcrofr-Gault 式によって求める方法が紹介され，「Calvert 式の GFR は一般的に CCr で代用されます」と書かれたものが出回っている。日本では eGFR と推算 CCr のどちらを入力すべきであろうか？

**解説：** 製薬会社のパンフレットに載っている Jelliffe 法は血清 Cr 値，年齢，体表面積，性別から CCr を推算する式です。

> CCr＝{98−0.8×(年齢−20)}/血清 Cr 値×BSA/1.73×(女性では×0.9)

また Calvert 式は投与設計の基本である以下の式を改変させた簡単なものです。

> 投与量(mg)＝設定 AUC(mg/mL・min)×総 CL

　総クリアランス(CL)は GFR に非腎クリアランスである 25 mL/min を加えて算出しています。原著論文ではこの式で用いられた GFR はもともと $^{51}$Cr-EDTA clearance によって測定されていましたが，欧米では GFR ではなく CCr が汎用されていました。この当時の治験は Jaffe 法によって血清 Cr 値を測定しているため，正常値が 100 mL/min と GFR に近似するから，CCr を入力してもほとんど問題なかったと思われます。ところが，現在日本では酵素法によって血清 Cr 値を正確に測定しているため，CCr の正常値が 120〜130 mL/min と GFR の 1.2〜1.3 倍高値になっており，高めの腎機能を入力することによって投与量が増加し，ハイリスク薬であるカルボプラチンの用量規制因子である血小板減少が多発していることが報告されています[5]。

　これについては，Ando ら[6]が酵素法で測定した実測 $CCr_{Enz}$（酵素法による実測 CCr）は GFR よりも平均予測誤差が 24.9±4.9%高値になりますが，酵素法で測定した血清 Cr 値に 0.2 を加えて，Jaffe 法によって測定した実測 CCr に近似した値［補正実測 CCr＝{尿量(mL/min)×尿中 Cr 濃度(mg/dL)}/{(血清 Cr(mg/dL)＋0.2)}］にすることで，予測誤差が 2.9±3.4%に縮小することを報告しています。ハイリスク薬であるカルボプラチンでは $CCr_{Jaffe}$（Jaffe 法による実測 CCr または推算 CCr）と $CCr_{Enz}$ のわずかな差が副作用発生率の上昇を誘発したものと考えられます。

もう1つの問題は，Calvert式に入っている非腎クリアランスの「25」という数値です。おそらくカルボプラチンの尿中排泄率が70～80%ということから，非腎クリアランスは25 mL/minとしたのだろうと思われます。この値が妥当であるか否かは，腎機能の廃絶した透析患者にカルボプラチンを投与すると，「総クリアランス＝非腎クリアランス」になることから検証可能ですが，日米ともに2例ずつの透析患者の総クリアランスの値が報告されています。米国の報告[7]では18.2および17.7 mL/min，日本の報告[8]でも16.1および16.5 mL/minと25 mL/minより低値であったと報告されています。この2例ずつの報告のみで25を16あるいは18に変更するのは早計かもしれませんが，この「25」という値が過多なために，副作用が起こりやすくなっている可能性も今後考慮されるべきと思われます。

　現在，米国ではIDMS(isotope dilution mass spectrometry)に準じた血清Cr測定法によってeGFR推算式であるMDRD式がIDMS-MDRD式に改定されました[9]。その後，米国国立衛生研究所(NIH)は2010年12月31日よりCr測定法をJaffe法からIDMSに準じた測定法(IDMS法で測定された標準血清を用いて検量線を引くことによって正確に血清Cr値が測定できるIDMS traceableな測定法)に全面的に変更することを通達しました。そして，米国国立がん研究所(NCI)はカルボプラチンを投与する医師・研究者に対して，Calvert式にIDMS法に準じた正確なeGFRを代入することによっても至適用量を超え，毒性が現れることを防ぐため，Calvert式のGFRは125 mL/minを超えないこと，筋肉量が少ない患者や血清Cr値が異常に低い症例に対しては，血清Cr値が最低0.6 mg/dL以上で推算されたGFRを用いたCalvert式を用いることを推奨しました[9]。

> **Message**　Calvert式に入力する腎機能として，わが国では推算CCrよりもCCrを実測し，その血清Cr値に0.2を加えることによって治験の実施されたJaffe法に近似するように補正する方法が，最も正確性が高くバイアスも小さくなる。
> 　CCrが実測不可能であれば推算CCrよりも個別eGFRを代入する方が理にかなっているが，eGFRは125 mL/minを超えないこと，血清Cr値が0.6 mg/dL以上であるときにのみCalvert式を用いるべきであろう。

## 5 重症感染症による血清Cr値上昇の原因は？

> **症例5**　58歳の女性。身長152 cm，体重32.2 kg。ループス腎炎のためプレドニン®10 mg/日を長期に服用中。細菌性・真菌性肺炎，ニューモシスチス肺炎を想定し，メロペネム0.5 gを8時間毎，ミカファンギン100 mgを1日1回，ST合剤6T/日で開始した。ステロイドカバーの目的でプレドニゾロンは20 mgに増量された。検査値はWBC 12,500/μL, TP 5.1 g/dL, Alb 2.4 g/dL, CRP 13.9 mg/dL, β-D-Glucan 370 pg/mL, BUN 52 mg/dL, 血清Cr 1.75 mg/dL, Na 140 mEq/L, K 5.1 mEq/Lであった。本症例の血清Cr値上昇および血清K値上昇の原因は何か？また本症例の腎排泄性抗菌薬の投与量を決定するために用いる腎機能評価法は何がベストか？

**解説**：58歳の女性で身長152 cm，体重32.2 kg，血清Cr 1.75 mg/dL, BUN 52 mg/dLから標準化eGFR 24.mL/min/1.73 m²(CKDの診断指標であり，薬物投与設計には使わない)，個別eGFR 16.8 mL/min(eGFRは痩せた患者で高く推算される傾向にある)，推算CCr 17.8 mL/min(肥満患

者，痩せた患者ともに高く推算される傾向にある）と計算されます。

　血清 Cr 値の上昇については，①ループス腎炎による腎機能低下，②ST 合剤投与後の軽度上昇ならトリメトプリムによる Cr の尿細管分泌阻害，③急激な体重減少なら脱水による腎前性腎障害，などが原因として考えられます。また血清カリウム値上昇の原因は①腎機能低下の伴うもの，②ST 合剤中のトリメトプリムによる K の尿細管からの排泄抑制などが考えられます。

　腎機能による薬物投与設計を考える前に BUN/Cr 比≒30 であったので，脱水を疑い輸液をすると血清 Cr 値は 1.0 mg/dL に低下しました。本症例は痩せているため eGFR・CCr は予測値より低いかもしれませんし，ST 合剤による尿細管分泌阻害で実際の値より 20～30％低く見えているだけかもしれませんが，このように痩せた女性で血清 Cr 値 1.0 mg/dL は明らかに高値であると考えられます。ただし，筋肉量が少ないため血清 Cr 値では正確に腎機能を予測できないことを考慮し，蓄尿による実測 CCr，または血清シスタチン C 測定による eGFRcys の活用が望ましいと考えられます。

> **Message**　BUN/Cr 比＞20 では脱水を考慮し，心不全でなければ積極的に輸液する。輸液して腎機能が落ち着けば，痩せている患者では血清 Cr 値による腎機能の推算は不正確になるため，蓄尿による実測 CCr か血清シスタチン C 測定による eGFRcys の活用が望ましい。筋肉量の少ない患者は免疫能も低下しており，本症例のようにステロイド服用患者では特に重篤な感染症に陥りやすい。

## 6 SGLT2 阻害薬が投与された症例では eGFR は標準化 eGFR を使うべきか，個別化 eGFR を使うべきか？

> **症例6**　エンパグリフロジン（ジャディアンス®錠）の添付文書の腎機能表記は標準化 eGFR（mL/min/1.73 m²）になっている。「高度腎機能障害患者又は透析中の末期腎不全患者では本剤の効果が期待できないため，投与しないこと」と記載されているが，高度の腎機能障害のある患者とは eGFR でどれくらいを意味するのか？　また，患者の腎機能は標準化 eGFR で判断すべきか，個別 eGFR（mL/min）によって判断すべきか？

**解説**：「重度腎障害」「高度腎障害」「重篤な腎障害」などの定義は明確にされていませんが，通常の添付文書では CCr＜30 mL/min を示します。『CKD 診療ガイド 2012』の表記に従い，正式には「高度腎機能低下」に統一すべきと考えます。SGLT2 阻害薬は新薬であるため CCr ではなく eGFR 表記になっており，米国のエンパグリフロジンの添付文書では eGFR＜30 mL/min/1.73 m² では投与禁忌と明記されているため，この場合も禁忌レベルは腎機能＜30 mL/min 未満と考えるべきでしょうが，今までの添付文書と表記も単位も異なります。

　エンパグリフロジンの場合，尿細管に作用するため，尿細管機能がどれくらい保たれているかを示す腎機能としては標準化 eGFR（30 mL/min/1.73 m²）で判断したほうが良いでしょう。ただし同じ用量を投与するのに小柄な症例では腎機能が eGFR＜30 mL/min であっても標準化 eGFR では過大評価され有害反応が起こる可能性が高くなり，逆に大柄な症例では腎機能が eGFR≧30 mL/min で投与可能なのに，標準化 eGFR では過小評価されるために投与できないことが起こりえます。約用量を決めるための患者の腎機能の評価にはたとえ添付文書の腎機能表記が eGFR（mL/min/1.73 m²）になっていても，個別 eGFR（mL/min）を用いることが推奨されます。

> **Message** SGLT2 阻害薬の投与の可否は残腎機能によるため標準化 eGFR（mL/min/1.73 m²）を使うとよい。ただし体格が標準体型と極端に異なる症例で用量決定をする場合には添付文書の腎機能表記が標準化 eGFR（mL/min/1.73 m²）となっていても個別 eGFR（mL/min）を用いたほうがよい。

## 7 実測 CCr が eGFR に比べて低い正常体型の若年症例はどちらの腎機能指標が正しいのか？

> **症例7** 40歳の男性，身長 171 cm，65 kg の標準体型で，血清 Cr 値は 0.9 mg/dL である。日本腎臓病薬物療法学会のホームページを利用して腎機能を推算すると eGFR は 100.31 mL/min と正常腎機能であったが，蓄尿では尿中 Cr 排泄量 520 mg/日であった。実測 CCr を計算すると（520 mg/日）/0.9 mg/dL＝40 mL/min となり，実測 CCr は CKD ステージ分類で G3b と低値であった。この症例の実測 CCr が eGFR に比べ，低かった理由として何が考えられるか？

**解説：** 看護師は「絶対，蓄尿を忘れないように」と強く指導したと言っていました。患者は「蓄尿忘れはない」と言っています。「絶対忘れないように」と指導されると，正直に「忘れたと」は言いにくくなる心理が働くのかもしれません。「蓄尿し忘れることはだれでもありますから，何回，忘れたかを正直に伝えて下さい。そうしないと腎機能が低く見積もられて，薬の量が減らされるため，効かなくなるおそれがあります」と優しく説明する方がよいでしょう。尿中 Cr 排泄量は標準体型の男性であれば 1 g/日を超える程度はあるはずなので，尿中 Cr 排泄量 520 mg/日は低すぎることから，実際には数回の蓄尿忘れがあったと考えられます。蓄尿忘れがなければ，実測値の方が予測値よりも正確性は高いです。正確に蓄尿されていれば，実測 CCr の場合には 0.715 倍して GFR として薬物投与設計を行います。

> **Message** 実測 CCr は筋肉量の少ない症例などでは腎機能を正確に把握できる良好な腎機能マーカーですが，蓄尿し忘れると実際の腎機能よりも低い CCr 値になります。

## 8 活動度が低い血清 Cr 値 0.3 mg/dL の高齢者。eGFR が高いのは腎機能がよいからか？

> **症例8** 85歳の女性。身長 155 cm，体重 40 kg。認知症のため，外出することはまれ。血清 Cr 値は 0.32 mg/dL で日本腎臓病薬物療法学会のホームページを利用して腎機能を推算すると標準化 eGFR が 139.3 mL/min/1.73 m² と高く算出された。個別 eGFR も 107.5 mL/min とやはり高いが，推算 CCr は 81.2 mL/min であった。感染症症例なので，腎排泄性抗菌薬を投与する予定になっているが，腎機能正常として常用量を投与してよいものだろうか？ またクレアチニンが尿細管分泌されるため CCr＞GFR になるはずなのに，eGFR が推算 CCr に比べ高く推算されるのはなぜか？

**解説**：血清 Cr 値が低いのは腎機能がよいからか，栄養状態が不良で低いのかを見極める必要があります．高齢で活動度の低い痩せた症例や長期臥床症例では，筋肉量が少ないため血清 Cr 値が低いと考えるべきです．本症例にハイリスク薬を投与する場合には必ず，蓄尿による実測 CCr の測定かシスタチン C による個別 eGFR の推算が推奨されます．それができない状況であれば，血清 Cr 値に 0.6 を代入するラウンドアップ法を行うと年齢相応の腎機能が予測でき，実際に予測精度が上がると言われています[10,11,12]．ただし，あまり科学的な方法とはいえません．このような痩せた体型で，明らかに筋肉量が少ないと判断された症例の血清 Cr 値が 0.8〜1.1 mg/dL に上昇していれば，本来は 0.3 mg/dL であるはずが，血清 Cr 値が軽度上昇でも末期腎不全（筋肉量が少なくても末期腎不全になれば明らかな異常値になる）とはいわないものの，中等度〜高度腎機能低下と見た方がよいでしょう．推算 CCr は実測 CCr を上回ることはありませんが，CCr は加齢とともに直線的に低下する推算式なので，後期高齢者になると緩やかに低下する GFR よりも低値に推算される特徴があります（☞ **p64**）．

**Message** 筋肉量の少ない痩せた高齢者では血清 Cr 値をもとにした推算式では腎機能を過大評価しやすい．特に eGFR で過大評価が顕著になる．ラウンドアップ法を用いるか，蓄尿による実測 CCr の測定かシスタチン C による個別 eGFR の推算が推奨されます．

## 9 標準体型ながら血清 Cr 値の低い SIRS 患者にラウンドアップ法を使うべきか？

**症例9** 50 歳の男性．全身熱傷による MRSA 感染症で全身性炎症反応症候群（SIRS：systemic inflammatory response syndrome）を発症している ICU 患者．MRSA 院内感染症に対してバンコマイシンを投与予定である．170 cm，65 kg の標準体型でありながら，血清 Cr 値は 0.45 mg/dL と低値であった．血清 Cr 値が低い症例に対して 0.6 mg/dL を代入するとよいという報告があると聞いたが，この症例に適用してもよいのか？　またバンコマイシンの投与量は増量してよいのか？

**解説**：①敗血症から多臓器不全になると腎機能は低下し，バンコマイシンの血中濃度が上昇しますが，② SIRS の状態下で全身熱傷，③血管作動薬の投与などの影響で心拍出量が上昇し，腎クリアランスが上昇することによりバンコマイシンの血中濃度が低下することなどが考えられます．本症例では血清 Cr 値が低いため，①は考えにくいと思われます．この場合，0.6 を代入するラウンドアップ法を用いると腎機能を過小評価し，バンコマイシンの過少投与になって治療効果が低下するおそれがあるため，用いるべきではありません．

さて本症例では標準体型でありながら血清 Cr 値が低い症例であるため炎症反応，カテコラミンなどの血管作動薬や輸液の投与により腎クリアランスが上昇し，血清 Cr 値が低下したと考えられます．いわゆる ARC（augmented renal clearance：過大腎クリアランス☞ **p78**）の症例であり，妊婦でも同様のことが起こります．個別 eGFR は 153.3 mL/min，推算 CCr も 178.1 mL/min と高値です．この場合，実測 CCr の測定が望ましいといわれていましたが，現在では推算 CCr の予測精度も高いことが報告されています[13]．

eGFR が正しいとすると通常，1 回 1.3 g を 1 日 2 回投与すべきバンコマイシンの投与量を初

回2gの負荷投与を行い，以降は1回1gを1日3回または1回1.5gを1日2回投与の投与スケジュールとし，その後の腎機能の変動も考慮して，TDMを実施しながら薬物投与調整を行うべきです。

> **Message** ARCの患者で見られる血清Cr値の低下は筋肉量の減少ではなく腎機能亢進のためであるため，血清Cr値が0.6 mg/dL未満であってもラウンドアップ法を用いない。

## 10 糖尿病初期の症例の腎機能

> **症例10** 51歳の男性。健康診断で糖尿病を指摘されて1年経過。α-グルコシダーゼ阻害薬のボグリボース（ベイスン®）のみが投与されている。身長170 cm，体重75 kg，血清Cr値0.60 mg/dL。日本腎臓病薬物療法学会のホームページを利用して腎機能を推算すると，標準化eGFRは109.8 mL/min/1.73 m$^2$，推算CCrは154.5 mL/minと正常高値，個別eGFRは118.2 mL/minと，すべて腎機能正常であるが，推算CCrとeGFRの間に大きな乖離があった。これまでの検査では微量アルブミン尿は認められず，直近のHbA1cはNGSP値で6.2%であった。本症例で腎機能が高く推算されるのはなぜか？

**解説**：糖尿病初期にみられる糸球体過剰濾過により実際にGFRが上昇し，血清Cr値が低値になっているものと考えられます。CCrが高めに推算されるのは，本症例が肥満気味のため。Cockcroft-Gault式に理想体重62.9 kgを代入すると，推算CCrは129.6 mL/min。クレアチニンが尿細管分泌されているため，理想体重を代入した個別eGFR 109.7 mL/minよりも20～30%高値になり，理論通りに推算されます。

> **Message** 糖尿病初期では糸球体過剰濾過により実際に腎機能がやや高めになっている。

### 引用文献

1) 大鵬薬品：投与量計算機．TS-1総合情報サイト．2016年7月閲覧
   http://ts-1.taiho.co.jp/keisan/index.html
2) Bouquegneau A, et al：Creatinine-based equations for the adjustment of drug dosage in an obese population. Br J Clin Pharmacol 81：349-361, 2016
3) Preiss DJ, et al：The influence of a cooked-meat meal on estimated glomerular filtration rate. Ann Clin Biochem 44：35-42, 2007
4) Calvert AH, et al：Carboplatin dosage：prospective evaluation of a simple formula based on renal function. J Clin Oncol 7：1748-1756, 1989
5) 木寺康裕，他：婦人科癌Carboplatin投与量設定における日本人のGFR推算式の臨床的有用性の検討．癌と化学療法 38：1143-1148, 2011
6) Ando M, et al：Multi-institutional validation study of carboplatin dosing formula using adjusted serum creatinine level. Clin Cancer Res 6：4733-4738, 2000
7) Motzer RJ, et al：Carboplatin-based chemotherapy with pharmacokinetic analysis for patients with hemodialysis-dependent renal insufficiency. Cancer Chemother Pharmacol 27：234-238, 1990
8) Ando Y, et al：Carboplatin dosing for adult Japanese patients. Nagoya J Med Sci 76：1-9, 2014
9) National Institutes of Health National Cancer Institute Bethesda：FOLLOW-UP for INFORMATION LETTER REGARDING AUC-BASED DOSING OF CARBOPLATIN. 2016年7月15日閲覧
   http://ctep.cancer.gov/content/docs/Carboplatin_Information_Letter.pdf
10) 新留将吾，他：バンコマイシン投与設計における各種腎機能推算式の体格補正の必要性についての検討．

TDM 研究 28：92-101, 2011
11) 小曳恵里子, 他：テイコプラニン初回投与設計における血中濃度予測の検討　性別, 年齢別, 血清クレアチニン値補正, 体格補正, eGFR 推算式による影響. 医療薬学 38：461-470, 2012
12) 宮部裕子, 他：バンコマイシンクリアランスを算出する際に用いる血清クレアチニン値とクレアチニンクリアランスの補正方法に関する検討. TDM 研究 28：29-33, 2011
13) 島本裕子, 他：SIRS 患者の薬物体内動態における ARC-Augmented Renal Clearance の影響：TDM の重要性. TDM 研究 31：57-61, 2014

## コラム　患者の腎機能を簡単に調べるコツ（日本腎臓病薬物療法学会のホームページ利用のすすめ）

　今までに出てきた腎機能推算式は難解なものばかりでしたので, 入力するパラメータがわかっていれば, 日本腎臓病薬物療法学会のホームページの「eGFR・CCr の計算」というページ http://jsnp.org/egfr/ を利用してみてください。このようなサイトは他にもありますが, このホームページのよい点はシスタチン C による eGFR, さらに eGFR・推算 CCr も, 標準化 eGFR も個別 eGFR も同時に算出されること, 肥満患者で Cockcroft-Gault 式によって推算 CCr 計算するときに必要な理想体重も, 体表面積を算出する Du Bois 式も同一ページで計算できることです（図 1）。

　日本腎臓病薬物療法学会のホームページは CKD 関連情報が満載で, 腎機能低下時に最も注意が必要な薬剤投与量一覧は学会会員でなくても無料閲覧可能です。会員になれば約 1,500 種類の最新の薬剤の腎機能別薬剤投与量一覧が閲覧可能になります。また学会誌にはアップデートされている一覧表に加え, 総クリアランス, 分布容積, 尿中排泄率, 消失半減期, タンパク結合率, 代謝経路・トランスポータによる排泄, 特記事項などの薬物投与設計に必要な体内動態パラメータも見開きページとなった一覧表が収載されています。

**図 1**　日本腎臓病薬物療法学会の eGFR・CCr の計算

## 10 第2章のまとめ

eGFRの正しい使い方について復習します。

### 1 推算式に必要なパラメータ数の違いから分かる個別eGFRの優位性

#### 1 標準化eGFR（mL/min/1.73 m²）の算出に必要なパラメータは3つ

標準化eGFR（mL/min/1.73 m²）： | Cr | 年齢 | 性別 |

$$\text{eGFR}(\text{mL/min}/1.73\,\text{m}^2) = 194 \times \text{Cr}^{-1.094} \times \text{Age}^{-0.287} \times 0.739（女性）$$

上記に示すように，標準化eGFR（mL/min/1.73 m²）を算出するのに必要なパラメータ数は血清Cr値，年齢，性別の3つのみです。**p63 の図2** を見ただけで一目瞭然，体格をまったく考慮していないため，体格に関係なく，年齢，性別，血清Cr値が同じであれば，30 kgの虚弱者でも90 kgのアスリートでも，まったく同じ腎機能になります。これは体表面積換算（mg/m²）の抗がん薬や体重換算の抗菌薬（mg/kg）以外では薬物の投与設計には使えません。標準化のeGFRはCKDの重症度分類に使う式と考えてよいでしょう。

#### 2 Cockcroft-Gault法による推算CCr（mL/min）の算出に必要なパラメータは4つ

Cockcroft-Gault法： | Cr | 年齢 | 性別 | 体重 |

$$\text{推算CCr}(\text{mL/min}) = \frac{(140 - 年齢) \times 体重(\text{kg}) \times 0.85（女性）}{72 \times 血清\text{Cr}(\text{mg/dL})}$$

次に，長く使われ親しまれているCockcroft-Gault式です。古い式ではありますが，この式には体重が式の変数に入っているので，標準化eGFR（mL/min/1.73 m²）に比べると薬物投与設計時の腎機能の予測精度は高くなります。ただし，これまでに何度も説明したように推算CCrの問題点は体重が2倍になれば腎機能が2倍に推算される体重の影響が大きい式だということです。脂肪太りで体重が2倍になった肥満患者が腎機能も2倍になることはあり得ません。ですから基本的には肥満患者であれば補正体重または理想体重を入力すれば予測精度が上がります。腎機能が加齢に伴い直線的に低下するため（☞ **p64**），加齢に伴う腎機能の過小評価があることも理解しておきましょう。

#### 3 個別eGFR（mL/min）の算出に必要なパラメータは5つ

いよいよ薬物投与設計時に使う腎機能の真打ちの登場です。個別eGFR（mL/min）はCockcroft-Gault式とはまったく算出方法が異なりますが，標準化eGFR（mL/min/1.73 m²）に身長・体重（体表面積）を使って，患者の体格を考慮した個別eGFR（mL/min）にしたものです。Cockcroft-Gault式に欠けていた肥満度も考慮され，しかも日本人を対象として作られた式です

から，薬物投与設計では最も信頼性が高い式と考えてよいでしょう．

個別 eGFR(mL/min)： | Cr | 年齢 | 性別 | 体重 | 身長 |

標準化 eGFR(mL/min/1.73 m²) ＝ $194 \times Cr^{-1.094} \times Age^{-0.287} \times 0.739$（女性）
Du Bois 式：体表面積(m²) ＝ $体重(kg)^{0.425} \times 身長(cm)^{0.725} \times 0.007184$　によって個別値にする
個別 eGFR(mL/min)：eGFR(mL/min/1.73 m²) × (体表面積/1.73)

ただし上記の推算式では血清 Cr 値が 0.6 mg/dL 未満の痩せた高齢者では推算 CCr 以上に高く推算されることがあるため，痩せた患者の投与設計にはこのような推算式は用いずに，実測 CCr を測定し，0.715 倍して GFR として評価するか，または筋肉量の影響を受けないシスタチン C を用いた eGFR 予測式を用いるとよいでしょう．

## 2 日本人の GFR cys 推算式の標準化 eGFR(mL/min/1.73 m²)・個別 eGFR(mL/min)

日本人の GFR cys 推算式(mL/min/1.73 m²)

男性：$(104 \times シスタチンC^{-1.019} \times 0.996^{Age}) － 8$
女性：$(104 \times シスタチンC^{-1.019} \times 0.996^{Age} \times 0.929) － 8$
個別化 eGFRcys(mL/min) ＝ eGFRcys × (体表面積/1.73)

血清 Cr 値を基にした推算式では腎機能を正確に判断できない症例(るい痩やアスリートなど)や軽度腎機能低下症例には最適な腎機能マーカーです．

#  3章

## 診療科別　危ない薬，意外と使える薬

# 3章 診療科別 危ない薬，意外と使える薬

## 1 精神科編

### 1 スルピリド（ドグマチール®）

**Point** 脂溶性の向精神薬なのに尿中排泄率が90%以上の珍しい薬。

> **症例** 維持血液透析患者がうつ気味になり，心療内科を受診した。パキシル®1日1回20 mgとドグマチール®1回50 mgが1日3回で処方された。1週間後，よだれを流し，ろれつが回らなくなり，手指振戦が出ていることに調剤薬局の薬剤師が気づく。一般に向精神薬は脳血液関門を通過するため脂溶性で肝代謝されるが，ドグマチール®は尿中未変化体排泄率90%以上であるため，血液透析患者では1日25 mgまたは週3回透析後に50 mg服用が至適投与量である。

　もともとは胃潰瘍・十二指腸潰瘍治療薬として汎用されていた薬で，現在は定型抗精神病薬に分類され，統合失調症や抗うつ薬としても使われるようになりました。スルピリドは，ベンズアミド誘導体に分類されます。ベンズアミド系薬は，ドパミン$D_2$受容体と$D_3$受容体に選択性が高く，藤沢薬品工業（現アステラス製薬）がこの構造の薬物を広く開発していました。消化管運動改善薬メトクロプラミド（プリンペラン®）や，せん妄治療薬チアプリド（グラマリール®），統合失調症などに使われるネモナプリド（エミレース®）も同じ骨格を持ちます。眠気や鎮静などの副作用が少ない一方で，錐体外路症状（アカシジア，ジスキネジア，パーキンソン症候群など）を起こしやすいのが特徴です。スルピリドは統合失調症では医師の管理の下，1日最大1,200 mgまでの投与が認められているため，胃・十二指腸潰瘍やうつ病で用いられる通常用量の150～300 mg/日ではさほどハイリスク薬ではありません。

　向精神薬が効果を表すには血液脳関門を通る必要があるため，その多くが脂溶性の薬物です。したがって向精神薬の，ほとんどが肝代謝型であり，減量の必要はありません。しかし，スルピリドが脂溶性か水溶性かを判断する油水分配係数は不明なものの，尿中排泄率は90%以上と高いため，透析患者では1日25 mg，または週3回透析後に50 mg服用が至適投与量です。また，チアプリドやメトクロプラミドなどベンズアミドの構造を持った錐体外路症状を起こしやすい薬物（図1）との併用は危険です。

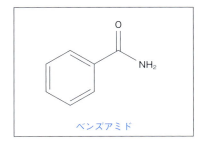

図1 ベンズアミドの構造を持った薬物

## コラム 何とかならない？ スルピリド（ドグマチール®）の添付文書

**Point** 尿中排泄率は「静注製剤を投与した時に十分な時間をかけて採取した尿中に回収された活性体の量の投与量に対する割合」と規定される。尿中活性体排泄率の高い薬物は腎機能に応じた減量が必要である。

2章のコラムでも尿中排泄率について述べましたが（☞ p45），今回は具体的にドグマチール®錠の添付文書を見てみましょう。

・ドグマチール®錠の添付文書の「排泄」の項
　健康成人男子（n＝12）にスルピリド錠 50 mg 又は錠 100 mg を単回経口投与したとき，投与 24 時間後までに投与量の 26〜30％が未変化体のまま尿中に排泄された。
・ドグマチール®筋注の添付文書の「排泄（外国人データ）」の項
　健康成人男子（n＝9）にスルピリド 50 mg，100 mg 又は 200 mg を 1 回筋肉内投与すると，主として尿中より未変化体のまま排泄され，投与 48 時間後までの尿中排泄率は投与量の 93％であった。

さて，スルピリドの真の尿中排泄率は 26〜30％でしょうか？ 93％でしょうか？ うれしいことに活性を有さない代謝物も含んだ「尿中排泄率（筆者は常々，これを尿中回収率として区別してほしいと思っている）」ではなく，「尿中未変化体排泄率」が記されています。でも錠剤の尿中排泄率と筋注の尿中排泄率の値がまったく異なります。静注製剤であれば，直接，循環血中に入るので，バイオアベイラビリティ（F：☞ p50）は 100％ですから，静注製剤の尿中未変化体排泄率がわかれば投与設計できます。しかし，経口製剤では消化管吸収された後，完全には吸収されなかったり，初回通過効果（☞ p49）を受けるため，多くの経口剤は F が 100％にはなりません。スルピリド錠に関しては内服した薬剤のうち

何％が血中に移行したか不明ですが，尿中未変化体排泄率が26〜30％ということは経口剤の吸収率があまり高くないか，初回通過効果を受けやすい薬物だと予測されます。そして，スルピリドは脂溶性薬物だと思われます（油水分配係数はインタビューフォームでは「該当資料なし」になっている）ので，一般的に消化管吸収率がよいということを考えると，おそらく体循環に移行する前に肝臓で初回通過効果を受け，Fが30％程度まで低下し，投与量に対する尿中未変化体排泄率が26〜30％と低値であると予測されます。筋注製剤も静注製剤と異なり100％が血中に移行するとは限りません。ただし，スルピリドの筋注製剤の尿中未変化体排泄率が93％ということは，少なくとも93％は血中に移行したから全身循環に乗って腎臓を介して尿中に未変化体として排泄されると考えると，静注製剤であれば少なくとも93％以上の尿中未変化体排泄率といえます。まとめると，経口薬では投与量に対する尿中未変化体（活性体）排泄率ではなく，循環血中に入った（静注）量に対する尿中未変化体（活性体）排泄率が真の尿中未変化体（活性体）排泄率となります。Fが100％の薬剤では「投与量＝循環血中に入った量」となるので，経口剤の尿中未変化体排泄率の値がそのまま使用できますが，スルピリド錠のようにFが低い薬剤では，まったく異なる値になるので注意が必要です。

## 2 デュロキセチン塩酸塩（サインバルタ®）

**Point** 尿中未変化体排泄率０％なのに，高度腎障害の患者では血中濃度が上昇するため投与禁忌。

　尿中排泄率が高く，高度腎障害患者では血中濃度が著明に上昇するスルピリドは，向精神薬の中では例外的な薬物でした。デュロキセチンは尿中未変化体排泄率（fe）が０％なのに，高度腎障害（CCr＜30 mL/min）では最高血中濃度（$C_{max}$），血中濃度-時間曲線下面積（AUC）ともに２倍以上になりますが，半減期（$t_{1/2}\beta$）はなぜか有意には延長しません（図２）[1]。加齢に伴い腎機能が低下する高齢者でも，AUCが1.64倍，$t_{1/2}\beta$も1.58倍に延長します。代謝に関わっているのはCYP1A2およびCYP2D6ですが，代謝物の中にはセロトニン（5-HT）およびノルアドレナリン（NA）トランスポータに対して強い阻害作用（Ki：1.06〜18.4 nmol/L）を示すものがあります。インタビューフォーム上では「ヒト血漿中に代謝物はほとんど認められないため，薬効に寄与しないと考えられた」と書かれていますが，デュロキセチンの代謝物は親化合物に水酸基がついたもので，それによって親化合物よりも親水性が高いため，腎機能低下症例では血中濃度が上昇しやすくなることは十分考えられます。デュロキセチンは薬剤性腎障害の原因薬剤でもなく，尿中排泄率もほぼ０％にもかかわらず，高度の腎障害にはなぜか投与禁忌になっている珍しい薬です。腎機能低下時にデュロキセチンを経口投与した際のAUCは増大しますが，半減期はそれほど変わらない，つまり投与量を増やしたときのような動態特性を持つ場合，例えばその代謝物などがデュロキセチンの代謝酵素であるCYP1A2を阻害し，CYP1A2による初回通過効果抑制によるバイオアベイラビリティ上昇などが起こっているとすると説明がつきやすいのですが，この原因はわかっていません。

　向精神薬の中で腎障害患者に禁忌になっているのは，炭酸リチウム〔リーマス®錠；fe（尿中未

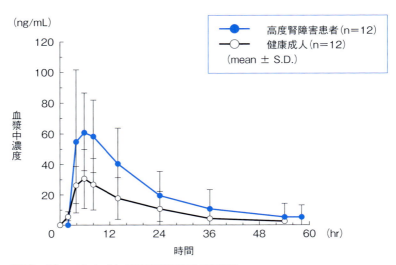

**図2 デュロキセチンは高度腎障害には禁忌**
濃度はデュロキセチン遊離塩基として表示
〔サインバルタ®インタビューフォームより〕

変化体排泄率)：95％〕，クロザピン(クロザリル®錠；腎機能が悪化する，fe：0.5％)，パリペリドン(インヴェガ®錠，ゼプリオン®水懸筋注；fe：80％)，抗てんかん薬も入れるとスルチアム(オスポロット®錠；腎不全を起こすおそれがある，fe は不明)，抗パーキンソン病薬のアマンタジン塩酸塩(シンメトレル®；fe：90％)などわずかです。デュロキセチンのように腎排泄されないにもかかわらず，腎機能が低下すると血中薬物濃度が上昇する薬物を表1に示します。これらの薬物の血中濃度が上昇する原因は腎不全患者で，おそらく尿毒素の蓄積により，CYPやトランスポータなどの機能性タンパク質の発現量や機能を阻害しているものと考えられています。どのような機能性タンパク質が尿毒素の影響を受けるのかについては，一定の法則がありません。したがって，これらの薬物は例外として記憶するしかありません。

**引用文献**
 1) 日本イーライリリー株式会社：サインバルタ®インタビューフォーム

**表1 腎排泄性薬物ではないのに減量が必要な薬物**

| 薬効 | 薬物名 | 商品名 | 尿中排泄率 | ESKDのCL | ESKDの用量 |
|---|---|---|---|---|---|
| 非麻薬性鎮痛薬 | トラマドール | トラマール® | 13〜16% | 不明 | 1/2以下に減量 |
| 抗うつ剤（SNRI） | デュロキセチン | サインバルタ® | 0% | −62% | 禁忌 |
| 抗てんかん薬 | ラモトリギン | ラミクタール® | 10% | 不明 | 1/2に減量 |
| 筋弛緩薬 | チザニジン塩酸塩 | テルネリン® | わずか | CYP1A2による肝初回通過効果低下 | 1/7に減量 |
| 消化管運動改善剤 | メトクロプラミド | プリンペラン® | 20〜30% | −66% | 1/4に減量 |
| β遮断薬 | プロプラノロール | インデラル® | 1〜4% | CYP1A2による肝初回通過効果低下 | 内服薬のみ1/3〜1/2から開始 |
| 抗凝固薬 | ワルファリン | ワーファリン® | 2%以下 | −50% | 禁忌 |
| 利尿薬 | カルペリチド | ハンプ® | 0% | 不明 | 1/2に減量 |
| 肺高血圧症治療薬 | シルデナフィル | レバチオ® | 0% | −50% | 低用量から開始 |
| 肺高血圧症治療薬 | タダラフィル | アドシルカ® | 0% | 不明 | 禁忌 |
| HMG-CoA還元酵素阻害薬 | ロスバスタチン | クレストール® | 10% | −67% | 1/4に減量 |
| GLP-1アナログ製剤 | エキセナチド | バイエッタ® | 0% | 腎で代謝 | 禁忌 |
| 抗アレルギー薬 | フェキソフェナジン | アレグラ® | 11% | −65% | 1/4〜1/3に減量 |
| 選択的エストロゲン受容体モジュレータ | ラロキシフェン | エビスタ® | 0〜10% | 不明 | 1/3〜1/2に減量 |
| マクロライド系抗菌薬 | ロキシスロマイシン | ルリッド® | 7.5〜10% | −42% | 1/2に減量 |
| マクロライド系抗菌薬 | エリスロマイシン | エリスロシン® | 12〜15% | −31% | 1/2〜3/4に減量 |
| ケトライド系抗菌薬 | テリスロマイシン | ケテック®（製造中止） | 21% | −32% | 1/2に減量 |
| 抗ウイルス薬 | インターフェロンα | イントロン®Aなど | 不明 | 腎で代謝 | 1/5に減量 |
| 分子標的薬 | イマチニブ | グリベック® | 5% | 不明 | 1/2に減量？ |
| 抗がん薬・免疫抑制薬 | シクロホスファミド | エンドキサン® | 5〜25% | −30% | 1/2〜3/4に減量 |
| 排尿障害改善剤 | タダラフィル | ザルティア® | 0% | 不明 | 禁忌 |
| インターロイキン製剤 | セルモロイキン | セロイク®注 | 不明 | 腎で代謝 | 不明 |
| インターロイキン製剤 | テセロイキン | イムネース®注 | 0% | 腎で代謝 | 1/2に減量 |
| 免疫抑制薬 | ミコフェノール酸モフェチル | セルセプト® | 0.70% | 腸肝循環する | 最高用量2,000 mg/日まで |
| 麻薬 | モルヒネ | モルヒネ | 2〜6%（M-6G 5%） | −40% | 1/2に減量 |

ESKD：末期腎不全（end-stage kidney disease）
尿中排泄率が低いのに減量すべき薬物には活性代謝物が蓄積する薬物があるが，ここに挙げる薬物は尿中活性体排泄率が低いにもかかわらず腎不全で減量すべき薬物である．このなかの多くは尿毒素の蓄積によりCYPやトランスポータなどの機能性タンパク質の発現量や機能を低下しているものと考えられている．どのような機能性タンパク質が尿毒素の影響を受けるのかについては一定の法則がない．したがってこれらの薬物は例外として記憶するしかない．

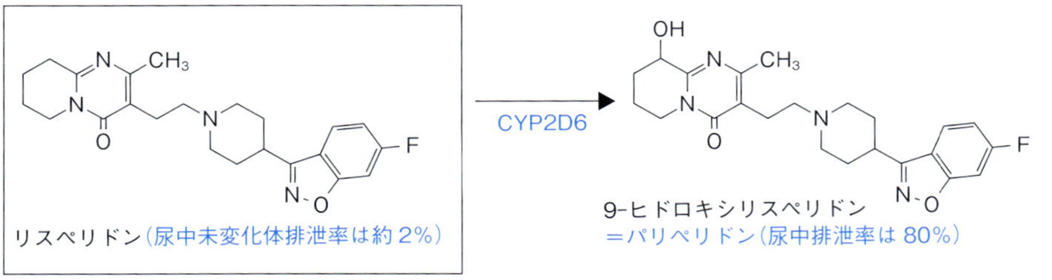

| 一般名 | CL | Vd | fe | BA | PBR | $t_{1/2}\beta$ |
|---|---|---|---|---|---|---|
| リスペリドン | 394 mL/min | 1.1-1.2 L/kg | 3.5% | 錠66% | 90% | 2-4 hr |
| パリペリドン | 80-240 mL/min | 7 L/kg | 80% | 錠27.7% | 73.2% | 25.5-47.5 hr |

**図3 リスペリドンの代謝経路と薬物動態**
CL：クリアランス，Vd：分布容積，fe：尿中未変化体排泄率，
BA：バイオアベイラビリティ，PBR：タンパク結合率，$t_{1/2}\beta$：消失半減期
Vd が大きく CL が小さいため，パリペリドン $t_{1/2}$ は著明に延長する（$t_{1/2} = 0.693 \times Vd/CL$）

## 3 パリペリドン徐放錠（インヴェガ®），パリペリドンパルミチン酸エステル持効性懸濁注射液（ゼプリオン®水懸筋注シリンジ）

**Point** もともとは肝代謝型薬物のリスペリドン（リスパダール®）の活性代謝物。代謝＝極性化反応であり代謝物は親化合物よりも水溶性が高く腎排泄性になり，中等度から高度腎障害では血中濃度が上昇するため禁忌。

　リスペリドンは脳内のドパミン $D_2$ 受容体を遮断することで，ドパミン神経系の機能亢進により起こる陽性症状，つまり気持ちの高ぶりや妄想を抑えます。また，セロトニンの $5\text{-}HT_2$ 受容体を遮断することで，ドパミン神経系の働きがよくなり，陰性症状，つまり引きこもりや心身の活動の停滞も改善します。このような作用メカニズムから，セロトニン・ドパミン拮抗薬（SDA：Serotonin-Dopamine Antagonist），あるいは $5\text{-}HT_2/D_2$ 拮抗薬などと呼ばれており，特に陽性症状に速やかで強力な作用を示します。

　リスペリドンの分配係数は LogP = 0.98（1-オクタノール/pH6.1 緩衝溶液），LogP = 2.74（1-オクタノール/pH8.0 緩衝溶液）です。この LogP が小さいほど水溶性，大きいほど脂溶性です。pH によって変化するのでわかりにくいですが，LogP = 2.74 は完全な脂溶性薬物です。このリスペリドンの活性代謝物 9-ヒドロキシリスペリドンが一般名パリペリドン（インヴェガ®）です。代謝物であるパリペリドンは，リスペリドン（未変化体）とほぼ同程度かやや弱い活性を持ち，分配係数は logP = 1.02（1-オクタノール/pH7.0 リン酸緩衝溶液）と pH が異なりますが，水溶性が増しており，尿中排泄率 80％の完全な腎排泄性薬物のため中等度から高度腎障害では投与禁忌になっています。インヴェガ®は腎機能に応じた投与設計が可能であり，相互作用が少なく，水溶性が増しているのに組織移行性が良好で，分布容積が大きいため半減期も長いことから，1 日 1 回投与が可能です（図 3）。副作用としては，高血糖，糖尿病性ケトアシドーシス，糖尿病性昏睡があり要注意です。

表2 炭酸リチウムの腎機能に応じた至適用量と薬物動態パラメータ

| 常用量 | GFR または CCr(mL/min) | | | HD(血液透析) PD(腹膜透析) | クリアランス | 分布容積 | 尿中排泄率 | バイオアベイラビリティ | タンパク結合率 | 消失半減期 |
|---|---|---|---|---|---|---|---|---|---|---|
| | 30~59 | 15~29 | <15 | | | | | | | |
| 400~1,200 mg/日 分2~3 | 400~1,200 mg/日 分2~3 | 50~75%に減量(腎障害ではリチウムが体内貯留しやすいため禁忌) | | 25~50%に減量 1回600mgを週3回透析後という報告あり (Am J Psychiatry 167：1409-1410, 2010)(腎障害ではリチウムが体内貯留しやすいため禁忌) | 27 mL/min | 0.5~0.8 L/kg | 95% | 85%以上 | 0% | 14~28 hr |

〔日腎薬誌特別号 p1-370, 2016 より引用〕

## 4 炭酸リチウム(リーマス®)

**Point** TDM対象薬の躁うつ病(双極性障害)治療薬で分子量74の小分子薬物。完全な腎排泄性薬物であり，腎障害のある患者には禁忌。高齢者・腎機能低下患者に投与する場合には腎機能に応じた減量が必要。

　これもまた向精神薬ですが，スルピリドと同様に完璧な腎排泄性薬物です。炭酸リチウムは薬物としては非常に珍しく，化学式 $Li_2CO_3$ で表される無機化合物です。もともとは食塩の代わりに塩化リチウムが用いられたことがありました。それにより死亡者も出たのですが，躁病の治療薬になることが明らかになり，精神医学に導入されました。

　現在では躁うつ病(双極性障害)に有効な治療薬として知られ，TDM(therapeutic drug monitoring：治療薬物モニタリング☞p103)を行いながら，患者個別の投与設計をします。現在では50種類以上の薬物が特定薬剤治療管理料として保険適応になっていますが，1980年に初めてTDM対象薬として血中濃度測定が保険適応になったのがこの炭酸リチウムです。

　血清リチウム濃度の有効治療域は，通常0.4~1.0 mEq/L，高齢者では0.4~0.8 mEq/L，急性双極性障害では最大1.2 mEq/Lが推奨されていますが，1.5 mEq/Lが中毒域とされ，下痢・嘔吐などの消化器症状，傾眠，錯乱，運動障害，発熱・発汗などが現れることがあります。リチウムの体内動態パラメータに着目してみましょう(表2)。肝代謝を受けることなく尿中排泄率は95%と高く，分布容積は総体液量と同じ0.5~0.8 L/kgで，まったくタンパク結合しません。またほぼ完全な腎排泄性でありながらGFRに比しクリアランスが27 mL/mLと低いため，消失半減期が14~28時間と長く，安定した効果が得られます。半減期が長いことから，定常状態濃度に達するのに2~5日とある程度の時間が必要であることも読み取れます〔半減期×4~5倍で血中濃度は定常状態に達する(p108)〕。そのため，リチウムの効果が出てくるまで，症状を抑えるために中等度以上の躁状態や興奮や易怒性の激しい場合にはオランザピン(ジプレキサ®)やア

リピプラゾール(エビリファイ®)といった非定型抗精神病薬が使われます。

スウェーデンでは，遠位尿細管・集合管障害による尿の濃縮障害を起こす腎性尿崩症がリチウム長期投与患者の30％に現れることが報告されています[1]。感染症を契機にした脱水やNSAIDs，RA系阻害薬，ループ利尿薬などの腎虚血誘因薬物の併用は，リチウム中毒症状である嘔気・下痢，発汗・発熱による脱水症状を助長し，尿細管壊死から末期腎不全に至ります。中毒時には口渇に応じた飲水，あるいはデスモプレシン点鼻液により治療します。

炭酸リチウムは腎排泄性薬物で，かつ腎障害も惹き起こすため，わが国では腎障害患者には禁忌になっていますが，高齢者や腎機能低下患者に投与する場合にはTDMが推奨されます。昏睡，振戦，ミオクローヌス，けいれんを起こす血清リチウム濃度が2.5 mEq/Lを超えた重症リチウム中毒時(特に4 mEq/L以上)には，炭酸リチウムがタンパク結合せず，分布容積が比較的小さく，分子量が小さいことから，拡散の原理を利用した血液透析が非常に有効です。ただし，活性炭にはリチウムが吸着しないため，活性炭を用いた血液吸着は無効です。

### 気になるワード▶TDM

TDMとは，治療効果や副作用に関するさまざまな要因をモニタリングしながら，それぞれの患者に応じた個別化薬物投与を行うこと。多くの場合，血中濃度が測定され，臨床所見と対比しながら投与計画が立てられる。一般にTDMはハイリスク薬物が対象となり，バンコマイシンやアミノグリコシド系抗菌薬などの抗菌薬，シクロスポリン，タクロリムスなどの免疫抑制薬をはじめ，抗てんかん薬，抗不整脈薬，抗がん薬の一部，強心配糖体のジゴキシン，気管支拡張薬のテオフィリンなどがTDM対象薬となっている。TDM対象薬の条件として，以下の特性を持った薬物があげられる。

1) 治療血中濃度範囲が狭く，副作用発現域と近接している，つまり安全性が低く重篤な副作用が起こりやすい薬物。
2) 薬物の体内動態に個人差が大きい。
3) 血中薬物濃度と薬効および副作用の強度が相関する。
4) 薬効評価となるマーカーになる指標がない。
5) 体内動態と有効治療濃度域がわかっている。
6) 体内動態が非線形の薬物(☞ p210)。
7) 服薬アドヒアランスの確認が必要な薬物。

### 引用文献

1) Bendz H, et al：Renal failure occurs in chronic lithium treatment but is uncommon. Kidney Int 77：219-224, 2010

# 2 神経内科編

## 1 リザトリプタン安息香酸塩（マクサルト®）

**Point** 腎機能正常者に比し AUC が有意に上昇したため，血液透析患者には禁忌になった 5-HT$_{1B/1D}$ 受容体作動型片頭痛治療薬。

　セロトニンの 5-HT$_{1B}$ 受容体を刺激することにより血管収縮作用を発揮し，5-HT$_{1D}$ 受容体を刺激することにより血管拡張物質の放出を抑制して，片頭痛を改善する薬物です。Lancet に掲載されたメタアナリシス[1]では，服用 2 時間後の効果，2 時間後の痛みの消失，2～24 時間以内の痛みの再発，痛みの消失の持続すべてにおいて，スマトリプタン（イミグラン®），ゾルミトリプタン（ゾーミッグ®），ナラトリプタン（アマージ®），エレトリプタン（レルパックス®），almotriptan（本邦未発売）に勝っていました。ただし作用時間は約 2 時間と短いです。

　尿中排泄率は経口投与後 14% ですが，バイオアベイラビリティ（☞ p50）が 45～48% ですので，真の尿中未変化体排泄率は 25～30% 程度と予測されます。腎機能障害患者（CCr 10～60 mL/min/1.73 m$^2$）にリザトリプタン 5 mg を経口投与したとき，未変化体の AUC は健康成人と比較して差を認めなかったものの，透析患者における AUC は健康成人に比べ 44% 増加したため，血液透析中の患者には禁忌となっています。

### 引用文献
1) Ferrari MD, et al：Oral triptans（serotonin 5-HT$_{1B/1D}$ agonists）in acute migraine treatment：a meta-analysis of 53 trials. Lancet 356：1668-1675, 2001

表1　分布容積の大きい腎排泄性薬物

| 分類 | 薬品名（商品名） | 分布容積 | 尿中未変化体排泄率 | 中毒性副作用 |
|---|---|---|---|---|
| 強心配糖体 | ジゴキシン（ジゴシン®） | 4〜8 L/kg | 75% | 不整脈 食欲不振 |
| 抗不整脈薬 | シベンゾリン（シベノール®） | 6〜7 L/kg | 60% | 低血糖 意識障害 |
| 抗パーキンソン病薬 | アマンタジン（シンメトレル®） | 5〜10 L/kg | 90% | 幻覚 せん妄 |

## 2 アマンタジン塩酸塩製剤（シンメトレル®）

**Point** アマンタジンは有機カチオン輸送系により尿細管分泌されるため，腎排泄性でありながら分布容積が大きく，血液浄化法でほとんど除去できない。腎機能低下患者に常用量投与したことによる死亡例の報告もあるハイリスク薬。

> **症例** 血清 Cr 値 6.4 mg/dL，BUN 148 mg/dL の末期腎不全患者。アマンタジンが 200 mg/日投与されていた（投与期間不明）。この投与量では腎機能正常者であれば血清濃度は 200〜900 ng/mL と安全域のはずだが，昏迷，痙攣，失語の発現後に死亡。剖検時の血漿濃度は 39,000 ng/mL と致死濃度以上になっていた[1]。

　腎不全患者に尿中排泄率90％の腎排泄性であるアマンタジン（シンメトレル®）を精神科で常用量投与してしまったため，幻覚，せん妄，意識障害，痙攣などの中毒症状が生じた。「アマンタジン中毒に血液浄化法が有効」という報告があったため，血液透析や活性炭を用いた血液吸着などを施行したがまったく症状が改善しなかったという経験はないでしょうか。これは，「血液浄化法が有効」という報告自体が間違っているのです。ここで，代表的な腎排泄性薬剤で毒性が強く，血液浄化法でまったくといっていいくらい除去不可能な3大薬物を紹介しましょう。

　それは，ジゴキシン（ジゴシン®），シベンゾリン（シベノール®），アマンタジンです（**表1**）。通常は腎排泄性薬物の多くは親水性であり，タンパクとも結合しにくく，腎から排泄されやすいです。この定説で8割程度の薬物の動態特性（吸収，分布，代謝，排泄の特性）が予測できます。逆に，脂溶性薬物の特徴は，①血液脳関門を通過しやすく，細胞膜の脂質二重層も通過し組織に移行しやすいので血中濃度は相対的に低い，②肝臓で代謝され親水性の増した代謝物あるいは抱合体となって腎または胆汁から排泄される，③タンパクと結合しやすいので親化合物の糸球体濾過量は低く，たとえ濾過されても近位尿細管で再吸収されやすいので腎クリアランスは低い，④向精神薬のほとんどが脂溶性で肝代謝性薬物である——ということです。これらが脂溶性薬物の定説で，やはりその8割程度の薬物の動態特性が予測できますが，ものには例外があります。

　シンメトレル®は脳梗塞後遺症やパーキンソン症候群に使う向精神薬ですから，血液脳関門を通過しやすく，細胞膜の脂質二重層を通過し組織に移行しやすいので，血中濃度が低い〔これを分布容積（Vd）が大きいという〕のですが，例外的に尿細管で分泌されるため，尿中に排泄されやすいのです。その理由はメマンチン（メマリー®），プラミペキソール（ビ・シフロール®）と同様に，有機カチオントランスポータ（OCT）の基質として，尿細管分泌されることによります（☞ **p49**）。

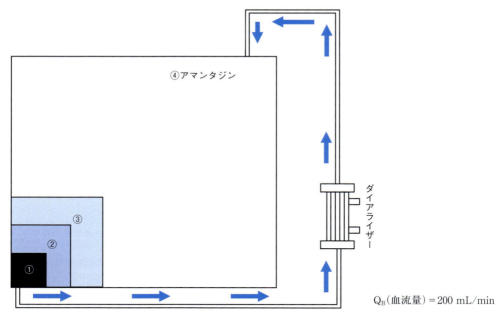

**図1 分布容積と薬物の透析性**
①血漿 2.5 L
②細胞外液量 10 L（アミノグリコシド系，βラクタム系）
③体内水分量 30 L（アシクロビル，アテノロールなど）
④アマンタジン 250 L

　そして，タンパク結合率は60％程度とさほど高くないにもかかわらず，透析で除去されない理由は Vd が大きいためです（図1）。血液浄化法は通常，血流量 200 mL/min 程度で行われるため，200 mL/min 以上のクリアランスは得られません。分布容積が少なくとも 250 L もあるアマンタジンを 200 mL/min 足らずのポンプによってくみ出して完全に浄化（ダイアライザーによる除去）しても，4時間の血液透析ではほとんど除去できないからです。文献検索をすると，これらの3種の薬物中毒を「血液浄化法によって救命しえた症例」というような報告が多くありますが，これらはすべて間違いと思ってよいでしょう。

### 気になるワード ▶ 分布容積（Vd : volume of distribution）

　分布容積＝体内薬物量/血中濃度で表される。つまり，薬物が見かけ上，血中濃度と等しい濃度で均一に分布するような体液の容積のことで，体内量と血中濃度を結び付けるために考えられた換算定数である。組織への移行性が高く，また薬物の血中濃度が低いほど，分布容積は大きくなる。分布容積が 2 L/kg 以上の薬物，あるいはタンパク結合率が90％以上の薬物は血液透析によって除去できないと考えてよい[2]。

#### 引用文献
1) Hartshorne NJ, et al：Unexpected amantadine intoxication in the death of a trauma patient. Am J Forensic Med Pathol 16：340-343, 1995
2) 平田純生，他：血液透析による薬物除去率に影響する要因．透析会誌 37：1893-1900, 2004

表2　腎機能低下患者で減量が必要な代表的な向精神薬

| | | | |
|---|---|---|---|
| ベンゾジアゼピン系催眠・抗不安薬 | ベンゾジアゼピン系のうちミダゾラム(ドルミカム®)は活性代謝物の蓄積により長期間昏睡に陥ったという報告がある | 抗てんかん薬 | ガバペンチン(ガバペン®)の尿中排泄率は100％、レベチラセタム(イーケプラ®)を経口投与後の尿中排泄率は約60％ |
| 定型抗精神病薬 | スルピリド(ドグマチール®)の尿中排泄率は90〜93％ | 抗パーキンソン病薬 | アマンタジン*(シンメトレル®)の尿中排泄率は90％、プラミペキソール*(ビ・シフロール®)の尿中排泄率は90％ |
| 非定型抗精神病薬 | パリペリドン(インヴェガ®)の尿中排泄率は60％、リスペリドン(リスパダール®)は代謝物のパリペリドンが蓄積する | 筋弛緩薬 | バクロフェン(ギャバロン®、リオレサール®)の尿中排泄率70〜93％、ロクロニウム(エスラックス®)は38％、チザニジン(テルネリン®)は尿中排泄されないが血中濃度が上昇する |
| 抗うつ薬 | SNRIのミルナシプラン(トレドミン®)の尿中排泄率は60％、デュロキセチン(サインバルタ®)は尿中に排泄されないが腎機能低下に伴い血中濃度が上昇する。NaSSAのミルタザピン(レメロン®、リフレックス®)は尿中排泄されないものの腎機能低下に伴い血中濃度が上昇する。気分安定薬の炭酸リチウム(リーマス®)の尿中排泄率は95％ | 脳循環代謝改善薬 | チアプリド(グラマリール®)の尿中排泄率は72％以上 |
| | | アルツハイマー型認知症治療薬 | メマンチン*(メマリー®)の尿中排泄率は58.8％ |

*有機カチオン輸送系を介して腎排泄される。

## 3 チアプリド塩酸塩(グラマリール®)

**Point** 向精神薬なのに腎排泄性のため、腎機能低下患者では減量が必要な薬。ベンズアミド誘導体などの抗ドパミン薬との併用により、錐体外路症状が発現しやすくなる。

　向精神薬は、原則として脂溶性薬物のみが血液脳関門を通過して作用を表しますが、チアプリドはスルピリド(ドグマチール®)、メトクロプラミド(プリンペラン®)と同じく、ベンズアミド誘導体に分類されています(☞p97)。スルピリドと同様、向精神薬でありながら腎排泄性薬物で、尿中未変化体排泄率が71.7％(添付文書では「健康成人に経口投与後、24時間までに投与量の71.7％が未変化体として排泄される」と記載されている)と例外的な向精神薬です(表2)。バイオアベイラビリティ(F)が100％、つまり吸収率が100％で、初回通過効果をまったく受けません。チアプリドは高齢者に多い脳梗塞後遺症に伴う攻撃的行為、精神興奮、徘徊、せん妄の改善薬として知られています。これらの3種のベンズアミド系薬物は遅発性ジスキネジア(口の周辺の異常な運動や舌の震えなど)を起こしやすいのが、共通の難点であることをスルピリドの項でも述べました。チアプリドは抗ドパミンD₂受容体阻害作用により、ジスキネジアを発現させることがあるにもかかわらず、ドパミン系神経の過剰な亢進による特発性ジスキネジアや、パーキンソニズムに伴う症候性のジスキネジアに効果がある薬です。

　腎排泄性であるため、高齢者に多い腎機能低下患者では、過鎮静や傾眠傾向、また抗ドパミン作用による流涎、嚥下困難などの錐体外路症状が起こりやすく、注意が必要です。せん妄や夜間徘徊には通常、1日75〜150mgが常用量ですが、透析患者では25mg/日の投与でも嚥下困難を

起こすことが報告されており[1]，高齢者では開始量として1回25 mg 1日1〜2回が推奨されています。

**引用文献**
1) 島祐子，他：入院患者におけるチアプリドの投与量—1日25 mgでも要観察—．日病薬誌 44：747-749, 2008

## 「この薬は蓄積性がありません」のウソに注意

**Point** 一般的な薬物で血中濃度が蓄積し続ける薬物はない。

　グラマリール®の添付文書に，以下のような一文と表が載っています。「老年患者にチアプリド錠100 mgを経口投与した場合，1日3回ずつの連続経口投与でも血清中濃度は投与1週間以内に定常状態に達し，蓄積傾向は認められなかった」。このような記載，あるいは製薬会社の宣伝をよく耳にしますがいかがなものでしょうか．蓄積とは蓄える，溜まることを意味しますが，この場合，血中濃度が上昇しないことを言いたいのだと思います．ただし蓄積する薬物ってあるでしょうか．

　薬物は半減期×1倍の時間の経過で定常状態濃度，つまり連続投与して血中濃度がプラトーになる濃度の50％の濃度になります．そして半減期×2倍で定常状態濃度の75％，3倍で87.5％，4倍で93.75％，5倍で96.875％の濃度になります．つまり，どんな薬物でも半減期×4〜5倍で定常状態濃度に達するため，これ以降，蓄積しないのです．定常状態に達する時間が長いため早く効かせたいときには，図2の破線のように初回負荷投与すればよいだけのことです．そのため，半減期が1時間と短い薬であれば「24時間の血中濃度の推移を調べれば24時間以内に定常状態に達し，蓄積傾向は認められなかった」と書けますし，100時間と長い薬であっても「1か月間の血中濃度の推移を調べれば20日程度で定常状態に達し，蓄積傾向は認められなかった」と表現できるわけです．ある製薬会社のMRが「この薬は蓄積性がありません」と言ってきたら，「血中薬物濃度が蓄積し続ける薬があれば教えてほしい」と切り返してもよいかもしれません．

　ある種の重金属や農薬など，脂肪組織や骨に蓄積する化学物質はあるかもしれませんが，一般的な薬物で血中濃度が蓄積し続ける薬物はありません．

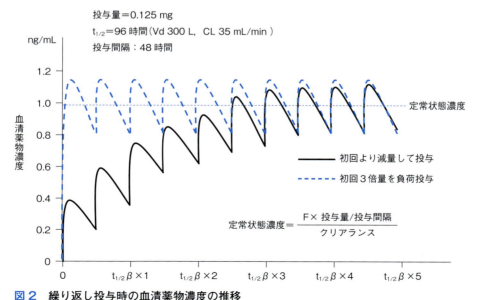

**図2　繰り返し投与時の血清薬物濃度の推移**
末期腎不全患者にジゴキシンを投与し，早期に効果を期待する場合----のように初回負荷投与する．

## 4 ガバペンチン（ガバペン®），ガバペンチン エナカルビル（レグナイト®）

**Point** 向精神薬としては珍しくほぼ100％が尿中排泄されるガバペン®，レグナイト®は高度腎機能低下患者には投与禁忌。

　Restless legs syndrome（むずむず脚症候群）の治療薬として用いられているガバペンチン エナカルビル（レグナイト®）は，消化管上皮細胞内，あるいは肝臓などに存在しているカルボキシルエステラーゼにより速やかに加水分解され，活性代謝物であるガバペンチンになります。尿中排泄率100％と高いため，全身クリアランス＝GFRとなり，高度の腎機能障害患者〔クレアチニンクリアランス（CCr）30 mL/min 未満〕では活性代謝物であるガバペンチンの排泄が遅延し，血漿中濃度が上昇するおそれがあるため投与禁忌になっています。

　ガバペンチン（ガバペン®）は抗てんかん薬ですが，海外では神経障害性疼痛にも適応があり，透析患者の皮膚掻痒症にも効果があるという報告があります。ガバペンチンは分配係数（logP）が－1.18（pH4.0，1-オクタノール/水系溶媒）と，やや水溶性で，この薬物も尿中未変化体排泄率100％と完全に腎排泄によって消失する薬物です。

　通常，このような水溶性薬物は血液脳関門を通過できませんが，ガバペンチンの化学構造は抑制性伝達物質γ-アミノ酪酸（GABA）に類似しているため，トランスポータによって脳内に取り込まれます。しかし，GABA受容体への親和性はありません。Caの流入を抑制することで，グルタミン酸などの興奮性神経伝達物質の遊離を抑制します。分子量は171 Daと小さく，タンパク結合はほとんどせず，分布容積は総体液量に近似するため，透析では除去されやすいと考えられます。L-アミノ酸輸送体によって消化管吸収されますが，このようなトランスポータは大量投与によって飽和するため，用量依存的に吸収率が低下します。

　ガバペン®，レグナイト®ともに腎排泄性薬物であり，腎機能に応じた至適用量の設定が必要です。体内でほとんど代謝されずに腎排泄され，肝代謝クリアランスはゼロであるため，薬物代謝酵素に関わる相互作用が起こらないのが利点といえます。

**表3** ガバペンチンの腎機能に応じた至適用量設定と薬物動態

| 薬剤名 | 一般名 | ガバペンチン | ガバペンチン エナカルビル |
|---|---|---|---|
| | 商品名 | ガバペン®錠 | レグナイト®錠 |
| 常用量 | | 初日1日量600 mg，2日目1日量1,200 mgをそれぞれ3回に分割経口投与。3日目以降は，維持量として1日量1,200 mg〜1,800 mgを3回に分割経口投与（1日最高投与量は2,400 mg） | 1日1回600 mgを夕食後に経口投与 |
| GFRまたはCCr (mL/min) | 30〜59 | 初日400 mg 分2 維持量600〜800 mg 分2（最高1,000 mg 分2） | 1回600 mgを2日に1回 (Renal Pharma-cotherapy, 2013) |
| | 15〜29 | 初日1回200 mgを1日1回，維持量1回300 mg〜400 mgを1日1回（最高500 mg） | 活性代謝物であるガバペンチンの排泄が遅延し，血漿中濃度が上昇するおそれがあるため禁忌 |
| | <15 | 初日1回200 mgを1日1回，維持量1回1回200または2日に1回 300 mg（最高200 mg/日） | |
| HD（血液透析）PD（腹膜透析） | | 初日1回200 mgを1日1回，維持量1日1回200 mg（HD日にはHD後），または週3回HD後に1回200〜400 mg，CAPD患者ではGFR＜15 mL/minに準じる | |
| CL | | 116.2 mL/minでGFRにほぼ等しい | ガバペンチン：116.2 mL/minでGFRにほぼ等しい |
| Vd | | 0.7 L/kg | ガバペンチン：0.7 L/kg |
| fe | | ほぼ100% | ガバペンチン：ほぼ100% |
| BA | | 200 mg投与時70.1%，400〜800 mg投与時41〜46%，L-アミノ酸輸送体によって吸収されるため，用量依存的に吸収率が低下する。 | 消化管全体に存在する高容量輸送体MCT1によって吸収されるため吸収の飽和が見られない。経口投与時の尿中回収率94.1%より高い。 |
| PBR | | 3%未満 | ガバペンチン：3%未満 |
| $t_{1/2}\beta$ | | 5〜8 hr，無尿患者では132 hr | ガバペンチン：5〜8 hr |
| 代謝・CYP・トランスポータ | | 代謝されない | ガバペンチンはほとんど代謝されない（プロドラッグ）。 |
| 特記事項 | | 完全な腎排泄性薬物であり，腎機能低下患者には適切な減量が必要。 | |

## 5 レベチラセタム（イーケプラ®）

**Point** てんかん部分発作の単独または併用療法の標準薬。ほとんどが腎から排泄されるため，腎機能障害では軽度から減量必要。

　レベチラセタムは，世界では部分発作の治療において他の抗てんかん薬との併用療法における標準的な治療薬として位置付けられるにとどまらず，海外の国際抗てんかん連盟（ILAE）のガイドラインでは，単剤療法での有効性エビデンスのレベルが高いと評価されており，欧州では単剤療法開始時の第一選択薬の1つとしてすでに位置付けられています。本邦においても，2015年2月にてんかん部分発作の単独療法に使用可能となり，2016年2月には，他の抗てんかん薬で十分な効果が得られていない強直間代性発作に対する併用療法についても承認されています。レベチラセタムは，既存の抗てんかん薬とは異なる作用機序を有し，レベチラセタムと脳のシナプス小胞蛋白2A（SV2A：synaptic vesicle protein 2A）との結合が発作抑制作用に寄与していると考えられています。この他にN型$Ca^{2+}$チャネル阻害，細胞内の$Ca^{2+}$遊離抑制，GABAおよびグリシン作動性電流に対するアロステリック阻害の抑制，神経細胞間の過剰な同期化の抑制が認められており，これらも発作抑制作用に関与していると考えられています。

　レベチラセタムのバイオアベイラビリティはほぼ100%で，ほとんど腎から未変化体として排

表 4　腎機能に応じたレベチラセタムの推奨投与量

| CCr (mL/min) | ≧80 | ≧50 ～＜80 | ≧30 ～＜50 | ＜30 | 透析中の腎不全患者 | 血液透析後の補充用量 |
|---|---|---|---|---|---|---|
| 1日投与量 | 1,000～3,000 mg | 1,000～2,000 mg | 500～1,500 mg | 500～1,000 mg | 500～1,000 mg | ― |
| 通常投与量 | 1回500 mg 1日2回 | 1回500 mg 1日2回 | 1回250 mg 1日2回 | 1回250 mg 1日2回 | 1回500 m 1日1回 | 250 mg |
| 最高投与量 | 1回1,500 mg 1日2回 | 1回1,000 mg 1日2回 | 1回750 mg 1日2回 | 1回500 mg 1日2回 | 1回1,000 mg 1日1回 | 500 mg |

泄されます．このため，腎機能障害のある患者では腎からの排泄が遅延し，見かけの全身クリアランスは腎機能正常者（CCr≧80 mL/min/1.73 m$^2$）と比較して，軽度低下者（50≦CCr＜80 mL/min/1.73 m$^2$）では40％，中等度低下者（30≦CCr＜50 mL/min/1.73 m$^2$）で52％，重度低下者（CCr＜30 mL/min/1.73 m$^2$）で60％低下します．さらに，血液透析患者では非透析時の見かけの全身クリアランスは腎機能正常者の約20％に低下します．したがって，表4に示すCCrに応じた投与量と投与間隔の調節が必要となります．また，血液透析による除去率は81％であり，効率的に除去されるため，血液透析後に補充用量を投与します．

このほか，連用中に投与量の急激な減量や投与中止によるてんかん発作の増悪やてんかん重積状態が現れることがあるため，投与中止の場合には，少なくとも2週間以上かけて徐々に減量するなど注意が必要となります．

### 気になるワード ▶ SV2A

SV2Aは，小胞膜を12回貫通する糖タンパク質で，内分泌細胞や神経細胞に存在するが，特に神経系では神経伝達物質の種類に関係なく広い発現が認められている．SV2Aは，神経伝達物質の放出の制御に関与していると推測されているが，その機序として細胞内基質のトランスポータとしての機能，Ca$^{2+}$依存性シナプス小胞開口放出を制御するCa$^{2+}$センサーの機能を有するシナプタグミンの調節機能，SV2Aの糖鎖部分が神経伝達物質，またはATPなどを保持するマトリックスとしての機能を担う可能性が報告されている．

## 6 プラミペキソール（ビ・シフロール®，ミラペックス®）

**Point** アマンタジンと同様，有機カチオン輸送系により尿細管分泌されるため，向精神薬としては珍しく腎排泄性の薬物．

認知症を伴わない70歳未満のパーキンソン病患者については，レボドパではなくプラミペキソール（ビ・シフロール®），カベルゴリン（カバサール®），ペルゴリド（ペルマックス®），ブロモクリプチン（パーロデル®），ロピニロール（レキップ®），タリペキソール（ドミン®）などのドパミンアゴニストを第一選択とすることが推奨されています．また，プラミペキソールは欧米ではrestless legs syndrome（むずむず脚症候群）の第一選択薬として用いられており，日本でも適応があります．プラミペキソールは非麦角系ドパミンアゴニストですので，ブロモクリプチンなど

の麦角系でよく見られる嘔気などの消化管系の副作用は少ないですが，眠気の副作用が比較的多いとされています．また，大量投与では症状が悪化することもあるため要注意です．

　向精神薬としては珍しく，ほとんど代謝を受けることなく尿中に未変化体として90％近くが排泄されます．プラミペキソール塩酸塩水和物徐放錠(ミラペックス®LA錠)は，CCr<30 mL/minの患者には投与禁忌になっており，この理由はおそらく，腎排泄性薬物は腎機能が低下すれば消失半減期が延長するため，徐放製剤を使用するメリットがないのと，一度血中濃度が上昇し，中毒性副作用が起こると有害反応が遷延してしまうおそれがあるからだと思われます．したがって腎機能が低下した患者に対しては，速効錠でありながら作用時間が延長するプラミペキソール塩酸塩水和物(ビ・シフロール®錠)を慎重に投与します．アマンタジン併用により腎の有機カチオントランスポータ(OCT)を介したクリアランスが75.8％に低下する相互作用の報告[1]があることから，脂溶性にもかかわらずトランスポータを介して尿細管分泌される腎排泄性薬物と考えられ，向精神薬としては珍しく，腎機能低下患者に減量が必要な薬物です．

#### 引用文献
1) 山村典男, 他：プラミペキソールの日本人パーキンソン病患者における母集団薬物動態解析. 臨床薬理 35：232S, 2004

## 7 メマンチン(メマリー®)

**Point** 腎排泄性のアルツハイマー病の薬．腎機能障害では慎重投与であり，透析時のデータなし．重曹との併用で血中濃度上昇に注意．

　メマンチンはNMDA受容体と結合することで，過剰な活性化を抑制し，神経細胞保護作用および記憶・学習障害抑制作用を示します．NMDA受容体は中枢神経系の主要な興奮性神経伝達物質であるグルタミン酸の受容体のサブタイプの1つで，記憶や学習に関与するとされます．アルツハイマー型認知症ではこの受容体が過剰に活性化し，持続的な電気シグナルが増幅されるため，神経伝達シグナルが伝達されにくくなっていると考えられています．メマンチンは単独で使用されるほか，作用機序の異なるアルツハイマー治療薬(コリンエステラーゼ阻害薬)と併用療法にも用いられます．

　メマンチンはほとんど代謝を受けずに未変化体として尿中へ排泄される腎排泄性の薬剤であり，腎機能が低下する程度に応じて，消失半減期の延長とAUCの増大が認められています．そのため，腎機能障害のある患者には慎重投与とされており，特に高度腎機能障害(CCr 30 mL/min未満)の患者では，状態を観察しながら慎重に投与し，維持量を1日1回10 mgとすることとされています．また，承認前の国内臨床試験では，透析患者に投与経験がなく，透析での除去率に関するデータはありませんが，タンパク結合率は低いものの，分布容積(Vd)が800 L/body以上であるため，透析で除去されないと予測されます．透析患者は維持量を1日1回10 mgとするなど，患者の状態を観察しながら慎重に投与する必要があります．

　また，炭酸水素ナトリウムの併用により尿pHをアルカリ性状態にした場合，メマンチンのクリアランスが大きく低下したとの報告があり(図3)[1]，尿細管性アシドーシス，重度の尿路感染症等を有する患者では，尿pHの上昇により血中濃度が高くなるおそれがあります．これはメマンチンが弱塩基性薬物であるため，尿pHのアルカリ化により尿細管における再吸収が増加するためと考えられます．

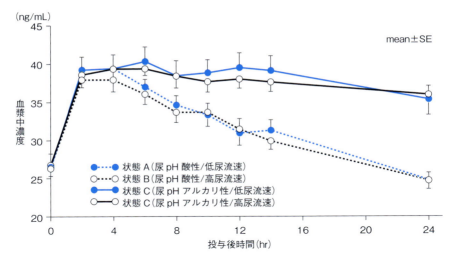

**図3 尿 pH および尿流速別の血漿中濃度推移（海外データ）**
炭酸水素ナトリウムとの併用によりメマンチンのクリアランスが低下し，血中メマンチン濃度が高く維持される

### 引用文献

1) Freudenthaler S, et al：Influence of urine pH and urinary flow on the renal excretion of memantine. Br J Clin Pharmacol 46：541-546, 1998

# 3 整形外科・ペインクリニック・リウマチ科編

## 1 NSAIDs：ロルノキシカム（ロルカム®），セレコキシブ（セレコックス®）

**Point** NSAIDsのロルノキシカム，セレコキシブはCYP2C9阻害作用があり，ワルファリンの血中濃度を上昇させ出血リスクを高めるため，ワルファリンと絶対に併用してはならない。

　もともとワルファリン服用者に，胃腸障害が強く抗血小板作用のあるNSAIDsを併用すると消化管出血の危険性が増しますが，実はこの相互作用には代謝阻害も関わっていると考えられます。NSAIDsの多くがCYP2C9で代謝されますが，ロルノキシカム（ロルカム®）はCYP2C9阻害作用があり，活性の強い光学異性体であるS-ワルファリンの血中濃度（AUC）を1.58倍上昇させる（ラセミ体で1.32倍）[1]という相互作用が問題となります。イブプロフェン（ブルフェン®），インドメタシン（インテバン®），メフェナム酸（ポンタール®），ピロキシカム（バキソ®/フェルデン®），セレコキシブ（セレコックス®）もCYP2C9を阻害し，セレコキシブに関してはワルファリンの相互作用により重篤な出血の副作用を起こしたという報告があります[2]。すなわち，ワルファリン服用患者ではCYP2C9阻害作用のあるNSAIDsの併用は極めて慎重であるべきであり，このような症例の鎮痛・解熱にはCYP阻害作用のないアセトアミノフェン（NSAIDではなく鎮痛解熱薬）を併用することをおすすめします。

### 引用文献
1) Kohl C, Steinkellner M：Prediction of pharmacokinetic drug/drug interactions from *in vitro* data：interactions of the nonsteroidal anti-inflammatory drug lornoxicam with oral anticoagulants. Drug Metab Dispos 28：161-168, 2000
2) Malhi H, et al：Warfarin and celecoxib interaction in the setting of cytochrome P450（CYP2C9）polymorphism with bleeding complication. Postgrad Med J 80：107-109, 2004

## 2 NSAIDs：スリンダク（クリノリル®），エトドラク（ハイペン®）

**Point** 薬剤性腎障害（DKI）のリスクの低いNSAIDsはクリノリル®，ハイペン®ではなく意外とセレコックス®かもしれない。

　腎機能低下患者にNSAIDsを投与することはやはり気になります（☞ p24）。「腎障害例にはスリンダク（クリノリル®），エトドラク（ハイペン®）を投与する」という医師は多いですが，その根拠となる論文はあるのでしょうか。二重盲検法による各種NSAIDsの血清Cr上昇を調べた論文[1]では，血清Cr値が上昇した頻度はプラセボ1.7％に比し，アスピリン2.4％，エトドラク1.2％，スリンダク1.7％と差がないと報告しています。
　スリンダク自身には薬効はなく，腸管から吸収後に肝で代謝され，スルフィド体という活性代謝物になって効果を発揮するプロドラッグであるため，スリンダクには胃障害は少ないとされています。全身ではプロスタグランジン（PG）合成を阻害しますが，腎組織では活性をもたないスリンダクに戻ります。活性代謝物のスルフィド体は腎からはほとんど排泄されないため[2]，腎に

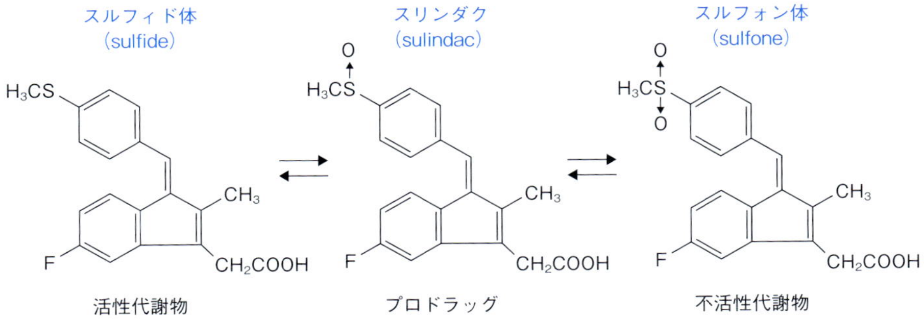

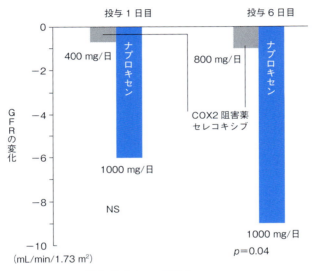

**図1 スリンダクの代謝**
〔日医工株式会社：クリノリル®錠インタビューフォームより引用〕

**図2 NSAIDs 投与後の GFR の変化**
セレコキシブ投与6日目，800 mg/日に増量しても GFR の低下はナプロキセン群に比し有意に軽度であった
〔Whelton A, et al：Arch Int Med 160：1465-1470, 2000〕

おける PG 産生を阻害しないことから腎機能障害が少ないとされていますが[3]，エトドラク同様，腎障害を起こしにくいという明らかなエビデンスは見当たりません。最近の報告では，エトドラクもスリンダクも他の NSAIDs と同様に薬剤性腎障害(DKI：drug-induced kidney injury)のリスクを有意にあげています[4]。

一方，『エビデンスに基づく CKD 診療ガイドライン 2009』では CKD 患者に推奨される安全な消炎鎮痛薬(「消炎」と書いていながら NSAIDs だけでなく，抗炎症作用がないアセトアミノフェンも含んでいる)はないとした記載は，「エビデンスに基づく CKD 診療ガイドライン 2013」では削除され，COX-2 選択性阻害薬と非選択性 NSAIDs 間に有意差がないという1つの大規模コホート研究[5]と rofecoxib を用いた無作為化比較試験[6]などを引用して，「高齢者 CKD において，COX-2 非選択性 NSAIDs と同等に腎障害を進行させるため，すべての NSAIDs の使用は必要最小限とする」と記載されています。

しかし COX-2 選択的阻害薬のセレコキシブに関しては，非選択的 NSAIDs に比し，腎障害が少ないという報告は筆者が検索しただけでも少なくとも5報あります。600人を対象にした無作

為化二重盲検プラセボ比較試験でジクロフェナクでは有意な血清 Cr 値の上昇を認めたが，セレコキシブでは差がなかったという報告[7]，ナプロキセンと比較した無作為化クロスオーバー単盲検比較試験ではセレコキシブ群ではナプロキセン群に比し，GFR の低下度が有意に軽度であったという報告(図2)[8]や 19,163 人のコホートスタディでセレコキシブは rofecoxib に比し，末期腎不全に移行するリスクが有意に低かったという報告[9]を含みます。その他に，セレコキシブ 800 mg/日の大量投与でも eGFR に変化がなかったという報告[10]，さらに腎機能悪化リスク，腎不全になるリスクは同じ COX-2 選択的阻害薬同士でも rofecoxib に比し，セレコキシブで有意に低かったという報告[11]など，レベルが高い報告も含まれており注目に値します。

### 引用文献

1) Shand DG, et al：The effect of etodolac administration on renal function in patients with arthritis. J Clin Pharmacol 26：269-274, 1986
2) 日医工株式会社：クリノリル®錠インタビューフォーム．2011 年 3 月改訂，2011
3) Weisman SM, et al：Indications and contraindications for the use of nonsteroidal antiinflammatory drugs in urology. Semin Urol 3：301-310, 1985
4) Lafrance JP, Miller DR：Selective and non-selective non-steroidal anti-inflammatory drugs and the risk of acute kidney injury. Pharmacoepidemiol Drug Saf 18：923-931, 2009
5) Gooch K, et al：NSAID use and progression of chronic kidney disease. Am J Med 120：e1-7, 2007
6) Swan SK, et al：Effect of cyclooxygenase-2 inhibition on renal function in elderly persons receiving a low-salt diet. A randomized, controlled trial. Ann Intern Med 133：1-9, 2000
7) McKenna F, et al：Celecoxib versus diclofenac in the management of osteoarthritis of the knee. Scand J Rheumatol 30：11-18, 2001
8) Whelton A, et al：Effects of celecoxib and naproxen on renal function in the elderly. Arch Intern Med 160：1465-1470, 2000
9) Kuo HW, et al：Analgesic use and the risk for progression of chronic kidney disease. Pharmacoepidemiol Drug Saf 19：745-751, 2010
10) Benson P, et al：Renal effects of high-dose celecoxib in elderly men with stage D2 prostate carcinoma. Clin Nephrol 78：376-381, 2012
11) Zhao SZ, et al：A comparison of renal-related adverse drug reactions between rofecoxib and celecoxib, based on the World Health Organization/Uppsala Monitoring Centre safety database. Clin Ther 23：1478-1491, 2001

## 3 アセトアミノフェン(カロナール®錠，アセリオ®静注液，アルピニー®坐剤)

**Point** 高齢者で腎機能低下リスクの高い症例の鎮痛には NSAIDs ではなく，アセトアミノフェンの十分量投与が望まれる。ただし肝障害には要注意。

アセトアミノフェン(カロナール®錠，アセリオ®静注液，アルピニー®坐剤)は主に，中枢神経系におけるプロスタグランジン(PG)の合成を阻害して鎮痛効果をもたらします。脳の体温調節中枢における内因性発熱物質の産生を抑制する一方，末梢の PG にはほとんど作用しません。そのため，アセトアミノフェンは抗炎症作用は期待できない代わりに，NSAIDs に伴う 4 大副作用である胃腸障害，薬剤性腎障害(DKI)，抗血小板作用による易出血性，アスピリン喘息はほとんど認めません。アセトアミノフェンは NSAIDs のように GFR を速やかに低下させることはなく，単独では DKI を起こさないため，1996 年に米国腎臓財団 Ad Hoc Committee は腎臓病患者への鎮痛薬としてアセトアミノフェンを推奨し，NASIDs は医師の指示なしで服用しないことと

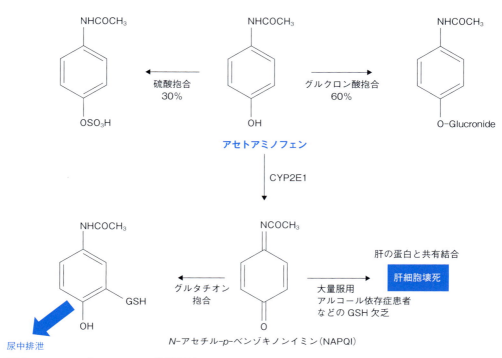

図3 アセトアミノフェンの代謝経路

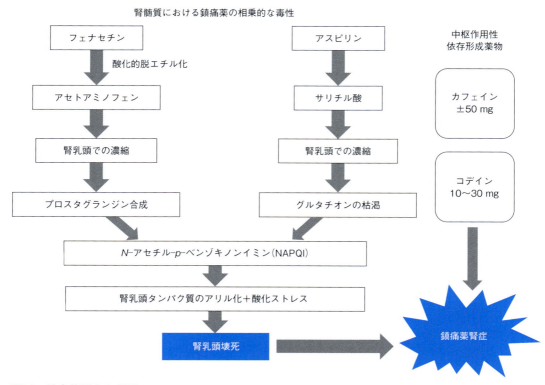

図4 鎮痛薬腎症の成因
〔Elsevier MM, De Broe ME：Drug Safety 20：15-24, 1999 を改変〕

しました[1]。さらに2009年，米国老年医学会はアセトアミノフェンを高齢者に対する鎮痛薬の第一選択薬として位置付けました[2]。

しかし一方で，アセトアミノフェンを含む鎮痛薬の生涯にわたる累積服用量の増加により，鎮痛薬腎症と称される乳頭壊死から不可逆性の末期腎不全に至ることがあることも報告されています[3]。

通常，アセトアミノフェンは約60%がグルクロン酸抱合，30%が硫酸抱合され活性を失って尿中に排泄されますが[4]，一部はCYP2E1によって反応性の高い毒性代謝物，N-アセチル-p-ベンゾキノンイミン（NAPQI）になり，NAPQIはグルタチオン抱合されることによって無毒化されるとともに速やかに尿中に排泄されます。しかし，アセトアミノフェン7.5 g/日以上の大量服用によってグルクロン酸と硫酸による抱合過程が飽和することにより，CYP2E1による代謝が促進されます。それによりNAPQIを無毒化するグルタチオンが枯渇しやすくなり，あるいはアルコール依存症患者では肝臓のグルタチオン貯蔵がもともと低下しており，しかもCYP2E1が誘導されやすいため活性の高いNAPQIが蓄積し，肝のタンパクと共有結合することによって肝細胞壊死を起こします（図3）。このような機序があるため，アセトアミノフェンは薬剤性肝障害の原因でトップの薬剤です。

鎮痛薬腎症とは，製造中止になったフェナセチンをはじめ，アセトアミノフェンやアスピリン，ピラゾロン系鎮痛薬などにカフェインやコデインが配合された鎮痛薬の乱用によって，腎乳頭壊死に至る特徴的な疾患です。鎮痛薬腎症はゆっくりと潜在性に進行するため，多くの鎮痛薬腎症の患者は尿毒症症状が現れて初めて受診することが少なくありません[5]。このメカニズムとして，アセトアミノフェンとアスピリンを併用すると，アスピリンがサリチル酸になり腎皮質および乳頭部に高濃度に濃縮されることが引き金となります。サリチル酸はグルタチオンを枯渇させることによって毒性代謝物NAPQIが生成され，腎乳頭タンパク質のアリル化および酸化ストレスによって腎乳頭壊死を起こし，不可逆的な腎機能障害を起こす[3]といわれています（図4）[6]。すなわち，アスピリンとアセトアミノフェンを含む鎮痛薬配合剤の大量連日服用が鎮痛薬腎症の原因であり，アセトアミノフェン単独での腎障害はほとんど発症しません[6]。だから腎機能低下症例にはNSAIDsではなく，アセトアミノフェンが推奨されるのです。ただし，1日1,500 mg程度の投与量では解熱作用はしっかり発揮しますが，NSAIDsのような鎮痛作用は期待できません。また，1日4 gの投与量では欧米人に劣る体格の日本人では肝障害が危惧されます。アセトアミノフェン錠500 mg錠が発売されたことを考慮すると，1回500 mg（500 mg錠）～600 mg（300 mg錠を2錠）を1日3～4回（できるだけ食後）の投与が適切であり，この用量であれば透析患者でも減量の必要はないと考えられます。

### 引用文献

1) Henrich WL, et al：Analgesics and the kidney：summary and recommendations to the Scientific Advisory Board of the National Kidney Foundation from an Ad Hoc Committee of the National Kidney Foundation. Am J Kidney Dis 27：162-165, 1996
2) American Geriatrics Society Panel on Pharmacological Management of Persistent Pain in Older Persons：Pharmacological management of persistent pain in older persons. J Am Geriatr Soc 57：1331-1346, 2009
3) Duggin GG：Combination analgesic-induced kidney disease：the Australian experience. Am J Kidney Dis 28：S39-S47, 1996
4) Martin U, et al：The disposition of paracetamol and the accumulation of its glucuronide and sulphate conjugates during multiple dosing in patients with chronic renal failure. Eur J Clin Pharmacol 41：43-46, 1991
5) Elseviers MM, et al：鎮痛薬とアミノサリチル酸．"臨床家のための腎毒性物質のすべて"，De Broe ME, Porter GA, et al 編：臨床化のための腎毒性薬物のすべて．シュプリンガー・ジャパン，東京，2008, pp214-226
6) Elseviers MM, De Broe ME：Analgesic nephropathy：is it caused by multi-analgesic abuse or single substance use? Drug Saf 20：15-24, 1999

3 カロナール®錠，アセリオ®静注液，アルピニー®坐剤　119

## コラム　アセトアミノフェン単剤では腎障害にならない？

**Point** 鎮痛薬腎症はフェナセチンの製造中止後減少したが，アセトアミノフェンを含む鎮痛薬の複合剤の連日大量服用によっても起こる。ただし，アセトアミノフェン単剤による腎障害は非常にまれである。

　かつてはオーストラリアの透析導入原因の 22％が鎮痛薬腎症と言われていました。ベルギーはオーストラリアに次いで鎮痛薬腎症の発症率が高かったため，この研究が進んでいます[1]。**図 5 の上の帯グラフ**に示すように，**鎮痛薬腎症を発症した 97％が鎮痛薬複合剤であり，アスピリンやアセトアミノフェンなどの単剤の使用では鎮痛薬腎症は 3％しか発症していません**。多種類のブランド名の OTC 鎮痛薬複合剤を服用した症例では，どのブランドの鎮痛薬複合剤が鎮痛薬腎症の原因かわからないため，それを除いたものが**図 5 の真ん中の帯グラフ**です。そして，問題のフェナセチン含有製剤を除いたのが**図 5 の下**の帯グラフです。その成分を調べた内訳が**図 5 の下の表**です。

　鎮痛薬腎症はもともとフェナセチン含有鎮痛薬が原因と考えられていましたが，フェナセチン製造中止後も，少ないながらも発症しており，アスピリンとアセトアミノフェンの合剤が 18 症例を占め，ピラゾロン系（ピリン系）の合剤が 46 症例中 22 症例を占めています。これらの結果も踏まえて，米国腎臓財団，ヨーロッパの科学者グループは，「鎮痛薬腎症は 2 つの鎮痛薬を含み，ほとんどがカフェイン±コデインを含む多種類の鎮痛薬製剤の過剰服用によって，腎乳頭壊死と慢性間質性腎炎を起こす進行性の腎不全である」と定義しました（☞ **p117**）。ピラゾロン系同士の合剤は，この定義ができる前に製造中止になったのかもしれません。

　また，アセトアミノフェン年間服用量が 366 錠を超えると末期腎不全になるオッズ比が 2.1 倍に，あるいは生涯 5,000 錠以上の服用でオッズ比が 2.4 倍になるという報告[2]も，他の鎮痛薬も含まれて

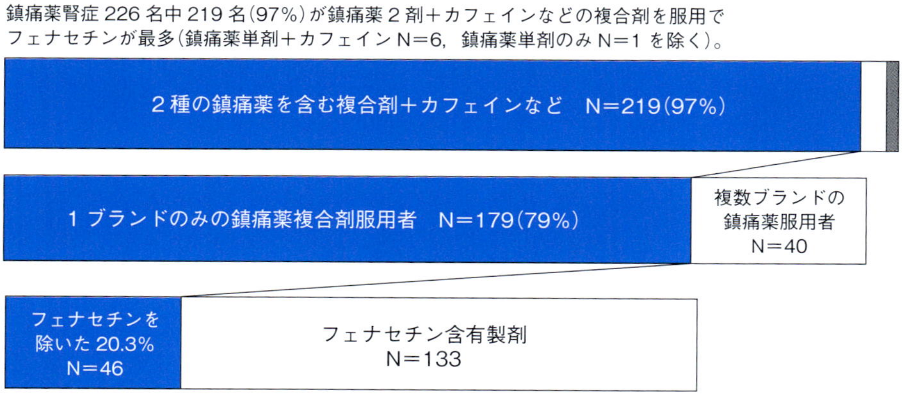

鎮痛薬腎症 226 名中 219 名（97％）が鎮痛薬 2 剤＋カフェインなどの複合剤を服用でフェナセチンが最多（鎮痛薬単剤＋カフェイン N＝6，鎮痛薬単剤のみ N＝1 を除く）。

2 種の鎮痛薬を含む複合剤＋カフェインなど　N＝219（97％）

1 ブランドのみの鎮痛薬複合剤服用者　N＝179（79％）　｜　複数ブランドの鎮痛薬服用者 N＝40

フェナセチンを除いた 20.3％ N＝46　｜　フェナセチン含有製剤 N＝133

| 成分 | 鎮痛薬組成 | | | |
|---|---|---|---|---|
| アスピリン | ● | ● | | |
| アセトアミノフェン | ● | | ● | |
| ピリン系 | | ● | ● | ●● |
| | 18 | 4 | 2 | 22 |

**図 5**　単剤ではなくフェナセチンかアセトアミノフェンまたはピリン系 2 剤を含む鎮痛薬の合剤が鎮痛薬腎症の原因
〔Elseviers MM, De Broe ME：Am J Kidney Dis 1996, 28：S48-55 を改変〕

おりアセトアミノフェン単独の報告ではありません。しかもこの報告では，生涯NSAIDs服用量が5,000錠以上で8.8倍になることも明らかにしています。

今まで筆者は腎機能低下患者にはNSAIDsを漫然投与してはいけないと述べてきました。それをまとめると，以下のような腎臓保護のスタンスです。

1. 可能な限りNSAIDsは頓服として投与し，腎虚血リスクの高い症例（CKD，心不全，高血圧，糖尿病，RAS阻害薬，利尿薬服用患者など）には漫然投与は絶対に避ける。
2. 腎虚血リスクの高い症例には，単独では腎障害を起こさない十分量のアセトアミノフェンを使用する。
3. 効果がなければ外用パップ剤を併用する。
4. 痛みが強ければ弱オピオイドの使用もやむなし。

筆者はこれまで，米国腎臓財団が腎機能の低下した症例には優先的にアセトアミノフェンを使うことを推奨したために使用頻度が増し，アセトアミノフェンで透析導入に至るという報告はバイアスが強くかかっていると指摘してきました。また，日本腎臓学会の『エビデンスに基づくCKD診療ガイドライン2013』[3]には，「いずれのNSAIDsあるいはアセトアミノフェンも腎機能に悪影響を及ぼす危険性があり，使用は最小限にとどめるべきであると考えられる」と書かれていますが，多くの論文，総説を読めば読むほど，やはりアセトアミノフェン単独使用は腎障害の原因にならない可能性が強くなりました。アセトアミノフェンは大量服用によって肝障害を起こす危険性がありますが，全般的にみてNSAIDsと比べるとはるかに安全性の高い薬剤です。やはり，腎機能低下した症例に推奨される鎮痛薬の第一選択薬はアセトアミノフェンであると考えます。

### 引用文献

1) Elseviers MM, De Broe ME：Combination analgesic involvement in the pathogenesis of analgesic nephropathy：the European perspective. Am J Kidney Dis 28：S48-55, 1996
2) Perneger TV, Whelton PK, Klag MJ：Risk of kidney failure associated with the use of acetaminophen, aspirin, and nonsteroidal antiinflammatory drugs. N Engl J Med 331：1675-1679, 1994
3) 日本腎臓学会編：エビデンスに基づくCKD診療ガイドライン2013．東京医学社，2013

## 4 エルデカルシトール（エディロール®），アルファカルシドール（アルファロール®）

**Point** 閉経後骨粗鬆症患者への活性型ビタミンDの投与による高カルシウム血症と，それによる腎機能悪化に気をつける。このような症例での定期的な血清Ca濃度の測定は必須である。

> **症例** 61歳の女性。食欲低下，全身倦怠感を訴え内科を受診。血液生化学検査で血清アルブミン3.8 g/dL，血清Cr 3.6 mg/dL，BUN 89 mg/dL，Ca 12.1 mg/dL，P 5.2 mg/dLであった。問診により，整形外科で閉経後の骨粗鬆症のためアルファカルシドール1.0 μgを1日1回，乳酸カルシウム1.0 gを1日3回投与されていることが分かった。

本症例は，血清補正Ca濃度（mg/dL）＝実測Ca値（mg/dL）＋｛4.0－血中アルブミン値（g/dL）｝より12.3 mg/dLと，明らかな高カルシウム血症です。BUN/Cr比も20以上で脱水が疑われ，腎機能低下は高カルシウム血症によることが強く疑われるため，アルファカルシドールを休薬し，乳酸カルシウムの投与を中止すべきでしょう。血清Ca値が低下すれば，低用量からの再開が望まれます。

ビタミンD軟膏を全身塗布することによって高カルシウム血症から透析導入になった実症例（☞ p21）を提示しましたが，軟膏による腎障害はまれな症例です。むしろ，実際に問題になっているのは，このような活性型ビタミンDの経口投与による高カルシウム血症からの腎機能悪化ではないでしょうか。

最近，ビタミンDが欠乏するとさまざまな弊害が現れることが明らかにされ，免疫能改善作用，がん予防，心血管疾患予防作用などによって，予後を改善することが話題になっています。しかし，よく腎臓内科の医師が「昔，アルファロール®（アルファカルシドール），今，エディロール®（エルデカルシトール）」というように，現在では特に骨粗鬆症に用いられるエルデカルシトールの過量投与，あるいは乳酸カルシウムなどのCa製剤の併用による腎障害が絶えません。エルデカルシトールは腸管からのCa吸収，骨石灰化の維持というビタミンD作用に加えて，破骨細胞の形成を抑えることによって骨吸収抑制，骨密度増加効果を有し，従来の活性型ビタミンDより優れた椎体骨折抑制効果が示されています。添付文書には「血清カルシウム値を定期的に測定し，高カルシウム血症を起こした場合には，直ちに休薬すること。休薬後は，血清カルシウム値が正常域まで回復した後に，1日1回0.5 μgで投与を再開すること。なお，本剤1日1回0.5 μg投与による骨折予防効果は確立していないため，漫然と投与を継続せず，患者の状態に応じ，1日1回0.75 μgへの増量または他剤による治療への変更を考慮すること」と書かれていますが，血清Ca濃度を定期的に測定する整形外科の医師は必ずしも多いとはいえません。

活性型ビタミンDを投与している骨粗鬆症患者では，血清補正Ca値の変動などに応じて，活性型ビタミンDの投与量を適宜調整し，必要に応じてCa製剤の追加・増量について検討しますが，Ca製剤の併用によって著明な高カルシウム血症を引き起こすことがしばしばあります。したがって，Ca製剤を併用している症例の場合や，また患者の自主的なCaサプリメントの摂取には注意する必要があります。巷には「ストレス社会にはCaが必要」「Ca不足を解消して高血圧や動脈硬化を予防する」「長年続く日本人のCa不足」など，CaサプリメントやCa含有食品のうたい文句にあふれています。

たとえ毎回の血液検査が必要でない状態の患者であっても，活性型ビタミンD投与時には血

清Ca濃度の定期的測定が必要です．そして明らかな高カルシウム血症を認めれば，腎機能のチェックも必要になります．また，腎機能の低下した症例には大量のビタミンD製剤を漫然と投与すべきではなく，Ca製剤の併用やCa含有サプリメント摂取を避けるよう指導することも大切です．トリクロルメチアジド（フルイトラン®）などのサイアザイド系利尿薬服用者も高カルシウム血症を助長し，利尿による脱水も起こしやすいため，腎機能悪化に特に注意が必要になります．

エルデカルシトールの投与対象患者の多くが高齢者であり，少なからず腎機能の低下した症例が多いですが，薬剤性腎障害（DKI）を起こしやすい症例（腎機能低下患者，高齢者，脱水を伴った患者，腎虚血を助長する薬物の併用患者）へのエルデカルシトールの漫然長期投与は極めて注意が必要です．例えば，エルデカルシトールを投与している患者が下痢をした，あるいは発熱，熱い夏に大量の汗をかいただけでも，腎機能は容易に低下します．腎機能低下時には尿中へのCa排泄量が減少し，血清Ca値が上昇するおそれがありますし，高カルシウム血症自体が尿濃縮力障害による多尿をきたし，それによって腎虚血による急性腎障害を引き起こすため，要注意です．

## 5 ビスホスホネート薬：アレンドロン酸ナトリウム（フォサマック®錠，ボナロン®錠，テイロック®注射液），リセドロン酸ナトリウム（アクトネル®錠，ベネット®錠），エチドロン酸二ナトリウム（ダイドロネル®錠），ミノドロン酸水和物（ボノテオ®錠），イバンドロン酸ナトリウム水和物（ボンビバ®静注，ボンビバ®錠）

**Point** ビスホスホネート製剤は，腎機能が低下した患者に対して減量が推奨される．

ビスホスホネートは2つのC-P結合を特徴とする化合物で，基本構造であるP-C-P結合の炭素原子に結合する2つの側鎖を変えることにより種々の類似化合物が創製されています．本邦で上市されているビスホスホネート薬は側鎖に窒素を含まない第一世代（エチドロネート），側鎖に窒素を含むが環状構造を有さない第二世代（アレンドロネート，イバンドロネート），側鎖に窒素を含み環状構造を有する第三世代（リセドロネート，ミノドロネート）に分類されます．ビスホスホネート薬は経口薬のほか，注射薬としてアレンドロネートとイバンドロネートが臨床応用されています．

CKD患者（eGFR 60 mL/min/1.73 m² 未満）では骨折の発症率が2倍程度まで増加することが報告されています[1]．一方，『骨粗鬆症の予防と治療ガイドライン』では，ビスホスホネート薬は骨粗鬆症治療の第一選択薬に挙げられています．女性骨粗鬆症患者を対象にアレンドロネート投与による骨密度および骨折の頻度について検討したランダム化比較試験（RCT）では，eGFR 45 mL/min/1.73 m² 未満およびeGFR 45 mL/min/1.73 m² 以上のいずれの群においても，骨密度を改善し，骨折の頻度を低下させました．この際に副作用の頻度は腎機能によって差はなかったとされています[2]．さらに，リセドロネート投与の影響について検討した9つのRCTのメタ解析では，高齢者を対象として，CCrによる腎機能別（CCr 30未満，30～50，50～80 mL/min）に検討し，いずれの群においてもリセドロネートは骨密度の保持および骨折発症の低下と関連し，全身性有害事象および腎機能に関連した有害事象は，対象群と差は認められなかったことが報告されています[3]．以上のことから，『エビデンスに基づくCKD診療ガイドライン2013』では，

CKDを伴う高齢者の骨粗鬆症に対してビスホスホネート薬の投与が推奨されています。

　しかし，ビスホスホネート薬は体内で代謝を受けず主として腎から排泄されるため，腎機能低下時には注意が必要となります。その中でもリセドロネートとエチドロネートは，クレアチニンクリアランス(CCr)が30 mL/min未満の高度腎不全患者では排泄が遅延するため禁忌となっています。また，イバンドロネートでは外国人におけるデータですが，CCrが30 mL/min未満の患者ではAUCが約3倍に増加することが報告されています[4]。国内臨床試験においては血清Cr値が2.0 mg/dLを超える高度腎障害患者は除外され，このような患者に対する安全性が確立していないので，禁忌ではありませんが慎重に投与する必要があります。これ以外のアレンドロネートやミノドロネートも同様に禁忌とはなっていませんが，重篤な腎機能障害のある患者に投与した場合には血中濃度が持続して低カルシウム血症等の副作用を発現する可能性があるので慎重投与となっています。なお，血液透析での除去率に関しては，静脈内投与されたイバンドロネートは4時間の血液透析により投与量の約36％が除去されたとの報告[5]があります。

　ビスホスホネート薬の注意点としては，経口薬はいずれも消化管からの吸収率が低く，食事の影響を大きく受けるため，エチドロネートは食間，それ以外の製剤は起床時の服用となっています。また，食道および局所への副作用の可能性を低下させるため，速やかに胃内へ薬剤を到達させることが重要となるので，薬剤を口腔内で噛んだり溶かしたりしないこと，上体を起こした状態で十分量(約180 mL)の水とともに服用し，服用後少なくとも30分は横にならないことを説明し理解を得ます。さらに，水以外の飲料(カルシウムやマグネシウム等を多く含有するミネラルウォーターを含む)，食物や他の薬剤の摂取は服用後30分以上経過した後とする必要があります。

　このほかの注意点としては，ビスホスホネート関連顎骨壊死(BRONJ：bisphosphonate-related osteonecrosis of the jaw)があります。顎骨壊死ポジションペーパー2016[6]では，ビスホスホネート薬での治療が4年以上の骨粗鬆症患者に対して抜歯などの侵襲的な歯科治療を行う場合，骨折リスクを含めた全身状態が許容すれば2ヶ月前後の休薬について検討することが提唱されています。また，休薬した場合の再開は2ヶ月前後が望ましいとされています。

#### 引用文献

1) Boonen S, et al：Renal safety of annual zoledronic acid infusions in osteoporotic postmenopausal women. Kidney Int 74：641-648, 2008
2) Jamal SA, et al：Alendronate treatment in women with normal to severely impaired renal function：an analysis of the fracture intervention trial. J Bone Miner Res 22：503-508, 2007
3) Miller PD, et al：Safety and efficacy of risedronate in patients with age-related reduced renal function as estimated by the Cockcroft and Gault method：a pooled analysis of nine clinical trials. J Bone Miner Res 20：2105-2115, 2005
4) 大正富山医薬品株式会社：ボンビバ錠インタビューフォーム．
http://medical.taishotoyama.co.jp/data/if/pdf/bont.pdf
5) Bergner R, et al：Elimination of intravenously administered ibandronate in patients on haemodialysis：a monocentre open study. Nephrol Dial Trans 17：1281-1285, 2002
6) 骨吸収抑制薬関連顎骨壊死の病態と管理：顎骨壊死検討委員会ポジションペーパー2016．

## 6 デノスマブ（プラリア®皮下注，ランマーク®皮下注）

**Point** 6か月に1回投与で利便性は高いが，重篤な低カルシウム血症が問題。腎排泄性ではないが，腎機能低下患者では特に起こりやすい。

4週間おきに皮下投与するデノスマブ（ランマーク®）皮下注 120 mg は，骨吸収に必須，つまり破骨細胞（骨を溶かす細胞）の活性化に必要な RANKL タンパク質を標的にしたヒト型 $IgG_2$ モノクローナル抗体で，多発性骨髄腫による骨病変および固形癌骨転移に用いられます。デノスマブは骨転移に対する治療薬として，第Ⅲ相比較試験において，ゾレドロン酸より有意に骨関連事象の発生を抑制しました[1]。一方，同じ成分の（より少量で投与間隔の長い）プラリア®皮下注 60 mg は 6か月に1回皮下投与でよい利便性の高い製剤です。ただし，デノスマブは重篤な低カルシウム血症が問題となり，発売後半年足らずで，死亡例2例を含む32例の重篤な低カルシウム血症が報告されました。そのため，プラリア®使用の際は，血清 Ca 濃度の定期的測定は必須であり，血清補正 Ca 値が高値でない限り，デノタス®チュアブル配合錠（1錠中に Ca として 305 mg，天然型ビタミン $D_3$ が 200 IU（5 μg），Mg として 15 mg が配合された医療用医薬品），1日2錠の併用が推奨されます。では，どのような患者がこのような副作用のリスクが高いのでしょうか。

デノスマブは腎排泄性ではありませんが，低カルシウム血症の発現率は CCr が 30 mL/min 未満の高度腎機能低下患者で高いことが報告されています[2]。腎機能低下患者では腎でのビタミンD活性化障害によって小腸での Ca 吸収低下および骨からの Ca 溶出抑制を生じ，低カルシウム血症が起こりやすくなります。

安全性速報（ブルーレター）に報告された死亡症例は非小細胞肺がんによる骨病変のため，用いられたのはランマーク®です。血清 Cr 値は投与前 2.94 mg/dL でしたが，一時は 1.81 mg/dL まで改善したものの，投与27日目には 9.21 mg/dL まで上昇し，血清補正 Ca も投与前 10.7 mg/dL でしたが，投与24日目には血清 Ca 濃度 5.5 mg/dL に低下して突然心停止を起こし，27日目には Ca 剤を静注投与したものの 5.8 mg/dL と低値が持続，投与31日目に死亡しました。死因は癌となっていますが，「著明な低カルシウム血症から突然心肺停止を来たした可能性は否定できない」と報告されています。この症例では投与前の血清 Ca 濃度が高値であったため，ビタミンDやCa剤が併用されていません[3]。低カルシウム血症は軽度低下では無症状ですが，重度低下によりテタニー，喉頭痙攣，全身性痙攣，不整脈を引き起こすことがあります。本剤の承認審査時に提出された3つの第Ⅲ相試験では，この試験における有害事象としての低 Ca 血症の発現率は，CCr が 30 mL/min 未満の重度腎疾患患者および透析の必要な末期腎不全患者（29.4%（5/17例））において，軽度および中等度腎疾患患者ならびに腎機能正常者（13.2%（5/38例））と比較して高いことが示されており，腎機能が低下すると電解質異常をきたしやすいためと考えられます[3]。また，腎機能が変動した原因として，セレコキシブやロキソプロフェンなどの NSAIDs が併用されていたことが考えられるかもしれません。

引用文献
1) Henry DH, et al：Randomized, double-blind study of denosumab versus zoledronic acid in the treatment of bone metastases in patients with advanced cancer(excluding breast and prostate cancer)or multiple myeloma. J Clin Oncol 29：1125-1232, 2011
2) Block GA, et al：A single-dose study of denosumab in patients with various degrees of renal impairment. J Bone Miner Res 27：1471-1479, 2012
3) 安全性速報：ランマーク®皮下注 120 mg による重篤な低カルシウム血症について．2012
   https://www.pmda.go.jp/files/000148439.pdf
4) 医薬品・医療機器等安全性情報 No. 295：デノスマブ(遺伝子組換え)による重篤な低カルシウム血症について．2012
   http://www1.mhlw.go.jp/kinkyu/iyaku_j/iyaku_j/anzenseijyouhou/295-1.pdf

## デノスマブ(プラリア®)とテリパラチド(フォルテオ®)，どちらを先に使う？

**Point** テリパラチド→デノスマブ群はデノスマブ→テリパラチド群よりも骨密度が有意に高い。

　デノスマブ(プラリア®)は投与中は骨量を増加させますが，治療を中断すると，投与前の元の骨量に戻ってしまいますし，困ったことに元の骨量より減ってしまうことがあります．一方，副甲状腺ホルモン剤のテリパラチド(フォルテオ®)は治療を中断しても，元の骨量にすぐには戻らず，骨折抑制効果はしばらく続きますが，やはり無治療のままだと骨折率が上昇してしまいます．

　作用機序の異なるこの 2 剤を併用すると，骨密度が高くなることは容易に予測されますが，保険適応の問題でこの 2 つの薬剤を併用することはできません．では順番としてどちらを先に使えばよいでしょうか．これについての検討は 2015 年に報告されました．骨形成を十分に促すテリパラチドを 1 週間に 1 回 2 年間使用した後に，骨吸収を効率的に抑制して骨量を増やすデノスマブにスイッチすると，4 年後の骨密度は 18.33％増加し，デノスマブからテリパラチドにスイッチした群の骨密度 14.0％増加に比べ有意に高く，しかもデノスマブからテリパラチドへの変更群では，一過性の骨密度低下が認められたという論文です(図 6)[1]．骨のもろさの指標である骨形成マーカーのオステオカルシンは低い方が望ましいのですが，デノスマブからテリパラチドへの変更群では，テリパラチドに変更直後より急上昇しました．したがって，テリパラチドからデノスマブに変更すると骨密度が保たれやすいため，著者らはこの結果を考慮すべきであると結んでいます．

### 引用文献
1) Leder BZ, et al：Denosumab and teriparatide transitions in postmenopausal osteoporosis(the DATA-Switch study)：extension of a randomised controlled trial. Lancet 386：1147-1155, 2015

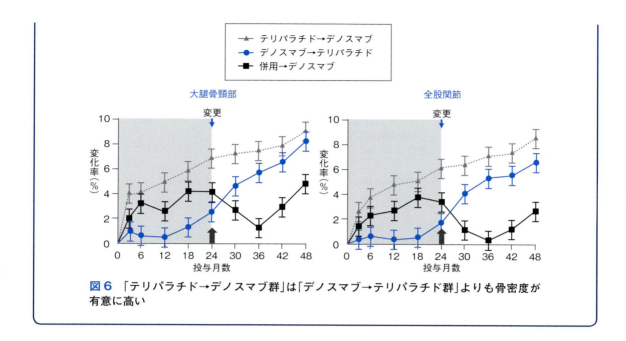

**図6** 「テリパラチド→デノスマブ群」は「デノスマブ→テリパラチド群」よりも骨密度が有意に高い

## 7 トラマドール塩酸塩/アセトアミノフェン配合錠（トラムセット®）・トラマドール塩酸塩（トラマール®）

**Point** 腎機能低下時には減量が必要な弱オピオイド。トラマドールおよび活性代謝物M1の尿中排泄率は15％と低いが，CKD患者ではAUCが2倍になるため1/2に減量する。

　トラマドールはNSAIDsが無効，あるいはその副作用によって使いにくい症例の慢性疼痛に保険適応のある有用な弱オピオイドで，麻薬指定ではありません。トラムセット®は1錠中にトラマドール37.5 mgとアセトアミノフェン325 mgを含み，アセトアミノフェンの即効性とトラマドールの持続性を兼ね備えており，相乗作用を示します[1]。トラムセット®の最大用量の8錠/日ではトラマドール300 mg/日となりますが，その鎮痛効果はトラマドールの最高用量400 mg投与時に匹敵するため，オピオイド特有の副作用の軽減が期待できます。また，トラマドールは抗うつ薬のセロトニン・ノルアドレナリン再吸収抑制（SNRI）作用を有するため，神経障害性疼痛にも効果を示します。

　トラマドールがCYP2D6によって代謝された代謝物モノ-O-脱メチル体（M1）には，未変化体のトラマドール以上の活性があります。未変化体，および活性のある主代謝物M1は，尿中排泄

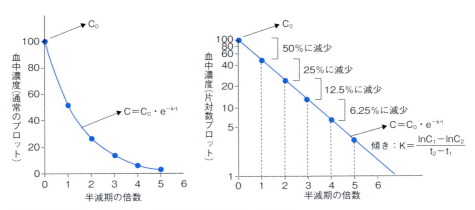

図7 半減期×4倍で薬物は血中から90％以上消失する

率がともに15％程度と低いにもかかわらず，腎障害患者(軽度も含む)ではトラマドールの$t_{1/2}\beta$および$AUC_{0\sim\infty}$は健康成人のそれぞれ最大で1.5倍および2倍になり，活性代謝物M1の$t_{1/2}\beta$および$AUC_{0-\infty}$は健康成人に比べて最大でともに2.3倍になるため，最大量を腎機能正常者の50％に減量します。M1の蓄積は水溶性が高いためと考えられ，トラマドールの血中濃度上昇の原因は不明ですが，おそらく非腎クリアランスの低下によるものと考えられます。腎機能が低下している患者では血中濃度の上昇に注意が必要であり，トラマドール塩酸塩徐放錠(ワントラム®錠)は高度腎障害患者には禁忌になっています。

### 気になるワード ▶ $t_{1/2}\beta$（消失半減期）

通常，半減期といえば消失相における半減期を$t_{1/2}\beta$を表し，ある薬物の濃度が1/2に減少するまでに要する時間を示します。つまり，体内から薬物が排泄される速度の目安となり，半減期が長いと薬効が延長し，中毒性副作用が生じた時には副作用も長く続くことを意味します。尿中へ排泄される薬物は，腎機能低下患者では体内に蓄積し，薬物の半減期が延長します。そのため，腎機能低下症例の投与設計の際に最も有用な薬物動態パラメータです。経口投与した薬物は指数関数的に体内から排泄されるため，$t_{1/2}\beta$の4倍の時間をかければ投与された薬物の約94％は排泄されます（図7）。また，$t_{1/2}\beta$からは反復投与時の定常状態濃度に到達するまでの時間を知ることもできます（図8）。一方，$t_{1/2}\alpha$は薬物の分布が終了するまでの分布相での半減期であり，薬物投与設計上，ほとんど役に立たず，$t_{1/2}\beta$に比べ短く，安定したデータが得られるとは限りません（図9）。通常，$t_{1/2}$と書いていれば$t_{1/2}\beta$を示します。

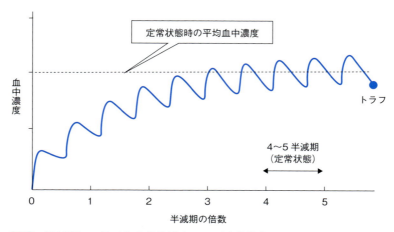

**図8　半減期×4倍で血中薬物濃度はほぼ定常状態に達する**

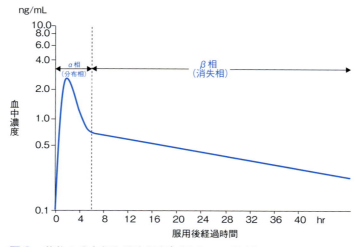

**図9　薬物の分布相と消失相（ジゴキシンの場合）**
α相（分布相）の採血では血清ジゴキシン濃度が中毒域になることがあるが，α相での血中濃度は投与設計の役に立たない。
ジゴキシンの場合，β相（消失相）になるのに6時間を要するため，採血は服用後6時間経過しないと意味がない。

## コラム　OTC薬のロキソニン®Sのネット販売

**Point** NSAIDsのネット販売は「薬剤師による服薬指導」が必須であり，複数のネット販売業者から重複して購入できないようなシステムが必要。

　2013年12月に薬事法が改正され，2014年6月12日からすべての一般用医薬品（OTC薬）がインターネットを介して購入できるようになりました。ただし，販売業者は実際の店舗を有する，薬局・薬店の許可を持ったものであり，注文後，薬剤師などからメールで情報提供，購入者が説明を理解・確認してから薬を発送するシステムとなっています。

　NSAIDsの副作用では消化管出血が死亡原因になります。やや古い論文ですが，1998年のLazarouら[2]の報告によると，1994年の米国における年間死亡者数は心臓病74.3万人，悪性腫瘍53万人，脳血管疾患12.4万人に続き，薬物による副作用死が10.6万人で死因の第4位を占めると予測されました（図10）。これは総死亡者数221.6万人中6.7%です。日本での死亡率の4位以降は当時肺炎や不慮の事故，老衰が入っており，にわかには信じがたいデータです。しかし，その前後の報告で米国では，NSAIDsによる上部消化管出血などの副作用で年に10.3万人が入院し，変形性膝関節症に限っても1年に1.6万人以上が死亡しています[3]。また，リウマチに関しては少なくとも2,000人以上がNSAIDs服用に関連して死亡しているという報告があり[4]，OTC薬がほとんどを占めるNSAIDsだけでも1年間に2万人近くが死亡していたことから，Lazarouらの報告の信憑性は決して低くないと思われます。

　ちなみに2014年の米国の薬物中毒死は交通事故死の1.5倍で47,055人。そのうちオピオイドの過量投与による死亡者は61%で28,647人にのぼり，薬物治療には用いられない密造ヘロインによる死亡者は2000～2014年の間に3倍に増加し，現在の米国の副作用死の主役はOTC薬のNSAIDsから密造麻薬に変わっています。

　例えば，痛みのある高齢者が毎日，ロキソニン®Sを3錠飲み続けたらどうなるでしょう？　高齢者では腎機能が低下している症例が少なくありません。また高血圧，糖尿病，心不全を合併した患者も多く存在し，これらの疾患はNSAIDsによる腎機能悪化のリスク因子となっています。多くの高齢者には高血圧の治療薬としてACE阻害薬やARBなどのレニン-アンジオテンシン系阻害薬や利尿薬など，腎

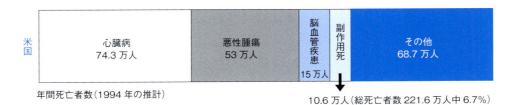

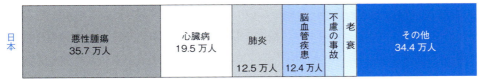

**図10**　薬物の副作用死

虚血を誘発する薬物が投与されています．さらに高齢者では夏に発汗によって脱水になりやすく，中には口渇感を訴えない患者も多くいます．

離島に住む方々や無医村の人たちにとって，ネット販売は便利には違いありません．しかし，薬の安全性の担保，薬害防止の点から考えると，一度にロキソニン®を24錠×5セットで購入できるようなネット業界のスタンスには違和感があります．適正な情報なしに腎機能を悪化させる薬や，腎機能の低下した方が中毒性副作用を起こす可能性のある薬をモニターできる体制ができていないまま，他のネット販売業者からも重複購入できて，結局いくらでも購入できるシステムであれば問題です．NSAIDsはもともと，医療用医薬品では重篤な腎障害のある患者，消化性潰瘍のある患者には禁忌の薬剤です．OTC薬としてネット販売する前に対面で「何か体調に変化があったらすぐに薬局に問い合わせて下さい」と確認することが必要です．投与してはいけない症例か，重篤な副作用の出やすいリスクの高い症例かを判断できないまま販売できるシステムは，やはり問題があると考えます．

引用文献

1) Filitz J, et al：Supra-additive effects of tramadol and acetaminophen in a human pain model. Pain 136：262-270, 2008
2) Lazarou J, et al：Incidence of adverse drug reactions in hospitalized patients：a meta-analysis of prospective studies. JAMA 279：1200-1205, 1998
3) Singh G：Gastrointestinal complications of prescription and over-the-counter nonsteroidal anti-inflammatory drugs：a view from the ARAMIS database. Arthritis, Rheumatism, and Aging Medical Information System. Am J Ther 7：115-121, 2000
4) Fries JF, et al：Toward an epidemiology of gastropathy associated with nonsteroidal antiinflammatory drug use. Gasteroentenology 96：647-655, 1989

## 8 モルヒネ

**Point** モルヒネは代謝物の抱合体に活性がある珍しい薬．抱合体は極めて親水性が高く，腎機能低下患者では蓄積しやすいため，過鎮静が起こりやすい．そのため腎不全患者ではオキシコドンかフェンタニルを選択する．

モルヒネは代謝されて45％が親水性のグルクロン酸抱合体のモルヒネ-3-グルクロニド（M-3G）に，5％がモルヒネ-6-グルクロニド（M-6G），そして1～5％がノルモルヒネという代謝物になります（図11）．このように抱合体が活性をもつものはおそらくミダゾラム（ドルミカム®注）とダビガトランエテキシラートメタンスルホン酸塩（プラザキサ®）だけです．M-6Gにはモルヒネ以上の鎮痛作用，鎮静作用により，意識障害，傾眠や呼吸抑制などの副作用があります．M-6Gはたった5％しか生成されないのですが，親水性が高いため腎不全患者では蓄積しやすく，過鎮静による傾眠傾向に陥りやすいとされます．また，M-6Gは胆汁からも排泄されやすく，腸管内に存在する細菌の持つβグルクロニダーゼによって脱抱合され，再びモルヒネとして吸収されるため，腸肝循環（☞ p131）しやすくなり，血中濃度が下がりにくくなります．

M-3Gの活性については諸説あり，活性をもたないという説と強力な中枢興奮作用を有するという説がありますが，M-6G，M-3Gの血中濃度は腎不全患者では3～40倍高くなり腸肝循環するため，腎不全患者では遷延性の意識障害・昏睡をきたしやすいとされます．そのため，腎機能低下症例にはモルヒネではなく，オキシコドン，フェンタニルが推奨されます．

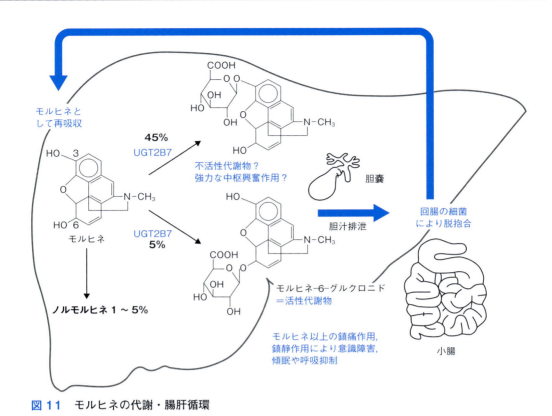

**図11** モルヒネの代謝・腸肝循環

### 気になるワード ▶ 腸肝循環（enterohepatic circulation）

　生体内物質や吸収された薬物が肝臓に移行した後，胆管を経て十二指腸に胆汁排泄され，薬物が小腸下部回腸部で再び吸収され，門脈を経て肝臓に戻ること。ジゴキシン，アセトアミノフェン，モルヒネなどは肝でグルクロン酸抱合され，肝細胞の胆管側細胞膜から MRP2 などのトランスポータを介して胆汁中に移行する。分子量が 300 Da 以上で，しかも極性基と親油性基の両方をもつ薬物は，より胆汁中に排泄されやすい特徴をもつ。抱合体は極性が高く一般に小腸から再吸収されにくいが，腸内細菌がもつ β グルクロニダーゼにより加水分解を受け，親化合物に戻ると吸収されやすくなる。腸肝循環により薬物の血中濃度が持続することがあるが，腸内細菌叢の個人差によりその持続性は個体間で異なる。新生児は β-グルクロニダーゼ活性が高いため，腸肝循環を受けやすい。コレスチミド（コレバイン®）やコレスチラミン（クエストラン®）はコレステロールの腸肝循環を阻害する薬物である。

## 9 プレガバリン(リリカ®)

**Point** 尿中未変化体排泄率 90％以上のため，腎機能に応じた減量が必須だが，添付文書の指示に従った至適用量に減量しても，腎機能が低下するほど副作用が起こりやすいという報告がある。特に，高齢で低体重の透析患者では低用量から開始する必要あるが，25 mg/日の維持投与量でもめまい，傾眠，転倒，意識障害の副作用が発現することがある。

> **症例** 血液透析歴 10 年の 85 歳の女性。腎不全の原疾患は糖尿病性腎症である。体重 44.7 kg，身長 151 cm。最近，膝関節痛が悪化しているが，高齢であることなどから手術は検討されていない。NSAIDs は消化器症状が強く継続困難であったため，プレガバリン(リリカ®)25 mg 1 カプセル 1 日 1 回服用開始(連日服用)。
> 　4 日目から傾眠が出現し，会話も困難となりリハビリテーションもできなくなったため，服用 8 日目にプレガバリンは中止となった。その後，痛みの増強のため不眠となり，本人の強い希望で中止後 5 日目よりプレガバリン 25 mg 1 日 1 回が再開された。服用再開後，ふらつきや傾眠がみられるようになる。膝痛は改善し，歩行器にてどうにか歩行できていたが，プレガバリン再開 3 日後の朝，洗面所で転倒した。このため再びプレガバリンは中止となったが，やはり疼痛の訴えが強く，プレガバリン 25 mg 疼痛時頓用でコントロール再開。その後痛みは軽快したため，プレガバリンは中止，退院となった。

　腎機能に応じた推奨初期投与量の 1 日投与量 25 mg から開始しましたが，維持量に増量する前にふらつき，傾眠といった有害反応がみられ，転倒した高齢の透析症例です。プレガバリンの物理化学的性質として，油水分配係数(1-オクタノール/緩衝液，pH7.4)は 0.00427 と親水性が非常に高いにもかかわらず，経口バイオアベイラビリティは 90％以上と高く，速やかに吸収され，血漿タンパクにほとんど結合しません。また体内でほとんど代謝されず，84～98％が未変化体のまま尿中に排泄されます。そのため全身クリアランスは腎クリアランスとほぼ同じで，肝臓での代謝を受けないため薬物動態学的相互作用のリスクが低いです。消化管吸収率が高いこと以外は典型的な腎排泄性薬物の特徴を備えていると考えてよいでしょう。プレガバリンは，CKD 患者では CCr を参考に腎機能に応じた投与量の設定，および投与間隔の調節をすることが添付文書で推奨されています(**表 2**)。

　プレガバリンは神経障害性疼痛，線維筋痛症に伴う疼痛に適応があり，幅広く臨床現場で使用されています。神経障害性疼痛は炎症性疼痛とは異なり，NSAIDs 等の鎮痛薬は無効であり，治療に難渋することが多くあります。プレガバリンは他剤無効の術後の難治性疼痛等に有効であり，有害反応がみられても，減量しながら投与を継続する場合があります。プレガバリンは低用量から開始し，忍容性を確認して至適投与量まで増量する(または減量する，投与間隔を延長する)必要があります。そのため，患者の日中の眠気の状況や歩行時のふらつき，めまい等の有害反応出現の状況を十分聞き取り，転倒や転落を防止するとともに，痛みの状態についてモニタリングを行うことが重要です。

　成末ら[1]は，プレガバリンを処方された 123 例について有害反応発生状況の後ろ向き調査を行った結果，プレガバリンは添付文書に記載された腎機能を考慮した推奨用量でも，腎機能低下患者の有害反応発生率が有意に高いことを明らかにしました。腎機能が低下した症例ほど，つまり CKD ステージ(GFR 区分)が進行するほど副作用発生率は高くなる傾向にあり，非 CKD 患者(eGFR≧60 mL/min/1.73 m$^2$；n＝73)の発生率 4.1％に対し，CKD 患者(eGFR＜60 mL/min/

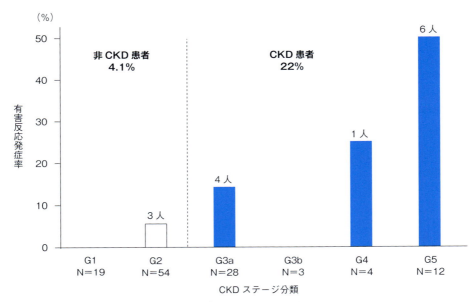

**図12** プレガバリンのCKDステージ別有害事象発症率
〔成末まさみ, 他：透析会誌 38：155-161, 2015 を改変〕

**表1** Pregabalin Renal Impairment Dosing（米国）

| CCr(mL/min) | Total Pregabalin Daily Dose (mg/day) | | | | Dosing Frequency |
|---|---|---|---|---|---|
| ≥60 (normal renal function) | 150 | 300 | 450 | 600 | 2-3 divided doses |
| 30-60 | 75 | 150 | 225 | 300 | 2-3 divided doses |
| 15-30 | 25-50 | 75 | 100-150 | 150 | 1-2 divided doses |
| <15 | 25 | 25-50 | 50-75 | 75 | Single daily dose |

*Posthemodialysis supplementary dosage (as a single additional dose):*
25 mg/day schedule: Single supplementary dose of 25 mg or 50 mg
25-50 mg/day schedule: Single supplementary dose of 50 mg or 75 mg
50-75 mg/day schedule: Single supplementary dose of 75 mg or 100 mg
75 mg/day schedule: Single supplementary dose of 100 mg or 150 mg

〔Up to Date より引用〕

$1.73\,m^2$；n＝50)の発生率は22％と有意に副作用発生率が高かったのです($p=0.0022$)（図1）。透析患者では9名に処方され，そのうち5名に有害反応が起こりました。プレガバリンの有害反応発生群は非発生群に比し，高齢で体重が低い患者に有意に多いことも示されました。

日本での副作用が多い原因として，米国のLYRICA®の腎機能別用量設定（表1）が日本のプレガバリンの添付文書の神経障害性疼痛の腎機能別用量設定（表2）と同じであることが考えられます。一般に，日本人は欧米人に比し体重が低く小柄なため，欧米人と同用量では血中濃度が高くなりすぎる可能性があります。小柄な腎機能低下症例にリリカ®を投与する場合には，体格の差を考慮してより低用量から開始し，厳密なモニタリングをする必要があると考えられます。

表2 わが国のプレガバリンの腎機能に応じた至適投与量

| 腎機能 | 1日投与量 | 初期用量 | 維持量 | 最高投与量 |
| --- | --- | --- | --- | --- |
| CCr(mL/min)≧60<br>軽度腎機能低下 | 150〜600 mg | 1回75 mg 1日2回 | 1回150 mg 1日2回 | 1回300 mg 1日2回 |
| 30≦CCr(mL/min)<60<br>中等度腎機能低下 | 75〜300 mg | 1回25 mg 1日3回または1回75 mg 1日1回 | 1回50 mg 1日3回または1回75 mg 1日2回 | 1回100 mg 1日3回または1回150 mg 1日2回 |
| 15≦CCr(mL/min)<30<br>高度機能低下 | 25〜150 mg | 1回25 mg 1日1回もしくは2回または1回50 mg 1日1回 | 1回75 mg 1日1回 | 1回75 mg 1日2回または1回150 mg 1日1回 |
| CCr(mL/min)<15<br>末期腎不全 | 25〜75 mg | 1回25 mg 1日1回 | 1回25または50 mg 1日1回 | 1回75 mg 1日1回 |
| 血液透析後の補充用量 | — | 25または50 mg | 50または75 mg | 100または150 mg |

引用文献
1) 成末まさみ, 他：プレガバリンは腎機能を考慮した推奨用量でも腎機能低下患者の有害反応発生率が高い. 透析会誌 48(3)：155-161, 2015

## 10 デュロキセチン塩酸塩（サインバルタ®）

☞ 3章❶❷参照, p98

## 11 ミダゾラム（ドルミカム®）

**Point** 活性代謝物が蓄積する薬物は多いが, 抱合体に活性がある薬物はモルヒネとドルミカム, ダビガトランだけ。抱合体の活性は弱くても, 親化合物の数千倍の血中濃度になるため昏睡が続く。ベンゾジアゼピン系で減量を考慮する薬物はこれのみ。

　ベンゾジアゼピン系薬の麻酔導入薬・鎮静薬であるミダゾラム（ドルミカム®）は, 主にICUで用いられる注射薬であり, CYP3A4の代表的な基質薬物で, 短時間作用型のため速やかに覚醒することが特徴です。インタビューフォームによると, 腎不全患者と健康被験者にミダゾラムを投与して比較したところ, 半減期は両者で違いはなく, 腎不全患者で総クリアランスはやや上昇, 分布容積は上昇すると書かれており, 血中濃度は低下するはずです。
　しかし, 腎不全患者では代謝物が蓄積して鎮静作用が遷延することがあります。CYP3A4によって水酸化され鎮静作用のあるα-ヒドロキシミダゾラムになり[1], さらに親水性の高いα-ヒドロキシミダゾラムのグルクロン酸抱合体となって腎排泄されますが, 腎不全患者ではこれらの代謝物が蓄積して鎮静作用が増強し昏睡状態になり, その作用が遷延します。腎不全患者で気を付けるべき重要なベンゾジアゼピン系薬はこのほかにも, ジアゼパムで活性代謝物が蓄積する可能性がありますが, このように昏睡状態になる薬物はミダゾラムのみといってよいでしょう。

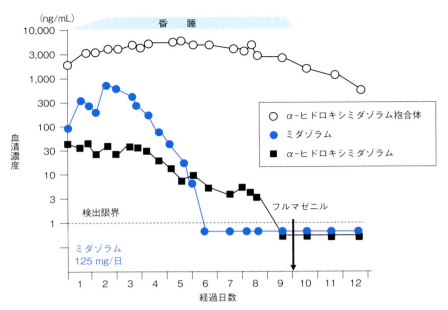

**図 13** ミダゾラム代謝物の蓄積によって昏睡の持続した腎不全症例

　1995 年に Lancet に掲載された腎不全症例を紹介します[2]。昏睡となった症例の血中濃度を測定してみると，ミダゾラムもα-ヒドロキシミダゾラムも検出限界の 1 ng/mL 以下になっているのに，α-ヒドロキシミダゾラムのグルクロン酸抱合体は数千 ng/mL になり，その濃度はなかなか下がりませんでした。グルクロン酸抱合体の脳内のベンゾジアゼピン受容体の結合親和性は，ミダゾラムの親和定数 1.4 ng/mL に対し 16 ng/mL と 1/10 以下でありながら，腎機能がよければ速やかに尿中に排泄されるはずの抱合体が蓄積して数千倍の濃度になり，遷延性の昏睡になってしまったという症例です（図 13）[2]。昏睡から目が覚めたのは抱合体の濃度が下がったのではなく，ベンゾジアゼピン受容体拮抗薬であるフルマゼニル（アネキセート®）が投与されたからです。

#### 引用文献

1) Spina SP, Ensom MH：Clinical pharmacokinetic monitoring of midazolam in critically ill patients. Pharmacotherapy 27：389-398, 2007
2) Bauer TM, et al：Prolonged sedation due to accumulation of conjugated metabolites of midazolam. Lancet 346：145-147, 1995

## 12 D-ペニシラミン（メタルカプターゼ®），金製剤，ブシラミン（リマチル®），抗 TNF-α 製剤，NSAIDs，インターフェロン，メトトレキサート（リウマトレックス®）

> **Point** なぜか DMARDs は薬剤性の急性腎障害の原因薬物だらけ。

　関節リウマチは自己免疫疾患である膠原病の一種で，腎病変をしばしば合併します。これらの治療薬である抗リウマチ薬は DMARDs（疾患修飾性抗リウマチ薬：disease-modifying anti-rheumatic drugs）とも呼ばれます。抗リウマチ薬は免疫調整薬，免疫抑制薬，生物学的製剤の 3

つに分類されますが，これらのほとんどが何らかの糸球体障害をはじめとした急性腎障害の原因薬物になっています。免疫調整薬には金化合物の金チオリンゴ酸ナトリウム（シオゾール®），オーラノフィン（商品名同じ），SH基を持つD-ペニシラミン（メタルカプターゼ®），ブシラミン（リマチル®）があり，これらはいずれも糸球体腎炎の原因薬剤になっています（☞ p14）。他にも免疫調整薬のサラゾスルファピリジン（アザルフィジン®）がありますが，これも急性尿細管間質性腎炎や尿細管閉塞性腎不全の原因薬剤になります。

　有効性が高くリウマチ治療の標準薬になっている免疫抑制薬であるメトトレキサート（リウマトレックス®）は，尿細管閉塞性腎不全の原因薬剤としてよく知られています。生物学的製剤の抗TNF-α製剤であるインフリキシマブ（レミケード®），アダリムマブ（ヒュミラ®），トシリズマブ（アクテムラ®）などのモノクローナル抗体は，注意すべき副作用として感染症だけではなく，前述の免疫調整薬と同様，膜性腎症や巣状分節性糸球体硬化症など糸球体障害によるネフローゼ症候群の原因薬物になります。これらのほかにも，リウマチにはNSAIDsやカルシニューリン阻害薬であるタクロリムスおよびシクロスポリンが使われることがありますが，これらも腎前性腎障害の原因薬物としてよく知られています。

## 3章 診療科別 危ない薬，意外と使える薬

# 4 循環器内科編

## 1 シベンゾリンコハク酸塩（シベノール®）

**Point** 腎機能が悪い患者，小柄な高齢者への投与は要注意。低血糖など心外性の副作用も。

　以前に比べると，抗不整脈薬の出番は少なくなってきました。それは優秀なβブロッカーのカルベジロール（アーチスト®）やビソプロロールフマル酸塩（メインテート®）の登場と，それにまつわるレートコントロールのエビデンスレベル，少ない副作用が理由と思われます。そのようななか，根強く使用率が高い抗不整脈薬の1つがシベンゾリンコハク酸塩です。使い慣れている医師が多く，循環器に詳しい医師なら，肥大型閉塞型心筋症（HOCM）に使用したことがあるかもしれません。しかし，救急病院では悩ましい症例が運ばれてきます。今でもなお少なからず出会うシベンゾリン中毒について紹介します。

　シベンゾリンの添付文書には，「通常，成人にはシベンゾリンコハク酸塩として，1日300 mgより投与をはじめ，効果が不十分な場合には450 mgまで増量し，1日3回に分けて経口投与する。なお，年齢，症状により適宜増減する」とあります。これをみると，300 mgが標準で，効果が乏しい場合は450 mgまで増量できるのか，と思ってしまいます。ここで大事なことは，腎機能が悪い患者は「通常」ではないということです。さらにいうと，腎機能がよくても1日300 mgを使用することはとても少ないのです。トーアエイヨーのホームページ（https://cardio-1.toaeiyo.co.jp/CibTDM/）では，シベンゾリンの初期投与量が算出できます。仮にどんなに腎機能がよくても，よほど体重が大きくないと300 mgは投与できないことがわかります。これで腎機能が悪い，小柄な高齢者に300 mgが投与されたら，QT延長，torsades de pointes，心原性ショックの出現が容易に想像できます。

　もしシベンゾリンを投与するような患者がいたら，上記ホームページ掲載のノモグラムに当てはめて，投与量が適正かチェックすることをおすすめします。過量投与かどうか判断に迷う場合は，口の渇きや血糖値などをチェックしてみてください。シベンゾリンはSicilian Gambit（シシリアン・ガンビット）の分類からもわかるように，多くの心外性の副作用を持っています。これはむしろこの薬剤の特長ともいえ，心電図をとらなくても，過量投与の可能性を疑うことができるのです。脱水，感染症などで腎機能は簡単に変動してしまうので，診察の度に，血糖チェック，口渇などの抗コリン作用の確認を怠らないことがシベンゾリン中毒を出さないための第一段階になります。

## 2 ジソピラミドリン酸塩（リスモダン®）

**Point** 活性代謝物にも弱い抗不整脈作用があるが，抗コリン作用は親化合物の24倍。未変化体の抗不整脈作用は強力だが，活性代謝物の蓄積により，腎不全患者では便秘，口渇だけでなく視覚異常が起こることがある。

　Vaughan-Williams（ヴォーン・ウィリアムズ）分類（表1, p140）のNaチャネル遮断薬（Ⅰa群）に属するジソピラミドは，洞不全症候群や心房細動のリズムコントロールによく効きますが，高齢者や腎機能低下患者に投

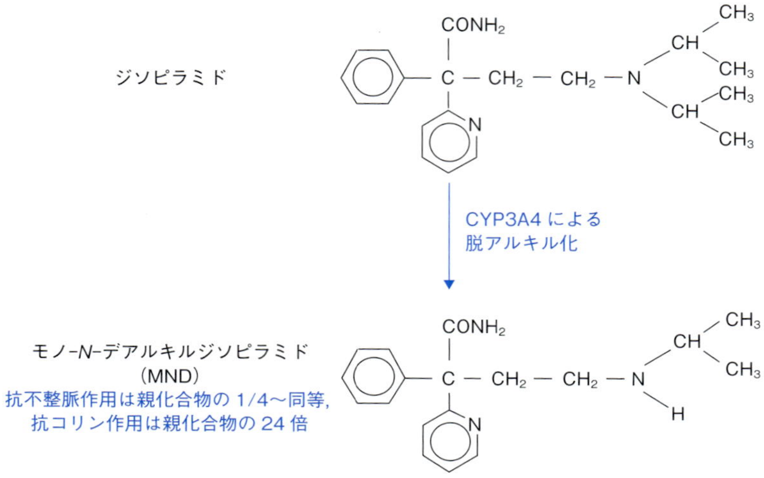

**図1** ジソピラミドの代謝経路図

与すると強力な抗コリン作用に悩まされることがあります。洞不全症候群による徐脈・頻脈にジソピラミドが実によく効いたのですが，便秘や口渇では済まない抗コリン作用が増強し，視調節障害が起こって目を開けているとピントが合わないため食欲不振になり，やがてほとんど食事が摂れなくなった腹膜透析患者を，筆者も経験しました[1]。ジソピラミドの有害反応は尿閉やイレウスなどの抗コリン作用によるものですが，これらは高齢者や腎機能低下患者で発症しやすい傾向にあります。ではなぜジソピラミドの抗コリン作用が腎機能低下で起こるのでしょうか。

ジソピラミドの代謝経路はCYP3A4によって脱アルキル化されてモノ-N-デアルキルジソピラミド（MND）になります（図1）。MNDは動物のさまざまな不整脈モデルでジソピラミドの1/4から同等の抗不整脈作用をもつこと[2,3]，さらに親化合物の24倍の抗コリン作用を有すること[4]が明らかになりました。筆者らの報告で[5]，腎不全患者ではMND/ジソピラミド比が腎機能正常者群に比し有意に高いことが確認されました。したがって腎不全患者にジソピラミドを投与するときには強力な抗コリン作用を持つ活性代謝物の蓄積が問題となることを示しています。

#### 引用文献
1) 平田純生，他：Disopyramideの至適投与量を決定し得たCAPD症例．透析会誌．28：1265-1268, 1995
2) 島田　瞭，他：Mono-iso-propyl-dysopiramideの一般薬理作用．実中研・前臨床研究報7：257-264, 1981
3) 飯塚裕美，他：mono-iso-propyl-dysopiramideの一般薬理作用（第2報）．実中研・前臨床研究報8：295-305, 1982
4) Baines MW, et al：Some pharmacological effects of disopyramide and a metabolite. J Int Med Res 4：5-7, 1976
5) 平田純生，他：慢性腎不全患者におけるジソピラミド代謝物測定の意義．TDM研究12：316-320, 1995

## 3 ピルシカイニド塩酸塩（サンリズム®）

**Point** 尿中未変化体排泄率が90％の抗不整脈薬なので，透析患者では25 mg/日から開始すべき抗不整脈薬。

> **症例** 透析患者の持参薬（プロパフェノン）が院内薬局に採用されておらず，代替薬を処方することになった．病院薬剤師が持参薬の鑑別報告書を作成し，医師は鑑別報告書のVaughan-Williamsによる抗不整脈薬分類によるとNaチャネル遮断薬Ｉｃ群に属するサンリズム®（ピルシカイニド）と記載されていたため，ジェネリック医薬品であるタツピルジン®カプセル（ピルシカイニド）50 mg・3カプセルで7日分処方した．
> （平成22年10月13日　日本医療機能評価機構『医療事故情報収集等事業第22回報告書』）

　この透析患者はその後，意識障害で救急搬送されました．プロパフェノンは肝代謝型薬物で減量の必要はありませんが，ピルシカイニドは尿中未変化体排泄率約90％の腎排泄性薬物で，「透析患者では25 mg/日から開始すべき」と添付文書にも記載されています．

　この有害反応発症の原因は，薬効だけで処方を行い，患者の病態と薬物動態を考慮していなかったこと，薬剤師も腎排泄性のハイリスク薬である抗不整脈薬であるのに患者背景を確認しなかったことにあると思われます．例えば，Ca拮抗薬やARBは肝代謝，ACE阻害薬は腎排泄というように薬効群だけで簡単に肝腎振り分けができる薬物もあれば，同じβ遮断薬でもアーチスト®（カルベジロール）やインデラル®（プロプラノロール）のように完全な肝代謝型薬物から，テノーミン®（アテノロール）やナディック®（ナドロール）のように完全に腎排泄の薬物まで動態がさまざまなものもあります．抗不整脈薬も同じで，肝代謝型から腎排泄性の抗不整脈薬まで消失経路が薬物によって異なります．これらのハイリスク薬は腎機能低下患者で減量すべきかどうかを必ず確認すべきです（**表1**）．

#### 引用文献
1) Echt DS, et al：Mortality and morbidity in patients receiving encainide, flecainide, or placebo. The Cardiac Arrhythmia Suppression Trial. N Engl J Med 324：781-788, 1991

## 4 β遮断薬

**Point** 腎排泄性β遮断薬はアテノロール（テノーミン®），ナドロール（ナディック®），カルテオロール（ミケラン®）のみ．それ以外のβ遮断薬は肝代謝型．

　前項のピルシカイニド（サンリズム®）で説明した通り，β遮断薬は薬によって物性が大きく異なります（**表2**）．腎排泄性のアテノロール（テノーミン®）のn-オクタノール/水分配係数は0.015と最も小さく，最も親水性が高いβ遮断薬で，そのため尿中排泄率が80〜94％と最も高く，腎機能低下患者では減量が必要です．最も疎水性の高いβ遮断薬はプロプラノロール（インデラル®）で，n-オクタノール/水分配係数で20.2です．αβ遮断薬を含めると，最も疎水性が高いβ遮断薬はn-オクタノール/水分配係数184.0のカルベジロールです．これらは疎水性のため，組織移行性も高く，血液脳関門も通過するため，悪夢やうつ，不眠などの中枢性副作用が発現することがありますが，親水性のアテノロールでは発現しません．

　腎機能によって減量すべきβ遮断薬はアテノロール，ナドロール（ナディック®），カルテオロール（ミケラン®）の3種類，そして微妙なのが尿中排泄率50％のビソプロロール（メインテート®）と記憶しておきましょう．

**表 1　抗不整脈薬の消失経路**

| クラス | Vaughan Williams 分類 | | 薬品名（商品名） | 消失 |
|---|---|---|---|---|
| I | Na チャネル抑制 | Ia　APD 延長，受容体との結合，解離が遅い（slow kinetic 型） | ジソピラミド（リスモダン®カプセル・R・静注） | 腎 |
| | | | シベンゾリン（シベノール®錠・静注） | 腎 |
| | | | 硫酸キニジン（キニジン®錠・末） | 肝＞腎 |
| | | | プロカインアミド（アミサリン®錠・注） | 腎 |
| | | | ピルメノール（ピメノール®カプセル） | 肝＞腎 |
| | | Ib　APD 短縮，受容体との結合，解離が早い（fast kinetic 型） | アプリンジン（アスペノン®カプセル・注） | 肝 |
| | | | リドカイン（静注用キシロカイン®） | 肝 |
| | | | メキシレチン（メキシチール®カプセル・点滴静注） | 肝 |
| | | Ic　APD 不変，受容体との結合，解離が遅い（slow kinetic 型） | プロパフェノン（プロノン®錠） | 肝 |
| | | | フレカイニド（タンボコール®錠・静注） | 肝＞腎 |
| | | | ピルシカイニド（サンリズム®カプセル・注） | 腎 |
| II | 交感神経緊張抑制（β遮断薬） | | プロプラノロール（インデラル®錠・注） | 肝 |
| | | | アテノロール（テノーミン®錠） | 腎 |
| | | | その他β遮断薬，多数あり | 様々 |
| III | K チャネル抑制，APD 著明延長 | | アミオダロン（アンカロン®錠・注） | 肝 |
| | | | ニフェカラント（シンビット®静注用） | 肝 |
| | | | ソタロール（ソタコール®錠） | 腎 |
| IV | Ca チャネル抑制（房室伝導抑制） | | ベラパミル（ワソラン®錠・静注） | 肝 |
| | | | ジルチアゼム（ヘルベッサー®錠・注） | 肝 |
| | | | ベプリジル（ベプリコール®錠） | 肝 |
| その他 | 強心配糖体（ジギタリス製剤） | | ジゴキシン（ジゴシン®錠・注・エリキシル） | 腎 |
| | | | メチルジゴキシン（ラニラピッド®錠） | 腎 |
| | | | デスラノシド（ジギラノゲン®注） | 腎 |
| | アデノシン薬 | | ATP（アデホス®コーワ注） | 肝 |

青色網かけが腎排泄性。
APD（action potential duration）：活動電位持続時間
Vaughan Williams 分類では Ia 群，Ic 群に属する薬物の心抑制が強い。基質的心病変を有する患者に Ic 群を投与することにより，かえって死亡率が上昇したという CAST Study[1]の報告が発表されてから，抗不整脈薬の安易な使用は避けられつつある。

### 気になるワード ▶ n-オクタノール/水分配係数

　油水分配係数とも言われ，個々の薬物について，油に溶解する割合が多いか，水に溶解する割合が多いかを示した数値で，「油水分配係数が 1 より大きければ脂溶性薬物，1 より小さければ水溶性薬物」に分類される。薬物の脂溶性・水溶性を表すパラメータで，数値が大きくなると脂溶性が高くなる。この係数の大きい脂溶性薬物は疎水性が高く，細胞膜を構成する脂質二重層を通過しやすいため，消化管吸収率が高くなって組織に広く分布し，血液・脳関門も通過しやすい。また，肝で代謝を受けやすく，透析で除去されにくいなどの特徴を有する。逆に係数が小さいと親水性が高く，肝での代謝を受けにくく，腎で排泄されやすい。そのため，腎不全患者では係数の小さい水溶性薬物は蓄積しやすいが，透析で除去されやすい[1]。

表2 β遮断薬の物性と消失経路

| 成分名 | 商品名 | 尿中未変化体排泄率(%) | n-オクタノール/水分配係数 |
|---|---|---|---|
| アテノロール | テノーミン® | 85-94 | 0.015 (pH7.4) |
| ナドロール | ナディック® | 90 | 0.23 (CHC13/pH7.0) |
| カルテオロール塩酸塩 | ミケラン® | 65 | 0.21 (pH7.0) |
| ビソプロロール | メインテート® | 50 | 1.09 (pH7.0) |
| アセブトロール | アセタノール® | 36.4 | 0.21 (pH7.0) |
| アセブトロール塩酸塩 | アセタノール® | 34.6 | 0.21 (pH7.0) |
| アモスラロール塩酸塩 | ローガン® | 30.1 | 6.56 (pH7.5) |
| ベタキソロール塩酸塩 | ケルロング® | 26-27 | 4.03 (pH7.0) |
| ニプラジロール | ハイパジール® | 20 | 0.85 (pH7.4) |
| ピンドロール | カルビスケン® | 10-54 | 0.82 (pH7.4) |
| セリプロロール塩酸塩 | セレクトール® | 10-20 | 0.16 (pH6.8) |
| ランジオロール塩酸塩 | オノアクト®/コアベータ® | 8.7 | 0.56 (pH7.0) |
| メトプロロール酒石酸塩 | セロケン® | 3-10 | 0.18 (pH7.4) |
| アロチノロール塩酸塩 | アロチノロール塩酸塩® | 3.6-5.2 | 1.20 (pH7.0) |
| ラベタロール | トランデート® | 5未満 | 1.15 (CHC13/pH7.0) |
| プロプラノロール | インデラル® | 1-4 | 20.2 (pH7.4) |
| エスモロール | ブレビブロック® | 1未満 | 0.32 (pH6.8) |
| ベバントロール | カルバン® | 0.6 | 17.3 (pH7.0) |
| カルベジロール | アーチスト® | 0.6 | 184.0 (pH7.1) |
| ブフェトロール塩酸塩 | アドビオール® | 不明 | 0.35 (pH7.0) |
| アルプレノロール塩酸塩 | スカンジロール® | 不明 | 3.27 (pH7.4) |

青色網かけは腎排泄性,ビソプロロールは肝腎消失型。

### 引用文献
1) 平田純生,他:薬物の透析性.TDM研究,14:277-287,1997

## 5 ジゴキシン(ジゴシン®)

**Point** 腎排泄性なので腎機能低下症例に常用量を投与すればジゴキシン中毒は必発。しかもその有害反応は重篤。腎排泄性でありながら相互作用が多いことから敬遠する医師が多いが,TDMを実施すれば有効かつ安全に使用できる。

　ジゴキシンは古い薬で高齢者や腎機能低下患者に副作用が起こりやすいから使わない,という声をよく聞きます。しかし,慢性心不全の予後を悪化させない強心薬で,同時に心拍数を減少させる薬は他にあるでしょうか。もしこの薬がジゴキシン中毒という厄介な有害反応を起こさない

なら，もっと使用されているのではないでしょうか．実際に，DIG試験ではジゴキシンを投与することによって入院相対リスクがプラセボ群と比較して有意に減少していますし[1]，大規模研究ではジゴキシンの投与中止によって心不全の悪化が見られ，ジゴキシン投与により心不全症状の悪化が防止できるという報告もあります[2]．

では，ジゴキシンはなぜこんなに副作用を起こしやすいのでしょうか．まずは，①有効治療域が狭い，②副作用が起これば致死的，③腎排泄性で中毒はほとんど高齢者に起こりやすい，ということがあります．中毒の初期症状は食欲不振，下痢などの消化器症状と，白いものが黄色に見える，目がちらつくなどの視覚異常です．頻脈になればかなり重症で，致死的になることもあります．

アマンタジンのところですでに記したように，ジゴキシンは分布容積が大きいため，いかなる血液浄化法も効果がないため（☞p105），中毒が起これば難渋します．日本では抗ジゴキシン抗体製剤が販売されていないため，ジゴキシン中毒を起こさない投与設計が必要になります．確かに腎機能に応じた投与をしても副作用が起こることはありますが，ほかにも投与に際して注意すべき点があります．それは①骨格筋に分布するため，筋肉量の少ない患者は中毒になりやすいことです[3]．ジゴキシンはNaポンプ（Na, K-ATPase）を阻害することによって心筋細胞内の$Ca^{2+}$濃度を上昇させることによって心筋収縮力を高めますが，心筋への移行性が高く，血中濃度の20～60倍，骨格筋には血中濃度の10倍以上の高濃度で分布するため，ジゴキシンの主要貯蔵部位は骨格筋であり，絶対量の65％が分布します．したがって，痩せた高齢者では筋肉量が少ないため中毒が起こりやすくなるので，少量から開始する必要があります[4]．さらに，②腎排泄性の薬物は代謝に関わる相互作用がないのですが，ジゴキシンは排泄トランスポータのP糖タンパク質を介した相互作用があります（表3）．特に要注意なのは，クラリスロマイシンの併用による血中濃度上昇とリファンピシン併用による血中濃度低下です[5]．そして，③腎機能に応じて投与量を調節し，これらの患者には④TDMを実施すると万全でしょう．

以上より，①痩せた高齢者では少量から開始する，②P糖タンパク質を介した相互作用，③腎機能に応じた投与量調節，④TDMを実施し，ジゴキシンの適正使用に努めることによってジゴキシン中毒は防げます．筆者はジゴキシンのTDMを開始して3年後以降は処方数は増加したものの，ほとんどジゴキシン中毒を体験していません．

### 気になるワード ▶ P糖タンパク質

1976年に，多剤耐性になったがん細胞の膜にある種の糖タンパク質が高度に発現しているのが発見され，これが薬剤の膜透過性に関係しているとして，permeabilityの略のPをつけてP糖タンパク質と名付けられました．1986年に分離された*MDR1*遺伝子は，その発現だけで細胞を多剤耐性化すること，そしてその遺伝子がコードするタンパクがP糖タンパク質であることがわかりました．P糖タンパク質はMRPファミリーとともにABC（ATP-binding casette）トランスポータースーパーファミリーを形成しています．P糖タンパク質は抗がん薬（ビンブラスチン，ドキソルビシン，アクチノマイシンDなど）だけでなく，Ca拮抗薬，ステロイドホルモン，ジゴキシン，シクロスポリンなど多くの薬物をATPのエネルギーを利用することによって膜の中から外へ排出するポンプとして働いています．発現部位は小腸，肝臓の胆管，腎の尿細管であり，いずれも薬物を排泄する方向に働いている．クラリスロマイシン，キニジン，ベラパミルなどのP糖タンパク質阻害剤の併用によって血清ジゴキシン濃度が上昇するのは，P糖タンパク質を介した相互作用によります．P糖タンパク質の基質特異性は低く，幅広い薬物の排泄に関わっており，CYP3A4の基質の重複が多いことが知られています．

表3　P糖タンパク質を介したジゴキシンの相互作用

| 薬物種 | 薬物 | 血清ジゴキシン濃度 |
|---|---|---|
| Ca拮抗薬 | ベラパミル | 1.5〜2倍に上昇 |
| | ニフェジピン | 患者によって差があるが上昇する |
| | ジルチアゼム | |
| β遮断薬 | カルベジロール | |
| 抗不整脈薬 | キニジン | 2倍に上昇 |
| | アミオダロン | 1.6倍に上昇 |
| | プロパフェノン | 2倍に上昇 |
| 抗真菌薬 | イトラコナゾール | 1.5倍に上昇 |
| 抗菌薬 | クラリスロマイシン | 3倍に上昇 |
| 免疫抑制薬 | シクロスポリン | 3倍に上昇 |
| 抗結核剤 | リファンピシン | 1/3に低下 |
| 抗うつサプリメント | St. John's Wort | 1/3〜1/2に低下 |

### 引用文献

1) Digitalis Investigation Group：The effect of digoxin on mortality and morbidity in patients with heart failure. N Eng J Med 336：525, 1997
2) Poole-Wilson PA, Robinson K：Digoxin—a redundant drug in congestive cardiac failure. Cardiovasc Drugs Ther 2：733-741, 1989
3) Hirata S, et al：Various dosing weights and correction to serum digoxin assays in hemodialysis patients. J Pharm Tech 20：221-225, 2004
4) 平田純生, 他：透析患者におけるジゴキシンのTDM. TDM研究 18：232-240, 2001
5) Hirata S, et al：Interaction between clarithromycin and digoxin in patients with end stage renal disease. Int J Pharmacol Ther 43：30-36, 2005

## 6 ワルファリン(ワーファリン®)

**Point** 重篤な腎障害には禁忌でありながら，事実上，透析患者に唯一使用可能な経口抗凝固薬。ただし，末期腎不全患者では出血リスクが高くなるため，PT-INRを低めにコントロールせざるをえない超ハイリスク薬。

　数種類の新規経口抗凝固薬(NOACs：Novel oral anticoagulants，ただし国際血栓止血学会からはDOACs：direct oral anticoagulantsという名称が推奨されている)が発売された現在でも，GFR＜15 mL/minの末期腎不全(ESKD)患者や透析患者に対してワルファリンおよびすべてのDOACsが投与禁忌であり，使用経験の多さから使える経口抗凝固薬はワルファリンのみです。とはいえ，ワルファリン服用中の腎不全患者は高血圧，脳血管障害，重篤な心疾患，肝疾患とともに出血リスクの高い患者として認識されており，添付文書には，重篤な肝障害・腎障害のある患者(本剤の代謝・排泄の遅延で出血することがある)には投与禁忌になっています。しかし，DOACs発売前の筆者らの調査[1]によると，ワルファリンが「重篤な腎障害」に禁忌であることを認識している腎臓専門医は279名中26.1％にすぎず，透析患者で血栓を起こしやすい症例に対し

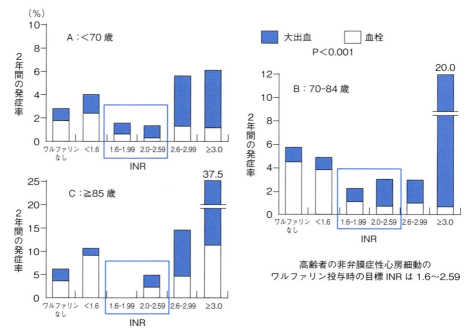

**図2** ワルファリン服用者の大出血および血栓症発症率の年齢とINRの関係
〔Kodani E, et al：Circ J, 2015〕

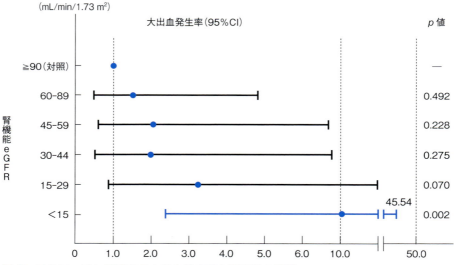

**図3** ワルファリン服用者の大出血発症率と腎機能の関係
〔Jun M, et al：BMJ 2015；350：h246 より〕

「ワルファリンを処方することがある」と答えた腎臓専門医は88.6％と非常に高い値を示しました。透析患者にワルファリン投与は禁忌であるにもかかわらず，投与せざるをえないというのが実態でしょう。

しかし，ESKD患者や透析患者でワルファリン服用者が突然の大出血，という痛い経験をすることも少なくありません。ワルファリンは尿中未変化体排泄率0％の肝代謝によって消失する薬物です。日本循環器学会の『循環器疾患における抗血小板，抗凝固療法に関するガイドライン』

**表4 ワルファリン投与時の問題点**

- 患者ごとに至適投与量が異なるため，投与初期の用量調節が煩雑である
- プロトロンビン時間国際標準比(PT-INR)を用いて定期的にモニタリングする必要がある
- 相互作用を示す薬物が多い
- ビタミンK含有食品の影響を受け，食生活にも制限が生じる
- 半減期が長く，効果発現・消失に時間がかかる
- 頭蓋内出血などの重篤な出血合併症が起こる
- 腎機能が低下すると出血しやすく，「血液透析患者における心血管合併症の評価と治療に関するガイドライン」ではINR 2.0未満にコントロールすることが推奨されている
- NSAIDsとの併用により消化管出血しやすいが，これはNSAIDsによるCYP2C9阻害も関与している
- 以前はフェニルブタゾンとの併用によるワルファリンの出血リスクの増強はタンパク競合による相互作用といわれていたが，現在は代謝阻害と考えられている

では，ワルファリンの効果の指標であるPT-INRの目標値が通常2.0～3.0ですが，70歳以上の非弁膜症性心房細動では1.6～2.6となるように調整する[2]ことが推奨され，実際に血栓および大出血のリスクは1.6～2.6で最も低かったことが報告されています(図2)[3]。透析患者では心房細動に対する安易なワルファリン治療は控えることが望ましいのですが，ワルファリン治療が有益と判断した場合には，PT-INR＜2.0に維持することが推奨されています[4]。腎機能の低下に伴って大出血発症率は増加し[5]，末期腎不全患者(eGFR＜15 mL/min/1.73 m$^2$)では腎機能正常者に比し10.3倍に上昇し(図3)[6]，特に投与30日目までの発症率が高いことが報告されています。

では，なぜ腎不全患者でワルファリンによる出血が起こりやすいのでしょうか。

1. もともと，尿毒症性物質の蓄積により出血リスクが高い。
2. 尿毒症性・糖尿病性胃腸炎に伴う食欲不振によるビタミンK(主に緑黄色野菜)摂取不足。
3. 易感染性に伴う抗菌薬投与による腸内細菌叢の変化による腸内細菌のビタミンK産生低下。
4. 心房細動を合併した透析患者におけるワルファリン使用は脳卒中リスクを減らさず，出血リスクを高める[7]。

などが考えられます。

ワルファリン投与時に考慮すべき点は多々あります(表4)。特に，末期腎不全患者ではCYP2C9阻害のNSAIDsの併用は危険です(☞ p114)。

### 引用文献

1) 平田純生，他：平成20年度学術委員会 学術第7小委員会報告「高齢者および慢性腎臓病患者への適正な薬物療法に関する調査・研究」～「重篤な腎障害に関する禁忌薬物に関する調査・第2報～．日本病院薬剤師会雑誌：45：27-30, 2009
2) 堀正二，他：循環器疾患における抗凝固・抗血小板療法に関するガイドライン(2009年改訂版)．
3) Kodani E, et al：Use of warfarin in elderly patients with non-valvular atrial fibrillation—subanalysis of the J-RHYTHM Registry. Circ J 79：2345-2352, 2015
4) 平方秀樹，他：(社)日本透析医学会「血液透析患者における心血管合併症の評価と治療に関するガイドライン」．透析会誌44：337-425, 2011
5) Limdi NA, et al：Kidney function influences warfarin responsiveness and hemorrhagic complications. J Am

6) Jun M, et al : The association between kidney function and major bleeding in older adults with atrial fibrillation starting warfarin treatment : population based observational study. BMJ 350 : h246, 2015
  7) Shah M, et al : Warfarin use and the risk for stroke and bleeding in patients with atrial fibrillation undergoing dialysis. Circulation 129 : 1196-1203, 2014

## 7 ダビガトランエテキシラート（プラザキサ®）　その1

**Point** RE-LY 試験で頭蓋内出血の発現率はワルファリンより低いことが示され，ワルファリンに代わる待望の経口抗凝固薬として 2011 年に新発売された抗トロンビン薬。ただし発売後半年間で 23 名が出血死した。尿中排泄率 85％の腎排泄性薬剤なのに，死亡例のほとんどが投与すべきではない高度腎機能低下患者や抗血小板薬の併用者であった（☞ p6）。

> **症例** 80歳代の女性。ワルファリンカリウムからダビガトランエテキシラートへ切り替えられ，220 mg/日を投与開始。投与開始から 12 日目で血痰，鼻出血を認め，15 日目（投与中止日）に血痰，呼吸困難を認め，救急外来に搬送され，翌日に死亡している。発症した副作用は，肺胞出血，呼吸不全，鼻出血，喀血，貧血，血尿，タール便。臨床検査値は，血清 Cr 値が投与開始 50 日前に 2.21 mg/dL，投与中止日は 4.2 mg/dL，BUN は 53.8 mg/dL。

　この症例は第 1 報として報告された死亡症例です。ダビガトランの尿中排泄率は 85％と高く，常用量は 1 回 150 mg を 1 日 2 回ですが，70 歳以上の患者では 1 回 110 mg を 1 日 2 回の考慮をします。本症例は 38.9 kg の体重で年齢を 85 歳と仮定します。すると血清 Cr 値 2.21 mg/dL であれば CCr は 11.4 mL/min の末期腎不全症例で，明らかに投与禁忌の症例です。つまり腎機能がわかっていて完全な禁忌症例なのに投与してしまったのです。抗凝固薬がどれだけ怖い薬であるかの認識が低かったのかもしれません。ダビガトラン投与中止日の血清 Cr 値は 4.2 mg/dL ですから CCr は 6 mL/min で，透析導入直前の症例と考えられます。このほかにも中等度の腎障害患者（CCr 30-50 mL/min），P 糖タンパク阻害薬併用患者，70 歳以上の患者，消化管出血の既往のある患者では 1 回 110 mg を 1 日 2 回を考慮する必要があります。

### 1 CCr 30 mL/min 未満の患者だけでなくイトラコナゾール併用者は禁忌？

　イトラコナゾール（イトリゾール®）は併用する薬物の血中濃度を上げることが多いアゾール系の抗真菌薬ですが，ダビガトランは腎排泄性のため，CYP によって代謝されません。もともと活性を持たないダビガトランエテキシラートがエステラーゼによって加水分解され，活性を持つ中間代謝物から活性代謝物ダビガトランに変換されますが，グルクロン酸抱合され，薬理活性を有するアシルグルクロン酸抱合体になります。グルクロン酸抱合体はダビガトラン以上に水溶性の高い代謝物ですから腎不全患者では蓄積しやすいかもしれません。これも腎機能低下患者では処方したくない原因の 1 つかもしれません。

　ダビガトランは排泄トランスポータである P 糖タンパク質（☞ p142）の基質になります。P 糖タンパク質の薬物動態にかかわる発現部位は小腸，肝臓の胆管，腎の尿細管で，いずれも薬物を排泄する方向に働いているため，P 糖タンパク質阻害薬を併用すると血中濃度が上昇し，出血のリスクが高くなります。イトラコナゾールは CYP を阻害するだけでなく P 糖タンパク質阻害作用も示します。p143 の表 3 からわかるように阻害作用はクラリスロマイシンなどと比べてあまり強くないイメージがありますが，併用禁忌になっています。ダビガトランは心房細動による脳

塞栓予防のために投与されることが多いですが，この時にレートコントロール薬として当たり前のように併用されやすいのがベラパミル（ワソラン®）なので，ダビガトランとの併用で要注意なのはむしろベラパミルと思われます．

## 2 70歳以上で経口P糖タンパク質阻害薬の併用はOK？

ダビガトランは70歳以上で220 mg/日に減量，さらに経口P糖タンパク質阻害薬の併用で220 mg/日に減量になっていますが，70歳以上で経口P糖タンパク質阻害薬を併用されている処方箋がきたらどう対処すればいいのでしょうか．あるいは中等度の腎障害（CCr 30-50 mL/min）のある患者，消化管出血の既往を有する患者にも同様に1回110 mg 1日2回投与を考慮することと添付文書に記載されています．これらの減量要件を2個以上持っている患者ではデータがありません．ということは使ってはならない，すなわち禁忌と考えるべきでしょう．

### 1）中毒時は透析が有効かも？

ダビガトランの半減期は11〜13時間ですが，末期腎不全患者であれば100時間程度まで延長すると考えられます．このような症例にワルファリンにおけるビタミンKのようにダビガトランの中和剤としてイダルシズマブが開発中ですが，インタビューフォーム上では「活性代謝物（ダビガトラン）のうち61〜68％が透析により除去される」と書かれています．透析が4時間行われて半分以上が除されるということは透析中の半減期が4時間以下に短縮できるということですから，過量投与によって出血している患者にヘパリンを使わないで緊急透析すると，ダビガトランが速やかに除去されるかもしれません．ダビガトランはタンパク結合率35％と低く，分布容積も1.0 L/kgと小さいし，クリアランスも110 mL/minと低いことから，透析で除去されやすいという条件をすべて満たしています．

## 3 中等度腎障害で220 mg/日は多すぎないか？

添付文書には中等度の腎障害（CCr 30〜50 mL/min）のある患者には1回110 mg 1日2回投与を考慮することと記載されています．常用量が300 mg/日ですから2章の❶で紹介したGiusti-Hayton法を用いて投与補正係数を算出してみましょう．ダビガトランの尿中未変化体排泄率は85％ですから，GFRが30 mL/minであれば

投与補正係数（G）＝1－尿中排泄率×（1－腎機能低下患者のGFR/100）
$$= 1 - 0.85 \times (1 - 0.3) = 0.405$$

GFRが50 mL/minであれば

投与補正係数（G）＝$1 - 0.85 \times (1 - 0.5) = 0.575$

つまりGFRが30 mL/minであれば常用量の300 mg×0.405＝121 mgとなり，GFRが50 mL/minであれば300 mg×0.575＝172.5 mgが至適用量となります．つまり中等度腎障害患者の至適用量は121〜172.5 mg/日となり，220 mg/日では多すぎると考えられます．

さらに腎機能にCCr$_{Enz}$を用い，CCr$_{Enz}$の正常値を125 mL/minとしても，CCrが30 mL/minであれば，投与補正係数（G）＝0.354，CCrが50 mL/minであれば投与補正係数（G）は0.49となり，中等度腎障害患者の至適用量は106.2〜149 mg/日となり，さらに減量が必要になります．一体，中等度腎障害患者には1回110 mg 1日2回投与，つまり220 mg/日という添付文書用量はどうやって決められたのでしょうか．おそらく44か国951施設が参加して実施されたRE-LY試験で使用されたダビガトラン用量に基づくのでしょう．しかし日本人は欧米人と比べて小柄のため，投与補正係数から導き出された至適用量よりもさらに減量すべきなのに，大規模

試験に従って 220 mg/日にしたことも出血リスクを上げている原因かもしれません。

## 8 ダビガトランエテキシラート（プラザキサ®） その 2

**Point** もう 1 つの問題は肥満症例の腎機能を過大評価すること。これは CCr＜30 mL/min で禁忌のティーエスワン®も同じ。

　ダビガトランを投与するときの腎機能の指標は CCr とされています。ただしカナダの添付文書では日本と同じく CCr＜30 mL/min は禁忌になっています〔なぜか米国は減量して投与可能（☞ p6）〕。それをそのまま日本人に対応してよいのでしょうか。カナダのクレアチニン測定法は Jaffe 法でしたが，現在では IDMS に準じた測定法によって正確な値になっています。おそらく治験時には Jaffe 法そのものを使っていたと思われます。ということはカナダの CCr の正常値は 100 mL/min（GFR に近似），日本の CCr の正常値は 120〜130 mL/min で，日本人の方が過大評価されている分，CCr で比較すると出血リスクが高くなるはずです。そのため筆者は，添付文書の腎機能の記載が CCr となっていても $CCr_{Jaffe}$ であるため，日本では $CCr_{Enz}$ を用いるよりも eGFR を用いた方がよいと考えています。

　もう 1 つ大切なのは，実測値ではなく CCr 推算式である Cockcroft-Gault 式の使用が推奨されていることです。これは以下の式で表されます。これはダビガトランの有効性と安全性を検証した RE-LY 試験（第Ⅲ相国際共同試験）で，腎機能評価に Cockcroft-Gault 式による CCr 推定値が用いられていたからです。したがって添付文書上では，ダビガトラン投与にあたって腎機能評価には eGFR ではなく，以下に示す Cockcroft-Gault 式による CCr 推算値を用いることとされています。

CCr（mL/min）＝（140－年齢）×体重（kg）/（72×S-Cr）×0.85（女性の場合）

　しかしこの式は体重が 2 倍になれば腎機能も 2 倍に算出される困った式なのです。体表面積未補正 eGFR（mL/min）と異なり身長が考慮されていませんから肥満患者では腎機能を過大評価してしまいます。すなわちダビガトランを投与するときには肥満患者に要注意です。それを防ぐには肥満患者の場合，理想体重または補正体重を入力しましょう。

　理想体重（男性）＝50＋｛2.3×（身長－152.4）｝/2.54
　理想体重（女性）＝45.5＋｛2.3×（身長－152.4）｝/2.54
ややこしい式ですので，標準体重（kg）＝身長（m）×身長（m）×22 でも構いません。
　補正体重＝理想体重＋〔0.4×（実測体重－理想体重）〕

　Cockcroft-Gault 式を用いることによる肥満患者の腎機能過大評価は，同様に CCr＜30 mL/min で禁忌となっているティーエスワン®でも起こりえるので，注意してください。

## 9 Xa 阻害薬：アピキサバン（エリキュース®），リバーロキサバン（イグザレルト®），エドキサバントシル酸塩水和物（リクシアナ®）

**Point** 腎機能低下で減量必要。心房細動と静脈血栓塞栓症で量が異なることに注意。

前頁で登場した抗トロンビン薬のダビガトランの対抗にあたるのがXa阻害薬です。ワルファリンはPT-INRのコントロールが煩雑，一方でダビガトランは結構怖い薬だということがわかりました。「Xa阻害薬はどうなのか」という声が聞こえてきそうです。

まず，Xa阻害薬の共通点を整理しておきます。アピキサバン（エリキュース®），リバーロキサバン（イグザレルト®），エドキサバン（リクシアナ®）の3剤があり，非弁膜症性心房細動患者の血栓抑制と，静脈血栓塞栓症の治療に使用することができます。腎機能に関しては，すべてeGFR 15 mL/min未満は禁忌です。ワルファリンとダビガトランが透析患者に禁忌なので，早くXa阻害薬が使用できないかと心待ちにしているのですが，それはまだ先のことになりそうです。そして，投与量は2パターン存在します。最大用量はエビデンスが豊富にあるので，可能ならば安易な減量はせず，最大用量が投与できる患者には積極的に投与してほしいのですが，それぞれの薬剤ごとに減量基準が設けられており，それを考慮する必要があります。減量基準は薬剤ごとにさまざまですが，共通して腎機能が評価項目となっています。おおむねeGFR 50 mL/min以下で減量を考慮する必要があります。そして注目すべき点は，心房細動の投与量と比較して，静脈血栓塞栓症の投与量はとても多いということ，そして投与量は1パターン，減量基準は設けられていないということです。静脈血栓塞栓症の最大量を投与する期間は短期間に限られていますが，この期間は特に出血の副作用に注意します。

各薬剤の個性に注目してみます。まずはアピキサバン。アリストテレス試験をエビデンスに持ち，唯一心房細動において1日2回の服用が必要な薬剤です。減量基準には年齢，体重，血清Cr値が用いられています。効果や副作用からみても，Xa阻害薬のスタンダードと呼べる薬剤です。

リバーロキサバンは，心房細動では1日1回，静脈血栓塞栓症では1日2回の服用となっている薬剤で，唯一日本人に対するエビデンスを持ち合わせています。J-ROCKET AF試験です。そのため，海外用量と比較して国内用量は少なく設定されています。腎機能も日本人を対象に評価しているため，海外との検査方法の違いを引き合いに出す必要がなく，安心して投与設計ができる薬剤といえます。

エドキサバンは，唯一，整形外科領域の手術時における深部静脈血栓症（DVT）の予防の適応があります。心房細動や静脈血栓塞栓症の治療の用量とは異なりますので，注意が必要です。ENGAGE AF-TIMI 48をエビデンスに持っており，1日1回服用する薬剤です。最初に手術時のDVT予防の適応を取得し，価格比較が注射の抗凝固薬でした。そのため他のXa阻害薬と比較して高額になっており，薬価を気にする患者には適用しづらい面があります。

## コラム　高齢者では抗血栓薬と血糖降下薬が最大のハイリスク薬？

**Point** 薬剤投与が原因で緊急入院になる原因の2/3を抗血栓薬と糖尿病治療薬が占める。そして有害反応の48%が80歳以上でその2/3が過剰服用による。

米国でショッキングな研究結果が示されました。2007～2011年の間に薬物が原因で緊急入院になった原因薬物の2/3を抗血栓薬，糖尿病治療薬が占めることが想定されるというものです[1]。米国では年間推定10万人の高齢者が薬剤有害反応のために入院し，緊急入院の原因のほとんどが2つの薬効で占められることが報告されています。1つは抗凝固薬・抗血小板薬による出血，もう1つはインスリン・

血糖降下薬による低血糖です（図4）。これら4種の薬剤が薬剤関連の緊急入院の2/3を占め，これまでに「ハイリスク薬」と指定された薬剤は入院原因のわずか1.2%しかに関わっていなかったそうです。そして入院のほぼ半数を80歳以上の高齢者が占め，そのほぼ2/3が意図的でない過剰服薬によるものです。

具体的には抗凝固薬のワルファリンが緊急入院の33%に関与，インスリンが14%に関与，アスピリンおよびクロピドグレル（プラビックス®）などの抗血小板薬が13%に関与。経口血糖降下薬が11%に関与しています。抗がん薬はもちろん超ハイリスク薬ですが，これらに関しては医療従事者の意識が高いと思われます。しかし，症例数が多く，高齢者に投与されることが多い薬剤群についても投与後の注意深いモニタリングが必要です。

定期的に刊行されている統一評価表のHEDIS(The Healthcare Effectiveness Data and Information Set)で示されるハイリスク薬や，高齢者でのハイリスク薬一覧表であるBeer's criteriaに載っている薬物の不適切使用よりも，通常使用される上記4種類の薬物による緊急入院患者数がはるかに多いのです。ワルファリンは透析患者を含む末期腎不全患者で出血リスクが有意に上昇し（☞**p143**），腎排泄性抗凝固薬のダビガトランで多くの出血による死亡者が出たことは記憶に新しいことです。同様に腎不全患者では低血糖を起こしやすく，重篤な低血糖は心血管死亡リスクを上昇させることが報告されています[2]。

ただし副作用を恐れるあまりに，これらの治療薬が適正に使用されないと，前者では血栓症，そして後者では重篤な低血糖と同様に高血糖でも心血管病変の危険性が増します。したがってこれらの薬は必要性が高いものの，有効治療域の狭いハイリスク薬であるため，有効かつ安全な投与設計を行っていく必要があります。

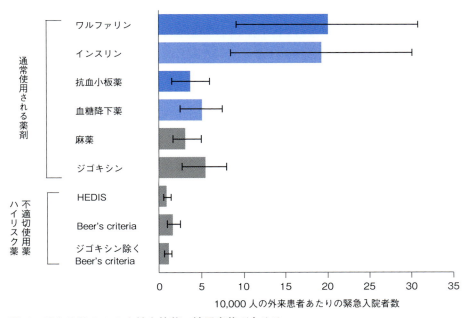

**図4　緊急入院の2/3を抗血栓薬，糖尿病薬が占める**
〔Budnitz DS, et al：N Engl J Med 365：2002-2012, 2011 より〕

### 引用文献

1) Budnitz DS, et al：Emergency hospitalizations for adverse drug events in older Americans. N Engl J Med 365：2002-2012, 2011
2) McCoy RG, et al：Increased mortality of patients with diabetes reporting severe hypoglycemia. Diabetes Care 35：1897-1901, 2012

表5　高カリウム血症の原因薬物

| | | |
|---|---|---|
| アルドステロン阻害<br>(間接的な阻害も含む) | ・抗アルドステロン薬(スピロノラクトン，エプレレノン)<br>・アンジオテンシン変換酵素阻害薬(ACE-I)<br>・アンジオテンシンⅡ受容体拮抗薬(ARB)<br>・直接的レニン阻害薬(DRI)<br>・β遮断薬 | ・NSAIDs<br>・ヘパリン<br>・カルシニューリン阻害薬($Na^+$，$K^+$-ATPase阻害)<br>・ジゴキシン($Na^+$，$K^+$-ATPase阻害：ジゴキシン中毒等) |
| カリウム排泄阻害 | ・カリウム保持性利尿薬(トリアムテレンなど)<br>・トリメトプリム(ST合剤) | ・ペンタミジン<br>・メシル酸ナファモスタット<br>・リチウム |
| 細胞外へのカリウムの分布異常 | ・マンニトール<br>・インスリン拮抗薬(グルカゴンなど)<br>・塩基性アミノ酸輸液<br>・サクシニルコリン | ・急速生理食塩液投与<br>・塩化アンモニウム<br>・β遮断薬 |
| カリウム負荷 | ・赤血球輸血<br>・カリウム補給剤<br>・ペニシリンGカリウム | ・ある種の漢方薬<br>・クエン酸カリウム |

1) Salem CB, et al：Drug-induced hyperkalemia. Drug Safety 37：677-692, 2014
2) K/DOQI Clinical Practice Guidelines on Hypertension and Antihypertensive Agents in Chronic Kidney Disease. 2004
3) Tamargo J：New Drugs for the Treatment of Hyperkalemia in Patients Treated with Renin-Angiotensin-Aldosterone System Inhibitors-Hype or Hope? Discover Medicine, 2016
などを参照して作成．

## 10 スピロノラクトン(アルダクトン®A)，エプレレノン(セララ®)

**Point** RAS阻害薬との併用は効果も大きいが高カリウム血症には要注意．ST合剤も高カリウム血症には要注意．

　高カリウム血症とは，血清K値が5.5 mEq/L以上の状態を言います．その症状は，嘔気・嘔吐，しびれ，脱力感などで，血清K値が7 mEq/L以上では，不整脈から心停止に至ることもあり，大変危険な状態になります．高カリウム血症の原因薬剤としては，NSAIDs，免疫抑制剤(シクロスポリン，タクロリムス)，ST合剤(バクタ®)，ペンタミジン(ベナンバックス®注)，ナファモスタットメシル酸塩(注射用フサン®)，ACE阻害薬，アンジオテンシンⅡ受容体拮抗薬(ARB)，カリウム保持性利尿薬，アルドステロン拮抗薬などが知られていますが，この中で何といってもアルドステロン拮抗薬のスピロノラクトン(アルダクトン®A)，アルドステロン受容体(ミネラルコルチコイド受容体)を選択的に阻害する薬剤であるSAB(selective aldosterone blocker)のエプレレノン(セララ®)による高カリウム血症が非常に怖いです(表5)．

　体内消失の90%が尿中から排泄されるカリウムは，腎機能が低下すると糞便中への排泄寄与率が徐々に上昇します[1]．これは腎機能が低下すると大腸粘膜の$Na^+$ $K^+$-ATPaseが増加し，これにはアルドステロンが関与しています．このような代償機構が働き，生体は腎機能が低下した場合にも高カリウム血症にならないようにしていますが，実際には代償しきれなくなるため，高カリウム血症が起こってしまいます．このような状態下で抗アルドステロン薬を投与すると，腎からの排泄が途絶えているESKD患者や透析患者でも，さらに腸管からのカリウム排泄が低下し，高カリウム血症を起こしてしまいます．

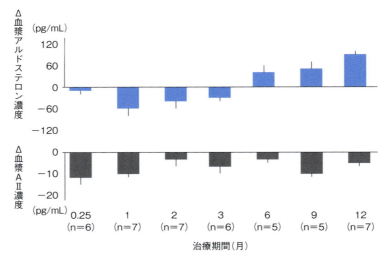

ACE阻害薬またはARBの長期投与により、当初抑制されていたアルドステロンレベルが再上昇する症例があり、これらの症例では抗アルドステロン薬の追加投与により予後改善を認める。

**図5 長期のACE阻害薬投与時のアルドステロン・ブレイクスルー現象**
最近、アルドステロンが心腎疾患の発症および進展に重要な役割を果たすとされている。心不全患者にRAS阻害薬を用いると、アルドステロン濃度が低下するが、長期に及ぶとアルドステロンエスケープ(ブレイクスルー)現象をきたす。実際、31%あるいは38%の症例ではアルドステロン濃度が上昇したとされ、心筋線維化、血管内皮機能障害、圧受容体障害をきたし、ポンプ機能障害を進展させ、突然死をきたす可能性が指摘されている。
〔Staessen J, et al：J Endocrinol 1981；91：457-465 より引用〕

　レニン-アンジオテンシン系(RAS)阻害薬を投与して数か月後に疑われる「アルドステロン・ブレイクスルー」は、RAS阻害薬を長期使用していると、血中アルドステロン濃度がカリウムやACTHなどのnon-RASを介して再上昇する現象ですが、RAS阻害薬の効果が低下した時に(図5)[2]抗アルドステロン薬を用いると、RAS阻害薬の効果が復活することがあります。「アルドステロン・ブレイクスルー」が生じると、再び尿タンパク量が増加するため、直接ミネラルコルチコイド受容体を阻害するスピロノラクトンを投与することで、タンパク尿を抑え、腎保護効果が期待できます(アルドステロンは心臓、血管、腎臓などの臓器障害に関与していることが明らかになっています)(図6)[3]。またRAS阻害薬＋Ca拮抗薬＋利尿薬を併用しても治療抵抗性の高血圧に対して、α遮断薬のドキサゾシンメシル酸塩(カルデナリン®)やビソプロロールフマル酸塩(メインテート®)に比し、有意な降圧効果が得られたことも報告されています[4]。ただしRAS阻害薬もアルドステロン阻害薬も高カリウム血症を起こしやすいため、併用すると著明な高カリウム血症を起こすことが想定されます(図7)。また、重篤な左室不全に対してACE阻害薬および利尿薬にスピロノラクトンを上乗せすると、心不全病態・生存率がよくなるというRALES試験のデータがあります[5]。さらにスピロノラクトンは、難治性高血圧に対して追加投与することで、優れた降圧効果が得られるという臨床報告がいくつもあります[4,6]。ただしRALES試験後にACE阻害薬とスピロノラクトンの併用率が急増し、高カリウム血症による入院率は1994年に患者1,000人当たり2.4人であったのが、2001年には患者1,000人当たり11.0人に増加した($p<0.001$)という報告があります[7]。ARBも含めてRAS阻害薬と抗アルドステロン薬は高齢者や腎機能の低下した外来患者に気軽に併用してはいけない組み合わせです。ただし、カリウムを吸着除去する陽イオン交換樹脂(カリメート®、ケイキサレート®)やチアジド系利尿薬を併用しな

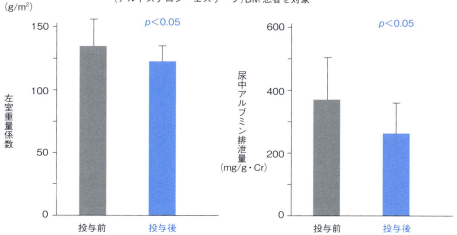

**図6** 抗アルドステロン薬の心保護作用・腎保護作用
〔Sato A, et al：Hypertension 41：64-68, 2003 より引用〕

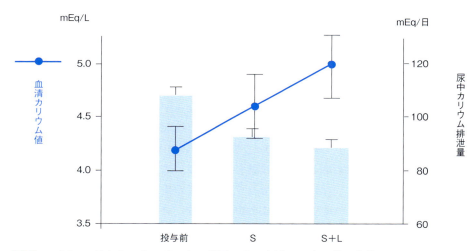

**図7** スピロノラクトンとロサルタン併用による血清カリウム値の変化
S：スピロノラクトン単独投与
S＋L：スピロノラクトン＋ロサルタン
折れ線グラフで示す血清カリウム値はスピロノラクトン投与により上昇し，ロサルタンを併用することによりさらに上昇した。棒グラフで示すように尿中カリウム排泄量は併用により低下した。
〔Henger A, et al：J Lab Clin Med 136：379-389, 2000 より引用〕

がら，細心の注意を払って抗アルドステロン薬を併用する医師もいるくらい魅力のある薬といえるでしょう。

　ST合剤（バクタ®）も高アルドステロン薬に次いで高カリウム血症を起こしやすい薬物であり，他の抗菌薬と比べるとST合剤服用者は高カリウム血症による入院リスクが12.4倍に上昇し，スピロノラクトン服用者がST合剤を1回でも服用すると，その10.8%が高カリウム血症になることが報告されています[8]（☞ **p185**）。

#### 引用文献

1) 平野 宏：高カリウム血症と低カリウム血症．日内科誌 86：1838-1843, 1997
2) Staessen J, et al：Rise in plasma concentration of aldosterone during long-term angiotensin II suppression. J Endocrinol 91：457-465, 1981
3) Sato A, et al：Effectiveness of aldosterone blockade in patients with diabetic nephropathy. Hypertension 41：64-68, 2003
4) Williams B, et al：Spironolactone versus placebo, bisoprolol, and doxazosin to determine the optimal treatment for drug-resistant hypertension (PATHWAY-2)：a randomised, double-blind, crossover trial. Lancet 386：2059-2068, 2015
5) Pitt B, et al：The effect of spironolactone on morbidity and mortality in patients with severe heart failure. Randomized Aldactone Evaluation Study Investigators. N Engl J Med 341：709-717, 1999
6) Colussi G, et al：Spironolactone, eplerenone and the new aldosterone blockers in endocrine and primary hypertension. J Hypertens 31：3-15, 2013
7) Juurlink DN, et al：Rates of hyperkalemia after publication of the Randomized Aldactone Evaluation Study. N Engl J Med 351：543-551, 2004
8) Antoniou T, et al：Trimethoprim-sulfamethoxazole induced hyperkalaemia in elderly patients receiving spironolactone：nested case-control study. BMJ 343：d5228, 2011

## 11 塩化カリウム（ワックスマトリックス錠：スローケー®）

**Point** 経口塩化カリウム製剤は消化管刺激が強く，カリウムによる粘膜障害が危惧され，消化管穿孔を起こすことがある．消化管狭窄のある患者や消化管運動能の低下した患者には使ってはならないカリウム補給剤．効果は劣るが，安全性の高いカリウム補給剤のグルコンサンKまたはアスパラ®カリウムが推奨される．

　腎機能が低下すると高カリウム血症（5.5 mEq/L 以上）になりやすいため，カリウム製剤は乏尿・無尿（それぞれ1日の尿量が400 mL 以下あるいは100 mL 以下），または高窒素血症がみられる高度の腎機能障害のある患者には禁忌になっています．ただし腹膜透析患者では腹膜透析液にカリウムが含まれていないので，カリウム摂取量が少ないとカリウムが不足し，カリウム補給剤であるスローケー®が投与されることがあります．スローケー®はワックスマトリックスの中に含まれる塩化カリウムを含む徐放錠であり，服用後，消化管内でpHに関係なく徐々に塩化カリウムを放出します．塩化カリウムには強い消化管刺激作用があります．

　カリウム濃度の高い輸液をすると血管痛が起こるのも，消化管と同様，カリウムによる局所的な細胞障害によります．そのため，塩化カリウムそのものを服用すると食道潰瘍の危険性があります．以前よく使われていた塩化カリウム腸溶錠は小腸に入ると急速に溶解するため，局所でカリウムイオンが高濃度になり，その付近の小腸粘膜を刺激して潰瘍や穿孔を起こした症例が多く報告されたことにより，製造中止になりました．

　スローケー®は小腸での急速な溶出を抑制することにより，潰瘍や穿孔の発生を少なくしているものの，消化管運動の低下した患者では強力な胃障害，嘔気・嘔吐，下腹部痛，発熱が起こることがあります[1]．塩化カリウム製剤の中で最も潰瘍，穿孔の発症率が低いのはマイクロカプセル化されたものですが[2]，本邦では入手不可能です．

　カリウム製剤による潰瘍や穿孔の報告は塩化カリウムに多く，グルコン酸カリウム（グルコンサンK）は1967年に報告されている1例のみであり[3]，L-アスパラギン酸カリウム（アスパラ®カリウム）にはまったく報告がありません．有機酸のカリウム塩は胃で溶出しますが，有機酸自

体に胃内の塩酸を中和する作用があります．例えば，グルコン酸カリウムでは1錠で5 mEqに相当するH$^+$を中和できます．通常の胃内におけるH$^+$分泌量は約4 mEq/hrであるため，制酸薬のような作用を発揮して潰瘍や穿孔が発生しにくくなっています．しかし，カリウムの有機酸塩は分子量が大きい分，1錠当たりのカリウム含量が少ないのが欠点です（スローケー®は8 mEq/錠，グルコン酸カリウムは5 mEq/錠，L-アスパラギン酸カリウムは1.8 mEq/錠）．塩化カリウムの場合，Clによりアシドーシス気味になって細胞内カリウムが細胞外液にシフトするため，血清カリウム濃度の上昇作用はより強力になります．しかし，消化管運動の低下した症例や抗コリン薬などが投与されている症例でカリウム補給が必要であれば，グルコン酸カリウムまたはL-アスパラギン酸カリウムの処方を考慮する必要があります．

### 引用文献

1) Brower RA：Jejunal perforation possibly induced by slow-release potassium in a patient with Crohn's disease. Dig Dis Sci 31：1387-1390, 1986
2) McMahon FG, et al：Upper gastrointestinal lesions after potassium chloride supplements：a controlled clinical trial. Lancet 2(8307)：1059-1061, 1982
3) Oley S, et al：Potassium citrate and potassium gluconate versus potassium chloride：Experimental evaluation of relative intestinal toxicity. JAMA 199：215-217, 1967

## コラム　崩壊したホモシステイン仮説？

**Point** 腎不全患者の高ホモシステイン血症をビタミンB群で低下させても心血管病変は減少しない。

### 腎機能の低下とともに上昇する血漿ホモシステイン濃度

　血漿ホモシステイン濃度が上昇すると動脈硬化になりやすく，心血管病変の危険因子の1つとして考えられてきました。ホモシステインの動脈硬化促進作用のメカニズムとして，①ホモシステインが酸化される過程で，血管内においてフリーラジカルが生じ，血管内皮細胞傷害，細胞外基質の沈着，血小板の凝集により，血栓の形成を促進して血管を傷害する，②血管壁の平滑筋細胞の増殖や，コラーゲン線維の過剰な合成を引き起こし，血管の肥厚，硬化をもたらす――。主にこれら2つの作用によりホモシステインは動脈硬化を引き起こすと考えられています。さらに，③LDL-コレステロールに作用し，コレステロールの血管壁への沈着を促進する，④NOの産生を抑制する，などのメカニズムも提唱されています。

　腎機能が低下するとともに血漿ホモシステイン濃度が上昇し，透析患者では平均20～25 μmol/Lと，腎機能正常者の2倍の血漿ホモシステイン濃度になっています（図8）[1]。含硫アミノ酸であるホモシステインは正常腎機能者でもほとんど尿中排泄されないため，腎不全でみられる高ホモシステイン血症の原因に，腎排泄の低下は否定されています。むしろ，腎不全患者の高ホモシステイン血症の成因として，①ホモシステインの肝への取り込みの低下，②代謝酵素のco-factorであるビタミン$B_6$，ビタミン$B_{12}$，葉酸の利用率の低下，③ホモシステインの代謝酵素を阻害する因子の存在，の3つが考えられています。

　葉酸，ビタミン$B_6$，ビタミン$B_{12}$の不足が血漿ホモシステイン濃度上昇の要因の1つと考えられていますが，これらのビタミンB群が血漿ホモシステイン濃度を低下させるメカニズムを簡単に示すと，以下のようになります（図9）。この中で葉酸の関わる反応が律速段階であるため，葉酸の投与が最も効果的と考えられます。実際，葉酸800 μg/日，ビタミン$B_{12}$を6 μg/日，ビタミン$B_6$を10 mg/日投与すると，末期腎不全患者のホモシステイン濃度は50％低下することが報告されています[2]。

　高ホモシステイン血症が身体によくないといわれ始めたのがいつからかは定かではありません。しかし，PubMedで検索する限り，1960年代から脳血栓，動脈硬化との因果関係が明らかにされており，1970年代には動物実験によってホモシステインの代謝経路などが調べられ始めました。PubMedで"homocysteine"と"cardiovascular disease"で検索すると，7,916の文献がヒットしました（2016年2月）。半ば常識化したような「ホモシステインは心臓によくない」という定説ですが，メルクマニュアル家庭版には「ホモシステインと心臓病の関係」と題して，以下のような記載がされています。

　「高ホモシステイン血症は動脈血栓症および静脈血栓塞栓症の素因となりうるが，原因はおそらく血管内皮細胞の損傷と考えられる。高ホモシステイン血症の最も一般的な原因は後天性の葉酸，ビタミン$B_{12}$またはビタミン$B_6$欠乏症である。診断は血漿ホモシステイン濃度測定により行う。ホモシステイン濃度は，葉酸，ビタミン$B_{12}$，またはビタミン$B_6$を含む食品を単独あるいは組み合わせて栄養補充することで正常に戻しうるが，この療法が動脈および静脈血栓のリスクを減らすか否かについては明らかでない」。

　そうです。ビタミン補充の有効性を示す報告は以下に示すように，非常に多いものの，動脈硬化のリスクを下げることができるかどうかを明確にする大規模なスタディは行われていなかったのです。2006年までは……。

### 気になる2006年の大規模スタディの結果は？

　55歳以上の心血管病変，または糖尿病患者5,522名（13か国145センター）を対象にした

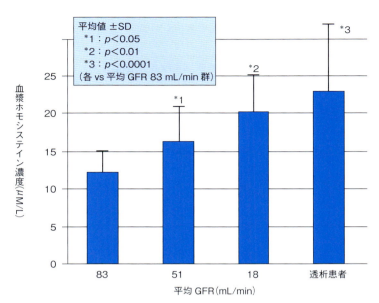

図8 腎機能と血漿ホモシステイン濃度の関係

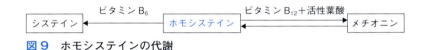

図9 ホモシステインの代謝

HOPE-2(Heart Outcomes Prevention Evaluation 2)試験では，比較的大量（葉酸2.5 mg，ビタミン$B_6$ 50 mg，ビタミン$B_{12}$ 1 mg）のビタミンを投与した患者2,758人，またはプラセボ服用2,764人の群間で，平均5年間のイベントを比較する二重盲検無作為化試験[3]をしています。ビタミン投与群では有意に血漿ホモシステイン濃度は低下しているものの，心血管疾患，心筋梗塞，脳卒中による死亡率は，ビタミンBサプリメント投与群とプラセボ群の間に差がありませんでした（図10）。これらのことから，葉酸，ビタミン$B_6$，ビタミン$B_{12}$のサプリメントはホモシステイン値を低下させますが，心血管疾患の発症リスクを低減させないことが明らかにされました。

さらに，無作為化する前の7日以内に急性心筋梗塞を発症した3,749名の男性を対象に，葉酸0.8 mg，ビタミン$B_6$ 40 mg，ビタミン$B_{12}$ 0.4 mgまたはプラセボに割り付け，40か月間追跡調査した大規模臨床試験[4]がなされました。死亡，心筋梗塞発症，脳卒中，冠血管疾患による突然死をエンドポイントにしましたが，ビタミン$B_{12}$＋葉酸での相対危険度はプラセボ群に比し1.08（$p=0.31$），ビタミン$B_6$のみでは相対危険度は1.14（$p=0.09$），3剤併用群の相対危険度は1.22（$p=0.05$）と，ビタミンBサプリメントは急性心筋梗塞後の心血管病変発症リスクを低下させないばかりか，逆にリスク増強と関連する結果が示されました（図11）。

### 今までの「高ホモシステイン血症は心血管病変の原因」という多くのデータはなぜ？

今までエビデンスの高い大規模臨床試験が行われていなかったために，HOPE-2[3]試験の結果は待望されていたのですが，多くの予想を裏切り，ネガティブな結果となりました。ただし，この報告では平均12 $\mu$mol/Lの血漿ホモシステイン濃度が大量・長期投与にもかかわらず8 $\mu$mol/L程度（正常は6 $\mu$mol/L未満）にしか減少していません。このデータを20 $\mu$mol/L以上の透析患者にそのまま当てはめられるかどうかはわかりません。しかし，同時期に行われたBønaaら[4]の大規模試験の報告も合わせ

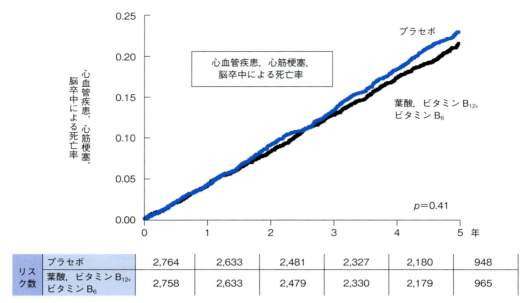

**図10** 心血管病死の割合はビタミンBサプリメント群とプラセボ群の間に差がない

て考えると，高ホモシステイン血症は心血管疾患の原因でなく，結果と考えられるかもしれません．たとえホモシステインが心血管病変の原因になっていても，ビタミンBサプリメントが無効なことは明らかになったと思われます．

**引用文献**

1) Arnadottir M, et al：The effect of reduced glomerular filtration rate on plasma total homocysteine concentration. Scand J Clin Lab Invest 56：41-46, 1996
2) Dierkes J, et al：Homocysteine lowering effect of different multivitamin preparations in patients with end-stage renal disease. J Ren Nutr 11：67-72, 2001
3) Lonn E, et al：Homocysteine lowering with folic acid and B vitamins in vascular disease. N Engl J Med 354：1567-1577, 2006
4) Bønaa KH, et al：Homocysteine lowering and cardiovascular events after acute myocardial infarction. N Engl J Med 354：1578-1588, 2006

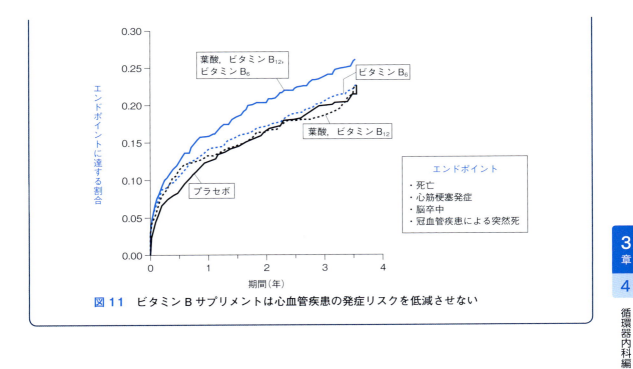

図11 ビタミンBサプリメントは心血管疾患の発症リスクを低減させない

# 5 代謝内科編

## 1 アロプリノール(ザイロリック®, アロシトール®)

**Point** ガイドライン通りに腎機能に応じた減量をして尿酸値が上がる。しかも腎不全患者では重症皮膚障害に要注意。

　CCr＜30 mL/min の高度腎機能低下症例に対して，アロプリノールの投与量を『高尿酸血症・痛風の治療ガイドライン』[1]に則って 100〜200 mg/日から 50 mg/日に減量するよう薬剤師から提言されたことはないでしょうか。腎不全患者にアロプリノールを過剰投与すると，尿中排泄型の酸化代謝物である活性体のオキシプリノールが蓄積します。オキシプリノールは半減期が18〜30時間と長く，アロプリノール同様に尿酸生合成阻害作用を有します。CCr 30 mL/min 以下，または血清 Cr 値 2 mg/dL 以上の患者では尿酸合成阻害薬が選択されがちですが，オキシプリノールの蓄積により致死的な中毒症候群が起こることがあるため，50 mg/日への減量が必要です。この提言は間違いではありませんが，その結果，尿酸値が上昇するようでは減量した意味がないので血清尿酸値のモニタリングを行う必要があります。

　至適投与量の1.5倍以上の差がある患者の処方に対して疑義照会を行った大岩らの報告[2]によると，CC＜30 mL/min の症例にアロプリノールを投与した場合，ガイドラインに沿って腎機能

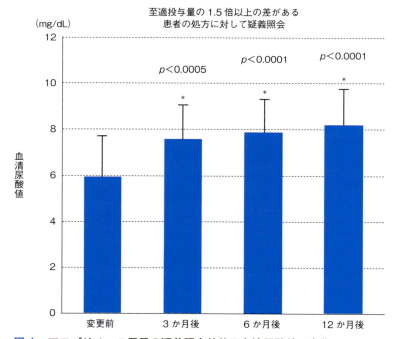

**図1** アロプリノール用量の疑義照会前後の血清尿酸値の変化
＊：Srudent'st-test（変更前との比較）
〔大岩拓馬，他：日病薬誌 47：94-97, 2011 より引用〕

に応じたアロプリノール投与量を医師に推奨し，アロプリノールの減量を試みましたが，実際には血清尿酸値は投与前の平均値6.0 mg/dL から投与後12か月後には8 mg/dL 以上に有意に上昇しました（図1）。そのため，腎排泄性薬物の適正使用に関しては，ガイドラインに沿った情報提供だけでなく，治療効果にも注意する必要があります。ガイドラインに沿ったアロプリノール投与量では，尿酸値を適正に保てないことがほとんどです。このような場合，重篤な副作用が少ない新規尿酸生合成阻害薬のフェブキソスタット（フェブリク®），またはトピロキソスタット（ウリアデック®/トピロリック®）への変更や，あるいは末期腎不全ではない限り，尿酸排泄促進薬のベンズブロマロン（ユリノーム®）も効果的なことがあります。

### コラム　アロプリノールによる皮膚障害は遺伝子変異？

**Point** 遺伝子多型が原因でありながら，なぜアロプリノールによる重篤な副作用が腎不全患者で起こりやすいのかについてはいまだに謎。

　アロプリノールはStevens-Johnson症候群（SJS），中毒性表皮壊死症（toxic epidermal necrolysis：TEN）という致死性の過敏症を最も起こしやすい薬物です。ではSJSとTENの違いは何でしょうか。世界的に統一された診断基準では，水疱やびらんなど皮膚が剥がれた面積が10%以下のものをSJS，30%以上をTENとし，その中間の10～30%の場合をSJS/TENのオーバーラップとしています。しかし，日本では10%以下をSJS，それ以上をTENとしています。TENは別名ライエル症候群と呼ばれ，TENを発症すると全身の皮膚が紅くなり，擦るだけでズルズルと剥離し，まるで熱傷のようになります。ステロイドのパルス療法や免疫グロブリン製剤などで治療されますが，30%近くが死に至るといわれています。アロプリノールによる重症薬疹の発症には遺伝子 HLA（human leukocyte antigen：ヒト白血球抗原）-B*5801 遺伝子が関わっていることが，台湾の漢民族を対象にした報告で明らかにされました。アロプリノール服用により重症薬疹を発症した51名のすべてが B*5801 遺伝子を有していたのに対し，重症薬疹を発症しなかった症例ではこの遺伝子をもつ症例は15%のみだったという衝撃的な報告です（表1）[3]。この報告により，台湾ではアロプリノール投与前に遺伝子検査が推奨されています。HLA-B*5801 遺伝子を有する割合は漢民族・東南アジア人で20.4%に比し，日本人や白人では1～2%と低いとされています（表2）[4,5]。漢民族ほどではないにせよ，この遺伝子保有者が重症薬疹を発症する頻度は40～60%と高いので注意が必要です。

　また，以前より重症薬疹は腎不全患者に多発することが多いとされており，アロプリノールの添付文書にも「腎機能障害のある患者では本剤やその代謝物の排泄が遅延し，高い血中濃度が持続するので，投与量の減量や投与間隔の延長を考慮すること。特に腎不全患者に副作用が発現した場合は重篤な転帰をたどることがあり，死亡例も報告されているので，患者の状態を十分に観察し注意しながら投与すること」と記載されています。また，前述の遺伝子変異についての報告[3]における考察では，「腎不全患者で

**表1** アロプリノール起因性重症皮膚障害の有無による遺伝子型発現頻度

| 遺伝子型 | 重症皮膚障害あり（n=51） | 重症皮膚障害なし（n=135） | オッズ比 | P値 |
|---|---|---|---|---|
| B*5801 | 51（100%） | 20（15%） | 580.3 | $4.7 \times 10^{-24}$ |

〔Yang CY, et al：JAMA Intern Med 175：1550-1557, 2015 より引用〕

は，この過敏症が4.7倍起こりやすい」ことも併せて報告しています．最近では同じ台湾からの報告で，アロプリノール過敏症を発症した患者の8.3%（193人）が死亡，死亡者の33%（64人）は腎疾患という論文もあります[6]．この報告では，12年間にアロプリノール過敏症症候群を発症した痛風患者の症例54件を同定，アロプリノール開始から急性過敏症を発症するまでの期間の中央値は30日で，ほぼすべての反応が6か月以内に生じたことも報告しています．

　開始用量は発症症例群の方が対照群よりも有意に高値でした（平均で1日184 mg対112 mg）．すなわち，アロプリノールの皮膚・肝・腎毒性などの急性過敏反応は開始用量が関与し，GFR単位当たり約1.5 mg以内のアロプリノール開始用量（例えばeGFRが70 mL/分/1.73 m$^2$の人で1日100 mg）では過敏症のリスクは低下すると推定している報告もあります[7]．以上のように遺伝子多型が原因でありながら，なぜアロプリノールによる重篤な副作用が腎不全患者で起こりやすいのかについては血中オキシプリノール濃度の上昇がこの過敏症発症の引き金になっている可能性があります．

**表2** HLA-B*5801とアロプリノールによる重症皮膚病変発症頻度は日本人では低い

| 人種 | 保有頻度（患者） | 保有頻度（一般人） |
|---|---|---|
| 漢民族[1] | 51/51（100%） | 19/90（21.1%） |
| 日本人[2] | 4/10（40%） | 6/493（1.2%） |
| ヨーロッパ人[3] | 15/27（55.6%） | 28/1,822（1.5%） |

1) Hung SI, et al：Proc Natl Acad Sci USA 102：4134, 2005
2) Kaniwa N, et al：Pharmacogenomics 9：1617, 2008
3) Lonjou C, et al：Pharmacogenet Genomics 18：99, 2008

### 引用文献

1) 日本痛風・核酸代謝学会編：高尿酸血症・痛風の治療ガイドライン第2版，2012
2) 大岩拓馬，他：アロプリノールの腎機能の低下に応じた投与量の情報提供と臨床効果．日病薬誌 47：94-97, 2011
3) Hung SI, et al：HLA-B*5801 allele as a genetic marker for severe cutaneous adverse reactions caused by allopurinol. Proc Natl Acad Sci USA 102：4134-4139, 2005
4) Kaniwa N, et al：HLA-B locus in Japanese patients with anti-epileptics and allopurinol-related Stevens-Johnson syndrome and toxic epidermal necrolysis. Pharmacogenomics 9：1617-1622, 2008
5) Lonjou C, et al：A European study of HLA-B in Stevens-Johnson syndrome and toxic epidermal necrolysis related to five high-risk drugs. Pharmacogenet Genomics 18：99-1074, 2008
6) Yang CY, et al：Allopurinol use and risk of fatal hypersensitivity reactions：a nationwide population-based study in Taiwan. JAMA Intern Med 175：1550-1557, 2015
7) Stamp LK, et al：Starting dose is a risk factor for allopurinol hypersensitivity syndrome：a proposed safe starting dose of allopurinol. Arthritis Rheum 64：2529-2536, 2012

## 2 ベンズブロマロン(ユリノーム®)

**Point** 末期腎不全では尿酸排泄促進作用は発揮されないが，高度腎障害でも効果がある。

　ユリノーム®(ベンズブロマロン)は近位尿細管における尿酸分泌後の再吸収を阻害することにより，尿酸排泄作用を促進する薬物です。近位尿細管に作用するため軽度の腎機能障害例でも使用できますが，血清Cr値2.0 mg/dL以上，あるいはeGFRが30 mL/min/1.73 m$^2$以下では効果が現れにくくなり，重度の腎障害になると効果がないとされていました。しかし『高尿酸血症・痛風の治療ガイドライン2010』では[1]，CCrが30 mL/min以下の腎障害例で腎機能が低下しても比較的効果が認められ，ベンズブロマロン(25～50 mg/日)＋アロプリノール(50～100 mg/日)の少量併用も有効であり，アロプリノールの用量を減らすことができると明記されています。筆者も血清Cr値2 mg/dL以上の高度腎障害患者でもベンズブロマロンによって血清尿酸値が著明に低下した症例を経験しています。ただし，重篤な肝障害が発症しやすいため，欧米では製造中止になっており，尿酸排泄低下型の多い日本と台湾のみで販売されています。また末期腎不全になり，透析導入が近くなるとベンズブロマロンの効果はなくなります。

　末期腎不全ではたとえ尿量が1日1.5 Lあったとしても，老廃物を濃縮して尿中に排泄する機能はなくなり，腎機能は最悪で健常者の1％(つまり尿がまったく濃縮されなければ糸球体濾過量＝原尿産生速度と等しくなり，1.5 L/日の尿量があってもGFRは1 mL/min程度)にしかなりません。そのため尿量があっても，腎機能が10％以下に，つまりGFR 10 mL/min以下に低下すれば，ベンズブロマロン，プロベネシド(ベネシッド®)のような尿酸排泄促進剤は効かなくなるため，中止せざるを得ません。このような場合，薬物療法によって高尿酸血症を是正するには，尿酸合成阻害薬であるアロプリノール(ザイロリック®)やフェブキソスタット(フェブリク®)，トピロキソスタット(ウリアデック®錠，トピロリック®錠)を投与するしかありません。ただし，アロプリノールの尿中未変化体排泄率は10％にすぎませんが，活性代謝物のオキシプリノールの尿中排泄率が70％と高いため，腎機能に応じた減量が必要な薬剤です。しかし減量した用量では効力が弱く，過敏症による重篤薬疹などの副作用が起こりやすいのが難点です。フェブキソスタットは，腎機能が軽度から中等度に低下した症例にも用量調節せずに服用可能と宣伝されています。しかしAUCが腎機能軽度～重度低下群では48～76％上昇するため，安全性は高いとされているものの，慎重に投与した方がよいでしょう。

### 引用文献
1) 日本痛風・核酸代謝学会ガイドライン改訂委員会　編：高尿酸血症・痛風の治療ガイドライン第2版．メディカルレビュー社，2010

## 3 ベザフィブラート(ベザトール®SR錠)，フェノフィブラート(トライコア®，リピディル®)

**Point** ベザフィブラートは血清Cr値が2.0 mg/dL以上の患者では投与禁忌，フェノフィブラートは血清Cr値が2.5 mg/dL以上の患者では投与禁忌。

　フィブラート系薬剤は，核内受容体のPPAR-α(peroxisome proliferator-activated receptor)

**表3** ベザフィブラートの腎機能に応じた投与量

安田の式：男性：(176-年齢)×体重/(100×血清 Cr 値)
　　　　　女性：(158-年齢)×体重/(100×血清 Cr 値)

| 血清 Cr 値 | クレアチニンクリアランス | 投与量 |
| --- | --- | --- |
| 血清 Cr 値≦1.5 mg/dL | 60 mL/min≦CCr | 400 mg/日<br>(200 mg×1) |
| 1.5 mg/dL＜<br>血清 Cr 値≦2.0 mg/dL | 50 mL/min＜<br>CCr＜60 mL/min | 200 mg/日<br>(200 mg×1) |

を刺激して脂質合成に関わるタンパクの合成を制御し，中性脂肪を低下させるとともに，HDLコレステロールを上昇させることを特徴とする脂質異常症治療薬です。

スタチンとフィブラートの併用により筋障害から横紋筋融解症の発症が危惧されますが，これは，すでに国内では発売中止となっているセリバスタチンと，海外でのみ発売されていたゲムフィブロジルとの間で多く報告された相互作用です。セリバスタチンはCYP2C8で代謝され，グルクロン酸抱合されるのですが，ゲムフィブロジルがCYP2C8を阻害し，グルクロン酸抱合を阻害するという，今考えれば最悪の組み合わせでした。併用によって，セリバスタチンの最高血中濃度($C_{max}$)は 3.1 倍，AUC は 5.6 倍にもなったのです[1]。

ベザフィブラート(ベザトール®SR)の尿中排泄率は 50〜70％と高いため，腎機能に応じた減量が必要ですが，なぜか，以前日本人の腎機能を評価するためにCG式の代わりに作成された安田の式[2]で腎機能を評価することになっています(**表3**)。本剤は横紋筋融解症が現れやすいことから，腹膜透析を含む人工透析患者，血清 Cr 値が 2.0 mg/dL 以上の患者では投与禁忌になっています。フェノフィブラートの尿中未変化体排泄率は不明ですが，腎障害では原則禁忌，血清 Cr 値 2.5 mg/dL 以上で禁忌になっています。

**引用文献**

1) 伊藤善規，大石了三：脂質低下剤による肝障害および筋障害について．TDM 研究 23：32-39，2006
2) 安田兵衛：腎機能の年齢的変化に関する研究糸球体濾過値を求める式およびノモグラムの人種差．医学と生物学 101：83-86，1980

> **コラム** フィブラート系薬剤のすべてが腎排泄性ではない。腎機能の低下した症例にも使えるものがある

**Point** クリノフィブラート（リポクリン®）は腎機能低下患者にも安心して使える。

　フィブラート系薬剤は腎障害患者では横紋筋融解症が起こりやすいため原則禁忌になっており，クリノフィブラート（リポクリン®錠）も添付文書上では「腎機能に関する臨床検査値に異常が認められる患者では原則として併用しないこととするが，治療上やむを得ないと判断される場合にのみ慎重に併用すること」と原則併用禁忌になっています。しかし，クリノフィブラートは99％が胆汁排泄されるため，腎機能低下患者でも使えるはずです。

　CAPD患者でも600 mg/日投与で効果的で安全に治療できたという報告があります[1]。ベザフィブラートほどの強力な効果は望めませんが，中性脂肪を下げるにはフィブラート系が第1選択薬です。添付文書上では，腎機能に関する臨床検査値に異常が認められる患者に，スタチン薬（HMG-CoA還元酵素阻害薬）との併用は原則禁忌になっていますが，クリノフィブラートは動態学的特性から，腎不全患者でも躊躇なく使ってもよいと思われます。

**引用文献**

1) Nishizawa Y, et al：Hypertriglyceridemia and lowered apolipoprotein C-II/C-III ratio in uremia：effect of a fibric acid, clinofibrate. Kidney Int 44：1352-1359, 1993

## 5 スタチン薬

**Point** すべてのスタチンの尿中排泄率は低いもののロスバスタチン（クレストール®）だけは重度腎障害では減量が必要。

　ロスバスタチンカルシウム（クレストール®）の常用量は1日2.5〜10 mgを1日1回（家族性高コレステロール血症では最大20 mg/日）ですが，CCr 30 mL/min未満では血漿濃度が約3倍に上昇するため，2.5 mgより開始，最大5 mgを1日1回に減量するように添付文書に記載されています。これはロスバスタチンカルシウムの尿中排泄率が高いためではなく（わずか6％），腎外クリアランス（CL）が67％低下するからだといわれています[1]。

　腎排泄性薬物ではないのに血漿濃度が上昇するのはなぜなのでしょうか。ロスバスタチンカルシウムのインタビューフォームをみると，腎機能が軽度低下→中等度低下でも血漿ロスバスタチン濃度はまったく変化しないものの，重度腎障害（CCr＜30 mL/min）では急に3倍に上昇しています（図2）。これはデュロキセチン〔サインバルタ®（☞p98）〕と同様で，重度〜末期腎不全になり，尿毒症症状が現れるようになると尿毒素が蓄積し，それらが代謝酵素などの機能性タンパク質の発現量・機能を低下させ，その結果，代謝が遅延し血中濃度が上昇するものと考えられます。このように，尿中排泄率が高くないにもかかわらず高度腎障害や末期腎不全になると血中濃度が上昇する薬物は少なからずあります（p100）。ある種の代謝酵素，トランスポータの発現量や機能が低下することに起因するものと考えられますが，どのような機能性タンパクが影響を受けやすいのかについての一定の見解は今のところ明らかになっていません。

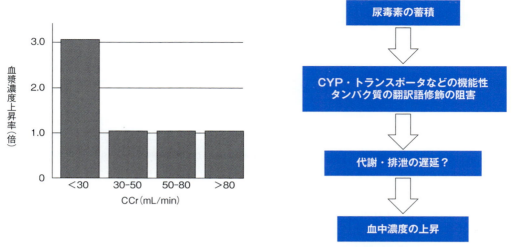

**図2** 腎排泄性薬物でないのに重度腎障害になると急激に血漿濃度が上昇するロスバスタチン
〔Huang SM, et al：Clin Pharmacol Ther 86：475-479, 2009 より〕

### 引用文献

1) Huang SM, et al：When to conduct a renal impairment study during drug development：US Food and Drug Administration perspective. Clin Pharmacol Ther 86：475-479, 2009

---

 **グレープフルーツが問題になる薬物は？
無視してもよい薬物は？**

**Point** シンバスタチン（リポバス®），アトルバスタチン（リピトール®），ニソルジピン（バイミカード®），フェロジピン（スプレンジール®・ムノバール®）との併用は絶対に避ける。時間を空けて飲んでも相互作用を回避できない。ブンタンなどの柑橘類も危ない。

「グレープフルーツジュースとある種の薬を一緒に飲むと，その薬の血中濃度を数倍にして中毒性副作用を起こしやすくなる」ということを一度は耳にしたことがあると思います。

特に血中濃度の上昇率から考えて危ないのは，スタチン薬であるシンバスタチン（リポバス®），アトルバスタチン（リピトール®），Ca拮抗薬であるニソルジピン（バイミカード®），フェロジピン（スプレンジール®，ムノバール®）の4種の薬物（商品名は5種）です。これらの共通点は，CYP3A4の基質薬物であり，バイオアベイラビリティ（F：☞ p50）が低いのが特徴です。

例えば，シンバスタチンのFは5%でほぼ100%CYP3A4によってのみ代謝される基質特異性の高い薬物ですから，CYP3A4をほぼ100%阻害するボリコナゾール（ブイフェンド®）やイトラコナゾール（イトリゾール®）などのアゾール系抗真菌薬（**図3**）¹⁾を併用すると，血中濃度は約20倍に上昇する可能性があります。実際にイトラコナゾールとの同時服用で，活性体のシンバスタチン酸の血中濃度（AUC）が19倍になったことが報告されています（**図3**）²⁾。この相互作用が起こると筋力低下，筋肉痛が発症し，放っておくと横紋筋融解症となり，腎機能低下は必発と思われます。しかし，これだけ血中濃度が上昇しているのに**図4**を見ると半減期はほとんど延長していないのはなぜでしょうか。もしもこの相互作用が肝臓での初回通過効果（☞ p49）を受けていたためにFが小さいのであれば，イトラコナゾールが併用されると肝臓を通るたびに本来は代謝されて消失すべきものが代謝されなくなるため，半

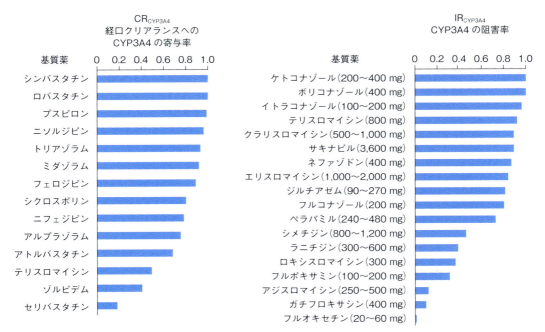

**図3 3A4寄与率と阻害率**
シンバスタチン服用者はイトラコナゾール,ミコナゾール,アタザナビル,サキナビルメシル酸塩を投与中の患者は禁忌。

減期が顕著に延長するはずです。半減期が延長していないことから,この相互作用は肝臓ではなく主に小腸のCYP3A4を阻害していると考えられます。小腸での初回通過効果に影響する代謝酵素はCYP3A4のみであり,静注投与された薬物とグレープフルーツの相互作用はありません。

グレープフルーツの阻害作用もかなり強力で,シンバスタチンの血中濃度を10倍に上昇させるという報告があります[3]。厄介なのは同時服用でなくても起こることです。グレープフルーツジュースはホテルの朝食バイキングではよく見かけます。出張時に普段は飲まないグレープフルーツジュースを朝食に,スタチンを夕食後に服用するビジネスマンのケースはよくあると思われますが,このような時間差服用では相互作用を完全に回避することはできません。なぜなら,グレープフルーツジュースに含まれるCYP3A4阻害物質のフラノクマリン類は小腸のCYP3A4を不可逆的に阻害するため,相互作用は少なくとも3日間は持続します。

上述の5種の薬剤のFをみると,アトルバスタチンのFは12～14％で,ニソルジピンのFは3～10％でAUCは2～4.5倍に,フェロジピンのFは16％でAUCは1.4～3.3倍に上昇し,これらの薬物は共通してFが小さいのがわかります。アムロジピンのFは64％と高く,AUCは10％程度しか上昇しないため,この相互作用を深刻にとらえる必要はありません。もちろんジュースだけでなく果物としてのグレープフルーツの相互作用も強力です。グレープフルーツだけでなくザボンやブンタン類もグレープフルーツと植物学的に近縁種で,熊本名産の世界最大の柑橘類であるバンペイユ(晩白柚)はグレープフルーツと同程度にフラノクマリン類を含有しており,相互作用の強度も同等であることが明らかにされています[4]。

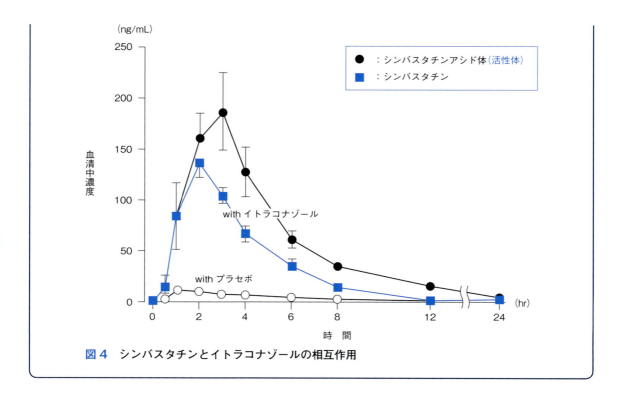

図4 シンバスタチンとイトラコナゾールの相互作用

### 引用文献

1) 大野能之：添付文書＋αの処方支援．薬物間相互作用の危険性を見逃さないために．CYPの阻害による相互作用の予測．月刊薬事 51：553-559, 2009
2) Neuvonen PJ, et al：Simvastatin but not pravastatin is very susceptible to interaction with the CYP3A4 inhibitor itraconazole. Clin Pharmacol Ther 63：332-341, 1998
3) Dreier JP, Endres M：Statin-associated rhabdomyolysis triggered by grapefruit consumption. Neurology 62：670, 2004
4) Egashira K, et al：Inhibitory effects of pomelo on the metabolism of tacrolimus and the activities of CYP3A4 and P-glycoprotein. Drug Metab Dispos 32：1-6, 2004

### 気になるワード▶ CYP3A4

　肝臓に存在する代謝酵素チトクロームP450（CYP）（☞p4）の中で最も発現量が多く，臨床使用されている薬物の半分以上がCYP3A4の基質である．小腸にも発現しているCYPは3A4のみであり，経口投与した薬物の初回通過に重要な役割を果たしている．アゾール系抗真菌薬やグレープフルーツによって阻害され，リファンピシンや抗うつサプリメントのセントジョンズワートなどによって誘導を受ける（CYP3A4の発現量が増えるためCYP3A4基質薬物の消失が促進し薬効が低下する）．CYP3A4の基質と排泄トランスポータであるP糖タンパク質（小腸・胆管・尿細管に発現）の基質特異性は類似しており，バイオベイラビリティの低い（初回通過効果を受けやすい）薬物はCYP3A4基質薬物であることが多い（**表4, 表5**）．

表4 バイオアベイラビリティの低いCYP3A4基質

| 薬品名 | 商品名 | バイオアベイラビリティ |
|---|---|---|
| シンバスタチン | リポバス® | 5％以下 |
| ニソルジピン | バイミカード® | 3〜10％ |
| メドロキシプロゲステロン | ヒスロン® | 10％以下 |
| アトルバスタチン | リピトール® | 12〜14％ |
| フェロジピン | スプレンジール®，ムノバール® | 15〜20％ |
| ナフトピジル | フリバス® | 18％ |
| ベラパミル | ワソラン® | 15〜35％ |
| ニカルジピン | ペルジピン® | 15〜45％ |
| タモキシフェン | ノルバデックス® | 20〜30％ |
| ミコナゾール | フロリードF® | 30％ |
| シクロスポリン | サンディミュン® | 28％ |
| タクロリムス | プログラフ® | 5〜65％ |
| カルベジロール | アーチスト® | 25〜31％ |
| シルデナフィル | バイアグラ® | 38〜41％ |

バイオアベイラビリティの低い薬物ほどグレープフルーツジュース，アゾール系抗真菌薬，14員環マクロライド系抗菌薬（クラリスロマイシン，エリスロマイシン）などのCYP3A4阻害薬による相互作用を強く受けると考えられる。

表5 バイオアベイラビリティの低いP糖タンパク質基質

| 薬品名 | 商品名 | バイオアベイラビリティ |
|---|---|---|
| シクロスポリン | サンディミュン® | 28％ |
| ドキソルビシン | アドリアシン® | 5％ |
| パクリタキセル | タキソール® | 0％ |
| タクロリムス | プログラフ® | 25％ |
| ベラパミル | ワソラン® | 22％ |

上記のP糖タンパク質基質はCYP3A4の基質でもある。

# 6 糖尿病内科編

## 1 インスリン

**Point** インスリンを含むペプチドホルモンは腎の近位尿細管で代謝される。そのため腎機能低下患者ではインスリンの作用が持続し，低血糖が起こりやすく遷延しがちである。

代謝といえば「肝臓」とすぐに連想しがちですが，腎臓も薬物を代謝する臓器として重要です。腎臓で代謝される薬物のうち，最も興味深いのはビタミン$D_3$とインスリンです。ビタミン$D_3$は肝で25位，さらに腎で1α位が水酸化されて初めて活性型ビタミン$D_3$としての作用を現わします。

また，腎の近位尿細管は糸球体濾過されたペプチドを再吸収しています。そして細胞内に取り込まれたインスリンはライソゾームでアミノ酸に分解され，生体内で再利用されます。インスリンもペプチド構造を持っています。そのため，インスリンの分解の33％を腎が担い（**図1**）[1]，腎臓が肝臓，骨格筋と並ぶ主要代謝臓器の1つとなっています。腎不全では尿細管におけるインスリンの分解能が低下するため，腎不全患者のインスリン必要量は減少して投与量の減量が可能となりますが，インスリン濃度が低下しにくいため，低血糖が起こると遷延しやすくなります。インスリンだけでなく，グルカゴン，カルシトニン，インターフェロンαなど多くのペプチドホルモンが腎臓で代謝されるため，腎機能低下時には減量が必要となります（**p3 の表1**）。

### 引用文献

1) Emmanouel DS, et al：Role of the kidney in hormone metabolism and its implications in clinical medicine. Klin Wochenschr 58：1005-1012, 1980

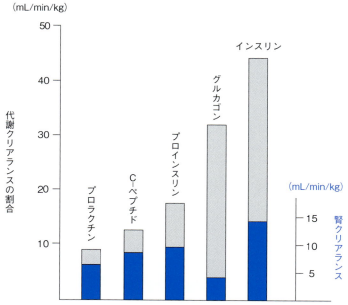

**図1** 腎臓はペプチドホルモンの代謝に関わっており，インスリンは33％が腎で代謝される（青色が総クリアランスにおける腎代謝クリアランスの寄与）
〔Emmanouel DS, et al：Klin Wochenschr 58：1005-1012, 1980 より〕

## 2 メトホルミン塩酸塩（メトグルコ®）

**Point** 糖尿病治療の第一線に返り咲いた薬。腎機能障害患者には禁忌！ シックデイやヨード造影剤使用時は必ず休薬。

　メトホルミンをよく使っている，という医師は素晴らしいと思います。その昔，副作用が多く悪名高かったビグアナイド系薬剤ですが，メトホルミンはUKPDS(United Kingdom Prospective Diabetes Study)など多くのエビデンスに後押しされ，さらにがん抑制効果や緑内障にも効果的などのさまざまな副次的効果を引き連れて，糖尿病治療の第一線に返り咲いた薬剤です。高用量の有用性が証明され，添付文書の用法用量が改訂されたことは記憶に新しいところです。このメトホルミンを再び臨床から追い出さずに安全に使用するために，腎機能のチェックは最も大事なチェックポイントといえるでしょう。

　メトホルミンの添付文書には，透析を含む中等度以上の腎機能障害患者には禁忌，と明記されています。つまり，eGFR 45〜60 mL/min 付近で禁忌となるということです。小柄な高齢者が簡単に60 mL/minを下回ることはこれまで述べてきました。メトホルミンは，簡単に禁忌に到達してしまう薬剤ということです。では，どのようにしてメトホルミンのメリットを患者へ届けるか。早期介入が1つの答えになると思います。

　また，メトホルミンは脱水や感染症，利尿薬の過量投与等によって引き起こされる薬剤性腎障害(DKI)に注意が必要です。血清Crが0.3 mg/dL上昇するだけで，禁忌に該当してしまう患者は大勢いるはずです。シックデイの対応や感染症を合併した際の対応，利尿剤やNSAIDsなどDKIを引き起こす可能性がある薬剤についてもしっかりと患者教育をしておきましょう。

　それともう1つ，忘れてはいけないのがヨード系造影剤を用いた検査を行う際，メトホルミンは休薬しなくてはいけないということです。ヨード系造影剤とメトホルミンの併用で，乳酸アシドーシスを引き起こした症例が多く報告されています。造影剤自体が腎機能障害を引き起こす可能性がある薬剤であり，注意が必要です。基本的に，造影剤を使用する当日・翌日の48時間はメトホルミンを休薬する必要があります。造影検査を行う施設としっかり連携をとって，患者が安全に検査できるようにしたいものです。

## 3 SU薬とナテグリニド

**Point** SU薬は重篤な腎障害には禁忌であるが，中でもグリベンクラミド(オイグルコン®，ダオニール®)，グリメピリド(アマリール®)，クロルプロパミド(アベマイド®)，アセトヘキサミド(ジメリン®)，および超速効型インスリン分泌促進薬のナテグリニド(スターシス®，ファスティック®)には活性代謝物があるため，腎機能低下患者には絶対に投与しない。

　腎機能の低下した糖尿病患者は低血糖を起こしやすく，その原因として①腎は糖新生臓器であること，②インスリンは腎で代謝されること，③糖尿病性胃腸炎や尿毒症に伴う食欲不振により食事摂取できないことが多いこと，などが考えられます。重症低血糖はインスリン拮抗ホルモンであるカテコラミンの分泌を介して，高血圧増悪，低カリウム血症，QT延長を伴い，心血管病変の悪化原因になります[1]。腎不全患者では薬物による低血糖も起こしやすく，SU薬の中ではグリベンクラミド(オイグルコン®，ダオニール®)，グリメピリド(アマリール®)，クロルプロパ

**表1 遷延性低血糖を起こしやすい活性代謝物をもつ血糖降下薬**

| 薬物名 | 活性代謝物（活性比） | 薬物名 | 活性代謝物（活性比） |
|---|---|---|---|
| グリベンクラミド | 4-OH体（75％），3-OH体（50％） | クロルプロパミド | 不明 |
| グリメピリド | ヒドロキシグリメピリド（1/3） | ナテグリニド | M1代謝物（1/5だがfe 80％） |
| アセトヘキサミド | ヒドロキシヘキサミド（同等） | | |

ミド（アベマイド®），アセトヘキサミド（ジメリン®），および超速効型インスリン分泌促進薬のナテグリニド（スターシス®・ファスティック®）には尿中排泄率の高い活性代謝物が血糖降下作用を増強するため，遷延性の重篤な低血糖をきたしやすくなります（表1）。特に，血糖降下作用が最も強力なグリベンクラミドでは重篤な低血糖をきたしやすいことが知られています。

スターシス®・ファスティック®（ナテグリニド）はグルファスト®（ミチグリニドカルシウム水和物）とともに，わが国で初めて重篤な腎障害患者に投与可能になった経口血糖降下薬でした。尿中未変化体排泄率は約5％と低く，尿中の主代謝物の活性は未変化体の1/6～1/5ですが，腎機能障害患者では本剤よりも親水性の高い代謝物の蓄積により低血糖が起こる可能性があり，慎重投与とされています。また，透析患者においては低血糖性昏睡に至り死亡した3例を含む重篤な低血糖が報告されており[2,3]，禁忌となっています。

腎機能の低下した患者には，これらの活性代謝物をもつ血糖降下薬は絶対に避けるべきです。もしも血糖コントロール不良症例でどうしてもSU薬を使う必要に迫られたときには，グリクラジド（グリミクロン®）のような活性代謝物のないSU薬を選択すべきです。

### 引用文献

1) Tsujimoto T, et al：Vital signs, QT prolongation, and newly diagnosed cardiovascular disease during severe hypoglycemia in type 1 and type 2 diabetic patients. Diabetes Care 37：217-225, 2014
2) アステラス製薬株式会社：スターシス®インタビューフォーム．2007
3) 三共株式会社：ファスティック®インタビューフォーム．2007

## 4 エキセナチド（バイエッタ®皮下注），持続性エキセナチド（ビデュリオン®皮下注）

**Point** GLP-1アナログでこれだけが透析患者を含む重度腎機能障害のある患者には禁忌。

インクレチンの働きの一翼を担っているグルカゴン様ペプチド-1（glucagon-like peptide-1：GLP-1）は，食事による刺激によって小腸から分泌されるとβ細胞にあるGLP-1受容体に結合し，cAMPを上昇させてインスリン分泌を増加させます。また膵α細胞からのグルカゴン分泌を抑制し，血糖低下作用を示しますが，さらに胃の内容物排出速度を遅らせ，中枢に働いて食欲を抑制したり，食後の急峻な血糖上昇を抑制する作用があります。GLP-1受容体作動薬は，DPP-4による分解を受けにくくしたGLP-1のアナログ製剤です。前述の作用によって血糖を下げますが，一方で食欲を抑制し消化器症状が発現しやすい薬物です。半減期は1.3時間程度と短いため，1日2回食前に皮下注する必要があり，リラグルチド（ビクトーザ®）の1日1回皮下注に比べ利便性に劣りましたが，ビデュリオン®皮下注はエキセナチドを生分解性のポリ乳酸・グリコール酸共重合体のマイクロスフェア内に包埋することにより，1週間に1回の皮下投与が可

能な徐放性製剤です。

　添付文書上では「消化器系副作用により，忍容性が認められていないため，透析患者を含む重度腎機能障害のある患者には禁忌」になっていますが，腎機能正常者に比し透析患者では見かけのCLが8.14 L/hrから1.3 L/hrと正常者の16％まで著しく低下し，半減期も1.45時間から4倍の5.95時間に延長します。反復投与により中等度腎機能低下患者でも腎機能正常者に比しAUCが1.74倍になります。これはインスリンと同様，エキセナチドはペプチド構造であるため，糸球体濾過を受けた後，近位尿細管に取り込まれて全身で再利用するようにアミノ酸に分解されるからです。腎機能低下に伴いその分解能が低下するため，腎機能障害患者では血中濃度が上昇するものと考えられます。

　嘔気・嘔吐に伴う脱水によって急性腎不全になった症例報告[1]，また類薬のリラグルチドにより，消化器症状持続に伴う脱水から急性尿細管壊死を起こした症例の報告[2]があります。添付文書にも重大な副作用に腎不全があげられていますが，悪心・嘔吐・下痢等の副作用発現率が高く，これらによる脱水が原因であり，おそらくエキセナチドに腎毒性があるわけではないと思われます。もともと体重が減少するインクレチン製剤であり，DPP-4阻害薬と異なり，痩せの傾向にある腎機能低下患者にはあまり向いていない製剤かもしれません。特に，SU薬と併用すると低血糖の起こる頻度が単独で使用したときよりも高くなるので，定期的な血糖測定を行うなど，慎重な管理が必要です。

#### 引用文献
1) López-Ruiz A, et al：Acute renal failure when exenatide is co-administered with diuretics and angiotensin II blockers. Pharm World Sci 32：559-561, 2010
2) Kaakeh Y, et al：Liraglutide-induced acute kidney injury. Pharmacotherapy 32：e7-11, 2012

## 5 SGLT2阻害薬

**Point** 利尿薬との併用により脱水による死亡者も。しかし，心血管イベントを有意に減らすことが示され，今後の動向が注目される。

　SGLT2阻害薬は正式にはナトリウム・グルコース共輸送体（sodium-glucose co-transporter：SGLT）2阻害薬で，「摂取したカロリーを排泄する」という新規機序の薬剤です。SGLT2は腎臓の近位尿細管管腔側に局在し，原尿中からの糖の再吸収を担っていますが，SGLT2阻害薬は，この活性を競合的に阻害してブドウ糖の再吸収を抑え，尿中に排泄してしまうことによって血糖値を下げます。体重減少作用や脂質代謝改善作用も報告されているため，早期の肥満型の糖尿病には使いやすそうです。しかし，SGLT2阻害薬を投与すると浸透圧利尿によって循環血漿量が減少するため，口渇や脱水といった有害反応が出現しやすくなります。

　市販直後に重症の脱水が15例報告され，さらに12例の脳梗塞も報告された他，SGLT2阻害薬投与後の心筋梗塞・狭心症が6例報告されています。また，脱水と関連して，高血糖高浸透圧性非ケトン性症候群も2例報告されました。発熱・下痢・嘔吐あるいは食思不振で食事が十分摂れないような時にも脱水症状が悪化します。そのためシックデイには，SGLT2阻害薬は必ず休薬するなどの指導も必要です。そのほかにも尿路・性器感染症に加え，重症低血糖，ケトアシドーシス，全身性皮疹などの重篤な副作用が報告されており，特に夏場の高齢患者の服用は要注意です。

しかし一方で，最近の大規模臨床試験（EMPA-REG OUTCOME 試験）にて，SGLT2 阻害薬のエンパグリフロジン（ジャディアンス®）が心血管死を代表とする主要心血管イベントを明らかに減らすことが報告され[1,2]，世界に衝撃を与えました。今後，どのような患者に積極的投与すべきかの議論が注目されます。

引用文献
1) Zinman B, et al：Empagliflozin, cardiovascular outcomes, and mortality in type 2 diabetes. N Engl J Med 373：2117-2128, 2015
2) Wanner C, et al：Empagliflozin and progression of kidney disease in type 2 diabetes. N Engl J Med 375：323-334, 2016

# 7 消化器内科編

## 1 ファモチジン（ガスター®）

**Point** 透析患者にファモチジン（ガスター®）20 mg/日の投与では過量。汎血球減少を避けるために10 mg/日か，週3回透析後20 mgに減量する。

> **症例** 透析歴3年3か月の80歳の男性。ファモチジンを1日20 mg服用開始。2年半後に白血球数3,430/mm³，血小板数54,000/mm³と低下したため，ファモチジンの投与を中止して血漿濃度測定を行った。投与中止後9.5時間の濃度は226 ng/mLであり，ファモチジンの胃酸分泌50%抑制濃度13 ng/mLよりかなり高値であった。投与中止後，白血球数，血小板数ともに徐々に回復した[1]。

　ファモチジンによる汎血球減少は，クロラムフェニコールによる骨髄抑制とタイプが似ているそうです[1]。筆者が市中病院に勤務していた時には，半年間に2名の汎血球減少が出ましたが，投与中止によって改善しました。しかし，投与中止しても顆粒球が減少し続け死亡した例は実際には多くあったようです。正式には報告されていませんが，講演会や学会で「私の病院では投与中止しても死亡した」という例をよく耳にしました。筆者の経験した2例は血中濃度が異常に高くなっていました[2]。20 mg/日を処方すると確実に血球減少を全患者に起こすわけではありませんが，体調が悪いときや病態の変化，併用薬などによって非腎クリアランスが低下すれば，ファモチジンはまったく消失する経路を失うわけですから，このような時に血中濃度が異常上昇し，危険な症例が時々出てくるものと思われます。尿中排泄率80%のファモチジンだけがこのようなことが起こるというわけではありません。ラニチジンの尿中排泄率は70%，シメチジンの尿中排泄率は60%です。これらの$H_2$遮断薬は共通して腎排泄性薬物ですので，腎機能に応じた減量をしないとハイリスク薬になります。

　ファモチジンはハイリスク薬というイメージを持たない人が多いように思います。しかし透析患者の至適用量であるガスター®（ファモチジン）10 mg/日の投与は，腎機能正常者が常用量の40 mg/日を服用した時と同じ血中濃度になるはずです（☞ p70）。ということは，透析患者に減量せずに40 mg/日の常用量を処方することは，健常者に160 mgを毎日服用させているのと同じことになります。ファモチジンのバイオアベイラビリティは40%程度ですから，透析患者にファモチジン注射液を40 mg/日投与することは健常者にファモチジン錠を400 mg服用させている時と同じ血中濃度になるはずです。

#### 引用文献
1) 中竹俊彦：$H_2$ブロッカーによる骨髄抑制の傷害．Images of Medicine．杏林医会誌 35：203, 2004
2) 川上美由希，他：ファモチジンの蓄積による汎血球減少症が疑われた透析症例．臨床薬理 30：323-324, 1999

## 2 ラフチジン(プロテカジン®)

**Point** バイオアベイラビリティ(F)が不明な経口薬であるためラフチジンは腎機能に応じた投与設計ができない唯一の$H_2$遮断薬。肝代謝型かどうかの根拠がないので，腎不全患者には推奨できない。

　腎機能が低下すると，他の$H_2$遮断薬からプロテカジン®(ラフチジン)に処方を変更する医師が多いと聞きます。薬剤師も腎不全患者にはガスター®などからラフチジンへの変更を提言していることもよく聞きます。ラフチジンは経口投与後の未変化体の尿中排泄率(fe)が10.9±1.5%と低いため，肝代謝と思っている人が多いようですが，実は尿中排泄率は静注製剤の薬物を投与して十分な時間をかけて尿を収集して排泄された未変化体の投与量に対する割合のことです。しかし，ラフチジンについては，静注製剤を使った試験を行っていない唯一の$H_2$遮断薬なのです。つまり，添付文書に書かれているラフチジンの尿中排泄率は「10.9%」はfe/F(静注製剤のFは言うまでもなく1.0)で示されますが，肝腎なバイオアベイラビリティ(F)が不明なのです。経口薬は，吸収率が低いかもしれませんし，小腸や肝臓で初回通過効果を受けるかもしれないため，投与量の100%が血中に移行する(このことをF=1，すなわち100%という)とは限らないのです。

　Fが不明な$H_2$遮断薬はこのラフチジンのみです(表1)。つまり，ラフチジンは真の尿中未変化排泄率が不明なため腎機能に応じた投与設計をしようと思ってもできない唯一の$H_2$遮断薬であり，筆者は実際に透析患者に投与し血中濃度が上昇して精神錯乱が起こった2症例を報告しています[1]。ラフチジンの吸収率がもし12%しかなかったら，そのうちの10.9%が尿中に排泄されているということは完全な腎排泄になります。同様に，肝で初回通過効果を受けて血中には12%しか移行しなかったら(Fが12%しかなかったら)，これも腎排泄になります。Fが12%しかないというのは筆者のたとえ話ですが，Fが何%かわからない薬を肝代謝型とは言えないのです。投与設計をできない薬物を投与するよりも，腎機能に応じて投与設計が可能な薬物に変えたほうがより安全です。ラフチジンはO/W係数(油水分配係数☞p140)が35.50と脂溶性薬物ですから(とはいえ，通常，pH7付近で測定すべきO/W係数をなぜpH8で測定したのか理解できない)，おそらく腎排泄されにくいことが予測されます。しかし同様に脂溶性のロキサチジンの

**表1 各種$H_2$ブロッカーの物性と薬物動態**

| 成分名 | 商品名 | O/W係数* | 経口剤投与時の尿中排泄率(%) | バイオアベイラビリティ(%) | 真の尿中未変化体排泄率(%) | 脳脊髄液移行率(Ccsf/Cp) |
|---|---|---|---|---|---|---|
| ラフチジン | プロテカジン® | 35.50 | 10.9 | 不明 | 不明 | 不明 |
| ロキサチジン | アルタット® | 29.60 | 55.0 | 73.0 | 75** | 0.06～0.09 |
| シメチジン | タガメット® | 1.50 | 59.8 | 85.0 | 70 | 0.18 |
| ラニチジン | ザンタック® | 0.33 | 47.0 | 67.0 | 70 | 0.06～0.17 |
| ニザチジン | アシノン® | 0.20 | 65.0 | 72.0 | 87 | 不明 |
| ファモチジン | ガスター® | 0.15 | 35.0 | 44.0 | 80 | 0.05～0.09 |

*ただしラフチジンのみはpH8でその他はpH7。
**計算値。
Ccsf：脳脊椎液内薬物濃度，Cp：血漿薬物濃度

尿中未変化体排泄率は60％ですから，ラフチジンが肝代謝とは断定はできません。逆に，脂溶性が高い薬物（O/W係数の大きい薬物）で起こると考えられる$H_2$遮断薬特有の中毒性副作用である精神錯乱は，脳脊髄液移行率と相関することが予測されますが，これについてもラフチジンは不明なのです（**表1**）。ラフチジンは添付文書に「透析患者では非透析時の最高血中濃度が健康人の約2倍に上昇する」と記載されており，これが非腎クリアランスの低下によるものなのか，実際に尿中排泄率が高かったのかについても明確にされていません。

#### 引用文献

1) 原田敬子，平田純生，他：ラフチジンによって精神神経症状を発現した2透析症例．透析会誌 38：213-217, 2005

# 8 感染症科編

## 1 ニューキノロン（フルオロキノロン）系抗菌薬

**Point** 比較的脂溶性が高く組織移行性が高いのに，腎排泄のイメージが強いのはレボフロキサシン（クラビット®）のせい？　同じキノロン薬でも，モキシフロキサシン塩酸塩（アベロックス®）は腎機能低下時に減量の必要なし。

> **症例** 男性患者（当時70歳）がクラビット®を過剰に処方された後，腹膜炎による敗血症で死亡したが，過剰投与との因果関係は不明という。男性は前年1月25日，皮膚科にて化膿性椎間板炎と診断され，整形外科で治療を受けた。同2月25日に退院する際，「500 mgのクラビット®を1日1錠服用」と処方された。通院治療中も同量の薬を飲み続け，3月8日から嘔吐などの症状が出たが，継続して計約2か月服用を続けた。同4月21日に人工透析の治療を受けていた別の病院で「クラビットの長期投与による薬物中毒」と診断され入院。5月11日に容態が急変し，死亡したという。市は「男性医師の思い込みで過剰投与となる処方箋を出した」と過失を認めている。
> 
> （2012年6月1日毎日新聞より引用作成）

　腎排泄性のレボフロキサシン（クラビット®）を透析患者に常用量投与することだけでなく，2か月も投与すること自体が不適切処方といえます。ニューキノロンといえば日本ではほとんどクラビット®が使われているのですが，尿中未変化体排泄率が87％と非常に高いため高齢者（＝ほぼ腎機能低下患者）に常用量を使ってはいけません。また，ニューキノロンは殺菌力が非常に強く，抗菌スペクトルが広い薬なので「よく」，「早く」効くため，処方する医師も多いかもしれません。しかし本来ならば短期間の投与にとどめるべきでしょう。原因となる菌がほぼ推定でき，狭いスペクトルのものでも効果があるのなら，他剤を使うべきです（これをde-escalationという）。基本は，殺菌力の強いアミノグリコシド系と同じように「十分な投与量で短期間に治療する」抗菌薬を選びます。

　キノロンは経口最強の殺菌力をもつため，切り札として非常に大切な抗菌薬です。日本ではさまざまな菌に効いていたのに，使い方が不適切であったためか，耐性化しつつあります。

　レボフロキサシンなど1日1回投与が推奨されていますが，PK/PDパラメータから考えるとAUC/MICと相関します。1日1回投与が推奨されている理由は，低い濃度だと耐性菌が生じてしまうため，1回にまとめて投与することで高濃度にすることができ，MIC（最小発育阻止濃度）が高くなった耐性株まで殺菌できる濃度（MPC）に上げるためです（図1）。つまり，ニューキノロン系抗菌薬に関してはT＞MICだけでなくT＞MPCも耐性菌の発育阻止のために一定時間必要です。

　キノロンの殺菌力はAUCと相関するため，効果を期待したいときには可能な限り用量を増やすべきで，レボフロキサシンの場合は腎機能に問題がない場合には初回500 mgを投与します。腎機能がわずかに低下しているようなら，初回500 mg，翌日からは250 mgを1日1回投与が推奨されます。また，できれば1〜2週間以内の使用にとどめましょう。

　多くの方がニューキノロン系抗菌薬は腎排泄性と思っているかもしれませんが，レボフロキサシンはpH7.0でのn-オクタノール/水（Sörensen buffer）係数0.553であり，水溶性とはいい切れ

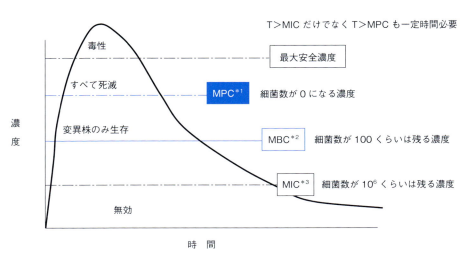

**図1** ニューキノロン系抗菌薬は単にMIC以上であればよいわけではない
＊1：MPC…mutant prevention concentration
＊2：MBC…最小殺菌濃度（mean bacteriocidal concentration）
＊3：MIC …最小発育阻止濃度（minimum inhibitory concentration）

ない値です。ニューキノロン系抗菌薬は細胞膜を通過し組織移行性が高いため，殺菌性抗菌薬としては珍しく，レジオネラやリケッチア，クラミジアなどの細胞内寄生菌に効果があります。偏性細胞内寄生菌に効果があるのは細胞膜を通過できる脂溶性抗菌薬のテトラサイクリン，マクロライド，クロラムフェニコール，それと水溶性はやや高いですが，ニューキノロンなのです。結核菌にも効果があることもよく知られています。したがって，多くは腎排泄性ですが，モキシフロキサシン（アベロックス®）は尿中排泄率が19-24%と低く，減量する必要がないニューキノロンです。

## 2 アミノグリコシド系抗菌薬

**Point** 濃度依存性で強力な殺菌効果を示すが，腎毒性・聴覚毒性があるため使用頻度の低い抗菌薬。添付文書では1日複数回投与になっていても，1日1回の投与で殺菌力は強力になり，腎毒性は軽減するため，特殊な疾患を除き多くの診療ガイドラインでは1日1回投与を推奨している。

　アミノグリコシド系抗菌薬は，投与初期の殺菌作用は濃度依存的で非常に強力ですが，腎毒性・聴覚毒性が気になるのか，あまり使用頻度は高くありません。アミカシンなどが緑膿菌に効果があるため，グラム陰性菌に強い抗菌薬のイメージがありますが，アルベカシン（ハベカシン®）は抗MRSA薬ですし，ゲンタマイシンも黄色ブドウ球菌などグラム陽性菌にも幅広く効果を発揮します。
　配糖体という構造ですので，親水性が高く，脂質二重層を通らないため，消化管吸収されないので静注製剤しかありません。例外的にカナマイシンカプセルが経口薬としてありますが，これは吸収されないため消化管内局所の濃度が高くなり，理想的な腸内殺菌薬として効果を発揮します。また，アミノグリコシド系は腎臓では糸球体濾過後，尿細管で再吸収されないため腎排泄性であり，腎盂腎炎などの泌尿器感染症には有効性が高い薬剤です。ただし，組織移行性は不良で

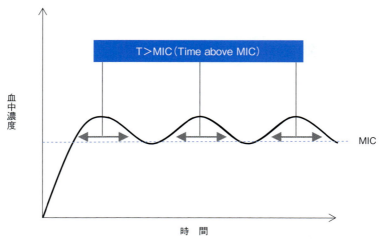

図2　βラクタム系抗菌薬はMIC以上の濃度の割合を高く保つ

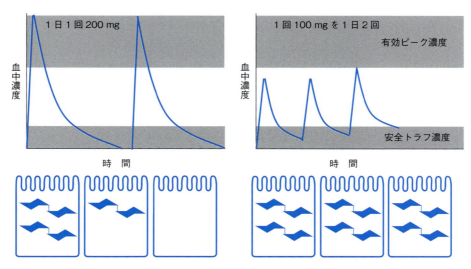

尿細管上皮細胞内へのアミノグリコシド系抗菌薬(AGs)の取り込み
1日1回大量投与の方が1日複数回投与よりも殺菌力が強く腎毒性は低い

図3　アミノグリコシド系抗菌薬の動態と腎障害の関係

肺には分布しないため肺炎にはあまり効果がなく，親水性で血液脳関門を通過できないため静注投与では髄膜炎には無効です。

　ほとんどの抗菌薬の殺菌力がAUCと相関性が高いものの，ペニシリン系，セフェム系，カルバペネム系などのβラクタム系抗菌薬(図2)はMIC以上の濃度を保つ時間の割合が高いほど殺菌効果を示す時間依存性抗菌薬であり(%TAM，time above MIC)，アミノグリコシド系抗菌薬は濃度が高いほど効果が高い濃度依存性抗菌薬です。1日量が同じなら1日に1回大量投与すれば，24時間後の濃度はゼロになっても抗菌薬残存効果(PAE：post-antibiotic effect)があるため，1日複数回投与に比し殺菌力はより強力になり，腎毒性はより少なくなります。腎毒性はアミノグリコシド系抗菌薬の血清トラフ濃度高値が持続すると強力に現れることから，尿細管を通るアミノグリコシド系抗菌薬が尿細管細胞に取り込まれない時間を設けることで，腎毒性が軽減され

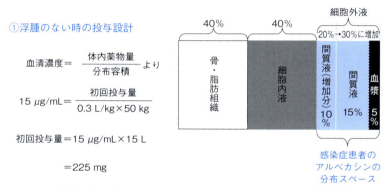

**図4a 溢水患者に対するアミノグリコシド系抗菌薬の投与設計(1)**
通常時の体重が50 kgの肝硬変患者がMRSA肺炎に罹患した。本症例は肝硬変による腹水を伴う溢水により体重が65 kgに増加している。この患者にアルベカシン(ハベカシン®)の初回投与量の投与設計をどのようにすべきか。アルベカシンの目標ピーク濃度は15 μg/mLとし,Vdは0.3 L/kgとする。

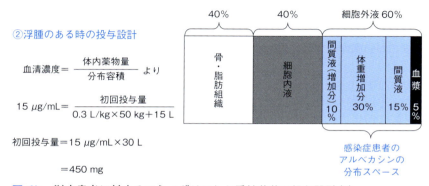

**図4b 溢水患者に対するアミノグリコシド系抗菌薬の投与設計(2)**
溢水患者のVdは感染症患者のVd(0.3 L/kg×50 kg)に体重増加量15 Lを加算する。

ると考えられます(図3)。感染性心内膜炎で弁置換がある場合には,バンコマイシンとともにゲンタマイシン1回1 mg/kgの少量を1日3回投与することがIDSAガイドラインで推奨されています[1]。このときのゲンタマイシンは抗菌薬としてよりも協力作用を期待していますが,腎障害発現を覚悟で投与を考慮しなければならないかもしれません。ただし,専門家の中にはガイドラインに書かれていても,腎毒性を考慮して,あえてゲンタマイシンを1日1回投与することもあるそうです。

## 1 溢水時の投与設計

細胞膜を通過できないアミノグリコシド系抗菌薬は細胞外液のみに分布するため,細胞外液量増加により体重が増加した溢水患者や全身熱傷患者では,分布容積に応じた初回投与時の増量が必要になります。例えば,アルベカシンであれば体重50 kgの患者で浮腫のない場合では,体重の20%(体内における細胞外液の割合)にあたる10 Lが分布容積ですが,重篤な感染症では炎症によってアルブミンの毛細血管での透過性が亢進して,分布容積は約15 Lに増加します。これを溢水のない場合とすると,有効濃度の15 μg/mLにするには血中ピーク濃度=初回投与量/分布容積から,初回投与量を225 mgにすればよいことになります。一方で,溢水により体重が

15 kg増え65 kgになった場合には，アルベカシンが分布する細胞外液だけが増え，分布容積は15 Lから30 Lと2倍になるので，1回450 mgを1日1回投与しないとピーク濃度の有効濃度である15 µg/mLにはなりません（図4）。投与量が2倍になっても目標血中濃度が高くなるわけではないので，この投与設計によって中毒性副作用は危惧されません。初回投与後，目標血中濃度に到達したならば，その後は腎機能が低下している患者であれば腎機能に応じた投与量・投与間隔にしていけばいいことになります。

#### 引用文献

1) Liu C, et al：Clinical practice guidelines by the infectious diseases society of america for the treatment of methicillin-resistant Staphylococcus aureus infections in adults and children. Clin Infect Dis 52：e15-55, 2011

---

 ## 抗菌薬のPK/PD

**Point** アミノグリコシド系抗菌薬は1回投与量を増やす。βラクタム系抗菌薬は投与回数を増やすのが抗菌作用増強の決め手！　必ずしも1日投与量を増やす必要はない。

　抗菌薬の体内動態〔pharmacokinetics（PK）：抗菌薬のピーク濃度，$t_{1/2}$，AUC，タンパク結合率，全身クリアランスに対する肝クリアランス・腎クリアランスの割合など〕は個人差があり，病態によっても変化します。また，その作用特性〔pharmacodynamics（PD）：起因菌のMIC，濃度依存性か時間依存性か，殺菌的か静菌的か，PAE（post-antibiotic effect）の有無などの抗菌特性〕は抗菌薬によって大きく異なります。つまり，PK/PDを熟知していないと，抗菌薬の選択が適切であっても本来ならば効くはずの抗菌薬が効かないことになってしまいます。薬物動態（PK）については本書の随所で触れているため，ここでは抗菌薬のPD（作用特性）について説明します。

　PK/PDパラメータには大きく分けて3種類の抗菌特性タイプに分かれます（図5, 6および表1）。
① AUC/MIC型：血中濃度下面積（AUC）が大きいほど効果を示すので，1日投与量を増やせば効果が増強します。これは抗菌薬以外の多くの薬物では当たり前のようにいわれています。

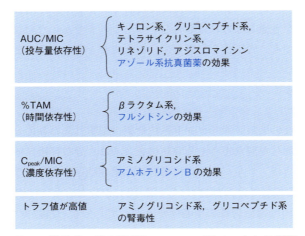

**図5** 抗菌薬・抗真菌薬とPK/PDパラメータとの相関
青字は抗真菌薬

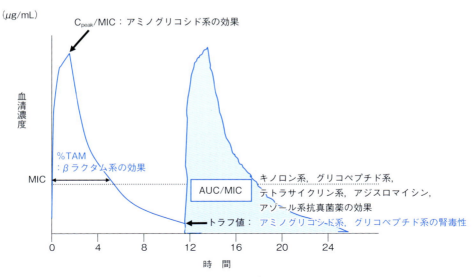

**図6** 抗菌薬の効果・副作用にかかわる PK/PD パラメーター

**表1** 抗菌効果の予測パラメータとしての PK/PD と各パラメータの目標値

| | 抗微生物薬 | PK/PD パラメータ | 目標ターゲット値（報告例） |
|---|---|---|---|
| 抗菌薬 | ペニシリン系 | %TAM | ≧30%（増殖抑制作用）<br>≧50%（最大殺菌作用） |
| | セフェム系 | %TAM | ≧40%（増殖抑制作用）<br>≧60〜70%（最大殺菌作用） |
| | カルバペネム系 | %TAM | ≧20〜30%（増殖抑制作用）<br>≧40〜50%（最大殺菌作用） |
| | モノバクタム系 | %TAM | 不詳 |
| | グリコペプチド系 | AUC/MIC | バンコマイシンは≧400 だが薬剤により異なる |
| | アミノグリコシド系 | $C_{peak}$/MIC または AUC/MIC | 薬剤により異なるが $C_{peak}$/MIC＝8〜10 |
| | フルオロキノロン系（ニューキノロン） | AUC/MIC または $C_{peak}$/MIC | AUC/MIC≧30（肺炎球菌）<br>≧100〜125（グラム陰性菌） |
| | マクロライド系 | %TAM または AUC/MIC | 薬剤により異なる |
| | リンコマイシン系（クリンダマイシン） | %TAM または AUC/MIC | |
| | テトラサイクリン系 | AUC/MIC | 不詳 |
| | オキサゾリジノン系（リネゾリド） | AUC/MIC | ≧100（50〜80 という説もあり） |

（つづく）

## 表1 つづき

| | 抗微生物薬 | PK/PD パラメータ | 目標ターゲット値（報告例） |
|---|---|---|---|
| 抗真菌薬 | アムホテリシンB | $C_{peak}$/MIC または AUC/MIC | $C_{peak}$/MIC≧4 |
| | フルコナゾール | AUC/MIC | AUC/MIC≧14～25 |
| | イトラコナゾール | AUC/MIC | AUC/MIC≧25 |
| | ボリコナゾール | AUC/MIC | AUC/MIC≧20～25 |
| | ミカファンギン | $C_{peak}$/MIC または AUC/MIC | $C_{peak}$/MIC≧3 |
| | フルシトシン（5-FC） | %TAM | 不詳 |

ただしβラクタム系抗菌薬の場合，好中球減少症では%TAMは100%必要[1]であり，MICの4～5倍の濃度で抗菌力は最大になるが，それ以上に濃度を上げても抗菌力は高まらない[2]。

1) Craig WA : Pharmacokinetic/pharmacodynamic parameters : rationale for antibacterial dosing of mice and men. Clin Infect Dis 26 : 1-12, 1998
2) Soriano F : Optimal dosage of beta-lactam antibiotics : time above the MIC and inoculum effect. J Antimicrob Chemother 30 : 566-569, 1992
3) Andes D : In vivo pharmacodynamics of antifungal drugs in treatment of candidiasis. Antimicrob Agents Chemother. 47 : 1179-1186, 2003
4) 日本化学療法学会PK/PD検討委員会：臨床PK/PDガイダンス（案），日本化学療法学会雑誌，55, 24-28, 2007. 三鴨廣繁：抗菌薬のPK/PDデータブック～投与レジメン選択の手引き～，ユニオンエース，東京，pp.105-121, 2007
5) 三鴨廣繁，山岸由佳：臨床に役立つ抗菌薬PK-PD解析ブック注射薬編．株式会社ミット，大阪，pp.1-123, 2008
6) 三鴨廣繁，山岸由佳：重症感染症治療において臨床現場で役立つ究極のエンピリック治療ハンドブック．ユニオンエース，東京，pp.2-117, 2009

② %TAM（time above MIC）型：24時間の中で血中濃度がMICを超えている時間の割合で，%T>MICとも記載されます。この類の抗菌薬は必ずしも1日投与量を増やす必要はなく，通常1日用量が同じでも投与回数を増やすことで効果が増します。最も汎用されているβラクタム系抗菌薬はすべてこのような投与設計をしますが，βラクタム系抗菌薬（セフェム系，ペニシリン系，カルバペネム系，モノバクタム系）はほとんどが腎排泄性なので，腎機能が低下すれば投与間隔を延長することができます。安全域が高いため，やや用量を増やしてもあまり副作用の心配はありません。

③ $C_{peak}$/MIC型：ピーク濃度が高いほど効果が増強します。アミノグリコシド系抗菌薬がまさにこの典型です。このタイプの抗菌薬は1日投与量を増やす必要はなく，1回投与量を増やし，投与間隔をあけることで抗菌作用を増強し副作用を軽減できます。

ニューキノロン系のレボフロキサシン（クラビット®）も1日1回の投与が推奨されていますが，ニューキノロンの殺菌作用はAUC/MICと相関しています。一気に血中濃度を上昇させることによってMICの高い変異株も殺菌し，耐性化を防ぐ目的で1日1回の投与が推奨されています（☞p178）。

## 3 コリスチンメタンスルホン酸ナトリウム（オルドレブ®点滴静注用）

**Point** 日本で開発されながら腎毒性が強いため，かつて製造中止になったが，多剤耐性緑膿菌などグラム陰性桿菌に対する最終手段として個人輸入されていた。2014年に再承認された強力な抗菌薬。

　多剤耐性緑膿菌（MDRP），院内感染で注目された多剤耐性アシネトバクターや，NDM1という酵素をつくる遺伝子を持った腸内細菌などの多剤耐性グラム陰性桿菌感染症に対し，コリスチンが有効で貴重な治療薬の1つとして見直されています。

**表2** コリスチンの腎機能に応じた至適用量

| 常用量 | | GFR または CCr(mL/min) | | | | HD<br>(血液透析) |
|---|---|---|---|---|---|---|
| >80 | 70　　　　60 | 50　　　40　　　30 | 20 | 10> | | |
| 正常または軽度低下 | | 軽度〜高度低下 | 高度低下 | 末期腎不全 | | |
| 1回 1.25〜2.5 mg(力価)/kg を 1 日 2 回, 30 分以上かけて点滴静注 | 1回 1.25〜1.9 mg(力価)/kg を 1 日 2 回, 30 分以上かけて点滴静注 | 1回 1.25 mg(力価)/kg を 1 日 2 回または 1 回 2.5 mg(力価)/kg を 1 日 1 回, 30 分以上かけて点滴静注 | 1回 1.25 mg(力価)/kg を 36 時間ごとに, 30 分以上かけて点滴静注 | 投与量の設定がされていない | | 1.5 mg/kg/日を分 1, HD 患者では HD 後に投与〔日化療会誌 63(3)294-329, 2015〕* |

*添付文書には透析患者の投与量は設定されていない。また Vd が大きいため血液透析での除去率は高くないと予測される。

　環状ペプチド系のポリミキシン B の仲間，ポリミキシン E 製剤のコリスチン製剤は，わが国で開発されたにもかかわらず，腎毒性，神経毒性が強いため製造中止となり，海外から個人輸入して入手するしかありませんでした。しかし 2014 年に再承認され，翌 2015 年にオルドレブ®点滴静注用という商品名で発売されました。

　静脈内に投与されたコリスチンメタンスルホン酸の一部は，生体内でコリスチンに変換された後に抗菌活性を発揮します。コリスチンメタンスルホン酸の大部分は腎から排泄され，変換されたコリスチンは腎以外の排泄経路で排泄されるため，腎機能障害患者には高い血中濃度が持続することが危惧されます。この抗菌薬の問題点は何といっても腎毒性であり，添付文書では腎機能障害の発症頻度は 21％とされています。腎障害は用量依存的に発現頻度が高まり，その障害は可逆的で治療中断により回復すると報告されています。薬剤性腎障害は早期に発現するため，投与開始 3 日前後で腎機能検査を実施することが望ましいとされています。腎障害のリスクファクターとしては高齢者，既存の腎障害・腎機能低下，糖尿病，低アルブミン血症，アミノグリコシド系抗菌薬，ACE 阻害薬，NSAIDs，利尿薬の併用とされています。

## 4 ST 合剤(スルファメトキサゾール＋トリメトプリム：バクタ®配合錠)

**Point** ST 合剤やシメチジン(タガメット®)による血清 Cr 値上昇は通常，腎機能の低下を伴わない(見かけ上の腎機能低下：偽性腎障害)。ただし，アレルギー性間質性腎障害，腎後性腎障害の原因薬物でもあるため，「薬剤性腎障害を無視してよい」では済まされない抗菌薬。血清カリウム値上昇にも要注意。

### 1 ST 合剤は腎障害を伴わない血清クレアチニン値の上昇に要注意

　ST 合剤中のトリメトプリム[1,2]，$H_2$ 遮断薬のシメチジン[3]はクレアチニンの有機カチオントランスポータ(OCT)を介した尿細管分泌を競合的に阻害することにより，健常者においても血清 Cr 値が軽度上昇する場合があります。これは実際には腎機能の低下を伴わない偽性腎障害です。最近の報告では，クレアチニンは血中から OCT2，OCT3 だけでなく，有機アニオントランスポータ(OAT)である OAT2，OAT3 によっても能動的に血中から近位尿細管上皮細胞基底膜を透過して細胞内に輸送され，尿細管管腔への分泌は multidrug and toxin extrusion(MATE)1

およびMATE2-Kという有機カチオン/H$^+$交換輸送体が関与するといわれています[4]。これらをトリメトプリム，シメチジン，サリチル酸などが阻害しますが，その阻害活性は薬物によって異なると考えられています。これにより血清Cr濃度は軽度上昇し，推算CCr，実測CCr，eGFRはともに低下し，実測GFR(クレアチニンの尿細管分泌の影響を受けない)に近似します。このような薬剤が投与されている場合，eGFRやCG式による推算CCrなどの予測式では正確な腎機能を予測しかねます。しかし，蓄尿による実測CCrでは分泌が阻害されるため，実測GFRに近い値が得られると考えられており，シメチジンを投与することによってGFRを測定することも試みられています[5,6]。

一方，トリメトプリム，シメチジンはともにアレルギー性の間質性腎炎の原因薬物になることもあり，実際に腎機能が悪化する可能性があります。また，ST合剤は十分な水分摂取または輸液を行わないと遠位尿細管や集合管で結晶が析出して，腎後性腎障害を起こしやすいことにも留意する必要があります。そのため，ST合剤の投与例で明らかに上昇している血清Cr値は，感染症などに伴う脱水による腎後性腎障害か，ST合剤によるアレルギー性の間質性腎炎を示している可能性があります。最近，HIV感染症治療薬のスタリビルド®配合錠やゲンボイヤ®配合錠に含まれるコビシスタットも，尿細管分泌を競合阻害することで血清Cr値が軽度上昇することが明らかになっていますが[7]，コビシスタットについてもさまざまな機序による薬剤性腎障害の原因薬物になりえます。したがって，偽性腎障害か，真に腎機能が低下したのかについて明らかにしたい場合には，イヌリンクリアランス(実測GFR)の測定，あるいはシスタチンCを用いたeGFRにより薬物の影響を受けない腎機能評価ができます。

## 2 ST合剤は高カリウム血症にも要注意

スピロノラクトンとRAS阻害薬の併用が高カリウム血症の発症リスクとなることは，スピロノラクトンの項で説明しました(☞ **p151**)。バクタ®配合錠はS(スルファメトキサゾール)とT(トリメトプリム)の合剤ですが，トリメトプリムは遠位尿細管皮質集合管のNaチャネル(ENaC：epithelial Na channel)を阻害して上皮細胞電位を変化させることで，カリウム排泄を減少させます。

そのため，スピロノラクトンとST合剤の併用で高齢者の高カリウム血症リスクが上昇したとの報告[8]や，スピロノラクトンを服用している高齢患者が抗菌薬を服用した場合に，ペニシリン系のアモキシシリンと比べ，ST合剤服用者は高カリウム血症による入院リスクが12.4倍に上昇し，スピロノラクトン服用者がST合剤を1回でも服用するとその10.8％が高カリウム血症になるといった報告があります[9]。

ST合剤の添付文書の相互作用の欄にはRAS阻害薬との併用について記載がありませんが，高カリウム血症を助長するACE阻害薬，ARB，スピロノラクトンとST合剤の併用は高カリウム血症になる危険性が非常に高く，併用する場合は厳格なモニタリングが必要であると考えられます。

### 引用文献

1) Roubenoff R, et al：Oral cimetidine improves the accuracy and precision of creatinine clearance in lupus nephritis. Ann Int Med 113：501-506, 1990
2) 宗 村盛，他：スルファメトキサゾール／トリメトプリム配合剤の投与による血清Crの上昇とその要因　正常な腎機能を有する日本人患者を対象とした遡及的解析．薬学雑誌 133：587-595, 2013
3) Berglund F, et al：Effect of trimethoprim-sulfamethoxazole on the renal excretion of creatinine in man. J

Urol 114：802-808, 1975
4) Lepist EI, et al：Contribution of the organic anion transporter OAT2 to the renal active tubular secretion of creatinine and mechanism for serum creatinine elevations caused by cobicistat. Kidney Int 86：350-357, 2014
5) Kabat-Koperska J, et al：Methods of GFR determination—creatinine clearance after cimetidine administration in clinical practice. Acta Med Austriaca. 31：51-55, 2004
6) Kemperman FA, et al：Estimation of the glomerular filtration rate in NIDDM patients from plasma creatinine concentration after cimetidine administration. Diabetes Care 21：216-220, 1998
7) German P, et al：Effect of cobicistat on glomerular filtration rate in subjects with normal and impaired renal function. J Acquir Immune Defic Syndr 61：32-40, 2012
8) Wei L, et al：Co-prescription of co-trimoxazole and spironolactone in elderly patients. BMJ 343：d5656, 2011
9) Antoniou T, et al：Trimethoprim-sulfamethoxazole induced hyperkalaemia in elderly patients receiving spironolactone：nested case-control study. BMJ 343：d5228, 2011

## 5 エタンブトール，ピラジナミド，ストレプトマイシン，レボフロキサシン

**Point** 抗結核薬の中でエタンブトール塩酸塩，ピラジナミド，ストレプトマイシン硫酸塩，カナマイシン硫酸塩，サイクロセリン，エチオナミド，およびレボフロキサシンは腎機能低下患者では腎機能に応じた減量が必要。

　2010年現在，日本の結核罹患率は欧米先進諸国の4倍以上であり，戦時中に濃厚感染を受けた人が高齢者となって，最近発症してきたことが一因といわれています。また，健常者に比べ，免疫能の低下しているAIDS患者では170.3倍，免疫抑制薬服用患者で11.9倍，透析患者で10〜15倍，糖尿病患者では2〜3.6倍，結核に罹患しやすいという報告があります[1]。第一次抗結核薬の中ではエタンブトール塩酸塩，ピラジナミド，ストレプトマイシン硫酸塩，第二次抗結核薬の中ではカナマイシン硫酸塩，サイクロセリン，エチオナミド，およびレボフロキサシンが腎機能に応じた減量を必要とします（表3）。

### 引用文献
1) Rieder HL, et al：Epidemiology of tuberculosis in the United States. Epidemiol Rev 11：79-98, 1989

## 6 フルコナゾール（ジフルカン®），ホスフルコナゾール（プロジフ®）

**Point** 腎排泄性でカンジダ属には第1選択？　ただし，*C. albicans*には強い抗菌力があるが，すべてのカンジダには有効ではないため，あまり減量できない抗真菌薬。特殊な薬物動態特性を持つため，血液浄化法で非常に除去されやすいことも特筆すべき点である。

　ジフルカン®静注液（フルコナゾール）50〜100 mgを1日1回の用量では，カンジダ属の中でも$MIC_{90}$が0.5 μg/mLの*C. albicans*には効果がありますが，$MIC_{90}$が4 μg/mL以上の*C. krusei*や*C. glabrata*の場合には用量を増やさないと治療困難であり，クリプトコッカスにも高用量を必要とします。プロジフ®静注液（ホスフルコナゾール）はフルコナゾールをリン酸化したプロドラッグで，投与液量が1/40（400 mg/5 mL）に減少し，溢水の患者にも投与しやすくなっています。難治性真菌感染症には，フルコナゾールの維持用量として最大400 mg/日，負荷用量

**表3　腎機能低下患者で減量すべき抗結核薬**

| 薬物名 | 商品名 | 尿中未変化体排泄率(%) | 常用量 | GFR 30-59 | GFR 15-29 | GFR < 15 | 透析患者 | 起こりやすい中毒性副作用 | 透析性 |
|---|---|---|---|---|---|---|---|---|---|
| エタンブトール塩酸塩 | エサンブトール®/エブトール® | 85 | 15 mg/kg/日を1日1回(最大 750 mg/日で初期2か月は20 mg/kgで最大1,000 mg/日) | 減量して連日投与 | | 1回15〜20 mg/kgを48 hr毎 | 1回15〜20 mg/kgを48 hr毎，HD患者ではHD日にはHD後に投与 | 視覚障害，肝障害 | ○ |
| ストレプトマイシン硫酸塩 | 硫酸ストレプトマイシン注 | 80 | 1回15 mg/kgを連日2か月間または週2回で，連日投与時は最大750 mg/日，週2回投与は最大1,000 mg/日* | 使用をすすめない* | | | 透析後に1 g* | 聴覚障害，腎障害 | ○ |
| カナマイシン硫酸塩 | 硫酸カナマイシン注 | 80 | 1回15 mg/kgを連日2か月間または週2回で，連日投与時は最大750 mg/日，週2回投与は最大1,000 mg/日* | 使用をすすめない* | | | 透析後に1 g* | | ○ |
| サイクロセリン | サイクロセリン®カプセル | 65 | 1回250 mgを1日2回 体重あたり投与量*：10 mg/kg/日[最大500 mg/日] | 1回250 mgを12〜24 hr毎 | | 1回250 mgを24 hr毎 | | 精神錯乱 | × |
| ピラジナミド | ピラマイド®原末 | 3(活性体30) | 25 mg/kg/日を1日1回(最大1,500 mg/日；添付文書の用量では肝障害が起こりやすい) | 減量して連日投与* | | 1回25〜30 mg/kgを週3回投与 | 1回25〜30 mg/kgを週3回投与，HD患者ではHD日にはHD後に投与 | 肝障害，高尿酸血症 | ○ |
| エチオナミド | ツベルミン®錠 | 0.16(活性代謝物1.2) | 10 mg/kg/日を1日1回(最大600 mg/日；200 mg/日より漸増) | 腎機能正常者と同じ | 50%に減量 | 50%に減量 | | 肝障害，食欲不振 | × |
| レボフロキサシン水和物 | クラビット®錠 | 87 | 500 mg分1 | CCr 20 mL/min以上：初日500 mg分1，以後250 mg分1 | CCr 20 mL/min未満：初日500 mg分1，3日目以降250 mgを2日に1回 | | | 意識障害，痙攣 | × |

尿中排泄率が報告によって異なる場合にはその平均値を採用した。尿中排泄率は個人差があることに留意されたい。
*：日本結核病学会：結核診療ガイドライン・改訂第3版，2015

として800 mg/日の投与が可能になり，*C. krusei*, *C. glabrata* も治療可能になりました。

このようなアゾール系抗真菌薬を経口投与した際のCYP3A4阻害作用は，「ボリコナゾール≧イトラコナゾール≧ミコナゾール＞フルコナゾール」で，フルコナゾールはアゾール系抗真菌薬の中ではその阻害作用は弱いものの，相互作用には要注意です。

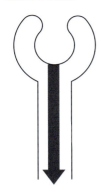
① 糸球体濾過のみにより排泄される薬物

アミノグリコシド系抗菌薬
総 CL：80 mL/min
消失半減期($t_{1/2}\beta$)：2～4 hr

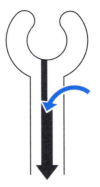
② 尿細管分泌される薬物

ペニシリン系抗菌薬
カルバペネム系抗菌薬
総 CL：150～300 mL/min
消失半減期($t_{1/2}\beta$)：1.0 hr 前後

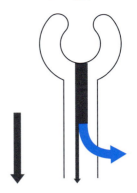
③ 尿細管で再吸収される薬物

フルコナゾール
総 CL：16.2 mL/min
消失半減期($t_{1/2}\beta$)：22～32 hr

**図7** 腎排泄性薬物の排泄挙動

　抗菌薬の中でアミノグリコシド系抗菌薬は糸球体濾過され，尿細管で分泌されることも再吸収されることもありません（**図7の①**）。その尿中未変化体排泄率は約80％なので，腎クリアランスはGFRの80％である80 mL/min程度で，消失半減期は2～4時間です。ペニシリン系抗菌薬やカルバペネム系抗菌薬は，糸球体濾過されるだけでなく尿細管分泌もされるため，総クリアランス(CL)は150～300 mL/minと高く，半減期は1時間前後と短いです（**図7の②**）。抗真菌薬のフルコナゾールの薬物動態はこれらとは異なり，特徴的です。分布容積は0.6～0.8 L/kgと小さく，タンパク結合率は11～12％と非常に低く，尿中排泄率は約80％と高い腎排泄性なのですが，クリアランスが16.2 mL/minと極端に小さい薬物です。「半減期＝$\ln 2$×分布容積/クリアランス」で求められ，これらの値から計算すると半減期は22～32時間と長いです（**図7の③**）。そのため，フルコナゾールは1日1回投与で十分であるのに対し，ペニシリン系抗菌薬やカルバペネム系抗菌薬は，重症感染症に対しては1日3～6回の投与が必要になります。
　フルコナゾールの総クリアランスが非常に低いのに尿中未変化体排泄率が80％と高いということは，非腎クリアランスが極端に小さいことを意味しています。また，タンパク結合率は11～12％と低いため，糸球体濾過クリアランスは総クリアランスより高いはずです。この理由として，フルコナゾールは糸球体で濾過されやすいが，尿細管で再吸収されやすいことが考えられます。実際に，糸球体濾過されたフルコナゾールの86％が再吸収されるため[1]，CHDF施行時には「濾過＋拡散クリアランス」のみで再吸収過程がありません。そのため，分布容積が小さくタンパク結合率が低い薬物は血液浄化法で除去されやすいですが，フルコナゾールは血液浄化法によって抜けすぎる薬物として特筆すべきです。例えばCHDF施行中は保険適応レベルのフルコナゾール投与量のほとんどが除去されてしまうため，CHDFを施行する際にはフルコナゾールは腎排泄性性薬物なのに常用量，あるいは常用量以上の投与量の投与が必要となることがあります[1]。

**引用文献**
1) 山本武人，他：クリアランス理論に基づく持続的腎代替療法(CRRT)施行時の薬物投与設計の考え方．日腎薬誌 3：3-19, 2014

## 7 アシクロビル(ゾビラックス®)，バラシクロビル(バルトレックス®)，ファムシクロビル(ファムビル®)

> **Point** 腎機能低下患者には減量が必要な抗ウイルス薬。ろれつ困難，見当識障害で薬の副作用を疑う。特に高齢者，小柄な患者では要注意。

　帯状疱疹ウイルスは水疱瘡(水痘)ウイルスと同じヘルペス属に属するウイルスですが，高齢者や透析患者など宿主の細胞性免疫が低下している患者ではウイルスが再活性化して，帯状疱疹が発症します。アシクロビルは腎排泄性のため，腎機能に応じた用量設定が必要ですが，さらに腎機能の低下に伴いアシクロビルの腎外クリアランスが低下することが報告されています[1]。薬剤師へのアンケート調査で，腎機能低下患者における副作用の経験薬としてはアシクロビルが最も多かったという報告もあります[2]。アシクロビル，バラシクロビル，ファムシクロビルともにヘルペス治療薬ですが，アシクロビル錠の場合，腸管からの吸収率は吸収過程に飽和もあり，12～20%と低いため，腎機能正常者では帯状疱疹の場合，1回800 mgを1日5回も内服しなければなりませんでした。バラシクロビルはアシクロビルのプロドラッグで，経口薬として投与した場合の吸収率が54%に改善してバイオアベイラビリティ(F)が4倍になったことによって，1回1,000 mgを1日3回の投与が可能になり，服薬アドヒアランスが向上しました。尿中排泄率はいずれもアシクロビルとして70～80%と高いため，腎機能が低下し高濃度が持続することによって，容易に中毒性の副作用が発症します。

　アシクロビルの代表的な中毒性副作用としては，ろれつ困難や見当識障害が特徴的です。アシクロビル中毒によって発症する脳症(アシクロビル脳症)は発熱や頭痛がなく，病巣の神経学的所見がみられず，髄液やCT所見が正常です。一方，ヘルペス脳炎では髄液中にウイルスがあり，CT所見で脳浮腫がみられ，脳溝が不明瞭になることでアシクロビル脳症との鑑別が可能です。アシクロビル脳症は透析患者で起こりやすく，透析で除去されやすいため，連日の血液透析によって意識障害が回復し意思疎通が可能になります。

　Helldenら[3]は2003年，代謝物の9-(カルボキシメトキシメチル)グアニン(CMMG)の血漿濃度がアシクロビル脳症の判定に感度91%，特異度93%と，ともに最高であるという報告をしています(図8)。また，脳脊髄液中にCMMGが検出された全患者でアシクロビル脳症が発症し，検出されなかった症例ではアシクロビル脳症はまったく起こらなかったという報告もしています[4]。これらのことから，アシクロビル脳症はCMMGという活性代謝物が脳内に蓄積によって起こる可能性が示唆されています。

　アシクロビルに関しては透析患者などの腎障害時($CCr<10$ mL/min/1.73 m$^2$)，添付文書上では「単純疱疹の治療：1回200 mgを1日2回」，「帯状疱疹の治療：1回800 mgを1日2回」と記載されていますが(表4)，帯状疱疹の場合，負荷量400 mg，維持量200 mg×2回/日，HD後400 mg追加の用量でよいのではないかという報告があり[5]，添付文書用量ではアシクロビル脳症の危険性が高いと思われます。高齢者や小柄な患者での脳症発症率が高いため，800 mgを1日1回とし，小柄な患者では体重に応じて400～600 mg/日の投与がよいかもしれません。ただし，吸収率に個人差があるため，点滴静注製剤を推奨します。

　アシクロビル点滴静注の場合，常用量は5 mg/kgを8時間毎になっていますが，腎機能に応じた用量設定は表5のようになっています。用量が錠剤に比し少ないのは内服製剤のFが小さいためです。アシクロビル点滴静注は，透析患者では3.5～5 mg/kgを週3回透析後の投与が推奨さ

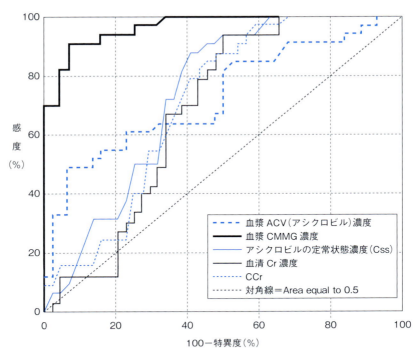

**図8** CMMG は副作用発現の感度，特異度ともに高い
〔Hellden A, et al：Nephrol Dial Transplant 18：1135, 2003 より引用〕

れます。

バラシクロビルの場合(**表6**)，透析患者では体重に応じて 500 mg を週 3 回透析後の投与が推奨されます。ただし，バラシクロビルの吸収率は高いため，初回投与で中毒が発現することもあります。

ファムシクロビル(**表7**)のFは77％とさらに向上し，加水分解されて活性体のペンシクロビルになります。尿中未変化体排泄率はアシクロビルとほぼ同様の70～80％です。ラットでの報告ですが，ペンシクロビルの中枢移行性が低いことがインタビューフォームに記載されており，ファムシクロビルの副作用はめまいや嘔気などの軽度のものが多く，呂律困難や意識障害はほとんど起こらないため，精神神経症状が発現しにくいのではないかと考えられます。ペンシクロビルは感染細胞内で長くとどまりやすいためか，透析患者では 1 回 250 mg を週 3 回透析後の少量投与でも効果があるようです。

**表4** アシクロビル錠/顆粒の腎機能に応じた用量設定

| クレアチニンクリアランス (mL/min/1.73m$^2$) | 単純疱疹の治療 | 帯状疱疹の治療 |
|---|---|---|
| >25 | 1回200 mgを1日5回 | 1回800 mgを1日5回 |
| 10～25 | 1回200 mgを1日5回 | 1回800 mgを1日3回 |
| <10 | 1回200 mgを1日2回 | 1回800 mgを1日2回 |

**表5** アシクロビル点滴静注用の腎機能に応じた用量設定

| クレアチニンクリアランス (mL/min/1.73m$^2$) | 標準1回投与量に対応する百分率(%) | 投与間隔(時間) |
|---|---|---|
| >50 | 100 | 8 |
| 25～50 | 100 | 12 |
| 10～25 | 100 | 24 |
| 0～10 | 50 | 24 |

**表6** バラシクロビル錠/顆粒の帯状疱疹での腎機能に応じた用量設定

| クレアチニンクリアランス(mL/min) | 用量設定 |
|---|---|
| ≧50 | 1,000 mgを8時間毎 |
| 30～49 | 1,000 mgを12時間毎 |
| 10～29 | 1,000 mgを24時間毎 |
| <10 | 500 mgを24時間毎 |

**表7** ファムシクロビル錠の腎機能に応じた用量設定

| クレアチニンクリアランス (mL/min) | 単純疱疹の治療 | 帯状疱疹の治療 |
|---|---|---|
| ≧60 | 1回250 mgを1日3回 | 1回500 mgを1日3回 |
| 40～59 | 1回250 mgを1日3回 | 1回500 mgを1日2回 |
| 20～39 | 1回250 mgを1日2回 | 1回500 mgを1日1回 |
| <20 | 1回250 mgを1日1回 | 1回250 mgを1日1回 |

### 引用文献

1) Laskin et al：Acyclovir kinetics in end-stage renal disease. Clin Pharmacol Ther 31：594-600, 1982
2) 和泉智，他：平成21年度学術委員会学術第1小委員会報告　高齢者および慢性腎臓病(CKD)患者への適正な薬物療法に関する調査・研究．CKD患者の副作用および薬剤性腎障害と薬剤師の関与に関するアンケート調査．日本病院薬剤師会雑誌 46：989-992, 2010
3) Hellden A, et al：High serum concentrations of the acyclovir main metabolite 9-carboxymethoxymethylguanine in renal failure patients with acyclovir-related neuropsychiatric side effects：an observational study. Nephrol Dial Transplant 18：1135, 2003
4) Hellden A, et al：The aciclovir metabolite CMMG is detectable in the CSF of subjects with neuropsychiatric symptoms during aciclovir and valaciclovir treatment. J Antimicrob Chemother 57：945, 2006
5) Almond MK, et al：Avoiding acyclovir neurotoxicity in patients with chronic renal failure undergoing haemodialysis. Nephron 69：428-32, 1995

> **コラム** アシクロビル錠はなぜ1日5回服用？

**Point** 吸収時の輸送担体の飽和現象により投与量が多くなるほど吸収率が低下するため，1日少量の頻回投与が必要。

　添付文書（ゾビラックス®錠）によると，「健康成人にアシクロビル 200 mg および 800 mg を単回経口投与した場合，48 時間以内にそれぞれ投与量の 25.0%および 12.0%が未変化体として尿中に排泄された」，またゾビラックス®点滴静注用では「健康成人へ 5 又は 10 mg/kg を 1 時間点滴静注した時，48 時間以内にそれぞれ 68.6%又は 76.0%が未変化体として尿中排泄された」と記載されています。アシクロビル錠は水溶性のため吸収率が低く，F は約 20%程度と低いため，計算上は 60～125%（12.0%/0.2～25.0%/0.2）の尿中未変化体排泄率となり，腎排泄性薬物であることが理解できます。投与量によってバイオアベイラビリティに差が認められるのは，吸収過程の飽和現象によるものと考えられます。したがって，アシクロビル錠 200 mg 投与時の尿中未変化体排泄率は 25.0%に対し，高用量の 800 mg 投与時の尿中未変化体排泄率には 12.0%に低下すると考えられます。腎機能正常者の投与量「800 mg×5 回」では吸収率が低いことが予測され，透析患者の投与量「200 mg×2 回」では吸収率が高くなることが予測されます。これにより，腎機能が低下すれば腎機能に応じた減量をしても副作用が起こりやすくなることを説明できるかもしれません。

　このようにアシクロビル錠は，1 回の服用量が多ければ多いほど吸収率が低下する可能性があります。おそらく輸送担体（トランスポータ）を介した能動輸送であり，急激に大量のアシクロビルが小腸に入った時に輸送担体の輸送能力を超えてしまうため（トランスポータの飽和現象），吸収されずにそのまま糞便中に排泄されると考えられます。1 日 5 回も飲むのは大変ですが，少量頻回でないときちんと吸収されないため，腎機能が正常であれば 5 回に分けて飲むべきです。バラシクロビルは，アシクロビルの経口吸収性を改善したプロドラッグです。吸収率の低いアシクロビルにバリンをくっつけてペプチドトランスポーター PEPT1 の基質となり，吸収率を 54.2%に上げています。

## 8 アシクロビル（ゾビラックス®），バラシクロビル（バルトレックス®），ファムシクロビル（ファムビル®），ガンシクロビル（デノシン®），バルガンシクロビル（バリキサ®），ホスカルネット（ホスカビル®），インジナビル（クリキシバン®），テノホビル（テノゼット®，ビリアード®）など

**Point** これらの抗ウイルス薬はいずれも溶解度が低く，腎後性腎障害の原因薬物になるため，飲水指導と時間をかけた輸液が必要。

　抗ウイルス薬は腎排泄性，肝代謝性にかかわらず，溶解度が低いものが多いようです。そのため抗ウイルス薬が糸球体濾過され，遠位尿細管や集合管で高濃度に濃縮されることによって結晶が析出し，腎後性の腎障害を発症することがあります。特に尿中排泄率が高く，大量投与する薬物で溶解度の低い薬物が腎後性腎障害を起こしやすい原因薬物として考えられます。例えば，HIV 治療薬のインジナビルの添付文書には，「腎結石症の発現を防止する目的で，治療中は通常の生活で摂取する水分に加え，さらに 24 時間に少なくとも 1.5 リットルの水分を補給すること」と記載されています。腎後性 DKI は飲水量や輸液量の不足によって起こりやすくなり，無尿～

乏尿が持続することによって腎機能が低下します。

リスク因子は腎前性DKIとほぼ同じで、腎虚血になると尿細管からの水・Naの再吸収が促されるため、尿量が減少し、遠位尿細管から集合管での薬物濃度が高濃度になります。アシクロビルの場合、血中濃度の上昇率はFに依存するため、この腎後性の腎障害の発症リスクは「アシクロビル静注＞バラシクロビル＞アシクロビル錠」の順になると考えられます（☞ p12）。このほかにメトトレキサートやST合剤のトリメトプリムでも腎後性腎障害を起こしやすいので、要注意です（☞ p215）。

## 9 インフルエンザ治療薬

**Point** オセルタミビルリン酸塩（タミフル®）、ペラミビル水和物（ラピアクタ®）、アマンタジン塩酸塩（シンメトレル®）は腎機能低下患者には要注意。

経口薬のオセルタミビルリン酸塩（タミフル®）、吸入薬のザナミビル水和物（リレンザ®吸入）に加え、1回の吸入で治療効果が得られるラニナミビルオクタン酸エステル水和物（イナビル®吸入粉末剤）、原則として1回の点滴投与で治療効果が得られるペラミビル水和物（ラピアクタ®点滴静注液）が新たに登場し、4種類のノイラミニダーゼ（NA）阻害薬が出揃いました。

B型インフルエンザウイルスに無効でA香港型、AH1pdm09ともに耐性化が進んでいるため使用を推奨されていないM2タンパク阻害薬のアマンタジン塩酸塩（シンメトレル®）も加えると、5種類のインフルエンザ治療薬があります。高齢者や入院重症例では1回の点滴静注で治療が完結する点滴静注製剤のペラミビル水和物の処方が増えつつありますが、4種のNA阻害薬は有効性に大差ありません。小児、高齢者などに投与しやすい投与経路（1～4歳、あるいは重症例では吸入が困難）、10歳代ではオセルタミビルは原則禁忌、投与回数の少ないものは高齢者に使いやすいなどによって使い分けられているのが現状です。

このうち、腎機能低下患者で注意すべきはオセルタミビルリン酸塩（活性体＋未変化体で尿中排泄率62～70％）、点滴静注するペラミビル水和物（尿中未変化体排泄率77.2～95.4％）、アマンタジン塩酸塩（尿中未変化体排泄率90％）の3種類です。1回吸入型のラニナミビルオクタン酸エステル水和物（尿中未変化体排泄率23.1％）は1回の治療で完結するため、減量の必要はありません。

## 10 バンコマイシン

**Point** 尿中排泄率が90％と高いMRSA治療薬で、海外では重症グラム陽性菌感染症に対し広く用いられている。薬剤性腎障害の原因薬物になりやすいという報告もあるが、脱水などの腎前性腎障害で腎機能が低下した時に投与した虚血性腎障害や、他の腎毒性薬物の併用を除外していない報告も多い。腎機能が低下しても初回負荷投与が必要なため、初回は減量せず、2回目以降から減量するか投与間隔の延長の必要な抗菌薬。

バンコマイシンは耐性を生じにくいため、長年臨床使用されている抗MRSA薬で、米国ではグラム陽性菌感染症の切り札としても幅広く使用されています。尿中排泄率が90％と極めて高いため、かつては透析患者では1gを1週間おきに投与すればよいといわれていました。しか

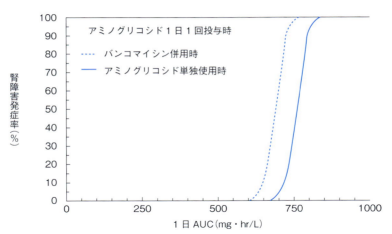

**図9　アミノグリコシドとバンコマイシンの併用による相互作用**
アミノグリコシドは1日1回投与では腎障害発症率が100％になるのは1日2回投与時の約4倍のAUCのときで，バンコマイシン併用の影響は小さい．

し，バンコマイシンのPK/PDが解明され，AUCと有効性が相関することが明らかになったので，現在では20〜25 mg/kgを負荷投与後には透析後に7.5〜10 mg/kgを追加投与する方法が主流になっています．

院内感染症であるMRSAに罹患しやすい症例は，免疫能が低下して抵抗力のなくなった高齢者，その中でも栄養状態の不良な長期臥床患者，いわゆるフレイル（虚弱）症例といってよいでしょう．ということは，筋肉量も少なく，血清Cr値が低いために腎機能の予測に難渋する症例でもあります．

例えば，eGFRや推算CCrを求めると150〜200 mL/minと正常値の2倍近い腎機能が推算されることがあります．しかし，腎機能は加齢とともに低下するため，こんなに腎機能がよいはずはありません．つまり推算式のピットフォールとして，血清Cr値が低いのは「腎機能がよくて血清Cr値が低いのか」，あるいは「栄養状態が悪くて血清Cr値が低いのか」を見極めるために，医療者の目で実際に患者を観察する必要があります（☞p32）．通常は後者であるため，多くの症例で推算値は使えず，実測CCrまたは筋肉量に関与しないシスタチンCによるeGFRを算出することが推奨されます．ただし，推算値を見誤って腎機能を過大評価したまま投与設計した場合には，高齢者にバンコマイシンを過量投与することになり（☞p33），バンコマイシンの過量投与によるDKIの原因になります．

感染症症例を見ると，BUN/Cr比が20〜30前後になり（☞p201），明らかに脱水が疑われる症例があるにもかかわらず，輸液を躊躇したために腎前性腎障害を起こす症例を見かけます．尿中排泄率の高いバンコマイシンを投与してTDMを実施すると，腎前性腎障害のために血中バンコマイシン濃度が上昇し，血清Cr値が遅れて上昇した場合には，単なる腎虚血による腎機能悪化をバンコマイシン腎症と判断している誤った報告が多いのではないでしょうか．また，バンコマイシンはアミノグリコシド系抗菌薬と併用することにより，その腎毒性を増強する作用があります．1日1回のアミノグリコシド系抗菌薬の投与時にバンコマイシンを併用してもその影響は軽微ですが（図9），1日複数回投与時のアミノグリコシド系抗菌薬にバンコマイシンを併用すると，低濃度のアミノグリコシド系でも腎毒性が顕著に増すことが知られています（図10）[1]．感染性心内膜炎では，グラム陽性菌に強いアミノグリコシド系抗菌薬のゲンタマイシンがバンコマ

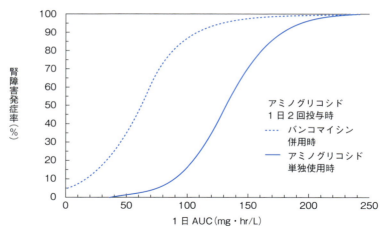

**図10** アミノグリコシドとバンコマイシンの併用による相互作用
アミノグリコシドは1日2回投与ではAUCが200 mg・hr/Lで100%近く腎障害を発症する。バンコマイシン併用の場合，これより少量で発症する。
〔Ryback MJ, et al：Antimicrob Agents Chemother 43：1549-1555, 1999〕

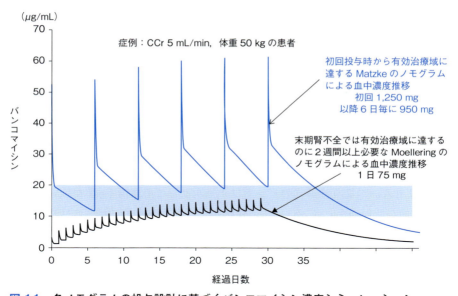

**図11** 各ノモグラムの投与設計に基づくバンコマイシン濃度シミュレーション

イシンと併用されることが多いですが，ゲンタマイシンは1日1回投与に比し1日に複数回投与によってさらに腎障害が悪化するため要注意です。

　もう1つ，腎機能が低下しても初回負荷投与が必要なため初回は減量せず，2回目以降から減量するか，投与間隔の延長が必要な抗菌薬であることを理解して下さい。末期腎不全患者ではバンコマイシンの消失半減期は100時間程度(腎機能正常者で4〜11時間)に延長しますが，半減期の4〜5倍の時間が経過しないと定常状態の濃度，つまり安定して効果を示す濃度になりません。1回量を減量していたら2〜3週間を要するので，初回は腎機能正常者よりもむしろ多めの15〜30 mg/kg程度を負荷投与し，2回目以降は腎機能に応じて投与間隔を延長することが望まれます(図11，表8)[2]。腎機能が低下していなくても，腎機能正常者の消失半減期が32〜176時間と

表8 腎機能別の体重換算による投与設計（今後の臨床的検証が必要）

| eGFR (mL/min/1.73m²) | 負荷投与（初回のみ） | 1日バンコマイシン投与量 |
|---|---|---|
| ≧120 | 30 mg/kg | 20 mg/kg×2回 |
| 90〜120 | 25 mg/kg | 15 mg/kg×2回 |
| 80〜90 | 15 mg/kg | 12.5 mg/kg×2回 |
| 60〜80 | — | 20 mg/kg×1回 |
| 50〜60 | — | 15 mg/kg×1回 |
| 30〜50 | — | 12.5 mg/kg×1回 |
| <30 | 適用しない | |
| 血液透析 | 20〜25 mg/kg | 透析後に7.5〜10 mg/kg |

長いテイコプラニンの有効性を早期に期待する場合には，腎機能に関係なく，初日と2日目に6 mg/kgで1日2回を2日間，3日目に6 mg/kgを1回初回負荷投与し，その後腎機能に応じて投与間隔を調節する必要があります．

### 引用文献

1) Ryback MJ, et al：Prospective evaluation of the effect of an aminoglycoside dosing regimen on rates of observed nephrotoxicity and ototoxicity. Antimicrob Agents Chemother, 43：1549-1555, 1999
2) 日本化学療法学会　編：抗菌薬TDMガイドライン 2016.

---

 ## 抗菌薬耐性乳酸菌製剤であってもニューキノロンやバンコマイシン内服と併用すると死滅してしまう

**Point** 空腹時や抗菌薬と併用時に使う整腸薬は，芽胞を形成する酪酸菌のミヤBM®がおすすめ．

　腎機能が低下すると，免疫能が低下し感染症に罹患しやすくなります．それにより腸内細菌叢が変化します．健常者の腸内細菌の99％以上が嫌気性菌であるのに対し，透析患者では15.6％が好気性菌で占められ，アンモニアなど腐敗産物が高いため，乳酸菌製剤の投与が有効という報告があります[1]．そのため，腎不全患者に抗菌薬を投与する場合には耐性乳酸菌整腸剤のビオフェルミン®R，エンテロノン®R，ラックビーR®，レベニン®などの耐性乳酸菌を併用している医師は多いのではないでしょうか．
　確かにこれらの耐性乳酸菌製剤は，ペニシリン系，セフェム系，アミノグリコシド系，マクロライド系，テトラサイクリン系抗菌薬やナリジクス酸に対しては耐性ですが，バンコマイシン，テイコプラニンやニューキノロンによって死滅します．添付文書では併用可能なはずのテトラサイクリン系のミノサイクリンによっても死滅します[2]．もちろんこれらおよび耐性菌でない乳酸菌類も含めて，すべて空腹時に投与すれば胃酸によって死滅します．つまり，細菌性の下痢で絶食の指示があるときに服用してもまったく無駄になります．
　これに対し，芽胞として配合されているため，熱にも抗菌薬にも空腹時の胃内の塩酸によっても死滅することなく腸に到達すると，栄養型になって発芽し繁殖をするのが，活性酪酸菌の宮入菌，ミヤBM®なのです．この宮入菌は*Clostridium butyricum*というクロストリジウム属に属します．これは細菌

性腸炎の代表的原因菌であり，毒素を産生することで偽膜性腸炎の原因菌にもなる Clostridium difficile (CD) の仲間です．ただし，C. butyricum は毒素を産生しませんし，消化器の炎症を抑える酪酸を主に産生し，下痢にはよく効くため，整腸薬に使用されます．1940 年に商品化され，戦時中の陸軍が南方に行って下痢をしたときによく用いられたそうです．

　皆さんは CD による偽膜性大腸炎，そしてそれに続く CD 腸炎のアウトブレイクを経験したことはありませんか．このようなときに CD 腸炎に罹患した症例は，筆者の経験ではすべて抗菌薬が投与されていました[3]．このようなときにバンコマイシン散を投与すると耐性乳酸菌を含めたすべての乳酸菌が死滅します．ただし，CD と同じクロストリジウム属である C. butyricum は腸内で CD と生存競争をすることによって CD 感染を予防してくれます[4]．また，抗菌薬と併用できるだけでなく，空腹時にも投与できる唯一の整腸薬といってよいでしょう．

#### 引用文献
1) 南　浩二，他：透析患者における腸内細菌叢の改善と腐敗産物の産生抑制に対する腸溶性ビフィズス菌製剤の臨床効果．透析会誌 32：349-356, 1999
2) 江頭かの子，他：抗菌剤使用時の整腸剤適正使用に関する薬剤師の役割．医薬ジャーナル 43：145-149, 2007
3) Hirata S, et al：Elevated serum vancomycin concentrations after oral administration in a hemodialysis patient with pseudomembranous colitis. Jpn J Clin Pharmacol 34：87-90, 2003
4) 黒岩　豊秋，他：酪酸菌 (Clostridium butyricum MIYAIRI 588 株) による腸管病原菌抑制作用．感染症学雑誌 64：257-263, 1990

---

## CHDF 施行時の抗菌薬投与

**Point** CHDF は血液透析よりもクリアランスが大きいため，投与量も透析患者よりやや多めが必要．無尿患者であれば，補充液＋透析液を 1 日 20 L 使っている場合，ほぼ GFR が 14 mL/min の保存期腎不全患者への至適用量と同じと考えられる．

　熊本大学薬学部附属育薬フロンティアセンターに医師や薬剤師からの問い合わせが多いのが CHDF (持続的血液透析濾過：continuous hemodiafiltration, 図12) 施行中の患者の抗菌薬，特にバンコマイシンの投与量に関してです．製薬会社に問い合わせをしても，的確な回答がないようです．CHDF は施行条件によって薬物除去率に大きな差が出てくるので，一定の薬物投与量を提示することは困難です．米国では血流量 150 mL/min とほぼ日本の間欠的血液透析に近い方法をとっている場合もあるので (表9)，そんなデータを引用すると抗菌薬の除去率を過大評価し，過量投与の原因になります．

### HD による薬物除去
　血液透析 (HD) は透析液流量よりも血流量が低いため，より小さい方のクリアランス以上は得られないので，血流量が HD クリアランスを決定する最も大きな要因 (律速要因) になります．小分子量物質の HD クリアランスは血流量と相関します．通常の透析では 200 mL/min の血流量で体外循環した場合，分子量 113 Da と低分子のクレアチニンで 150 mL/min 程度のクリアランスになり，分子量がもっと小さい尿素 (MW 60 Da) の HD クリアランスは 180 mL/min 程度のクリアランスが得られます．ただし，週に 4 時間×3 回しか実施しないため，週平均の尿素クリアランスは 12.8 mL/min，CCr は 10.7 mL/min と計算されますが，一般的な薬物の分子量は 200 Da 以上で，ある程度のタンパク結合率および分布容積を考慮すると，0～10 mL/min 程度のクリアランスしか得られないと考えられます．実際，透析患者の至適投与量は CCr 10 mL/min 未満の患者と同じとされています．

表9 HDとCHDFの施行条件の日本と海外の差

| | | 血流量<br>(mL/min) | 透析液<br>流量<br>(mL/min) | 置換液<br>流量<br>(mL/min) | 透析時間 | ダイア<br>ライザー<br>の膜面積 |
|---|---|---|---|---|---|---|
| 血液透析<br>(HD) | 日本 | 200 | 500 | 0 | 4 hr×3回<br>/週 | 大きい |
| | 海外 | 360 | 700 | 0 | 4 hr×3回<br>/週 | 大きい |
| 持続的血液<br>透析濾過<br>(CHDF) | 日本 | 80〜120 | 7〜10 | 5〜8 | 24 hr以上 | 小さい |
| | 海外 | 140〜150 | 14〜24 | 14〜24 | 24 hr以上 | 小さい |

## CHDFクリアランスは無尿患者でサブラッド®B 20 L/日使用の場合,GFR 14 mL/minの患者と同様

　CHDF時における抗菌薬の除去については,さまざまな文献がありますが,それぞれ血液浄化法が異なり,一律にまとめることができません。欧米では透析液流量＋置換液流量が20〜40 mL/minと日本よりもかなり高い条件で,24時間以上のCHD(持続的血液透析),CHF(持続的血液濾過),CHDF(持続的血液透析濾過;これらを総称してCRRT:持続的腎代替療法continuous renal replacement therapyという)が行われることがあり,末期腎不全患者であっても血清Cr値が3 mg/dL未満に保たれ,βラクタム系の抗菌薬などではほとんど減量の必要がないこともあります。しかし,日本のCHDFは海外に比し,血流量,透析液流量ともかなり低めなので(表9),海外の文献データの至適投与量を用いると過量投与になってしまいます。ただし,『サンフォード感染症治療ガイド』ではCCr 10〜50 mL/minの至適用量とほぼ同じ記載になっており,一応,欧米のCRRTでも日本のCHDFでも適合するように記載されています。ちなみに日本化学療法学会の『抗菌薬TDMガイドライン2016』[1]では,バンコマイシンの投与量について,「CHDF患者に初回は25〜30 mg/kg(実測体重)を投与し,以降の維持量は1回500 mg(7.5〜10 mg/kg)を24時間毎に投与し,適宜TDMで調節する」となっており,『サンフォード』よりも多めの投与量が推奨されています。

　また,CHDFは老廃物除去,電解質補正目的の腎代替療法以外に,急性膵炎など腎機能正常者に対して炎症性サイトカインなどのメディエーターを吸着除去するために行われることもあるため,常用量以上の投与量が必要なこともあります。ただし,使用している置換液(サブラッド®Bなど商品名が違っていてもOK)の量とCHDFクリアランスはほぼ一致します[2]。置換液の使用量が20 L/日なら例えば20 L/日(約14 mL/min)のCCrになります。なぜなら,サブラッド®などを使って補液しているということは,補液した量とほぼ同じかそれ以上の限外濾液量が出てきており,その限外濾液中Cr濃度は血清Cr濃度とほぼ等しいからです(血清中でCrは血漿タンパクとまったく結合していない小分子量物質だから当然です)。

　サブラッド®Bの一部は透析液としても使われますが,日本のHDの透析液流量500 mL/minに対してCHDFの透析液流量ははるかに少ない量(7〜10 mL/min)なので,透析液流量および限外濾液量が律速要因になるため,透析液排液中Cr濃度と血清Cr濃度は等しくなります。ということは,透析液と補液(併せて総排液量)として1日20 L使っていれば,Crに関しては1日当たり血清20 Lを完全に浄化しているということになるので,20 L/日(14 mL/min)がCCrになります。つまり,1回当たりのクリアランスはHDの方が高いのですが,HDは週3回,1週間で12時間しかしか行わないため,1週間当たりのクリアランスを1分あたりのクリアランスで比較すると,CHDFは血液透析よりも薬物除去率も高く,抗菌薬もHD患者よりも多めの投与量が必要になります。また,老廃物除去,電解質補正目的以外に輸液スペースを確保し,溢水を防ぐため総排液量が22 LになるようなCHDFを施行すると,22 L/日(15.3 mL/min)がCHDFクリアランスになります。つまり,CHDFを施行している患者

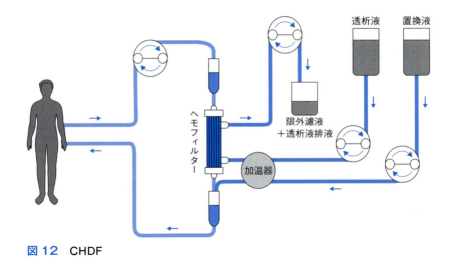
**図12** CHDF

では，無尿で腎機能が廃絶していたとしても，保存期腎不全患者と同程度の腎機能であるCCr 14～15 mL/minをCHDFが肩代わりしてくれるということになります．

### 投与設計ではCHDF患者の腎機能も考慮する

　上述のように，CHDFによるCCrは14～15 mL/minになり，無尿であればGFRが14～15 mL/minの腎機能の人と同じ投与量にすればよいことになります．しかし，患者が無尿ではなくGFR 20 mL/minであれば，34～35 mL/minの保存期CKD患者と同じ投与量にすればよいということになります．つまり，シミュレーションは非常に簡単で，無尿の患者で除水をしなければ，シミュレーションソフトの腎機能の項目にサブラッド®B使用量に応じてCCr 14～15 mL/minを代入すればよいわけです．そして，残腎機能が残っている患者であれば，その分のGFRを足せばよいのです．患者のCCrが26 mL/minであれば，この患者の腎機能はCHDFを施行している間は14＋26 mL/minで，CCrが40 mL/minの人と同じ投与量をすればよいことになります．ちなみにバンコマイシンの場合，**p195**のGFR 30～50の欄を参照して，初回負荷投与せずに1日12.5 mg/kgを1日1回投与すればよいということになります．

　このように，CHDFのクリアランスを予測することはサブラッド®Bの使用量がわかれば簡単にできます．もしもCHDF患者が同じメニューのCHDFをずっと続けていて，患者の腎機能が安定しており，4～5日経過していれば，患者の血清Cr値は定常状態になっているためeGFRを算出して，あるいはCockcroft-Gault式からCCrを算出して，その値をシミュレーションソフトの腎機能の項目に入力してみても大差ないと思われます．

### 患者の腎機能の変動には要注意

　ただし，CHDFを行っている多くの症例の腎機能は容易に変動するため，抗菌薬の投与設計は必ずしも簡単ではありません．その場合にはまず，初回投与時の腎機能に応じた用量を投与し，TDMを実施し，抗菌薬の血中濃度が予測値よりも高くなっていれば抗菌薬を減量し，低くなっていれば増量するなどで対応するしかありません．また，腎機能が安定すれば，その時の至適投与量に該当する腎機能からCHDFクリアランス14 mL/minを差し引いたものが，この患者の腎機能と予測されます．

　CHDFクリアランスを次ページでまとめます．透析液流量は非常に小さいため，透析液の排液中薬物濃度は血中遊離型薬物濃度と近似し，限外濾液中薬物濃度も血中遊離型薬物濃度と近似します．

## まとめ

① CHDF のクリアランスは HD クリアランスより小さいですが，HD は週に通常 12 時間しか施行しないため，トータルで見ると CHDF クリアランス（サブラッド®B を 20 L/日を使用した場合には CCr として 14 mL/min）は HD クリアランス（通常 CCr として 5～10 mL/min）よりも高くなり，透析患者の至適投与量では投与量不足になります。

② 海外の CHDF〔厳密にいうと国によって持続的血液浄化法（CRRT）のやり方は異なる〕は日本に比べ，クリアランスが大きいため，海外文献を参考にすると日本の CHDF 患者では過量投与になります。

③ 通常，日本では 1 日 20 L の補液が使われている場合，患者が無尿で除水も行っていなければ 20 L/日，つまり CCr 14 mL/min の保存期腎不全患者への至適投与量と同じ投与量にすればよいのです。残腎機能があれば，その腎機能に 14 mL/min を加えたものを CHDF 施行中の患者の腎機能として薬物投与設計用のシミュレーションソフトに代入しても構いません。

④ 抗菌薬のタンパク結合率が 90％以上と高い，あるいは分布容積が 2 L/kg 以上と大きい場合は，血液透析では除去できません。CHDF では組織に分布した薬物がゆっくりと除去される可能性があるため，分布容積が 2 L/kg 前後の薬物でも除去されるかもしれませんが，タンパク結合率が 90％以上と高い薬物はやはり除去できません。

### 引用文献

1) 日本化学療法学会/日本 TDM 学会抗菌薬 TDM ガイドライン作成委員会編：抗菌薬 TDM ガイドライン 2016．日本化学療法学会雑誌 64：387-477, 2016
2) 平田純生：急性血液浄化施行中の投薬管理．急性血液浄化法徹底ガイド第 3 版．救急・集中治療 26：471-479, 2014

---

### 気になるワード ▶ CHDF（持続的血液透析濾過：Continuous hemodiafiltration）

CHDF とは，血液透析では効率的に除去できない炎症性サイトカインや低分子タンパクなどの中～大分子量物質の除去目的に血液を持続的に体外循環し，膜口径の大きい血液濾過器（ヘモフィルター）内に透析液を流し，限外濾過と拡散の原理によって血液浄化，過剰な水分・電解質の補正を行うための治療です。ICU や CCU で重症心不全，多臓器不全などの循環動態の不安定な重症患者の腎代替治療や体液過剰是正に用いたり，敗血症，SIRS の臓器障害の発症予防に対する治療法としても利用されています。一般に 24 時間以上，持続的に緩やかな血液浄化を行うことを指し，重症急性膵炎，劇症肝炎など腎不全を併発していなくても適応があります。日本では CHDF が主ですが，海外では CHD，CHF などさまざまな持続的腎代替療法（CRRT：continuous renal replacement therapy）が行われます。なお，海外での CRRT の血流量・透析液流量・補充液流量は日本よりも多いため，薬物除去率を海外の論文から引用すると過剰投与になることがあり，要注意です。

---

## BUN/Cr 比を見逃さないで！

**Point** BUN/Cr 比が高く，血清 Cr 値も異常になっている場合，脱水による腎虚血を疑い，体液管理を行う。

腎機能マーカーとして血清 Cr 値が優れていることは **p57** でも述べましたが，クレアチニンと BUN

の決定的な違いは尿細管で再吸収されるか否かです．Crは尿細管で再吸収されないのでよりよい腎機能マーカーになるのですが，尿素は脱水時には水やNaとともに再吸収されます．そのため，脱水時にはBUN/Cr比が上昇します．通常，BUN/Cr比は10～20程度ですが，この値が30以上になれば，まずは脱水を疑いましょう．その他にも，上部消化管出血，タンパク質の過剰摂取・分解，ステロイドの投与（タンパクの異化亢進）なども考えられます．

「発熱，ショック，大量出血，心不全でもBUN/Cr比は上昇する」とさまざまな文献に書かれていますが，これはこれらの原因の結果，腎血流が低下して腎虚血となるためなので，脱水とほぼ同じと考えてもよいかもしれません．ここで共通していえることは，重症感染症では高熱が持続することが多く，敗血症性ショックになる場合があること，BUN/Cr比が上昇している症例が多く，血清Cr値の上昇も伴い，腎機能が悪化している症例が多いことです．実際に筆者がある感染症の研究会に呼ばれ，重症感染症例に対する腎排泄性の抗菌薬の投与設計についてコメントする役割を担ったことがあります．そこで出された症例はすべてBUN/Cr比は30以上で，血清Crも異常値になっていました．この研究会に呼ばれる前には，おそらく「院内感染症で痩せた患者の腎機能が推算できない」という問題がメインになるのではないかと考えていましたが，実際の問題は感染症に伴う腎虚血でした．ほとんどの症例に輸液が施されると，腎機能は正常値にはならなくとも全症例で回復していきました．これ以来，感染症をみる機会があれば抗菌薬の腎機能に応じた投与設計をしなくてはならないのですが，BUN/Cr比を評価し，高い場合は心不全がない限り，輸液をすることによって腎機能の回復を待ち，再度，投与設計する必要があると感じています．

 **殺菌性抗菌薬はなぜか腎排泄**

**Point** 殺菌性抗菌薬と言えばペニシリン，セフェム，カルバペネムなどのβラクタム系抗菌薬，アミノグリコシド系抗菌薬，グリコペプチド系抗菌薬，ST合剤，ダプトマイシン，フルオロキノロン系抗菌薬．これらの共通点はわずかな例外を除いて，すべて腎排泄性である．

抗菌薬の作用としては，細菌の増殖を抑制する静菌的作用と細菌を殺す殺菌的作用の二種類があります．臨床的に重要な殺菌性抗菌薬は，概して腎排泄性の薬物が多いことに気がつきます（☞ **p37**）．βラクタム系抗菌薬，アミノグリコシド系抗菌薬ははぼ腎排泄性で，クリアランスも大きくないのにVdは0.2～0.3L/kg（極性が高いため細胞膜を通過できない＝細胞外液のみに分布する）と小さいため，尿細管で分泌されやすいペニシリン系やカルバペネム系抗菌薬の半減期は1時間前後と短いことにも気づきます．また，セフトリアキソン（ロセフィン®）が1日1回投与可能なのは，タンパク結合率が高く間質液に移行できないため，Vdが小さいものの糸球体濾過されにくくなり，腎クリアランスが非常に低く総クリアランスも低いため，半減期が長くなったことに起因するのかもしれません．

逆に，脂溶性で肝代謝型抗菌薬であるマクロライド系，リンコマイシン系，テトラサイクリン系，リネゾリド，チゲサイクリン，クロラムフェニコールなどはなぜか静菌性抗菌薬ばかり（脂溶性薬物だから細胞内に移行できるため）で，クラミジア，レジオネラ，リケッチアなどの細胞内寄生菌に有効な抗菌薬が多いことにも気が付きます．フルオロキノロン系抗菌薬はレボフロキサシンのイメージが強いためか腎排泄性のイメージが強いですが，p37の**表1**を見るとそうでもないことがわかり，しかもVdが大きいためか，細胞内寄生菌にも有効です．

このように，抗菌薬の薬物動態の暗記から一歩進んで「理解」できるようになると，今までに見えていなかった特徴が見えてくるかもしれません．

# 9 眼科編

## 1 アセタゾラミド(ダイアモックス®錠)

**Point** 尿中排泄率90％の緑内障治療薬。透析患者では半錠(125 mg)を週3回投与で眼圧をコントロールできる。

　アセタゾラミドは主として近位尿細管に作用し，炭酸脱水酵素を阻害することにより $HCO_3^-$ の再吸収を抑制します。利尿薬に分類されますが，利尿薬として使われることはなく緑内障治療薬として使われています。前述の作用機序から，代謝性アシドーシス，低カリウム血症，低ナトリウム血症等の電解質異常が現われることがあります。炭酸脱水酵素阻害薬は尿をアルカリ化する作用があるため，これを利用してメトトレキサートによる腎後性腎障害を予防できます(☞ p51)。メトトレキサート投与前日からロイコボリンの救援投与終了まで，アセタゾラミド250～500 mg/日を経口または静脈内投与することがあります。また，アシドーシスになるため代償的に呼吸性アルカローシスによる過換気になることから，睡眠時無呼吸症候群や，適応外使用として高山病予防に使用されることもあります。

　緑内障では通常250～1,000 mg/日投与しますが，尿中排泄率が90％と非常に高いため，無尿，急性腎不全の患者は禁忌になっています。透析患者では，125 mgを週3回の投与で眼圧を20 mmHg以下にコントロールできますが[1]，腎機能に応じた適切な減量を怠ると，精神錯乱やけいれんなどの中枢神経症状が起こることがあります。

### 引用文献
1) 小泉恩伶, 他：末期腎不全におけるアセタゾラミドの適正投与法. TDM研究 14：325-329, 1997

# 10 泌尿器科編

## 1 ジスチグミン臭化物（ウブレチド®）

**Point** 調剤過誤で死亡事故の原因となった薬。高齢者が死亡したのは腎排泄性の薬であったためと思われる。

> **事件の概要** 埼玉県薬剤師会の会長を務めていた社長Aの薬局で，2010年3月25日，当時75歳の女性に対して，胃酸中和剤マグミット®を調剤しなければならないところを，女性管理薬剤師Bが誤ってコリンエステラーゼ阻害薬のジスチグミン臭化物（ウブレチド®）を調剤した事件が起こりました。酸化マグネシウム（マグミット®）錠を自動錠剤分包機で一包化する際，代わりに臭化ジスチグミン錠が一包化されたことが原因です。その後，Bは誤りを同年4月1日に別の薬剤師から指摘されたのに服用中止の指示や回収をせず放置し，「社長Aに叱責されるのが嫌で報告も回収もしなかった」。その結果，女性は亡くなる直前，下痢などの体調不良を訴えて医療機関を受診した際に，投薬された医薬品が間違っていることが明らかになったものの，同年4月7日に臭化ジスチグミン中毒で死亡しました。2011年の8月19日，Aは業務上過失傷害容疑で，Bは業務上過失致死容疑で書類送検されました。Bは「失敗を叱責されるのが嫌で，回収の指示や報告をしなかった」，Aは「客を待たせたくなかったので（部下に）薬の中身を確認させなかった」と話していました。

　この事件に関しては「毒薬を錠剤自動分包機に入れるか？」「誤薬と判明した段階で患者宅を訪問し，謝罪する。その際にジスチグミン臭化物を回収し，マグミット®に交換すべき」などの問題が提起されています。しかしこの女性がなぜ死亡したのかについてはほとんど議論されていません。この薬局では2010年2月下旬から4月1日までに患者約20人に対し，約2,700錠のジスチグミン臭化物錠を誤って処方していました。常用量1錠のジスチグミン臭化物を酸化マグネシウム錠の常用量として1日3錠以上投与していたはずです。死亡症例は75歳の高齢者です。そして臭化ジスチグミンの尿中未変化体排泄率は85.3％と高いため，本来は1錠よりも少量で投与すべき患者であった可能性があり，意識障害を伴うコリン作動性クリーゼを発症したのではないかと推測されます。コリン作動性クリーゼとは，コリンエステラーゼ阻害薬投与中に起こる呼吸困難を伴うアセチルコリン過剰症状をいい，下痢・腹痛・嘔吐，唾液過多，徐脈，発汗などの症状が起こり，呼吸不全や意識障害に至ると人工呼吸を要する重篤な状態です。実際にジスチグミン臭化物の常用量は1日5 mgなのに，酸化マグネシウム錠と取り間違えたので，30 mg投与されていたことが明らかになっています。これを約1週間服用した結果，腹痛や嘔吐を繰り返し，市内の病院に入院したが翌日，容体が急変して死亡したのです。このように，腎排泄性薬物の過量服用による副作用は薬剤師のミスによっても起こりえます。

## 2 NSAIDs

**Point** 適応外使用だが，夜間頻尿に対して意外と効果あり。

　夜間頻尿は，夜間における排尿のため生活に支障をきたす場合をいいます。70歳以上の40〜60％に認められ，睡眠障害や夜間転倒の原因として重要です。夜間頻尿の原因としては，膀胱容量の減少，膀胱蓄尿障害が考えられるため，治療薬としては$α_1$遮断薬，抗コリン薬，睡眠薬や抗不安薬，抗うつ薬などが使用されています。しかし，これらの薬剤で十分な効果が得られない場合に，NSAIDsが適応外で使用されることがあります。神経因性膀胱で抗コリン薬，三環系抗うつ薬，睡眠薬，$α_1$遮断薬などが無効，ないし効果不十分な患者31例の夜間頻尿に対して，ロキソプロフェンナトリウム60 mg就寝前1回服用治療を行った結果，著効41.9％，有効38.7％，合わせて80.6％に有効であったとの報告[1]があります。

　その機序としては，NSAIDsがシクロオキシゲナーゼ(COX)を阻害してプロスタグランジン$E_2$($PGE_2$)の産生を抑制することによります。$PGE_2$は，腎臓で輸入細動脈を拡張して腎血流や糸球体濾過量を上昇させ，遠位尿細管で$Na^+$と水の再吸収を抑制し，集合管で抗利尿ホルモン(バソプレシン)の作用に拮抗し水の再吸収を抑制する作用を持つため，利尿に働きます。NSAIDsはこの$PGE_2$の産生を抑制して腎血流量を減少させ，また水の再吸収抑制に拮抗することにより，尿量を減少させると考えられています。また，$PGE_2$は膀胱排尿筋の収縮にも関与しており，NSAIDsにより膀胱排尿筋収縮が抑制され，無抑制収縮および膀胱の緊張を緩和します。

　ただし，長期間の連用をする場合，NSAIDsの副作用である腎機能障害や胃腸障害について，患者に対して初期症状を説明するなどして注意を喚起する必要があります。

#### 引用文献
1) 荒木徹，横山光彦：神経因性膀胱患者の夜間頻尿に対するロキソプロフェンナトリウム60 mg就寝前1回投与の臨床的効果．臨床医薬 21：85-95, 2005


## 3 タダラフィル(ザルティア®錠)

**Point** 前立腺肥大症に使用されるPDE5阻害薬。腎機能障害では少量から投与し，NO供与剤との併用禁忌。

　タダラフィルは選択的ホスホジエステラーゼ(PDE)5阻害作用を有し，これまでに勃起不全治療薬，または肺動脈性肺高血圧症治療薬として使用されてきました。ザルティア®錠は，前立腺肥大症に伴う排尿障害改善剤の適応を有するタダラフィル経口製剤です。タダラフィルは表1に示すように，製剤によって含有量が異なるので，注意が必要です。

　前立腺肥大症に伴う排尿障害は，加齢とともに前立腺(内腺)の細胞数が増加し肥大することで，排尿に支障をきたす疾患であり，主に50歳以上の男性に現れます。タダラフィルはPDE5阻害作用により，血管平滑筋弛緩による血流改善作用，尿道・前立腺・膀胱頸部の平滑筋弛緩作用，求心性神経活動の抑制作用を有すると考えられています。

　タダラフィルは，主にCYP3A4で代謝され，さらにグルクロン酸抱合を受けます。未変化体と代謝物は胆汁中および尿中に排泄されます。尿中未変化体排泄率のデータは明らかではありま

**表1 タダラフィル製剤**

| 商品名 | 規格 | 効能・効果 |
|---|---|---|
| ザルティア®錠 | 2.5 mg, 5 mg | 前立腺肥大症に伴う排尿障害 |
| アドシルカ®錠 | 20 mg | 肺動脈性肺高血圧症 |
| シアリス®錠 | 5 mg, 10 mg, 20 mg | 勃起不全（保険適用外） |

せんが，腎機能障害患者では AUC と $C_{max}$ の増加が認められています。特に，血液透析患者では健常人と比較して，AUC と $C_{max}$ がそれぞれ約 109％および 41％増加すること，血液透析により除去されないこと（タンパク結合率 94％のため）がインタビューフォームに示されています。また，臨床試験において，重度腎機能障害（CCr＜30 mL/min/1.73 m²）は除外され，安全性が確立されていないため，重度腎障害患者は禁忌となっています。中等度腎障害患者では，通常量の半分の 1 日 1 回 2.5 mg から投与開始することが推奨されています。

また，ニトログリセリンや硝酸イソソルビドなどの一酸化窒素（NO）供与剤との併用により，血管平滑筋の弛緩による降圧作用が増強され，過度の血圧下降を生じる可能性があるため，併用禁忌とされ，警告にも記載されています。タダラフィル投与前はもちろん，投与中にもこのような薬剤の投与がないように注意が必要となります。

## 4 カリウム吸着陽イオン交換樹脂製剤

**Point** カリメート®，アーガメイト®ゼリーは便秘しやすいため，透析患者の薬剤性消化管穿孔の約 7 割を占める。Na 型に比べて K 吸着力は弱いことが弱点だが 8 割以上のシェアを占める薬。

腎不全患者の高カリウム血症の原因は何といっても果物の大量摂取です。スイカ，メロン，バナナは高カリウム血症の 3 大原因食と言われており，スイカ大 1/12 切れ 500 g，メロン 1/8 切れ 200 g，バナナ 1 本 160 g で各々 390 mg のカリウムが含まれます。ぶどうを干したレーズンはカリウムが濃縮したようなものであるため，大匙 1 杯 12 g の中に 89 mg のカリウムが含まれます。野菜の場合，生で用いず，煮汁を捨てれば大丈夫ですが，野菜や果物以外でも，生のマグロの刺身 5 切れ 90 g に 590 mg のカリウムが含まれます。また，心不全患者に RAS 阻害薬とスピロノラクトンを併用すると当然高カリウム血症になるため，あまり推奨できないのですが（☞ **p151**），これを承知したうえでカリウム吸着薬である陽イオン交換樹脂を併用する医師もいます。

ではこのような高カリウム血症の患者に対して用いるイオン交換樹脂として，Ca 型（カリメート®，アーガメイトゼリー®），Na 型（ケイキサレート®）のどちらを使っているでしょうか。実は日本の販売シェアは Ca 型が 80％超で，圧倒的に多いのです。この Ca 型レジンの副作用としてあげられるのが便秘です。特に，透析患者で便秘が問題なのは，難溶性で大量投与されたイオン交換樹脂が消化管通過障害を起こし，それが原因で致死性の腸管穿孔を起こすからです。Na 型は便秘するという報告もありますが，一方で下痢も起こします。ただし，便秘するかしないかは食事内容の影響があり，それを一定にできないこと，年齢も水分摂取量も，そして食物繊維摂取量も，投薬内容と同様に便秘に影響します。このようにバイアスを多く含むため，Ca 型レジンと Na 型レジンのランダム化無作為化研究は，なかなかできないのだと思います。

また，腸管穿孔を起こした報告を集めて解析するのも 1 つの方法ですが，同じような症例報告

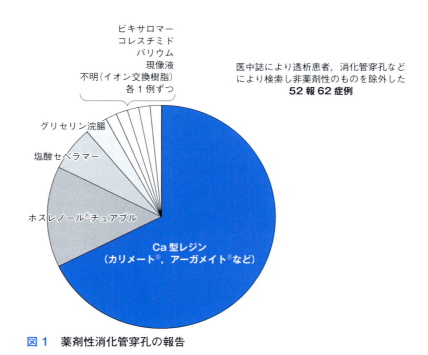

**図1　薬剤性消化管穿孔の報告**

は原著論文としてアクセプトされません。そのため，医学中央雑誌を用いて学会発表・原著論文で「透析患者×消化管穿孔」で検索された250件のうち非薬剤性（魚骨による穿孔，透析アミロイドーシス，コレステロール塞栓症，PTP誤嚥による穿孔など）を除外しました。さらに，ポリスチレンスルホン酸×腸管穿孔で検索された論文・学会発表30件を加え，重複したものを除きました（医中誌：2016年2月に検索）。すると，52報，62症例の薬剤性消化管穿孔の報告があり，Ca型レジンが42例で67.7%を占め，炭酸ランタン（ホスレノール®チュアブル）錠9例，塩酸セベラマー（レナジェル®，フォスブロック®）4例，グリセリン浣腸2例，ビキサロマー（キックリン®）1例，その他のイオン交換樹脂，コレスチミド，バリウム，現像液が各1例ずつで，Na型レジンはゼロでした（図1）。ただし，Na型レジンのシェアが小さいために起こっていなかっただけのことかもしれません。そこで，筆者らは同じ性別，同じ週齢の同じ大きさの便秘モデルラットに同じ餌を与えて，Ca型レジンとNa型レジンの便秘マーカーである湿糞重量，乾燥糞重量を比較したところ，Ca型レジンで少なく消化管通過時間は有意に延長しました。糞数も糞虫水分率もCa型で少なく，すべての面でCa型が便秘しやすいというデータが得られました（投稿中のためデータ示さず）。

　もともとNa型レジンはCa型レジンの2倍のカリウム吸着能力を持っていることが日本薬局方に記載されています。図2に示すように，ポリスチレンスルホン酸樹脂に対する陽イオンの親和性は「$Na^+ < NH_4^+ < K^+ < Ca^{2+}$」の順です。つまり，Na型はポリスチレンスルホン酸樹脂から容易に離れ，アンモニアやカリウムを吸着しやすく，Ca型はバリウムなどを吸着しやすいがカリウムを吸着しにくいことがわかります。

　これらからNa型レジン（ケイキサレート®）について，以下の点から考察できます。

①もともと吸着力がCa型レジンの2倍
②アンモニアも吸着し，$HCO_3^-$濃度を増加させアシドーシスを改善。それにより血清Kがさらに低下

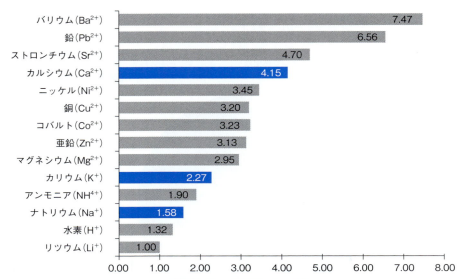

**図2 ポリスチレンスルホン酸樹脂に対する陽イオンの親和性**
選択係数(リチウムを1として)が大きいほど吸着しやすく,小さいほど離れやすい。
〔山辺竹郎編:イオン交換樹脂—基本と応用。金原出版,1962を改変〕

③便秘しにくいため糞便中K排泄も促進し,これも血清K低下に貢献する
④Ca型レジンに比し効果が強いため大量投与を必要とせず,重篤な便秘になりにくいのかも

　日本での販売シェアはCa型が8割以上を占めているにもかかわらず,Na型にも優れた点が多くあります。ちなみにNa型の欠点としては,「Na摂取量増加による溢水に注意が必要」くらいで,逆にCa型は高Ca血症による異所性石灰化に注意する必要があります。

## 5 シナカルセト(レグパラ®)

**Point** この画期的な薬物の登場によって外科的治療が激減。非常に優れた薬だが,相互作用には気を付ける必要あり。

　血清Ca濃度が低下すると副甲状腺ホルモン(PTH)が分泌され,骨吸収,つまり骨を溶かすことによって血清Ca濃度を上げます。シナカルセト(レグパラ®)は,副甲状腺細胞膜上のCa感知受容体に結合し,「血清Ca濃度が高い」と思い込ませてPTH分泌を抑制します。これにより副甲状腺細胞の増殖が抑制するため,肥大化した副甲状腺は縮小し,透析患者の二次性副甲状腺機能亢進症の進行を抑えます。また,血清Ca濃度,血清リン濃度をともに低下させるため,シナカルセトがない時代にこの治療の主役であった活性型ビタミン$D_3$との併用ができ,さらに副甲状腺の腫大を強力に抑えることが可能になり,シナカルセトが市場に出たことによって透析患者の副甲状腺摘出術が劇的に減少しました。つまり,Ca,リンともに高い時にはシナカルセトを使い,Ca,リンともに低い時には活性型ビタミンDを用います。Ca,リンともに良好にコントロールされていてPTHが高い場合には併用が可能です(図3)。

　この薬自体はCYP3A4によって代謝されますが,シナカルセト自身の代謝には関わらない酵素であるCYP2D6を強力に抑えます。CYP2D6の基質である三環系抗うつ薬のデシプラミンの血中濃度は,シナカルセトの併用によってAUCが3.6倍に上昇し[1],代表的なCYP2D6基質薬

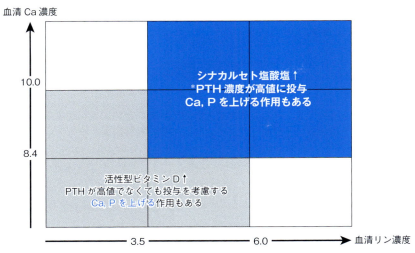

図3 活性型ビタミンDとシナカルセト塩酸塩の使い分け

表2 主なCYP2D6の基質薬物

| 抗不整脈薬 | ・アプリンジン<br>・プロパフェノン<br>・フレカイニド | β遮断薬 | ・プロプラノロールなど |
|---|---|---|---|
| 抗うつ薬 | ・アミトリプチリン<br>・マプロチリン<br>・パロキセチン<br>・フルボキサミン | 抗エストロゲン薬 | ・タモキシフェン |
| 鎮咳薬 | ・コデイン<br>・デキストロメトルファン | フェノチアジン系 | ・チオリダジン<br>・プロメタジン |

物である鎮咳薬のデキストロメトルファンのAUCは，併用により11倍に上昇します[2]。ただし，これらは比較的安全域の広い薬物です。CYP2D6で代謝される薬物の中には，他にもっと副作用の危険が高い薬があります。それはシベンゾリン，アプリンジン，プロパフェノン，フレカイニドなどの抗不整脈薬です。特にシベンゾリン，アプリンジン，プロパフェノンの3つの薬物は非線形薬物動態を取り，シベンゾリンは腎排泄性であるため，高齢者では血中濃度が上昇して，低血糖やQT延長などの致命的な副作用を招来するおそれがあります。これにCYP2D6阻害作用が強いシナカルセトが併用された場合はさらにその危険が高くなるので，十分な注意が必要です。他にも，表2に示すような薬物との相互作用が危惧されるため，これらの薬物の血中濃度上昇による有害反応の発現には十分注意する必要があります。

　CYP2D6阻害作用を示す薬物には，他にもパロキセチン（パキシル®），キニジン，テルビナフィン（ラミシール®）などがあり，シナカルセトと同様に強力なCYP2D6阻害作用があるため，併用によってプロパフェノン（プロノン®），アプリンジン（アスペノン®），フレカイニド（タンボコール®）などの抗不整脈薬，ある種のβ遮断薬の血中濃度が上昇します（表2）。

　選択的セロトニン再取り込み阻害薬（SSRI）とタモキシフェン（ノルバデックス®）を併用していた乳がん患者で，パロキセチンを服用していた患者群のみ，他のSSRI併用者に比し有意に死亡リスクが高かったという報告がありますが[3]，これもタモキシフェンがCYP2D6で代謝され活

性代謝物になるのを CYP2D6 阻害薬のパロキセチンが阻害し，タモキシフェンの効果が低下したためと考えられます。

### 気になるワード ▶ 非線形薬物動態

#### 1) 消失過程の飽和（図2）

肝で代謝される薬物では，肝での代謝能力に限界があるために飽和現象が現れ，ある濃度以上になると血中濃度が急上昇することがある。このようなモデルを非線形モデルといい，代表的な薬物に抗てんかん薬のフェニトイン，抗不整脈薬のアプリンジン（アスペノン®），プロパフェノン（プロノン®），SSRI のパロキセチン（パキシル®），フルボキサミン（デプロメール®），抗真菌薬のボリコナゾール（ブイフェンド®），イトラコナゾール（イトリゾール®），抗菌薬のクラリスロマイシン（クラリス®，クラリシッド®）やエタノールなどがある。テオフィリン（テオドール®，テオロング®）は有効治療域以上で非線形になる（表3）。

#### 2) タンパク結合の飽和型

逆に，バルプロ酸（デパケン®）は投与量が 400〜800 mg/日と多く分布容積（Vd）が小さく，タンパク結合率が高く，タンパク結合が飽和することで，CL が上昇するため，アルブミンとのタンパク結合が飽和することによって用量依存性に血中濃度が上昇せずプラトーになる。ジソピラミド（リスモダン®）はアルブミンではなくα1 酸性糖タンパク質（AAG）に結合するためバルプロ酸と同様に非線形となる。ナブメトン（レリフェン®）も常用量 800 mg で Vd 0.11 L/kg，PBR 99%以上で，タンパク結合が飽和するため，用量依存性に CL，Vd が上昇する。ナプロキセン（ナイキサン®）も Vd 0.12 L/kg，PBR 99%以上で投与量は 300〜600 mg のため，タンパク結合が飽和する。

プレドニゾロンも Vd 0.5 L/kg，PBR 70〜95%以上で，タンパク結合（コルチコバインディンググロブリン）が飽和する。

以上をまとめると①血漿濃度が数 10〜数 100 μg/mL と高く，②肝代謝型薬物で高い肝固有クリアランス/抽出率で除去される薬物で，③血漿タンパク結合に飽和があれば，薬物遊離型濃度の増加とともに組織に移行しやすくなる。代謝・排泄もされやすくなるため，Vd もクリアランス（CL）も増加するが，半減期は一定（$t_{1/2}$＝Vd/CL）で，薬物投与速度の増加に伴い定常状態の薬物濃度（$C_{ss}$）が直線的に増加することはない。非線形薬物動態を取る薬物は，ハイリスク薬となりうるため基本的にすべて記憶することが望ましい。

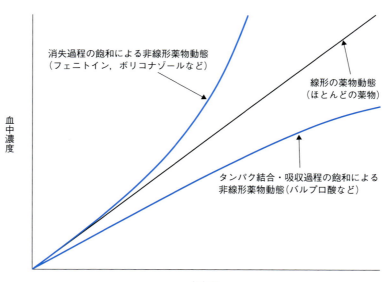

図4　非線形薬物動態

**表3 非線形速度過程を示す薬物**

| フェニトイン型（血中濃度急上昇型） | | | フェニトイン型（血中濃度急上昇型） | | |
|---|---|---|---|---|---|
| 薬効 | 成分名 | 商品名 | 薬効 | 成分名 | 商品名 |
| 抗てんかん薬 | フェニトイン | アレビアチン® | 抗結核薬 | リファンピシン | リファジン® |
| 抗てんかん薬 | ゾニサミド | エクセグラン® | 抗結核薬 | ストレプトマイシン | 商品名と同じ |
| 麻薬性鎮痛薬 | フェンタニル | フェンタネスト®, デュロテップ® | 抗真菌薬 | ボリコナゾール | ブイフェンド® |
| 眼圧降下薬 | アセタゾラミド | ダイアモックス® | 抗真菌薬 | イトラコナゾール | イトリゾール® |
| 抗うつ薬 | パロキセチン | パキシル® | 免疫抑制薬 | タクロリムス | プログラフ |
| 抗うつ薬（SSRI） | フルボキサミン | デプロメール®, ルボックス® | HIV治療薬 | アタザナビル硫酸塩 | レイアタッツ® |
| — | エタノール | — | HIV治療薬 | 硫酸インジナビルエタノール付加物 | クリキシバン® |
| 分子標的薬 | トシリズマブ | アクテムラ® | 抗がん薬 | トラスツブマブ | ハーセプチン® |
| 抗凝固薬 | ヘパリン | ヘパリンNa ヘパリンCa | 抗がん薬 | パクリタキセル | タキソール® |
| 気管支拡張薬 | テオフィリン | テオドール®, テオロング® | 抗がん薬 | カルボプラチン | パラプラチン® |
| 抗不整脈薬 | アプリンジン | アスペノン® | 抗がん薬 | シクロホスファミド | エンドキサン® |
| 抗不整脈薬 | シベンゾリン | シベノール® | 抗がん薬 | フルタミド | オダイン® |
| 抗不整脈薬 | プロパフェノン | プロノン® | バルプロ酸型（血中濃度頭打ち型） | | |
| 抗不整脈薬 | ロルカイニド | 本邦未発売 | 抗てんかん薬 | バルプロ酸 | デパケン® |
| 抗不整脈薬 | ベプリジル | ベプリコール® | 抗てんかん薬 | カルバマゼピン | テグレトール® |
| 強心薬 | ドパミン | イノバン® | NSAIDs | サリチル酸 | バファリン®など |
| 利尿薬 | ヒドロクロロチアジド | 商品名と同じ | NSAIDs | イブプロフェン | ブルフェン® |
| 痛風治療薬 | プロベネシド | ベネシッド® | NSAIDs | ナブメトン | レリフェン® |
| 降圧薬 | テルミサルタン | ミカルディス® | NSAIDs | ナプロキセン | ナイキサン® |
| 降圧薬 | ニカルジピン | ペルジピン® | 副腎皮質ホルモン | プレドニゾロン | プレドニン® |
| 降圧薬 | クロニジン | カタプレス® | 副腎皮質ホルモン | ヒドロコルチゾン | サクシゾン®, ソル・コーテフ® |
| 降圧薬 | グアナベンズ | ワイテンス® | 副腎皮質ホルモン | トリアムシノロン | ケナコルト®, レダコート® |
| 抗生物質 | アジスロマイシン | ジスロマック® | 抗不整脈薬 | ジソピラミド | リスモダン® |
| 抗生物質 | エリスロマイシン | エリスロシン® | ヘルペス治療薬 | アシクロビル | ゾビラックス® |
| 抗生物質 | クラリスロマイシン | クラリス®, クラリシッド® | | | |

多くの薬物は投与量を増やすと血中濃度が投与量に比例して上昇する線形の薬物動態を示すが，フェニトインはある投与量を超えると代謝酵素が飽和することにより血中濃度が急上昇する．逆にバルプロ酸は投与量を増すとともにタンパク結合が飽和するため血中濃度が頭打ちになる．これらの薬物を非線形薬物と言い，フェニトイン型とバルプロ酸型の2種類の非線形パターンに分かれる．フェニトイン型でハイリスク薬は非常に危険である．バルプロ酸型もTDMを実施すると血中濃度が上昇しないのに有利型分率は上昇するため毒性が高くなるので要注意である．アシクロビルは吸収過程でトランスポータが飽和することによって大量投与すると血中濃度が上がりにくくなる．そのため1日5回という投与方法になっているのかもしれない．

引用文献

1) Harris RZ, et al：Pharmacokinetics of desipramine HCl when administered with cinacalcet HCl. Eur J Clin Pharmacol 63：159-163, 2007
2) Nakashima D, et al：Effect of cinacalcet hydrochloride, a new calcimimetic agent, on the pharmacokinetics of dextromethorphan：in vitro and clinical studies. J Clin Pharmacol 24：1311-1319, 2007
3) Kelly CM, et al：Selective serotonin reuptake inhibitors and breast cancer mortality in women receiving tamoxifen：a population based cohort study. BMJ 340：c693, 2010

## 6 活性型ビタミンD

**Point** 活性型ビタミンDは骨だけでなくさまざまな臓器に働き，免疫力の向上，がんや糖尿病の進行予防などに効果が認められており，腎障害ではできるだけ多くの患者に投与すべき。しかし，大量投与は高カルシウム血症から急性腎障害の原因になる。

　ビタミンDはCaの腸管からの吸収を高める作用，副甲状腺に作用してPTHを低下させ，副甲状腺の腫大を防ぐ目的で用いられていました。最近，ビタミンD濃度が低いと心血管系にも有害作用があることを示すエビデンスが蓄積されつつあります[1]。また，腎障害患者でビタミンDを早期から維持投与した群ではビタミンDを投与していない群と比べて生命予後がよいことが相次いで報告されています[2,3]。ビタミンD受容体は心臓，血管など全身に存在し，血圧を上げる原因になるレニン分泌を抑制することで血圧を低下させ，タンパク尿を軽減すると報告されています[4]。また，メサンギウム増殖抑制作用による腎保護作用，抗動脈硬化，心肥大を抑制し心機能を改善して心血管系病変の発病を抑制すると報告されています[4]。この他にも，インスリン抵抗性の改善，免疫能の改善，炎症反応抑制，抗腫瘍効果などの報告もあり，さまざまな面で非常に注目されています。Naves-Díazら[3]は，透析導入後1年以内に活性型ビタミンDを投与された群は非投与群に比べ生存率が有意に高いことを報告していますが，その投与量は少ないほど死亡相対危険度が低いことも併せて報告しています（**図5**）。また，活性型ビタミンDは透析導入前に大量投与すると，高カルシウム血症が起こり，多尿・口渇・脱水が生じ，腎尿細管を傷害し，腎実質の石灰化を生じる可能性があります。これは高カルシウム血症に基づく濃縮力障害による多尿が関わっているので，腎前性腎障害に該当します。よって，特にCa製剤との併用は要注意となります。

引用文献

1) Inaguma D, et al：Relationship between serum 1, 25-dihydroxyvitamin D and mortality in patients with pre-dialysis chronic kidney disease. Clin Exp Nephrol 12：126-131, 2008
2) Ravani P, et al：Vitamin D levels and patient outcome in chronic kidney disease. Kidney Int 75：88-95, 2009
3) Naves-Díaz M, et al：Oral active vitamin D is associated with improved survival in hemodialysis patients. Kidney Int 74：1070-1078, 2008
4) Vaidya A, et al：The relationship between vitamin D and the renin-angiotensin system in the pathophysiology of hypertension, kidney disease, and diabetes. Metabolism 61：450-458, 2012

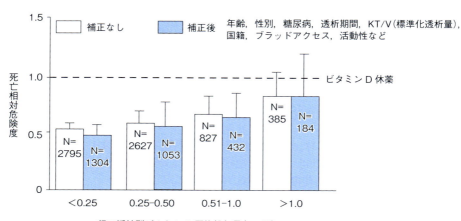

**図5 透析患者では活性型ビタミンDの投与量が少ないほどよい**
〔Naves-Díaz M, et al：Kidney Int 74：1071-1078, 2008 より引用〕

## 11 皮膚科編

### 1 バラシクロビル（バルトレックス®），アシクロビル（ゾビラックス®）

**Point** 腎排泄性だが溶解度が低いため，遠位尿細管や集合管で結晶を生じ，無尿になる腎後性腎障害を起こす。実は腎後性DKIはバラシクロビル錠ではアシクロビル錠より怖い。水分補給の励行の服薬指導が大切。初回負荷投与はしない（☞p11）。

### 2 マキサカルシトール（オキサロール®軟膏）

☞1章5参照，p21

# 12 腫瘍内科編

## 1 メトトレキサート(メソトレキセート®)

**Point** 尿 pH が薬剤溶解度を規定している。酸性尿(pH<5.5)で溶解度が低下し，遠位尿細管以降で結晶が析出し，腎後性 DKI の原因になる。そのため，メトトレキサート大量投与時は重曹やアセタゾラミドによる尿のアルカリ化が推奨される。

　抗がん薬として使用する大量のメトトレキサートを使用する場合，メトトレキサートは「pKa（酸塩基解離定数）＝4.84，5.511」なので，遠位尿細管や集合管での結晶析出による腎後性急性腎障害を予防するためには尿を経時的にチェックし，pH 7.0 近くに維持する必要があります。一般的には，7％重炭酸ナトリウム（メイロン®）20 mL 1～2管/補液500 mL を，メトトレキサート投与前日から還元型葉酸製剤（ロイコボリン®）救援投与終了まで継続投与します。同時に十分な水分の補給（100～150 mL/m²/時間）を行い，メトトレキサートの尿への排泄を促すよう考慮し，全尿量のチェックを経時的（6時間ごと）に行います。あるいは，尿をアルカリ化するアセタゾラミド（ダイアモックス®）250～500 mg/日を，メトトレキサート投与前日からロイコボリンの救援投与終了まで経口または静脈内投与することもあります。

　イオン化率は物質の pKa と尿細管中の pH により決定されます。弱酸の薬物では尿をアルカリ化するほど，またアルカリ性の薬物では尿を酸性化するほどイオン化率は高くなります。つまり，pKa より低い pH では分子型が増え，溶解度が低くなります。そのため，サリチル酸中毒，フェノバルビタール（フェノバール®）中毒にはアルカリ利尿を行います（☞ p51）。メトトレキサートの腎後性 DKI の治療にも，予防と同様にメイロン®を加えた輸液を多めに使うのが一般的ですがメトトレキサート 3 g/m² を 30 分からで投与前後，炭酸水素 Na を大量投与しているはずなのに 330 mL のコーラを何缶も飲んで尿 pH が 8.5 から 6.5 に低下したため，腎後性の DKI に至り，メトトレキサートの血中濃度が中毒濃度に上昇したという報告があります[1]。コーラの飲用を中止し，ロイコボリンと炭酸水素 Na の投与により腎機能が改善するとともに血中メトトレキサート濃度が低下しています。

### 引用文献
1) Santucci R, et al : Cola beverage and delayed elimination of methotrexate. Br J Clin Pharmacol 70 : 762-764, 2010

---

 **尿中排泄率が高く，水溶性だが溶解度の低い大量投与薬物が腎後性の薬剤性急性腎障害の原因薬物に？**

**Point** 腎後性腎障害を起こしやすくなるリスク因子は利尿薬，RAS 阻害薬，NSAIDs の併用，夏場，不感蒸泄，高齢者，口渇感，下痢，嘔吐などの虚血因子。

　以下は各社のインタビューフォームに記載されている内容です。例えば，レボフロキサシン（クラ

ビット®)は尿中排泄率90％の腎排泄性の抗菌薬で，500 mg/回の大量投与をしますが，どのpHでも溶解度が高いため，腎後性腎障害の原因薬物にはなりません．では，レボフロキサシンを対照薬として腎後性急性腎障害を発症しやすい薬物の特性について比較してみましょう．

> レボフロキサシン：fe（尿中排泄率）：90％，分配係数：0.553（n-オクタノール・水 pH 7.0）最大500 mg 静注
> pH 1.2：120 mg/mL，pH 4.0：200 mg/mL，pH 6.8：30 mg/mL

アシクロビルは尿中排泄率75％と腎排泄性で，1回250 mgの静注投与をしますが，レボフロキサシンと異なり，どのpHでも溶解度が低いです．

> アシクロビル：fe：75％，分配係数：0.06（n-オクタノール/pH 7.0）最大500 mg/50 kg 静注
> pH 1.2：13.2 mg/mL，pH 4.0：3.0 mg/mL，pH 6.8：2.6 mg/mL，水：2.3 mg/mL

メトトレキサートはpH 4.0のときに比しpH 6.8のときでは60倍も溶けやすくなるので，前述のようにアルカリ利尿が推奨されます．当然，酸性尿のままにしておけば，がんの治療では6時間で15 gの大量投与をすることがあるので，腎後性腎障害のリスクが非常に高く，溶解度が極端に低い薬物です．

> メトトレキサート：fe：90％，分配係数：0.0002（オクタノール・水）最大 15 g/6 hr/50 kg 静注
> pH 1.2：0.57 mg/mL，pH 4.0：0.054 mg/mL，pH 6.8：3.24 mg/mL，水：0.11 mg/mL

HIV治療薬のインジナビル（クリキシバン®）の尿中排泄率は10〜12％と低く，この中に取り上げた薬物の中で唯一，腎排泄性ではありません．ただし，副作用として腎結石症が16.5％に起こると添付文書に記載されています．pH 6.9での溶解度が極端に低いので，弱塩基性物質と思われます．特に酸性利尿が必要とは書かれていませんが，尿pHは通常の食事をしていれば弱酸性なので，腎結石症の発現を防止するため，1日1.5 Lの水分を補給する必要があります．

> インジナビル：fe：10〜12％，分配係数：0.42（n-オクタノール・水 pH 7.01）最大800 mg 内服（F：60％）
> pH 3.4：61.2 mg/mL，pH 4.0：5.13 mg/mL，pH 6.9：0.0019 mg/mL

腎後性腎障害は腎排泄性薬物を大量投与すると溶解度が低いため，遠位尿細管や集合管で結晶が形成され，無尿になることから腎機能が低下します．しかし，腎後性腎障害の危険因子は腎前性腎障害を防ぐキーワードと似通っています．利尿薬，RAS阻害薬，NSAIDsの併用，夏場，不感蒸泄，高齢者，口渇感，下痢，嘔吐などの虚血因子といえます．口渇感を訴えない高齢者が夏，冷房を使わないで家にいて，大量の汗をかいても水分補給をしなかった，あるいは下痢や嘔吐をした，それに加えて腎虚血を誘発する（腎前性腎障害の原因になる）薬物が投与されていたら，非常に危険なことになります．無尿が数時間持続し，その後腎機能が低下し，これらの薬物の血中濃度が高くなり，中毒性の副作用を起こすこともあります．

## 2 カルボプラチン

**Point** 投与量を決めるときに腎機能の評価に注意。

　カルボプラチンは卵巣がん・非小細胞肺がんをはじめ，数多くのがん種に適応を取得しています。カルボプラチンを使用する際に用いられるCalvertの式は有名で，汎用されています。しかし，このCalvertの式を使用して患者の投与量を設定した場合でも，血小板減少に代表される骨髄抑制を経験する医師が多いと思われます。「抗がん薬は細胞毒性があるから骨髄抑制は少なからず起こるでしょう」と言われるかもしれませんが，実は骨髄抑制の原因の1つに，Calvertの式にあてはめるGFR，つまり腎機能が関与している可能性をご存知でしょうか。

　Calvertの式は，「投与量(mg) = AUC × (GFR + 25)」によって算出することができます。この式は，「投与量 = 全身クリアランス × AUC」という薬物動態の最も基本的な式を応用したものになります。Calvertの式の中の25は腎外クリアランス，つまり腎臓以外でカルボプラチンが代謝され無毒化される量を示しており，GFRは腎クリアランス，腎臓で排泄される量を表しています。米国では血清Cr値の測定がJaffe法によるため，便宜上CCrをCalvert式に代入していました。日本では製薬会社が作成したパンフレットにCCrを代入することを推奨するパンフレットが出回っています。しかしこれが大きな問題を引き起こし，米国では起こりにくい血小板減少が日本では多発している原因となっているのです。

　このとき，血清Cr値の測定方法であるJaffe法と酵素法の問題が重要になるのです。Jaffe法で測定した場合と比較して，酵素法で測定した場合は1.2倍程度高めに表現されます。この1.2倍が血小板減少などの骨髄抑制の原因となりうるのです(図1)。安全にカルボプラチンを使用したいときには，酵素法で測定した血清Cr値に0.2を足した値，つまりJaffe法による血清Cr値を用いて測定した実測CCrをCalvert式に代入すると，日本人において実際のカルボプラチンのクリアランスとよく相関することが報告されています(図1)。

　もちろん，カルボプラチンを投与する際には，腎機能だけではなく，AUCをいくつに設定するのか，併用薬や患者状態によって全体の何％で投与するのかなど，投与量を規定する因子は数多く存在します。結果的に過量投与になっていない場合も多いと思いますが，抗がん薬はハイリスク薬であり，副作用を抑えたい一方で，しっかりとした効果にも期待したいところです。腎機能に関する知識は，患者への投与量と起こりうる副作用をできる限り想定内にするために重要なものです。

## 3 シスプラチン（ランダ®）

**Point** 抗がん薬の薬剤性腎障害で最も深刻。予防・軽減には水分負荷とマグネシウム剤の投与。

　シスプラチンは抗腫瘍スペクトルが広く，強力な抗腫瘍効果を有するため，多くのがん化学療法プロトコールにおいて中心的な薬剤として用いられています。しかし，抗がん薬による薬剤性腎障害は抗菌薬，NSAIDsに続き第3位です。その中でも，シスプラチンによる近位尿細管障害は最も深刻で，シスプラチン投与患者の約1/3に起こるといわれています[1]。静脈内投与されたシスプラチンは速やかに血漿タンパクと結合しますが，一部の遊離型シスプラチンは糸球体濾過された後，受動拡散によって近位尿細管に取り込まれるだけではなく，血管側から有機カチオン

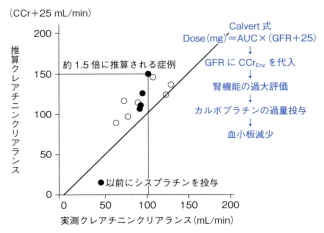

**図1** わが国のCCrによってCalvert式で推算された腎機能を代用すると過大評価される
〔Ando Y, et al：Nagoya J Med Sci 76：1-9, 2014 より〕

トランスポータのOCT2によっても取り込まれます。両側から取り込まれるため近位尿細管に蓄積しやすく，投与2時間以内に近位尿細管障害を起こします。薬剤性腎障害を防ぐ目的で開発された白金製剤のオキサリプラチンも，シスプラチン同様にOCT2によって近位尿細管に取り込まれるものの，MATE2-Kを介して管腔内に分泌されます。また，カルボプラチンやネダプラチンは尿細管に取り込まれないため，通常は腎毒性を示しません（**図2**）。

　シスプラチン投与の際尿量減少により腎機能が悪化しやすいこと，また尿細管障害に伴い尿中へのマグネシウム排泄が亢進し低マグネシウム血症が起こること，低マグネシウム血症によって腎尿細管細胞におけるシスプラチン濃度がさらに上昇し近位尿細管障害が起こることが報告されています[2]。そのため，シスプラチンによる薬剤性腎障害を防ぐには，シスプラチン投与時に3L/日以上の生理食塩液補液を10時間以上かけて行うか，またはショートハイドレーション法（1.6〜2.5Lを4〜4.5時間の短時間かけて行う補液，シスプラチン投与が終了するまでに1L程度の経口補液を心がけるよう患者に促す），経口Mg製剤または静注硫酸Mgの持続点滴などにより，腎障害の悪化を防止・軽減することが期待できます[3]。アミノグリコシド系抗菌薬やバンコマイシンなどの腎毒性薬物と併用すると，腎障害や聴覚障害を増強することがあるため要注意です。

**引用文献**
1) Arany I, Safirstein RL：Cisplatin nephrotoxicity. Semin Nephrol 23：460-464, 2003
2) Sobrero A, Guglielmi A, Aschele C, et al：Current strategies to reduce cisplatin toxicity. J Chemother 2：3-7, 1990
3) Bodnar L, et al：Renal protection with magnesium subcarbonate and magnesium sulphate in patients with epithelial ovarian cancer after cisplatin and paclitaxel chemotherapy：a randomised phase II study. Eur J Cancer 44：2608-2614, 2008

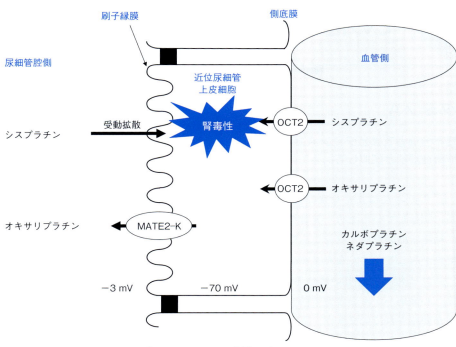

**図2** 白金製剤の中でシスプラチンだけが腎毒性が強い

# 13 その他

## 1 ビタミンA

**Point** 腎不全患者ではビタミンAが過剰であり，その過剰症は食欲不振，嘔吐，貧血，皮膚掻痒など尿毒症症状と酷似しているため，投与すべきではない。

　　ビタミンAは正常な夜間視力（網膜での明暗順応機能）を保つのに必要であり，また動物の成長に関与しているため，発育期に欠乏すると，成長停止，知能障害が起こります。また皮膚，特に粘膜組織の形成，軟骨ならびに生体膜などの機能維持にも関与しているため，欠乏により皮膚乾燥が起こりやすくなります。

　　プロビタミンAといわれるカロチンは，ビタミンEやCとともに抗酸化作用があり，動脈硬化，心臓病，がんなどを予防するといわれています。健康食品・サプリメントとしては抗酸化作用が期待されていますが，大規模臨床試験では肺がん[1]，冠血管障害を防ぐ効果は得られていません[2]。さらに，β-カロチンの大量サプリメント投与によって肺がんの死亡率が上昇することが報告されており[3]，これはカロテノイドの異常酸化産物によるものだと考えられています。妊婦への過剰投与も催奇性を示すので要注意です。

　　ビタミンAは排泄されにくく，過剰摂取により，肝障害，脱毛などの他に，尿毒症症状に類似した食欲不振，嘔吐，貧血，皮膚掻痒や透析患者の合併症に類似した四肢の痛み（筋肉痛，骨痛，関節痛など），高カルシウム血症などの過剰症を引き起こします（**表1**）。

　　腎疾患ではビタミンA（レチノール）から retinoic acid への代謝が障害されており，このことが慢性腎不全患者でビタミンAが蓄積する原因という報告が主流ですが[4]，慢性腎不全患者での血漿ビタミンA濃度は上昇するものの，血漿 retinoic acid 濃度は正常という報告もあり，このメカニズムによってビタミンAが腎不全で蓄積するのかについては確定されているわけではありません。レチノール結合タンパク（RBP：retinol-binding protein）は腎尿細管細胞において異化され，さらに腎臓はビタミンAの肝からのリリースに重要な役割を果たしています。このことから多くの専門家の意見では，腎不全でビタミンAが蓄積する原因として血漿RBPが上昇することも関与していると考えられています[5]。また，ビタミンAは透析で除去されないことについては意見が一致しています。

　　ビタミンAは中毒症状を起こしやすいビタミンであり，健常者においても推奨食事摂取量（成人で 700〜900 μg RAE/日）を超えて摂取すべきではない，というコンセンサスが得られています[6]。腎不全患者では血漿ビタミンA濃度は高いものの，その組織分布について意見はさまざまで，皮膚組織では上昇しているとされていますが，肝臓中の含量は健常者に比べ，高いという報告も低いという報告もあります[5]。しかし，腎不全患者ではビタミンA投与によって，あるいは投与していない場合でもビタミンA中毒症状を示したという報告が多くあり，腎不全患者へのビタミンA投与は慎重であるべきです。特に，急性腎不全患者のTPN施行時にビタミンAを 4,500 IU/日投与によって高カルシウム血症，皮膚・中枢神経症状を発症したという報告があり[7]，TPN施行時のビタミンA剤の連続投与は避けるべきであり，オーツカMV注のように，ビタミンAを除いて投与可能なTPN用総合ビタミン剤が望ましいと思われます[8]。

表1 腎機能低下患者のビタミンA過剰症

| 対象患者 | ビタミンA投与 | ビタミンA中毒症状 | 文献 |
|---|---|---|---|
| HD 27名 | なし | ビタミンA中毒として貧血が発症 | 9) |
| AKI 3名 | TPNにより4,500 IU/日 | 高カルシウム血症，皮膚・中枢症状の変化 | 10) |
| HD 1名 | マルチビタミンサプリメント 5,000 IU/日 | 血漿ビタミンA濃度正常値20〜80 μg/dLが140 μg/dLに上昇し，脱毛 | 11) |
| HD 7名 | 投与されているが投与量はさまざま | 高カルシウム血症，高トリグリセリド，高コレステロール，高インスリン血症 | 12) |
| CRF 10名 | なし | 健常者に比しビタミンAの血漿濃度は2倍，皮膚濃度は3倍に上昇し，皮膚が黄変 | 13) |
| RI 1名 | 12,000 IU/日を2年間 | 血漿ビタミンA濃度は147 μg/dLに，血漿Ca濃度は15.6 mEq/Lの顕著な高カルシウム血症 | 14) |
| CRF 1名 | 600〜3,600 IU/日 | 骨痛，高Ca血症，食欲不振，口渇，夜間多尿 | 15) |

HD：血液透析患者，AKI：急性腎障害患者，CRF：保存期慢性腎全患者，
RI：Alagille症候群による腎障害患者，TPN：完全静脈栄養

### 引用文献

1) Omenn GS, et al：Effects of a combination of beta carotene and vitamin A on lung cancer and cardiovascular disease. N Engl J Med 334：1150-1155, 1996
2) Kushi LH, et al：Dietary antioxidant vitamins and death from coronary heart disease in postmenopausal women. N Engl J Med 334：1156-1162, 1996
3) Russell RM：The vitamin A spectrum：from deficiency to toxicity. Am J Clin Nutr 71：878-884, 2000
4) Yatzidis H, et al：Hypervitaminosis A accompanying advanced chronic renal failure. Br Med J 3：352-353, 1975
5) Chazot C, Kopple JD：Vitamin metabolism requirements in renal disease and renal failure. Kopple and Massry's Nutritional Management of Renal Disease 2nd ed, Lippincott Williams & Wilkins, Philadelphia, pp299-313, 2004
6) Dietary Reference Intake for vitamin A, vitamin K, arsenic, boron, chromium, copper, iodine, iron, manganese, molybdenum, nickel, silicon, vanadium and zinc, Washington DC：National Academy Press, 2001
7) Gleghorn EE, et al：Observations of vitamin A toxicity in three patients with renal failure receiving parenteral alimentation. Am J Clin Nutr 44：107-112, 1986
8) Maroni BS, Mitcvh WE：Nutritional therapy in renal failure. The Kidney physiology and pathology. Ed by Seldin DW and Giebisch G, Lippincott Williams and Willkins, philadelphia, 2001, pp2774-2783
9) Ono K, et al：Nephron 34：44-47, 1984
10) Gleghorn EE, et al：Am J Clin Nutr 44：107-112, 1986
11) Shmunes E：Arch Dermatol 115：882-883, 1979
12) Miller P, et al：Proc Eur Dial Transplant Assoc 18：573-578, 1981
13) Vahlquist A, et al：Eur J Clin Invest 12：63-67, 1982
14) Doireau V, et al：Arch Pediatr 3：888-890, 1996
15) Beijer C, Planken EV：Ned Tijdschr Geneeskd 145：90-93, 2001

## 2 強力ネオミノファーゲンシー®と芍薬甘草湯

**Point** グリチルリチン含有製剤や甘草含有漢方薬が起こす偽性アルドステロン症は，低カリウム血症によるミオパチーやナトリウム貯留による高血圧の原因になる。

　強力ネオミノファーゲンシー®の主成分であり，漢方薬に含まれている甘草の成分にグリチルリチンがありますが，副作用として，ナトリウム貯留による高血圧や溢水，低カリウム血症を主症状とする偽性アルドステロン症はよく知られています[1]。低カリウム血症による筋力低下やミオパチーは，糖尿病に対してインスリンが投与されている症例やチアジド系利尿薬やループ利尿薬投与患者では重篤化しやすいので要注意です。

　腎尿細管などのアルドステロン標的臓器には $11\beta$-hydroxysteroid dehydrogenase type 2（$11\beta$-HSD2）が発現し，生理的には血中にアルドステロンよりも圧倒的に高濃度で存在するコルチゾールを，ミネラルコルチコイド受容体（MR）に結合しないコルチゾンに変換することで，MRがコルチゾールに占拠されるのを防いでいます。グリチルリチンの加水分解物であるグリチルレチン酸が $11\beta$-HSD2 の活性を阻害することにより，過剰となったコルチゾールがMRを介して，ミネラルコルチコイド作用を発揮することが明らかとなっており，これによりNa貯留やK排泄促進，アルドステロン症様症状を引き起こすとされています（図1）。

　筋肉痛に対してグリチルリチンを多く含む芍薬甘草湯を服用していた患者で，高血圧・コルチゾールの上昇などの偽性アルドステロン症により引き起こされたと考えられるミオパチーから横紋筋融解症を発症した例が報告されています[2]。芍薬甘草湯は透析患者の筋痙攣に有効なことが知られており，適切に使用すれば安全な医薬品として汎用されています。そのため，必要以上に恐れる必要はありませんが，芍薬甘草湯には甘草が 6.0 g/日と多く含まれており，注意が必要です。漢方薬だから安全と思い込んでしまうことに警鐘を鳴らす一例です。また，グリチルリチンを含む甘草は多くの漢方薬に含まれており，漢方薬を多種，長期にわたって服用する場合などは注意すべきです。古くから総合保健薬として市販されている仁丹®にも甘草が含まれており，これを中毒のように飲み続けた人が偽性アルドステロン症になった症例報告もあります[2]。

　漢方薬の危険な例ばかりを挙げましたが，漢方だからといっていくら飲んでも安全と考えてはいけません。西洋薬を服用するときには副作用が起こらないか本人も医師，薬剤師も気をつけるように，漢方薬の場合も常に副作用が起こらないか注意することが必要です。

### 気になるキーワード ▶ 偽性アルドステロン症 pseudoaldosteronism

　腎尿細管におけるイオン交換に何らかの異常があって，Na保持能亢進と尿中K排泄増加を認める（図1）。そのため臨床像は，手足のだるさ，しびれ，つっぱり感，こわばりや脱力感，筋肉痛などの低カリウム性のミオパチーや高血圧，頭重，低カリウム血症，代謝性アルカローシス，血漿レニン活性低下・低アルドステロン血症がみられる。副腎皮質自体にアルドステロンの分泌過剰を起こす原発性アルドステロン症と酷似しており，偽性アルドステロン症と呼ばれる。しかし，その病名とは異なり，高血圧の結果レニン活性は抑制され，二次的にアルドステロン分泌は低下している。甘草の主成分であるグリチルリチンおよびその代謝物が，腎集合管におけるコルチゾールからコルチゾンへの変換を阻害することによって起こることもある。低カリウム血症に対してカリウム製剤を投与するよりも，抗アルドステロン薬（MR拮抗薬）であるスピロノラクトンの投与が有効である。

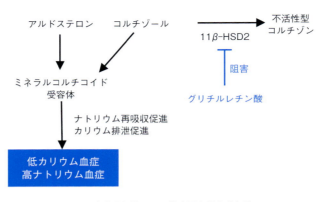

図1 腎皮質集合管細胞における偽性アルドステロン症

### 引用文献

1) Kamei H, Arakawa K：A case of pseudoaldosteronism due to addiction of Jintan, a mouth refresher popular among Japanese. Jpn Heart J 23：651-659, 1982
2) 本間真人, 他：芍薬甘草湯による横紋筋融解症の一例. 医療薬学 31：77-80, 2005

# 4章

# 腎機能を正しく評価する「10の鉄則」

## 鉄則一覧

**鉄則 1**
標準化 eGFR（mL/min/1.73 m$^2$）は CKD 重症度分類に使うためのものであり，薬物投与設計には使わない。薬物投与設計には個別 eGFR（mL/min）を使う。例外的に，抗菌薬・抗がん薬などで投与量が mg/kg や mg/m$^2$ となっている場合には標準化 eGFR を使う。

**鉄則 2**
今までの添付文書記載の腎機能として記載されている CCr は，ほとんど Jaffe 法による血清 Cr 値測定による。CCr$_{Jaffe}$ は GFR に近似するため，添付文書に患者の腎機能が CCr で表記されていても薬物投与設計時には酵素法による CCr$_{Enz}$ は用いず，eGFR（mL/min）を使うか，Cockcroft-Gault（CG）式の血清 Cr に患者の血清 Cr$_{Enz}$ に 0.2 を加えた値を代入して求めた推算 CCr を使う。

**鉄則 3**
肥満患者の推算 CCr 算出のための体重には，補正体重または理想体重，除脂肪体重などを用いる。

**鉄則 4**
軽度〜中等度腎機能低下症例や，筋肉量が異常なために血清 Cr 値をもとにした推算腎機能では腎機能を正確に判断できない症例（るい痩やアスリートなど）には，実測 CCr×0.715 だけでなくシスタチン C による eGFRcys も推奨される。

**鉄則 5**
筋肉量の少ないるい痩患者，筋肉量低下をきたす病態や妊娠，尿崩症などに eGFRcreat や推算 CCr など，血清 Cr 値を基にした推算式を使うと過大評価してしまう。過大評価度の度合いは eGFRcreat で顕著なため，後期高齢者が罹患しやすい院内感染症やがん末期などのフレイル症例には，eGFRcreat よりも推算 CCr の方が適していることがある。

**鉄則 6**
血清 Cr 値が 0.6 mg/dL 未満の高齢フレイル症例の場合，腎機能推算式の血清 Cr 値として 0.6 mg/dL を代入するラウンドアップ法を用いると，予測精度が高くなることが多い。ただし，医療者自身の目で症例の体格と活動性を確認すること。痩せているが活動的な症例の場合，実際に腎機能がよい可能性がある。

### 鉄則7
60歳未満の腎機能正常者で，全身性炎症反応症候群(SIRS)によりICU管理下にて血管作動薬・輸液の投与を受けている患者では，標準化eGFRが約150 mL/min/1.73 m$^2$に上昇することがある。これは過大腎クリアランス(ARC)により腎機能が高くなっているため，腎排泄性抗菌薬の過小投与が危惧される。ARCの場合，血清Cr値は0.6 mg/dL未満になることもあるが，0.6 mg/dLを代入するラウンドアップ法を使わない。

### 鉄則8
ST合剤，シメチジン，コビシスタットは尿細管におけるクレアチニンの尿細管分泌を阻害するため，腎機能の悪化がなくても血清Cr値がわずかに上昇する。

### 鉄則9
ネフローゼ症候群などによる低アルブミン血症や糖尿病患者ではクレアチニンの尿細管分泌が増加し，腎機能を過大評価してしまう。

### 鉄則10
鉄則1～9の記載は腎機能低下患者にハイリスク薬を投与するとき，あるいは腎機能低下に伴いハイリスク薬になる薬を投与するときに考慮すべきものである。安全性の高い薬物では，どのように腎機能を推算しても上記の内容を理解しておけば大きな問題はない。

### 附則
①蓄尿CCrは蓄尿忘れがないよう，「蓄尿忘れがあれば必ず伝えてください。連絡ミスがあると薬が効かなくなるおそれがあります」と指導する。
②若年者の推算CCrには0.789をかけて個別eGFRとして評価するが，高齢者の推算CCrには0.789をかけない。

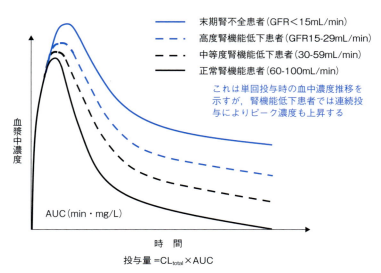

**図1** 腎排泄型薬物投与量が同じ時の腎機能に伴うAUCの変化

---

### 鉄則1

標準化eGFR（mL/min/1.73 m²）はCKD重症度分類に使うためのものであり，薬物投与設計には使わない。薬物投与設計には個別eGFR（mL/min）を使う。例外的に，抗菌薬・抗がん薬などで投与量がmg/kgやmg/m²となっている場合には標準化eGFRを使う。

---

　AUCで表す薬物の血中濃度は，投与量が同じであれば〔バイオアベイラビリティ（F）が同じ場合〕，総クリアランス（$CL_{total}$）に依存します（投与量＝$CL_{total}$×AUC/F）。腎排泄性薬物のクリアランスはGFR（mL/min）と相関します。すなわち，GFR（mL/min）が低下すれば腎排泄性薬物の血中濃度が上昇し，中毒性副作用が起こりやすくなります（**図1**）。そのため，GFR（mL/min）が低値であれば腎機能が低いか，体格が小さいことになり，薬用量を減量する必要があります。ただし，eGFR，CCrで単位がmL/min/1.73 m²になったものはCKDの重症度分類に用いる診断指標として用いるものであり（**表1**）[1]，患者の腎機能そのものを表していないため，これを用いて薬用量を決めるには問題があります。薬物投与設計には，標準化eGFR（mL/min/1.73 m²）は標準体型の男性以外では使えません。Du Boisの式を使って体表面積を求めたうえで，体表面積を外した個別eGFR（mL/min）を使います。eGFRやCCrを薬物投与設計に用いる場合で，推奨用量が体格にかかわらず固定用量（mg/日など固定された投与量）が定められている薬物については，体表面積の補正はしない個別の腎機能（mL/min）を用いるのが鉄則です。

　標準化eGFR（mL/min/1.73 m²）は，「体表面積がもしも1.73 m²であったなら」という仮の値です。1.73 m²は身長170 cm，体重63 kgに相当しますが，高齢女性ではこんな身長・体重の方はほとんどいません。したがって，平均的な体格の男性患者以外では，標準化eGFR（mL/min/1.73 m²）を用いて投与設計をしてはいけないのです。ちなみに身長160 cm，体重70 kgの人，身長180 cm，体重57 kgの人も1.73 m²と計算されます。

　CKDの重症度分類に標準化eGFRを用いる理由は，小柄な体格の方は体格なりの小さなGFRで十分なのに，個別eGFRを用いると腎機能が小さいためにCKD患者と評価されてしまった

**表1** GFR区分によるCKDの重症度

| Stage | | GFR区分<br>(mL/min/1.73 m²) |
|---|---|---|
| G1 | 正常または高値 | ≧90 |
| G2 | 正常または軽度低下 | 60-89 |
| G3a | 軽度～中等度低下 | 45-59 |
| G3b | 中等度～高度低下 | 30-44 |
| G4 | 高度低下 | 15-29 |
| G5 | 末期腎不全(ESKD) | <15 保存期 |
| | | 透析 |

〔日本腎臓学会編：CKD診療ガイド2012より引用改変〕

り，あるいはより重症のCKDに分類されてしまうことを防ぐためです。かつては日本人の体表面積は1.48 m²が用いられていましたが，国際的に1.73 m²が用いられるようになったため，1.73 m²が採用されたと考えられます。一般的な日本の入院患者を想定すると1.48 m²の方が妥当かもしれません。個別eGFR(mL/min)は体表面積補正がされていない，患者の腎機能そのものを表します。腎機能が低ければ腎排泄性の薬物は減量しなければならないため，薬物投与設計に用いることができます。

ただし，個別eGFR(mL/min)や推算CCr(mL/min)にはもともと体重が変数に含まれています。そのため，抗菌薬・抗がん薬などで推奨投与量がmg/kg(アミノグリコシド系抗菌薬のように薬物により理想体重を入力すべきものもある)やmg/m²で規定されている薬物用量の場合に，たとえば体重が小さい症例で個別eGFR(mL/min)や推算CCr(mL/min)を用いると，体表面積と体格に応じた腎機能の両方で減量してしまうことになります。そのため，投与量がmg/kgやmg/m²で表されている場合には，例外的に血清Cr値によって求められた標準化eGFRcreat(mL/min/1.73 m²)または標準化CCr(mL/min/1.73 m²)を用います。

### 引用文献

1) 日本腎臓学会 編：CKDの定義，診断，重症度分類．CKD診療ガイド2012, pp1-4, 東京医学社, 東京, 2012
2) 竹末芳生, 他：抗菌薬TDMガイドライン作成委員会 編：抗菌薬TDMガイドライン2016. 日化療学誌 64：387-477, 2016

### 鉄則2

今までの添付文書記載の腎機能として記載されているCCrは，ほとんどJaffe法による血清Cr値測定による。$CCr_{Jaffe}$はGFRに近似するため，添付文書に患者の腎機能がCCrで表記されていても薬物投与設計時には酵素法による$CCr_{Enz}$は用いず，eGFR(mL/min)を使うか，Cockcroft-Gault(CG)式の血清Crに患者の血清$Cr_{Enz}$に0.2を加えた値を代入して求めた推算CCrを使う。

もともとCockcroft-Gault(CG)式はJaffe法で測定された血清Cr値を用いて計算されたものです。ここで$CCr_{Jaffe}$とはJaffe法によって測定したCr値を基に実測したCCrまたはCG式によっ

て算出した推算CCrと定義します。今までの添付文書に示される腎機能表記はGFRではなくCCrで記載されることがほとんどですが，ほとんどの医薬品の治験が欧米で行われていたため，添付文書に記載された腎機能がCCrとなっている場合にはCCr$_{Jaffe}$と考えられるため，CCr≒GFRと考えて構わないと思われます。なぜなら，わが国の血清Cr値は現在では正確な酵素法によって測定されているのに対し，欧米の血清Cr値は酵素法よりも0.2 mg/dL高めに測定されるJaffe法(この方法では血清に含まれるピルビン酸，アスコルビン酸などにも反応するため，やや高値になりますが尿中にはピルビン酸などが含まれていないためJaffe法による尿中Cr濃度は酵素法と同じ値)です。これは血清Cr値のみ20～30％高めの値になるため，Jaffe法によるCCr$_{Jaffe}$は，CCr$_{Enz}$より20～30％低くなります。これがちょうど，CCr$_{Jaffe}$ではクレアチニンの尿細管分泌により，GFRより20～30％高くなっている分と相殺され，CCr$_{Jaffe}$≒GFRとなるのです。具体的な数字でわかりやすく示すと，

> 実測CCrを測定するための式は
> 実測CCr(mL/min)＝尿中Cr濃度(mg/dL)×尿量(L/日)／血清Cr濃度(mg/dL)となります。
> 健常成年男子では1日1gを超える程度のCr排泄量(＝Cr産生量)があるため，血清Cr濃度が酵素法で1.0 mg/dLであったとして酵素法で測定すれば，蓄尿による実測CCrはGFRの1.2～1.3倍になります。尿中Cr濃度を80 mg/dL，1日尿量を1.5 Lとすると
> 酵素法による実測CCr＝80 mg/dL×1.5 L/日／1.0 mg/dL＝120 mL/min となります。
> Jaffe法では血清Cr値のみ0.2 mg/dL高く測定されるので，
> Jaffe法による実測CCr＝80 mg/dL×1.5 L/日／1.2 mg/dL＝100 mL/min になるため，実測CCr$_{Jaffe}$≒GFRになります。

したがって，ほとんどの添付文書の記載でCCrになっていても，GFRとして扱うことが推奨されます(☞ **p70**)。ただし，新しい薬物で日本でのみ治験された薬物や2011年以降，IDMS(Isolorce dilution mass spectrometry)に準じたクレアチニン測定法に変更後の米国・カナダで治験された薬物に関しては，添付文書にeGFRで記載される薬物がこれから増えると思われます。クレアチニンの測定法によって腎機能の解釈が異なるようでは，抗がん薬や抗凝固薬などのハイリスク薬を正確に投与設計できません。そのため，今後の添付文書の腎機能表記は正常値が100 mL/minと血清Cr測定法による差がない個別eGFR(mL/min)で統一すべきだと考えます。

『がん薬物療法時の腎障害診療ガイドライン2016』[1]には「Cockcroft-Gault式による推算CCr(mL/min)はJaffe法で測定された血清Cr値を用いて計算されたものであるため，わが国で一般的な，酵素法で測定された血清Cr値を用いる場合には，血清Cr値に0.2を加える」ことが推奨されています。日本の添付文書とまったく同じ記載をしているのに，欧米ではあまり副作用が問題になっていないTS-1やカルボプラチンの副作用が日本では頻発している問題点を解決するための妙案です。

**引用文献**
1) 日本腎臓学会，他　編：がん薬物療法時の腎障害診療ガイドライン2016. ライフサイエンス社，2016

### 鉄則 3

肥満患者の推算 CCr 算出のための体重には，補正体重または理想体重，除脂肪体重などを用いる。

CG 式は薬物投与設計に使えますが，計算式に必要なデータは血清 Cr 値，年齢，体重，性別だけです。身長が考慮されていないため，肥満患者で体重が 2 倍になれば腎機能も 2 倍に推算される欠点があります（☞ p63）。そのため，肥満患者に適した体重を代入する必要があります。個別 eGFR（mL/min）では身長体重が考慮されているため，そのまま使用しても構いませんが，CG 法による推算 CCr では明らかな肥満患者では一般的には補正体重（Adjusted body weight）や理想体重の使用を考慮します[1]。

補正体重(kg)＝理想体重＋[0.4×(実測体重－理想体重)]
理想体重(男性)＝50＋{2.3×(身長－152.4)}/2.54
理想体重(女性)＝45.5＋{2.3×(身長－152.4)}/2.54

ややこしい式ですので，標準体重(kg)＝身長(m)×身長(m)×22 でも構いません。『抗菌薬 TDM ガイドライン 2016』[2]ではアミノグリコシド系抗菌薬やボリコナゾールに関しては理想体重から 20％を超えた症例には補正体重を用いることが推奨されています。肥満患者に対して，CG 式に代入する体重が理想体重，標準体重，補正体重のどれがよいのかについては，いずれの体重も肥満患者の投与設計で実測体重に比し有効であったという報告がそれぞれあります[3]。アミノグリコシド系抗菌薬に関しては理想体重を推奨する報告[4]，バンコマイシンに関しては実測体重を推奨する報告も補正体重を推奨する報告もあり[5]，さまざまです。薬物によっては実測体重の方が適しているという報告もあり，肥満患者に対して用いる体重がどれがベストなのかについては薬物や報告によって異なります[3]。しかしいずれにしても CG 式を肥満患者に用いるときには配慮が必要になります。

標準化 eGFR（mL/min/1.73 m$^2$）算出に必要なパラメータは CG 式に比しさらに少なく，血清 Cr 値，年齢，性別だけです。体重も入っていないということは，体が大きい人でも小さい人でも同じ腎機能に推算されるため（☞ p63），薬物投与設計には使えないことが理解できます。このように標準化 eGFR（mL/min/1.73 m$^2$）は体格補正されていないため，薬物投与設計では個別 eGFR（mL/min）を用いるべきなのです。個別 eGFR（mL/min）は肥満の影響も受けないため推算 CCr よりも正確度が高いですが，痩せた高齢者では高く推算されることが欠点です。

### 引用文献

1) Bouquegneau A, et al：Creatinine-based equations for the adjustment of drug dosage in an obese population. Br J Clin Pharmacol 81：349-361, 2016
2) 抗菌薬 TDM ガイドライン作成委員会編：抗菌薬 TDM ガイドライン 2016．日化療学誌 64：387-477, 2016
3) Pan SD, et al：Weight-based dosing in medication use：what should we know? Patient Prefer Adherence 10：549-550, 2016
4) Sketris I, et al：Effect of obesity on gentamicin pharmacokinetics. J Clin Pharmacol 21：288-293, 1981
5) Leong JV, et al：Determining vancomycin clearance in an overweight and obese population. Am J Health Syst Pharm 68：599-603, 2011

## 鉄則 4

軽度〜中等度腎機能低下症例や，筋肉量が異常なために血清 Cr 値をもとにした推算腎機能では腎機能を正確に判断できない症例（るい痩やアスリートなど）には，実測 CCr×0.715 だけでなくシスタチン C による eGFRcys も推奨される。

シスタチン C は全身の細胞から一定のスピードで産生され，まったくタンパクと結合しないため 100％ 糸球体で濾過されます。濾過後は 99％ が近位尿細管で再吸収されてアミノ酸に分解されるため，シスタチン C として血中に戻ることはありません。そのため血中シスタチン C 濃度は GFR に依存します。血清 Cr 値に比し，食事や筋肉量，性差，運動，年齢差の影響を受けません[1]。また血清 Cr 値は GFR が 30〜40 mL/min 前後まで低下しないと上昇しないのに対し，シスタチン C は GFR で 60〜70 mL/min の早期の腎障害の進行を判断できるのが特徴です（☞ p75）。

血清 Cr 値が 0.4 mg/dL 以下で痩せて，栄養状態が不良の症例では血清 Cr 値が低いのだから，少なくとも腎機能が極度に悪いということは考えられません。このように，加齢に伴い若干，腎機能が低下しているかもしれないという時や，また逆にボディビルダーやアスリートで筋肉量が多いために血清 Cr 値を用いた推算式では腎機能が過小評価されてしまうおそれがあるような症例に有用なのがシスタチン C です。

シスタチン C は保険適用の関係上，3 か月に 1 回しか測定できないので，腎機能が安定している症例では，以後は血清 Cr 濃度の変化を基に予測するなどの工夫が必要です。CKD 診療ガイド 2012 では Horio ら[3]，および小児に関しては Uemura ら[4]が新たに開発したシスタチン C による新しい日本人向け GFR 推算式が掲載されているので，以下に紹介します。日本腎臓病薬物療法学会のホームページでは，シスタチン C から標準化 eGFR，個別 eGFR だけでなく理想体重や体表面積も簡単に求めることができます（☞ p91）。

---

日本人の GFR cys 推算式（mL/min/1.73 m$^2$）
男性：$(104 × シスタチン C^{-1.019} × 0.996^{Age}) - 8$
女性：$(104 × シスタチン C^{-1.019} × 0.996^{Age} × 0.929) - 8$
小児：$104.1 / シスタチン C - 7.80$
体表面積補正をしない eGFRcys = eGFRcys ×（体表面積 /1.73）

---

## シスタチン C の問題点

シスタチン C に関しては，高用量ステロイド，シクロスポリンなどの薬剤の使用や糖尿病，甲状腺機能低下症，高ビリルビン血症，炎症，高トリグリセリド血症で，高値に測定されることを念頭に置く必要があります。またシスタチン C の血中濃度は腎機能が低下すると 5〜6 mg/L で頭打ちになることがわかっており，末期腎不全では腎機能を正確に反映できないため，血清 Cr 値が 2 mg/dL 以上になればシスタチン C の測定意義は低くなり，血清 Cr 値のみで腎機能を評価するのがよいでしょう。

シスタチン C の測定キットは当初，メーカーによってそれぞれ異なる社内標準品を基準にしていたため，メーカー間で測定値に差が出るのが問題でした。しかし 2010 年以降，認証標準物

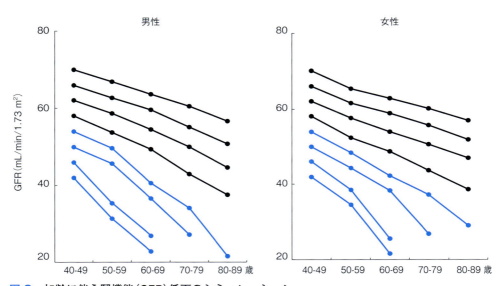

**図2　加齢に伴う腎機能(GFR)低下のシミュレーション**
ベースライン(すなわち40歳代での腎機能)に応じて，腎機能低下率を当てはめて作成
〔Imai E et al：Hypertens Res 31：433-441, 2008 より引用〕

質 DA471/IFCC ができたため，メーカー間の測定誤差がなくなってきています。

### 引用文献

1) Grubb AO：Cystatin C-properties and use as diagnostic marker. Adv Clin Chem 35：63-99, 2000
2) Adachi M, et al：Benefit of cystatin C in evaluation of renal function and prediction of survival in patients with cirrhosis. Hepatol Res 45：1299-1306, 2015
3) Horio M, et al：GFR estimation using standardized serum cystatin C in Japan. Am J Kidney Dis 61：197-203, 2013
4) Uemura O, et al：Cystatin C-based equation for estimating glomerular filtration rate in Japanese children and adolescents. Clin Exp Nephrol 18：718-725, 2014

### 鉄則5

筋肉量の少ないるい痩患者，筋肉量低下をきたす病態や妊娠，尿崩症などに eGFRcreat や推算 CCr など，血清 Cr 値を基にした推算式を使うと過大評価してしまう。過大評価度の度合いは eGFRcreat で顕著なため，後期高齢者が罹患しやすい院内感染症やがん末期などのフレイル症例には，eGFRcreat よりも推算 CCr の方が適していることがある。

CG式は男性では1年に約1 mL/min ずつ推算 CCr が低下しますが，実は平均的な日本人の腎機能は加齢によってそんなには低下しないことが分かっています(**図2，黒色で示す線**)。この図で注目してほしいのは，もともと腎機能の低い患者では加齢に伴い腎機能が急速に悪化しやすいということです(**図2，青色で示す線**)。入退院を繰り返している症例はこのような脆弱なフレイル症例に多いと考えられます。個別 eGFR(mL/min) は推算 CCr に比し，身長が考慮されているため，一般的にはより正確に腎機能を把握できます。しかし，痩せた栄養不良の高齢のフレイル

症例では，個別 eGFR(mL/min)，標準化 eGFR(mL/min/1.73 m$^2$)はともに腎機能を過大評価しやすくなります。一方，推算 CCr は加齢とともに腎機能を過小評価する傾向があるため(☞ **p64**)，痩せた高齢者では eGFR よりも予測精度は一般的に高くなります。そのため，多くの感染症専門医や感染症専門(認定)薬剤師は個別 eGFR ではなく推算 CCr を使っています。フレイル症例が罹患しやすい院内感染症(MRSA や緑膿菌感染症など)では低めに腎機能を推算する CCr の方が予測精度が高いことを知っているからです。なお，若年者では CG 式による推算 CCr は GFR より高値になるので 0.789 倍し，GFR として評価します。

院内感染症などの特殊な症例を除けば，薬物の投与設計では個別 eGFR(mL/min)の方が推算 CCr よりも予測精度は優れていますが，入退院を繰り返す高齢者はやはり生理機能が低下している脆弱な状態であるため，通常の高齢者よりも腎機能は低めになりやすいかもしれません(**図2**)。

### 鉄則6

血清 Cr 値が 0.6 mg/dL 未満の高齢フレイル症例の場合，腎機能推算式の血清 Cr 値として 0.6 mg/dL を代入するラウンドアップ法を用いると，予測精度が高くなることが多い。ただし，医療者自身の目で症例の体格と活動性を確認すること。痩せているが活動的な症例の場合，実際に腎機能がよい可能性がある。

---

eGFRcreat は血清 Cr 値をもとに算出しています。Cr は同一個人では産生速度が一定で，タンパクとまったく結合していないため 100% 糸球体濾過され，尿細管でまったく再吸収されないので糸球体濾過機能を反映しやすい生体内物質です(ただし，尿細管からわずかに分泌されるのがやや欠点です)。例えば，血清 Cr 値が 0.6 から 0.9 mg/dL に上昇しても正常値範囲内で腎機能を判断しにくいですが，標準化 eGFR(正常値 100 mL/min/1.73 m$^2$)で表すと 90 から 60 mL/min/1.73 m$^2$ と 30% も低下していることがわかるため，標準化 eGFR は腎機能を評価するのにわかりやすい指標になります。

ただし，クレアチニンは筋肉を作っているクレアチンの最終代謝産物であるため，筋肉量が少ないと eGFR が高く推算されてしまうのが大きな欠点です。ですから長期臥床高齢者で筋肉量が少ない患者では，90 歳なのに標準化 eGFR が 150 mL/min/1.73 m$^2$ のような正常値以上に推算されることがあります。しかし腎機能は加齢とともに低下するため，これはあり得ません。このような患者(血清 Cr が 0.4 mg/dL 以下のように低値)だけでなく，筋ジストロフィーの患者(血清 Cr が 0.1〜0.2 mg/dL 以下になることもあります)では標準化 eGFR が 500〜1000 mL/min/1.73 m$^2$ などと過大評価されますが，これは「腎機能がよい」のではなく，「筋肉量が少ない」ことを表しています。

このような症例では，科学的ではないものの，具体的な対応として，臨床現場では血清 Cr 値が 0.6 mg/dL 未満の症例に対して 0.6 を代入して推算式を使うと，腎機能の予測精度が上がると言われており，これをラウンドアップ(round up)法と言います。また，その他の具体的な対応としては，カルボプラチンの投与設計で eGFR が高値に計算されていても上限を 125 mL/min とするキャッピング(capping)法が推奨されています。

高齢長期臥床患者なのに eGFR が正常値よりも高くなるような症例では筋肉量が減少しているため，推算式では正しく推算されません。医療従事者自身の目で患者の体格および活動性を確認しましょう。中には毎日，元気に農作業に出ているけれども痩せている高齢者もいますし，こ

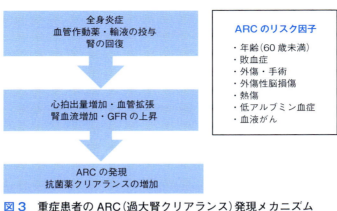

**図3　重症患者のARC（過大腎クリアランス）発現メカニズム**
〔Udy AA, et al：Curr Pharm Biotechnol 12：2020-2029, 2011 を改変〕

のような患者では痩せていても筋肉量は長期臥床患者と比べて多いと考えられます。痩せた高齢者に対し，重要な腎排泄薬物（MRSA 感染症時のバンコマイシン，がん患者におけるカルボプラチンやティーエスワン®，ダビガトランなど）を投与する場合には，24 時間蓄尿により実測 CCr を測定し，0.715 倍して GFR として評価するか，シスタチン C によって eGFRcys を算出する必要があります。

### 鉄則 7

60 歳未満の腎機能正常者で，全身性炎症反応症候群（SIRS）により ICU 管理下にて血管作動薬・輸液の投与を受けている患者では，標準化 eGFR が約 150 mL/min/1.73 $m^2$ に上昇することがある。これは過大腎クリアランス（ARC）により腎機能が高くなっているため，腎排泄性抗菌薬の過小投与が危惧される。ARC の場合，血清 Cr 値は 0.6 mg/dL 未満になることもあるが，0.6 mg/dL を代入するラウンドアップ法を使わない。

60 歳未満の腎機能正常者で，血管作動薬や大量の輸液が投与されている全身性炎症反応症候群（SIRS）の患者（多くは ICU の症例）では，血清 Cr 値が 0.3〜0.5 mg/dL に低下した場合，筋肉量が少ないのではなく腎機能が上昇していることがあります。60 歳未満で腎障害のない感染症が引き起こす SIRS の病態下では，血管作動薬や輸液の投与により心拍出量増加や腎血流増加により過大腎クリアランス（ARC：augmented renal clearance）が発現し，通常 100 mL/min/1.73 $m^2$ の標準化 eGFR が 150〜160 mL/min/1.73 $m^2$ に上昇し，腎排泄性抗菌薬の過小投与によって抗菌薬の効果が不十分になることがあります。この場合，eGFR や推算 CCr は腎機能を過小評価するため，蓄尿による実測 CCr による腎機能の正確な把握が推奨されていましたが[1,2]，2015 年には Ruiz ら[3]が ARC では実測 CCr が ARC の検出に有用であるとしながらも，外傷患者では CKD-EPI 式（米国で開発された GFR 推算式で日本人には適さない），CG 式などの腎機能推算式が最初のスクリーニングには使えることを報告しました。

ARC では血清 Cr 値が低くても 0.6 mg/dL を代入するラウンドアップ法は行うべきではありません。ARC のリスク因子は①年齢（60 歳未満），②敗血症，③外傷・手術，④外傷性脳損傷，⑤熱傷，⑥低アルブミン血症，⑦血液がんなどが提言されています（図3）[4]。

## 引用文献

1) Baptista JP, et al：A comparison of estimates of glomerular filtration in critically ill patients with augmented renal clearance. Crit Care 15：R139, 2011
2) Udy AA, et al：A comparison of CKD-EPI estimated glomerular filtration rate and measured creatinine clearance in recently admitted critically ill patients with normal plasma creatinine concentrations. BMC Nphrol 14：250, 2013
3) Ruiz S, et al：Screening of patients with augmented renal clearance in ICU：taking into account the CKD-EPI equation, the age, and the cause of admission. Ann Intensive Care 5：49, 2015
4) Udy AA, et al：ARC--augmented renal clearance. Curr Pharm Biotechnol 12：2020-2029, 2011

### 鉄則 8

ST合剤，シメチジン，コビシスタットは尿細管におけるクレアチニンの尿細管分泌を阻害するため，腎機能の悪化がなくても血清 Cr 値がわずかに上昇する。

$H_2$ 遮断薬のシメチジン（タガメット®）は，クレアチニンの multidrug and toxin extrusion (MATE) 1 および MATE2-K という有機カチオン/$H^+$ 交換輸送体（以前は有機カチオントランスポータといわれていた）を介した尿細管分泌を競合阻害することにより，また ST 合剤（バクタ®）中のトリメトプリムは MATE2-K の強力な阻害薬であり，併用により腎機能が悪化していなくても血清 Cr 値が軽度上昇することがあります。

ただし，トリメトプリム，シメチジンともにアレルギー性の間質性腎炎の原因薬物になる可能性があること，また ST 合剤は十分な輸液を行わないと遠位尿細管や集合管で結晶が析出して腎後性腎障害を起こしやすいことに留意する必要があります。最近，HIV 感染症治療薬スタリビルド®配合錠に含有されているコビシスタットも同様の機序で血清 Cr 値が軽度上昇することが明らかになりました。

このような薬剤が投与されている場合は，GFR 推算式や CG 式による CCr などの予測式を用いることはできませんが，実測 CCr は低下しますが，GFR に近い値が得られる可能性があり，シスタチン C を用いると何の影響もなく腎機能を正しく評価できます。

### 鉄則 9

ネフローゼ症候群などによる低アルブミン血症や糖尿病患者ではクレアチニンの尿細管分泌が増加し，腎機能を過大評価してしまう。

ネフローゼ症候群などによる低アルブミン血症ではクレアチニンの尿細管分泌が増加し，腎機能を過大評価する程度が大きくなります（☞ **p81**）。ただし総タンパク濃度との相関性は低いとされています[1]。また，同様の現象が糖尿病でも報告されており，血糖コントロールが不良な糖尿病患者ではクレアチニンの尿細管分泌が増加して腎機能を高く見積もることがあることが報告されています[2]。

### 引用文献

1) Branten AJ, Vervoort G, Wetzels JF : Serum creatinine is a poor marker of GFR in nephrotic syndrome. Nephrol Dial Transplant 20 : 707-711, 2005
2) Nakatani S, et al : Poor glycemic control and decreased renal function are associated with increased intrarenal RAS activity in Type 2 diabetes mellitus. Diabetes Res Clin Pract 105 : 40-46, 2014

## 鉄則10

鉄則1〜9の記載は腎機能低下患者にハイリスク薬を投与するとき，あるいは腎機能低下に伴いハイリスク薬になる薬を投与するときに考慮すべきものである．安全性の高い薬物では，どのように腎機能を推算しても上記の内容を理解しておけば大きな問題はない．

セフェム系やペニシリン系の抗菌薬，あるいはフェキソフェナジン（アレグラ®）など安全性の高い薬物は多くあります．このような薬物では腎機能低下患者で血中濃度が上昇する薬物であっても，腎機能としてeGFRを用いてもCCrを用いても，正しく用いている限り，どちらの推算式でも構いません．腎機能が悪くなればなるほど確実に血清Cr値は上昇し，eGFRもCCrもゼロに収束するため，腎機能の見積もりミスも少なくなります．しかし，ハイリスク薬は厳密な投与設計が必要なので，できる限り1〜9の鉄則を守ってください．

## 附則1

蓄尿CCrは蓄尿忘れがないよう，「蓄尿忘れがあれば必ず伝えてください．連絡ミスがあると薬が効かなくなるおそれがあります」と指導する．

高齢のフレイル症例が日和見感染症に罹患した場合，1回目の抗菌薬治療が失敗すれば二の矢が継げないことになってしまいます．特に尿中排泄率90％と高いバンコマイシンの投与設計は腎機能低下に伴い難しくなります．このようなときにも腎機能を正確に見積もるよう気を付けましょう．栄養状態が悪く痩せた長期臥床高齢者では筋肉量が少ないため，eGFR，推算CCrがともに高く見積もられる症例が多くあります．このような症例に対しては蓄尿による実測CCr×0.715をGFRとして投与設計するとよいでしょう．ただし，高齢男性では前立腺肥大による排尿困難患者が多いため，短時間蓄尿は適していません．24時間蓄尿が推奨されます．

蓄尿し忘れると腎機能を過小評価してしまいます．「絶対に蓄尿を忘れてはいけませんよ」と言われれば「忘れると怒られる」という心理が働きます．「蓄尿を忘れない方がよいのですが，忘れることはやはりあります．もしも忘れたら必ずおっしゃって下さい．蓄尿が不正確だと，腎機能が悪いとみなされることがあり，薬の量が減らされる可能性があります．そうするとせっかく飲んでいる薬が効かなくなるかもしれません」というように説明しましょう．

## 附則2

若年者の推算CCrには0.789をかけて個別eGFRとして評価するが，高齢者の推算CCrには0.789をかけない．

**表2　各種腎機能パラメータの正確性と特徴**

| 腎機能検査値 | 正確性 | 特徴 |
| --- | --- | --- |
| イヌリン投与による実測 GFR（mL/min） | ゴールドスタンダードであり最も正確 | 準備・手技が煩雑なため実際的でなく，あまり利用されていない |
| 1日または短時間蓄尿による実測 CCr（mL/min） | 正確な蓄尿ができていれば正確だが実測 GFR の 1.2～1.3 倍高めになるので，0.715 倍して個別 GFR（mL/min）として評価する | 正確な蓄尿ができない症例では利用できない |
| Cockcroft-Gault 式による推算 CCr（mL/min） | 血清 Cr 値 0.6 未満の患者では過大評価しやすいが，一般的に標準化 eGFR（mL/min/1.73 m²）より正確であり，個別 eGFR（mL/min）に比し，血清 Cr 低値による腎機能過大評価の程度は小さい．わが国の酵素法による推算 CCr は GFR の 1.2～1.3 倍高値であるため，0.789 をかけると GFR として評価できるが，高齢者では 0.789 をかけない | 肥満患者では過大評価するため理想体重を用いる．加齢による低下が顕著なため長期臥床高齢者が罹患しやすい院内感染時の薬物投与設計では eGFR に比し正確性が高くなることがある．それでも過大評価が懸念される場合には臨床現場では血清 Cr 値 0.6 未満の症例には 0.6 を代入することがある |
| 血清 Cr 値による標準化 eGFR（mL/min/1.73 m²） | 体格を考慮していないため平均的な体格の患者以外では不正確 | 慢性腎臓病の診断指標に用いる値であり，体表面積 1.73 m² に近い標準体型男性以外では薬物投与設計では用いない |
| 血清 Cr 値による個別 eGFR（mL/min） | 一般的な患者では正確性が高い | 痩せた高齢者では過大評価しやすいのが欠点で，臨床現場ではこのような症例に対して，血清 Cr 値 0.6 未満の症例には 0.6 を代入することがある |
| 血清 Cr 値（mg/dL） | 軽度～中等度腎障害ではわずかしか上昇せず，筋肉量による影響を受け，性差があるので判断しにくいため，血清 Cr 値を基にした推算式を用いる方がよい | 慢性腎臓病ステージ 4～5（重度腎障害～末期腎不全）では明らかに上昇するため有用で，血清 Cr 値 2 mg/dL 以上で高齢者は高度腎障害～末期腎不全と判断してよい |
| 血清シスタチンC値による個別 eGFR（mL/min） | 血清シスタチン C 値をもとにした個別 eGFRcys（mL/min）として用いる．軽度腎障害～中等度腎障害では血清 Cr 値よりも早く上昇するため有用であり，痩せた高齢者でも正確に腎機能を反映する | 保険適用の関係で 3 か月に 1 回しか測定できない．末期腎不全になると 4 mg/L 程度で頭打ちになるため，末期腎不全では血清 Cr 値の方が使いやすい．測定キットによる測定誤差があった問題は標準物質ができたため解消されつつある |

GFR：糸球体濾過量　eGFR：推算糸球体濾過量　CCr：クレアチニンクリアランス

　CG 式による推算 CCr は腎機能が加齢による影響を受けやすい，つまり若年者では高く（GFR よりも CCr が高いのは当たり前ですからこれは問題ない），後期高齢者では低い（CG 式では男性では 1 年に約 1 mL/min ずつ低下するが，実は平均的な日本人の腎機能は加齢によってそんなには低下しないことがわかっている，☞ p64）という特性をもっていることを理解する必要があります．若年者であるほど推算 CCr は腎機能を過大評価してしまうので，0.789 倍して GFR として評価する必要があります．高齢者では腎機能を過小評価しがちなので，0.789 をかけるべきではありません．実際には入退院を繰り返す高齢のフレイル症例は，健康で入院しない高齢者と異なり，腎機能が低下していることが多いと考えられます．このような脆弱な患者には，CG 式による推算 CCr の方が eGFR よりも適しているといえるかもしれません．
　表2 には各種腎機能パラメータとその正確性と特徴についてまとめました．

# 腎機能別薬剤投与量一覧表

- CCrで表示している添付文書における血清クレアチニン値測定法は多くがJaffe法によるものであるため，CCr≒GFRと考えてよいものが多い。
- そのため本表ではGFRまたはCCrと表記しているが，基本的に患者の腎機能は痩せて栄養状態の悪い患者を除き，体表面性未補正eGFR(mL/min)によって腎機能を推算する。
- eGFR(mL/min)は多くの薬物の添付文書のCCr表示と同等に扱ってよい。
- 痩せて筋肉量の少ない患者では蓄尿による実測CCr×0.715によりGFRとして評価するか，シスタチンCによる体表面積未補正eGFRを算出して腎機能の評価をする。
- GFRまたはCCrの単位は基本としてmL/minを用いるが，投与量がmg/kgやmg/m²のように固定用量ではない場合にはmL/min/1.73 m²を用いる。

**重要度**：腎機能低下患者に対する薬物投与を，重要度の高い順に◎(最重要)，○(重要)，△(要注意)印で示した。
**TDM**：TDM対象薬には TDM を付した。
**透析性**：通常の血液透析によって除去される(除去率40%以上)ものは○，除去されないものは×で示した。
**禁忌**：高度腎機能障害や透析患者など腎機能の低下した患者に添付文書上，投与禁忌の記載のあるものには「禁忌」の項に「禁」を付した。
**腎障害**：複数の信頼性の高い薬剤性腎障害に関する総説で，薬剤性腎障害の原因薬物となるものには腎障害の項に「○」を付した。アレルギー性の腎障害は除いた。

- 本一覧表は小児には対応していません。

# 5章 腎機能別薬剤投与量一覧表

| 重要度 | 薬剤名 一般名 | 薬剤名 商品名 | 透析性 | 禁忌 | 腎障害 | 常用量 | GFRまたはCCr(mL/min) 30〜59 | GFRまたはCCr(mL/min) 15〜29 | GFRまたはCCr(mL/min) <15 | HD(血液透析) PD(腹膜透析) |
|---|---|---|---|---|---|---|---|---|---|---|
| | | | | | | **弱オピオイド** | | | | |
| ○ | トラマドール塩酸塩 | トラマール®OD錠 | × | | | 100〜400 mg 分4 | 腎障害者(軽度も含む)では$t_{1/2}\beta$および$AUC_{0\sim\infty}$は健康成人のそれぞれ最大で1.5倍および2倍になるため,最大量を腎機能正常者の50%に減量 | | | |
| ○ | 同上 | トラマール®注 | × | | | 100〜150 mgを筋肉内に注射。その後必要に応じ4〜5 hrに反復注射 | 同上 | | | |
| ○ | トラマドール塩酸塩徐放錠 | ワントラム®錠 | × | 禁 | | 1日1回100〜300 mgを経口投与し,1日400 mgを超えないこと。初回投与する場合は,1日100 mgから開始することが望ましい。 | 腎障害者(軽度も含む)では$t_{1/2}\beta$および$AUC_{0\sim\infty}$は健康成人のそれぞれ最大で1.5倍および2倍になるため,最大量を腎機能正常者の50%に減量 | 高度な腎障害では作用および副作用が増強するおそれがあるため禁忌 | | |
| ○ | トラマドール塩酸塩37.5 mg アセトアミノフェン325 mg 配合錠 | トラムセット®配合錠 | 配合剤 | 禁 | ○ | 非がん性慢性疼痛では1回1錠,1日4回(投与間隔として4 hr以上),抜歯後疼痛では1回2錠。最高用量1回2錠,1日8錠,空腹時の投与を避ける | 腎障害者(軽度も含む)ではトラマドールの$t_{1/2}\beta$および$AUC_{0\sim\infty}$は健康成人のそれぞれ最大で1.5倍および2倍になるため,12 hr毎に1回2錠を超えないことが推奨される(米国添付文書より) | | | アセトアミノフェンが配合されているため,わが国の添付文書上では重篤な腎障害のある患者では「重篤な転帰をとるおそれがあるために禁忌」となっているが,米国ではこのような記載はない |
| | ブプレノルフィン塩酸塩 | レペタン®注 | × | | | 1回0.2〜0.3 mg 必要に応じて6〜8 hr毎に筋注 | 腎機能正常者と同じ | | | |
| | 同上 | レペタン®坐剤 | × | | | 1回0.2〜0.4 mg 必要に応じて8〜12 hr毎 | 同上 | | | |
| | ブプレノルフィン | ノルスパン®テープ | × | | | 前胸部,上背部,上腕外部または側胸部に貼付し,7日毎に貼り替える。初回貼付用量はブプレノルフィンとして5 mgとし,その後の貼付用量は患者の症状に応じて適宜増減するが,20 mgを超えないこと | 同上 | | | |
| | ペンタゾシン塩酸塩 | ソセゴン®注/ペンタジン®注 | × | | | 1回15 mg 3〜4 hr毎。皮下注または筋注 | 同上 | | | |
| | ペンタゾシン塩酸塩 添加物ナロキソン塩酸塩 | ソセゴン®錠/ペンタジン®錠 | × | | | 1回25〜50 mgを3〜5 hr毎 | 同上 | | | |
| | | | | | | **消炎鎮痛解熱薬(NSAIDs)** | | | | |
| ○ TDM | アスピリンダイアルミネート | バファリン®配合錠A330 | × | 禁 | | 通常は1回2錠,1日2回食後。関節リウマチ,リウマチ熱,症候性神経痛では1回2〜4錠,1日2〜3回食後 | 高齢者,高血圧患者,糖尿病患者,心不全患者,利尿薬の併用されている症例など腎障害のリスクの高い患者には漫然と投与しない | 腎障害を悪化させるおそれがあるため重篤な腎障害には禁忌 | | 重篤な腎障害には禁忌だが無尿の透析患者では減量の必要なし |
| ○ | アンピロキシカム | フルカム®カプセル | × | 禁 | ○ | 1回27 mgを1日1回食後に経口投与 | 同上 | 同上 | 同上 | |
| ○ | アンフェナクナトリウム水和物 | フェナゾックスカプセル | × | 禁 | ○ | 1回50 mgを1日4回,食後 | 同上 | 同上 | 同上 | |
| ○ | イブプロフェン | ブルフェン®錠 | × | 禁 | ○ | 1回200 mgを1日3回,食後 | 同上 | 同上 | 同上 | |

## 弱オピオイド〜消炎鎮痛解熱薬（NSAIDs）

| 重要度 | 薬剤名 一般名 | 薬剤名 商品名 | 透析性 | 禁忌 | 腎障害 | 常用量 | GFR または CCr(mL/min) 30〜59 | GFR または CCr(mL/min) 15〜29 | GFR または CCr(mL/min) <15 | HD（血液透析） PD（腹膜透析） |
|---|---|---|---|---|---|---|---|---|---|---|
| ○ | インドメタシン | インテバン®SP | × | 禁 | ○ | 1回25mgを1日1〜3回，食後 | 同上 | 同上 | 同上 | 同上 |
| ○ | 同上 | インテバン®坐剤 | × | 禁 | ○ | 1回25〜50mgを1日1〜2回直腸内投与 | 同上 | 同上 | 同上 | 同上 |
| ○ | インドメタシンファルネシル | インフリー®カプセル | × | 禁 | ○ | 1回200mgを1日2回，食後 | 同上 | 同上 | 同上 | 同上 |
| ○ | エスフルルビプロフェン／ハッカ油 | ロコア®テープ | × | 禁 |  | 変形性関節症における鎮痛・消炎として1日1回患部に貼付する。同時に2枚を超えて貼付してはならない | 同上 | 同上 | 同上 | 同上 |
| ○ | ケトプロフェン | カピステン®筋注 | × | 禁 | ○ | 1回50mgを1日1〜2回臀部に筋注 | 同上 | 同上 | 同上 | 同上 |
| ○ | 同上 | ケトプロフェン®坐剤 |  | 禁 | ○ | 1回50〜75mgを1日1〜2回。直腸内に挿入 | 同上 | 同上 | 同上 | 同上 |
| ○ | ジクロフェナクナトリウム | ボルタレン®錠 | × | 禁 | ○ | 1回25mgを1日3回，食後。1日100mgまで | 同上 | 同上 | 同上 | 同上 |
| ○ | 同上 | ボルタレン®SRカプセル | × | 禁 | ○ | 1回37.5mgを1日2回，食後 | 同上 | 同上 | 同上 | 同上 |
| ○ | 同上 | ボルタレン®サポ | × | 禁 | ○ | 1回25〜50mgを1日1〜2回。直腸内投与 | 同上 | 同上 | 同上 | 同上 |
| ○ | スリンダク | クリノリル®錠 | × | 禁 | ○ | 300mg分2食後 | 同上 | 同上 | 同上 | 同上 |
| ○ | スルピリン水和物 | メチロン®注 | × | 禁 | ○ | 1回0.25g 2回まで皮下注または筋注 | 同上 | 同上 | 同上 | 同上 |
| ○ | チアプロフェン酸 | スルガム®錠 | × | 禁 | ○ | 1回200mgを1日3回食後 | 同上 | 同上 | 同上 | 同上 |
| ○ | ナブメトン | レリフェン®錠 | × | 禁 | ○ | 800mg分1食後 | 同上 | 同上 | 同上 | 同上 |
| ○ | ナプロキセン | ナイキサン®錠 | × | 禁 | ○ | 300〜600mg分2〜3食後 | 同上 | 同上 | 同上 | 同上 |
| ○ | ピロキシカム | フェルデン®坐剤 | × | 禁 | ○ | 1日1回20mgを直腸内投与 | 同上 | 同上 | 同上 | 同上 |
| ○ | 同上 | バキソ®カプセル | × | 禁 | ○ | 1日1回20mg，食後 | 同上 | 同上 | 同上 | 同上 |
| ○ | ブコローム | パラミヂン®カプセル | × | 禁 | ○ | 1回300〜900mgを1日2〜4回食後 | 同上 | 同上 | 同上 | 同上 |
| ○ | フルルビプロフェンアキセチル | ロピオン®注 | × | 禁 | ○ | 1回50mgをできるだけゆっくり静注 | 同上 | 同上 | 同上 | 同上 |
| ○ | フルルビプロフェン | フロベン®錠／顆粒 | × | 禁 | ○ | 1回40mgを1日3回毎食後。頓用の場合には，1回40〜80mg | 同上 | 同上 | 同上 | 同上 |
| ○ | メフェナム酸 | ポンタール®カプセル・シロップ・細粒 | × | 禁 | ○ | 1回500mg，その後6hr毎に1回250mgを経口投与。急性上気道炎では1回500mgを頓用で原則1日2回までとし，1日最大1,500mgまで。空腹時の投与は避ける | 同上 | 同上 | 同上 | 同上 |
| ○ | ロキソプロフェンナトリウム水和物 | ロキソニン®錠 | × | 禁 | ○ | 60〜180mg分1〜3食後 | 同上 | 同上 | 同上 | 同上 |
|  | ロキソプロフェンナトリウム水和物 | ロキソニン®テープ | × |  |  | 1日1回，患部に貼付 | 腎機能正常者と同じ | | | |

| 重要度 | 薬剤名 一般名 | 薬剤名 商品名 | 透析性 | 禁忌 | 腎障害 | 常用量 | GFR または CCr(mL/min) 30~59 | GFR または CCr(mL/min) 15~29 | GFR または CCr(mL/min) <15 | HD(血液透析) PD(腹膜透析) |
|---|---|---|---|---|---|---|---|---|---|---|
| ○ | ロルノキシカム | ロルカム®錠 | × | 禁 | ○ | 12~18 mg 分3 食後(術後外傷後・抜歯後は8~24 mg) | 高齢者,高血圧患者,糖尿病患者,心不全患者,利尿薬の併用されている症例など腎障害のリスクの高い患者には漫然と投与しない | 腎障害を悪化させるおそれがあるため重篤な腎障害には禁忌 | | 重篤な腎障害には禁忌だが無尿の透析患者では減量の必要なし |
| | | | | | | 塩基性NSAID | | | | |
| ○ | チアラミド塩酸塩 | ソランタール®錠・細粒 | × | 禁 | ○ | 1回100 mgを1日1~2回,または頓用 | 高齢者,高血圧患者,糖尿病患者,心不全患者,利尿薬の併用されている症例など腎障害のリスクの高い患者には漫然と投与しない | 腎障害を悪化させるおそれがあるため重篤な腎障害には禁忌 | | 重篤な腎障害には禁忌だが無尿の透析患者では減量の必要なし |
| | | | | | | 消炎鎮痛解熱薬(COX Ⅱ選択的阻害薬) | | | | |
| ○ | セレコキシブ | セレコックス®錠 | × | 禁 | ○ | 200~400 mg 分2 | 高齢者,高血圧患者,糖尿病患者,心不全患者,利尿薬の併用されている症例など腎障害のリスクの高い患者には漫然と投与しない | 腎障害を悪化させるおそれがあるため重篤な腎障害には禁忌 | | 重篤な腎障害には禁忌だが無尿の透析患者では減量の必要なし |
| ○ | エトドラク | ハイペン®錠 | × | 禁 | ○ | 400 mg 分2 | 同上 | 同上 | 同上 | 同上 |
| ○ | メロキシカム | モービック®錠 | × | 禁 | ○ | 10~15 mg 分1 | 同上 | 同上 | 同上 | 同上 |
| | | | | | | 解熱鎮痛薬 | | | | |
| ○ | アセトアミノフェン | カロナール®錠 | ○/× 報告によって異なる | 禁 | ○ | 1回300~1,000 mgを4~6 hr以上の投与間隔。最大投与量は4,000 mg/dayとする | 1回300 mg(解熱),500~600 mg(鎮痛)を1日3回 毎食後~1日4回 毎食後と寝る前 または6 hr毎(できるだけ食後) | 重篤な腎障害には禁忌になっているが,胃障害や出血症例などはNSAIDsより安全。連続投与により抱合体が蓄積し腸肝循環するため,トラフ値は上昇するもののAUCには著変ないため,透析患者では投与量の補正は不要と思われる | | |
| ○ | 同上 | アセリオ®静注液 | ○/× 報告によって異なる | 禁 | ○ | 疼痛:1回300~1,000 mgを15分かけて静脈内投与し,投与間隔は4~6 hr以上とする(最高4,000 mg/日)。ただし,体重50 kg未満の成人には1回15 mg/kgを上限として静脈内投与し,投与間隔は4~6 hr以上とする。1日総量として60 mg/kgを限度とする。発熱:1回300~500 mgを静脈内投与し,投与間隔は4~6 hr以上とする。原則として1日2回まで(最高1,500 mg/日)。15分かけて静脈内投与 | 腎機能正常者と同じ | 重篤な腎障害には禁忌になっているが,胃障害や出血症例などはNSAIDsより安全。静注製剤はCCr≦30 mL/minでは注意して投与し,用量を減量し,投与間隔を延長する(UptoDate) | | |
| | | | | | | その他の鎮痛薬 | | | | |
| | ワクシニアウイルス接種家兎炎症皮膚抽出液 | ノイロトロピン®注 | 不明 | | | 1回3.6単位を静注・筋注・皮下注 | 減量は必要ないと思われるが,CKD患者の投与方法に言及した報告はない | | | |

| 重要度 | 薬剤名 一般名 | 薬剤名 商品名 | 透析性 | 禁忌 | 腎障害 | 常用量 | GFR または CCr(mL/min) 30〜59 | GFR または CCr(mL/min) 15〜29 | GFR または CCr(mL/min) <15 | HD(血液透析) PD(腹膜透析) |
|---|---|---|---|---|---|---|---|---|---|---|
| | 同上 | ノイロトロピン®錠 | 不明 | | | 1回2錠(8単位)を1日2回 | 同上 | | | |
| | | | | | | 総合感冒薬 | | | | |
| | サリチルアミド・アセトアミノフェン・無水カフェイン・プロメタジンメチレンジサリチル酸塩配合剤 | PL配合顆粒 | 配合剤 | | ○ | 4g分4 | 腎機能正常者と同じ | | | |
| | | | | | | 片頭痛治療薬 | | | | |
| △ | エルゴタミン酒石酸塩・無水カフェイン・イソプロピルアンチピリン配合剤 | クリアミン®配合錠A1.0 | 配合剤 | 禁 | ○ | 1回1錠を1日2〜3回,または1回1〜2錠を頓用。1週間に最高10錠まで | エルゴタミンによる麦角中毒を起こすおそれがあるため禁忌 | | | |
| △ | 同上 | クリアミン®配合錠S0.5 | 配合剤 | 禁 | ○ | 1回2錠を1日2〜3回,または1回2〜4錠を頓用。1週間に最高20錠まで | 同上 | | | |
| △ | ジヒドロエルゴタミンメシル酸塩 | ジヒデルゴット®錠 | × | | | 1回1mgを1日3回 | 減量の必要はないが,末梢虚血に注意 | | | |
| | 塩酸ロメリジン | ミグシス®錠 | × | | | 10mg/日分2 | 腎機能正常者と同じ | | | |
| | | | | | | 5-HT$_{1B/1D}$受容体作動型片頭痛治療薬 | | | | |
| | エレトリプタン臭化水素酸塩 | レルパックス®錠 | × | | | 1回20〜40mg 1日最大40mg | 腎機能正常者と同じ | | | |
| | スマトリプタン | イミグラン®錠 | × | | | 1回50mg〜100mg 1日最大200mg | 同上 | | | |
| | 同上 | イミグラン®注3/キット皮下注 | × | | | 1回3mgを皮下注,1日最大6mg | 同上 | | | |
| | 同上 | イミグラン®点鼻液 | × | | | 1回20mgを鼻腔内投与,1日最大40mg | 同上 | | | |
| | ゾルミトリプタン | ゾーミッグ®錠/RM錠 | × | | | 1回2.5〜5mg 1日最大10mg | 腎機能正常者と同じ。ただしAUCが透析患者で増加するため頻回投与時には減量が必要 | | | |
| ○ | ナラトリプタン塩酸塩 | アマージ®錠 | × | 禁 | | 1回2.5mg 1日最大5mg | 軽度・中等度腎障害でAUCが2倍に増加し半減期も2倍に延長するため,1日の総投与量を2.5mgとする | 重度の腎機能障害のある患者では血中濃度が上昇するおそれがあるため禁忌 | | |
| ◎ | リザトリプタン安息香酸塩 | マクサルト®錠/RPD錠 | × | 禁 | | 1回10mg 1日最大20mg | 腎機能正常者と同じ | | | AUCが上昇するため禁忌 |

| 重要度 | 薬剤名 一般名 | 薬剤名 商品名 | 透析性 | 禁忌 | 腎障害 | 常用量 | GFRまたはCCr(mL/min) 30〜59 | GFRまたはCCr(mL/min) 15〜29 | GFRまたはCCr(mL/min) <15 | HD(血液透析) PD(腹膜透析) |
|---|---|---|---|---|---|---|---|---|---|---|
| | | | | | | 帯状疱疹後神経痛治療薬 | | | | |
| ◎ | プレガバリン | リリカ®カプセル | ○ | | | 初期量1回75 mgを1日2回, 1日300 mgまで漸増(最高600 mg/日) | 初期量:75 mg分1〜3 維持量:150〜300 mg分1〜2 | 初期量:25〜50 mg分1〜2 維持量:75〜150 mg分1〜2 | 添付文書では初期量:25 mg分1 維持量:25〜75 mg分1になっているが25 mg/日の投与を推奨(最大50 mg) | 添付文書では初期量:25 mg分1, 維持量:25〜75 mg分1 HD後の補充用量は投与量により25〜150 mgをHD後に補充。PDでは初期量25 mg分1, 維持量25〜75 mg分1になっているが25 mg/日でHD日にはHD後に投与を推奨(50 mg/日投与が必要な時はより慎重に) |
| | | | | | | 抗リウマチ薬(分子標的薬) | | | | |
| | アダリムマブ | ヒュミラ®皮下注 | × | | | 関節リウマチ:1回40 mgを2週に1回, 皮下注。効果不十分な場合, 1回80 mgまで増量可 | 腎機能正常者と同じ | | | |
| | アバタセプト | オレンシア®点滴静注 | × | | | 体重により1回500〜1,000 mgを点滴。初回投与後, 2週, 4週に投与し, 以後4週間の間隔で投与 | 同上 | | | |
| | 同上 | オレンシア®皮下注 | × | | | 投与初日に負荷投与として点滴静注製剤を投与した後, 同日中に125 mg皮下注し, その後は週1回125 mgを皮下投与。また, 週1回125 mg皮下投与からも開始することが可能 | 腎機能正常者と同じ(CKD患者での検討なし) | | | |
| | インフリキシマブ | レミケード®点滴静注用 | × | ○ | | 関節リウマチ:1回3 mg/kgを点滴静注。初回投与後, 2・6週に投与し以後8週間隔で投与。最大8週間隔1回10 mg/kg, 投与間隔短縮1回6 mg/kg。最短投与間隔4週間 | 腎機能正常者と同じ | | | |
| | エタネルセプト | エンブレル®皮下注/皮下注シリンジ/皮下注ペン | × | ○ | | 1回10〜25 mg週2回, または25〜50 mgを週に1回 | 同上 | | | |
| | ゴリムマブ | シンポニー®皮下注 | × | ○ | | メトトレキサート併用時:50 mgを4週に1回, 皮下注(最高100 mg) メトトレキサート非併用時:100 mgを4週に1回, 皮下注 | 同上 | | | |
| | セルトリズマブペゴル遺伝子組換え | シムジア®皮下注シリンジ | × | | | 治療開始時, 1回400 mgを初回, 2週後, 4週後に投与し, 以後1回200 mgを2週間毎に投与。症状安定後には1回400 mgを4週毎に投与してもよい | 同上 | | | |

| 重要度 | 薬剤名 一般名 | 薬剤名 商品名 | 透析性 | 禁忌 | 腎障害 | 常用量 | GFR または CCr(mL/min) 30〜59 | GFR または CCr(mL/min) 15〜29 | GFR または CCr(mL/min) <15 | HD(血液透析) PD(腹膜透析) |
|---|---|---|---|---|---|---|---|---|---|---|
| | トシリズマブ | アクテムラ®点滴静注用 | × | | | 1回8 mg/kgを4週間毎,全身型若年性特発性関節炎,キャッスルマン病では1〜2週間毎 | 同上 | | | |
| | 同上 | アクテムラ®皮下注シリンジ/皮下注オートインジェクター | × | | | 1回162 mgを2週間隔で皮下注射 | 同上 | | | |
| JAK阻害薬 | | | | | | | | | | |
| ○ | トファシチニブクエン酸塩 | ゼルヤンツ®錠 | × | | | 1回5 mgを1日2回経口投与 | 軽度腎障害患者では AUCが137%に上昇し,中等度腎障害患者ではAUCが143%に上昇し半減期も1.21倍に延長するため2/3に減量 | | 重度腎障害患者ではAUCが223%に上昇し半減期も1.6倍に延長するため1/2以下に減量し1日1回投与 | |
| 抗リウマチ薬(DMARDs) | | | | | | | | | | |
| ◎ | アクタリット | モーバー®錠 | ○ | | ○ | 1回100 mgを1日3回 | 25%に減量または100 mgを1日1回 | | ほぼ100%尿中排泄されるが薬物動態情報がほとんどないため避けたほうがよい | |
| | イグラチモド | ケアラム®錠/コルベット®錠 | × | | | 1回25 mg,1日1回朝食後に4週間以上経口投与し,それ以降,1回25 mg,1日2回(朝食後,夕食後)に増量 | 腎機能正常者と同じ | | | |
| ◎ | オーラノフィン | オーラノフィン®錠 | × | 禁 | ○ | 1回3 mgを1日2回 | 投与禁忌 | | | |
| △ | 金チオリンゴ酸ナトリウム | シオゾール®注 | × | 禁 | | 週1回または2週間に1回10 mg 筋注から増量 | 症状の悪化,重篤な副作用が現れやすいため禁忌 | | | |
| △ | サラゾスルファピリジン | アザルフィジンEN®錠 | SASP○ SASPx | | ○ | 1回500 mgを1日2回。高齢者ではその1/2から開始 | 腎機能正常者と同じ | | | |
| ◎ | ブシラミン | リマチル®錠 | × | 禁 | ○ | 1回100 mgを1日2回 | ネフローゼ症候群等の重篤な腎障害を起こすおそれがあるため禁忌 | | | 腎機能の廃絶した透析患者の用量は1回100 mgを 週3回HD後 |
| ◎ | ペニシラミン | メタルカプターゼ®カプセル | × | 禁 | | 1回100 mgを1日1〜3回食前空腹時最大600 mg/日 | 腎障害を起こすおそれがあるため禁忌 | | | 50 mg/日でも無顆粒球症の報告があるため避ける |
| ◎ | メトトレキサート TDM | リウマトレックス®カプセル | × | 禁 | ○ | 関節リウマチ:6 mg/週で開始し,4〜8週間経過しても効果不十分であれば8〜16 mg/週まで増量。1週間あたりの投与量を1〜3回に分割し,12 hr間隔で1〜2日間かけて投与*1 | GFR<60 mL/minの場合は低用量から開始し,最初から葉酸の併用が望ましい*1 | GFR<30 mL/minの場合は禁忌*1 *1:関節リウマチ治療におけるメトトレキサート診療ガイドライン. 日本リウマチ学会 2010 | | |
| | レフルノミド | アラバ®錠 | × | | | 1日1回100 mgを1日1回から開始し,維持量は1日1回10〜20 mg | 腎機能正常者と同じ | | | |

| 重要度 | 薬剤名（一般名） | 薬剤名（商品名） | 透析性 | 禁忌 | 腎障害 | 常用量 | GFR または CCr(mL/min) 30～59 | GFR または CCr(mL/min) 15～29 | GFR または CCr(mL/min) <15 | HD（血液透析）/PD（腹膜透析） |
|---|---|---|---|---|---|---|---|---|---|---|
| | | | | | | 高尿酸血症治療薬 | | | | |
| ◯ | アロプリノール | アロシトール®錠/ザイロリック®錠 | ◯ | | ◯ | 200～300 mg 分 2～3（食後） | 100 mg 分 1。ただしこの用量では適正な尿酸値にコントロールできない場合が多い | 50 mg 分 1。ただしこの用量では適正な尿酸値にコントロールできない場合が多い | | HD 患者では 100 mg 週 3 回 毎 HD 後。CAPD 患者では 50 mg 分 1。ただしこの用量では適正な尿酸値にコントロールできない場合が多い |
| | トピロキソスタット | トピロリック®錠/ウリアデック錠 | × | | | 1 回 20 mg より開始し，1 日 2 回朝夕に経口投与。その後，血中尿酸値を確認しながら必要に応じて増量。維持量として 1 回 60 mg で，最大投与量は 1 回 80 mg，1 日 2 回 | Stage 3 の CKD 患者の無症候性高尿酸血症でも 1 日 160 mg/日の最大用量で血清尿酸値を下げ，有害反応はプラセボ群と差がなかったという報告があり（Clin Exp Nephrol 18：876～884, 2014），腎機能正常者と同じ | | 腎機能正常者と同じ | |
| | フェブキソスタット | フェブリク®錠 | × | | | 1 日 1 回 10 mg より開始。その後は血中尿酸値を確認しながら必要に応じて徐々に増量し，維持量 1 日 1 回 40 mg（最大 1 日 60 mg） | 腎機能正常者と同じだが，連続投与後 7 日目の AUC が腎機能軽度～中等度低下群では 53～68% 上昇するため，20 mg を超える場合には慎重に観察 | | | 1 日 1 回 10 mg より開始。その後は血中尿酸値を確認しながら必要に応じて徐々に増量。AUC 増大のため，20 mg を超える場合には慎重に観察 |
| ◯ | ブコローム | パラミヂン®カプセル | × | 禁 | ◯ | 痛風の高尿酸血症の是正：1 日 300～900 mg を分 2～4，食後 | 高齢者，高血圧患者，糖尿病患者，心不全患者，利尿薬の併用されている症例など腎障害のリスクの高い患者には漫然と投与しない | 腎障害を悪化させるおそれがあるため重篤な腎障害には禁忌 | | 重篤な腎障害には禁忌だが無尿の透析患者では減量の必要なし |
| | プロベネシド | ベネシッド®錠 | × | 禁 | ◯ | 1 日 0.5～2 g を 2～4 回に分割経口投与 | 減量の必要はないが少量から開始 | 尿中への尿酸排泄促進剤のため尿量が減少した症例では効果が期待できないので原則禁忌。慢性腎不全（特に GFR 30 mL/分以下）の患者には無効とされている | | |
| | ベンズブロマロン | ユリノーム®錠 | × | 禁 | ◯ | 25～150 mg 分 1～3 | 減量の必要はないが少量から開始 | 尿中への尿酸排泄促進剤のため尿量が減少した症例では効果が期待できないため原則禁忌 | | |
| | ラスブリカーゼ | ラスリテック®点滴静注用 | × | | | 0.2 mg/kg を 1 日 1 回 30 分以上かけて点滴静注 | 腎機能正常者と同じ | | | |
| | | | | | | 痛風治療薬 | | | | |
| ◎ | コルヒチン | コルヒチン®錠 | × | 禁 | | 3～4 mg 分 6～8 発症予防 0.5～1 mg/日 発作予感時 1 回 0.5 mg 痛風発作の緩解には通常，成人にはコルヒチンとして 1 日 1.8 mg まで | 連続投与は推奨できない。腎障害があり CYP3A4 阻害薬（アタザナビル，クラリスロマイシン，インジナビル，イトラコナゾール，ネルフィナビル，リトナビル，サキナビル，ダルナビル，テラプレビル，コビシスタットなど），P 糖タンパク阻害薬（シクロスポリン）併用患者は禁忌 | | | |
| | | | | | | アルカリ化療法薬 | | | | |
| ◯ | クエン酸カリウム・クエン酸ナトリウム水和物配合剤 | ウラリット®配合錠・-U 配合散 | ◯ | | | 痛風ならびに高尿酸血症における酸性尿の改善：[散]1 回 1 g[錠]1 回 2 錠を 1 日 3 回 | 重篤な腎障害のある患者では血清カリウム値を上昇させることがあるため慎重投与 | | | |
| | | | | | | ベンゾジアゼピン系睡眠導入剤 | | | | |
| | エスタゾラム | ユーロジン®錠 | × | | | 1 回 1～4 mg 眠前 | 腎機能正常者と同じ | | | |
| | クアゼパム | ドラール®錠 | × | | | 15～30 mg 眠前 | 同上 | | | |
| | トリアゾラム | ハルシオン®錠 | × | | | 1 回 0.125～0.5 mg 眠前 | 同上 | | | |

| 重要度 | 薬剤名 一般名 | 薬剤名 商品名 | 透析性 | 禁忌 | 腎障害 | 常用量 | GFR または CCr(mL/min) 30～59 | GFR または CCr(mL/min) 15～29 | GFR または CCr(mL/min) <15 | HD(血液透析) PD(腹膜透析) |
|---|---|---|---|---|---|---|---|---|---|---|
| | ニトラゼパム | ベンザリン®錠 | × | | | ①不眠症：1回5～10 mg，就寝前 ②麻酔前投薬：1回5～10 mg，就寝前または手術前 | 同上 | | | |
| | フルラゼパム塩酸塩 | ダルメート®カプセル | × | | | 10～30 mg | 同上 | | | |
| | フルニトラゼパム | サイレース®錠 ロヒプノール®錠 | × | | | 0.5～2 mg 分1 (眠前) | 同上 | | | |
| | 同上 | サイレース®静注 ロヒプノール®静注 | × | | | 1回0.01～0.03 mg/kg | 腎機能正常者と同じ（過飽和しやすいので注射用水などの低張液で希釈） | | | |
| | ブロチゾラム | レンドルミン®錠 | × | | | 1回0.25 mg 眠前 | 腎機能正常者と同じ | | | |
| ◎ | ミダゾラム | ドルミカム®注 | × | | | 添付文書参照 | 腎機能正常者と同じ | | 活性代謝物が蓄積するため50％に減量 | |
| ◎ | 同上 | ミダフレッサ®静注 | × | | | ①静脈内投与：0.15 mg/kgを1 mg/分を目安に投与。必要に応じ1回0.1～0.3 mg/kgの範囲で追加投与するが，初回と追加投与の総量は0.6 mg/kgを超えないこと ②持続静脈内投与：0.1 mg/kg/時より開始し，必要に応じて0.05～0.1 mg/kg/時ずつ増量。最大投与量は0.4 mg/kg/時まで | 同上 | | 同上 | |
| | リルマザホン塩酸塩水和物 | リスミー®錠 | × | | | 1回1～2 mg 眠前 | 腎機能正常者と同じ | | | |
| | ロルメタゼパム | ロラメット®錠／エバミール®錠 | × | | | 同上 | 同上 | | | |
| **非ベンゾジアゼピン系睡眠導入剤** | | | | | | | | | | |
| | エスゾピクロン | ルネスタ®錠 | × | | | 1回2 mg，高齢者1回1 mgを就寝前に投与，(成人1回3 mg，高齢者1回2 mgまで) | 腎機能正常者と同じだが，腎機能低下によりAUCの上昇，半減期の延長がみられるため，1 mgより開始 | | | |
| | ゾピクロン | アモバン®錠 | × | | | 1回7.5～10 mg 眠前 | 腎機能正常者と同じ | | | |
| | ゾルピデム酒石酸塩 | マイスリー®錠 | × | | | 5～10 mg 分1，就寝直前 | 同上 | | | |
| **催眠鎮静剤** | | | | | | | | | | |
| | アモバルビタール | イソミタール®原末 | × | 禁 | | ①不眠症：1日100～300 mg，就寝前 ②不安緊張状態の鎮静：1日100～200 mgを分2～3 | 腎障害のある患者では排泄機能の低下により，効果や副作用が強くあらわれることがあるため禁忌 | | | |
| | トリクロホスナトリウム | トリクロリール®シロップ | 不明 | | | 10～20 mLを眠前 | 腎機能正常者と同じ | | | |
| | ブロモバレリル尿素 | ブロバリン®原末 | ○ | | | 500～800 mg 眠前 | 腎機能正常者と同じ（腎障害を悪化させるおそれあるため慎重投与になっているが，腎障害を悪化させるという報告はほとんどない） | | | |
| **不眠症治療薬** | | | | | | | | | | |
| | ラメルテオン | ロゼレム®錠 | × | | | 1回8 mgを1日1回眠前 | 腎機能正常者と同じ | | | |

| 重要度 | 薬剤名 一般名 | 薬剤名 商品名 | 透析性 | 禁忌 | 腎障害 | 常用量 | GFR または CCr(mL/min) 30~59 | GFR または CCr(mL/min) 15~29 | GFR または CCr(mL/min) <15 | HD(血液透析) PD(腹膜透析) |
|---|---|---|---|---|---|---|---|---|---|---|
| | スボレキサント | ベルソムラ®錠 | × | | | 1日1回20 mg, 高齢者には1日1回15 mgを就寝直前に経口投与 | 同上 | | | |
| | | | | | | 抗不安薬・鎮静薬 | | | | |
| | アルプラゾラム | コンスタン®錠/ソラナックス®錠 | × | | | 0.4~2.4 mg 分3 | 腎機能正常者と同じ | | | |
| | エチゾラム | デパス®錠 | × | | | 1~3 mg 分1~3 | 同上 | | | |
| | クロキサゾラム | セパゾン®錠・散 | × | | | 1回1~4 mgを1日3回 | 同上 | | | |
| | クロチアゼパム | リーゼ®錠 | × | | | 15~30 mg 分3 | 同上 | | | |
| | クロルジアゼポキシド | コントール®錠・散 | × | | | 20~60 mg 分2~3 | 同上 | | | |
| △ | ジアゼパム | セルシン®錠/ホリゾン®錠 | × | | ○ | 4~15 mg 分2~4 | 腎機能正常者と同じ。ただし腎機能低下とともに活性代謝物の蓄積が懸念される | | | |
| △ | 同上 | セルシン®注/ホリゾン®注 | × | | ○ | できるだけ緩徐に静注または筋注 | 同上 | | | |
| | タンドスピロンクエン酸塩 | セディール®錠 | × | | | 30~60 mg 分3 | 腎機能正常者と同じ | | | |
| | ヒドロキシジン塩酸塩・ヒドロキシジンパモ酸塩 | アタラックス®錠 アタラックス®Pカプセル | × | | | 神経症における不安・緊張・抑うつ:1日75~150 mgを分3~4 | 同上 | | | |
| | フルタゾラム | コレミナール®錠・細粒 | × | | | 12 mg 分3 | 同上 | | | |
| | フルトプラゼパム | レスタス®錠 | × | | | 1回2~4 mgを1日1回 | 同上 | | | |
| | ブロマゼパム | レキソタン®錠・細粒 | × | | | 1日量6~15 mgを1日2~3回 | 同上 | | | |
| | ロフラゼプ酸エチル | メイラックス®錠 | × | | | 1~2 mg 分1~2 | 同上 | | | |
| | ロラゼパム | ワイパックス®錠 | × | | | 1~3 mg/日 分2~3 | 同上 | | | |
| | | | | | | 定型抗精神病薬 | | | | |
| | クロルプロマジン塩酸塩 | ウインタミン®細粒 コントミン®糖衣錠 | × | | | 30~100 mgを分割投与 精神科領域では50~450 mgを分割投与 | 腎機能正常者と同じ | | | |
| | 同上 | コントミン®筋注 | × | | | 1回10~50 mgを筋肉内に緩徐に注射 | 同上 | | | |
| ◎ | スルピリド | ドグマチール®錠/カプセル | ○ | | | ①胃・十二指腸潰瘍:[50 mg]1日150 mgを分3 ②統合失調症:1日300~600 mgを分割投与。1日1,200 mgまで増量可 ③うつ病・うつ状態:1日150~300 mgを分割投与。1日600 mgまで増量可 | 30~300 mg 分3 | 25 mg 分1 | 25 mg 分1。HD患者では透析日は透析後 | |
| ◎ | 同上 | ドグマチール®筋注 | ○ | | | ①胃・十二指腸潰瘍:[50 mg]1日50 mgを1日2回, 筋注 ②統合失調症:1回100~200 mgを筋注。1日600 mgまで増量可 | 尿中排泄率が90%以上と高いため, 初回量の減量の必要はないが連続投与する場合には腎機能に応じて投与間隔をあける。末期腎不全では7~10日間隔で投与 | | | |

| 重要度 | 薬剤名 一般名 | 薬剤名 商品名 | 透析性 | 禁忌 | 腎障害 | 常用量 | GFR または CCr(mL/min) 30～59 | GFR または CCr(mL/min) 15～29 | GFR または CCr(mL/min) <15 | HD(血液透析) PD(腹膜透析) |
|---|---|---|---|---|---|---|---|---|---|---|
| | ゾテピン | ロドピン®錠・細粒 | × | | | 1日75～150 mg 分割投与 最大450 mg/日 | 腎機能正常者と同じ | | | |
| | ハロペリドール TDM | セレネース®錠 | × | | ○ | 0.75～6 mg 分1～3 | 同上 | | | |
| | 同上 TDM | セレネース®注 | × | | ○ | 1回5 mgを1日1～2回静注または筋注 | 同上 | | | |
| | ピモジド | オーラップ®錠・細粒 | × | | | 統合失調症：初期量1～3 mg, 症状に応じ4～6 mgに漸増。維持量6 mg以下, 最大9 mg。1日1回, 必要に応じ2～3回分割投与 | 心電図異常を起こすおそれがあるため慎重投与になっているが, 腎機能正常者と同じ | | | |
| | ブロムペリドール TDM | インプロメン®錠・細粒 | × | | ○ | 1日3～18 mgを分割投与。最大36 mg/日 | 腎機能正常者と同じ | | | |
| | プロクロルペラジンマレイン酸塩 | ノバミン®錠 | × | | | 1回5 mgを1日1～4回 | 同上 | | | |
| | プロクロルペラジンメシル酸塩 | ノバミン®筋注 | × | | | 1日1回5 mgを筋注 | 同上 | | | |
| | レボメプロマジンマレイン酸塩 | ヒルナミン®錠・散・細粒 | × | | | 1日25～200 mgを 分1～3 | 同上 | | | |
| | レボメプロマジン塩酸塩 | ヒルナミン®筋注 | × | | | 1回25 mgを筋注 | 同上 | | | |
| 非定型抗精神病薬 | | | | | | | | | | |
| | アセナピンマレイン酸塩 | シクレスト®舌下錠 | × | | | 1回5 mgを1日2回舌下投与から投与を開始。なお, 維持用量は1回5 mgを1日2回, 最高用量は1回10 mgを1日2回までとするが, 年齢, 症状に応じ適宜増減。舌下投与後10分間はバイオアベイラビリティが低下する可能性がある飲食を避ける | 腎機能正常者と同じ | | | |
| | アリピプラゾール | エビリファイ®錠/OD錠/内服液 | × | | | 6～30 mgを分1～2 | 同上 | | | |
| | 同上 | エビリファイ®持続性水懸筋注用 | × | | | 1回400 mgを4週に1回臀部筋肉内に投与。なお, 症状, 忍容性に応じて1回量300 mgに減量 | 同上 | | | |
| | オランザピン | ジプレキサ®筋注用10 mg | × | | | 1回10 mgを筋肉内投与 | 同上 | | | |
| | 同上 | ジプレキサ®錠・細粒 ザイディス錠 | × | | | 1日1回5～10 mgより開始。維持量として1日1回10 mg, 最大20 mg/日 | 同上 | | | |
| | クエチアピンフマル酸塩 | セロクエル®錠 | × | | | 50～75 mg 分2～3より開始, 150～600 mgを分2～3, 最大投与量750 mg/日 | 同上 | | | |
| △ | クロザピン | クロザリル®錠 | × | 禁 | ○ | 添付文書参照 | 腎機能が悪化するおそれがあるため慎重投与 | | 腎機能が悪化するおそれがあるため禁忌(無尿患者には使用できる可能性あり) | |

| 重要度 | 薬剤名 一般名 | 薬剤名 商品名 | 透析性 | 禁忌 | 腎障害 | 常用量 | GFR または CCr(mL/min) 30～59 | GFR または CCr(mL/min) 15～29 | GFR または CCr(mL/min) <15 | HD(血液透析) PD(腹膜透析) |
|---|---|---|---|---|---|---|---|---|---|---|
| ◎ | パリペリドン | インヴェガ®錠 | × | 禁 | ○ | 6 mgを1日1回朝食後から開始。12 mg/日まで増量可能 | 本剤の排泄が遅延し血中濃度が上昇するおそれがあるため禁忌 | | | |
| ◎ | パリペリドンパルミチン酸エステル | ゼプリオン®水懸筋注シリンジ | × | 禁 | ○ | 初回150 mg, 1週間後に2回目100 mgを三角筋内に投与。その後は,4週に1回,75 mgを三角筋または臀部筋内に投与し,患者の状態により25 mg～150 mgの範囲で投与するが,増量は1回50 mgまで。CCr 50～80 mL/min未満には初回100 mg, 1週間後に2回目75 mgを三角筋内に投与する。その後は4週に1回,パリペリドンとして50 mgを三角筋または臀部筋内に投与。患者の症状および忍容性に応じて25 mg～100 mgの範囲で投与するが,増量は1回25 mgまで | 中等度から重度の腎機能障害患者(CCr 50 mL/min未満)では本剤の排泄が遅延し血中濃度が上昇するおそれがあるため禁忌 | | | |
| | ブロナンセリン | ロナセン®錠・散 | × | | | 8～16 mg/日を分2,最大24 mg/日 | 腎機能正常者と同じ | | | |
| △ | ペロスピロン塩酸塩水和物 | ルーラン®錠 | × | | | 1回4 mg 1日3回食後より開始。徐々に増量し,維持量として1日12～48 mgを1日3回食後 | 腎障害ラットでAUCの増加傾向が認められるが,ヒトの薬物動態データがほとんどなく不明 | | | |
| ◎ | リスペリドン | リスパダール®錠/OD錠 | × | | ○ | 1回1 mg 1日2回より開始。徐々に増量し,維持量2～6 mgとし,最大12 mg分2 | 活性代謝物が蓄積するため,初回1 mg分2とし,維持量2～6 mgとし,最大6 mg分2まで | | | |
| ◎ | 同上 | リスパダールコンスタ®筋注 | × | | ○ | 1回25 mgを2週間隔で臀部筋肉内投与。その後,症状により適宜増減するが,1回量は50 mgを超えないこと | 活性代謝物が蓄積するため,初回25 mg投与し2週間以降は1/2に減量する。その後,症状により適宜増減するが,1回量は25 mgを超えないこと | | | |
| 抗うつ薬(三環系) | | | | | | | | | | |
| | アミトリプチリン塩酸塩 | トリプタノール®錠 | × | | | 30～150 mg分3,末梢性神経障害性疼痛には1日10 mgを初期用量とし適宜増減し1日150 mgを超えないこと | 腎機能正常者と同じ | | | |
| | アモキサピン | アモキサン®カプセル・細粒 | ? | | ○ | 25～300 mg 1日1回～数回 | 同上 | | | |
| | イミプラミン塩酸塩 | トフラニール®錠 | × | | ○ | うつ病・うつ状態:初期量[10 mg]1日30～70 mg, [25 mg]1日25～75 mg。1日200 mgまで漸増し分割投与。最大1日300 mg | 同上 | | | |
| | クロミプラミン塩酸塩 TDM | アナフラニール®錠 | × | | | ①うつ病・うつ状態:1日50～100 mgを分1～3。最大1日225 mg ②ナルコレプシーに伴う情動脱力発作:10～75 mgを分1～3 | 同上 | | | |
| | ノルトリプチリン塩酸塩 | ノリトレン®錠 | × | | | 30～75 mg分2～3,最大150 mg/日 | 同上 | | | |

# 非定型抗精神病薬〜抗うつ薬(SSRI)

| 重要度 | 薬剤名 一般名 | 薬剤名 商品名 | 透析性 | 禁忌 | 腎障害 | 常用量 | GFR または CCr(mL/min) 30〜59 | GFR または CCr(mL/min) 15〜29 | GFR または CCr(mL/min) <15 | HD(血液透析) PD(腹膜透析) |
|---|---|---|---|---|---|---|---|---|---|---|
| | | | | | | **抗うつ薬(四環系)** | | | | |
| | セチプチリンマレイン酸塩 | テシプール®錠 | × | | | 初期用量3 mg/日,最大6 mg | 腎機能正常者と同じ | | | |
| | マプロチリン塩酸塩 | ルジオミール®錠 | × | | | 1日30〜75 mgを2〜3回に分割経口投与。また1日1回夕食後あるいは就寝前に投与できる | 同上 | | | |
| | ミアンセリン塩酸塩 | テトラミド®錠 | × | | | 30 mg/日を分1〜2で開始。維持量60 mg/日 | 同上 | | | |
| | | | | | | **トリアゾロピリジン系抗うつ薬(SARI)** | | | | |
| | トラゾドン塩酸塩 | デジレル®錠/レスリン®錠 | × | | | 1日75〜100 mgを初期用量とし,1日200 mgまで増量し,1〜数回に分割経口投与 | 腎機能正常者と同じ | | | |
| | | | | | | **抗うつ薬(SSRI)** | | | | |
| ○ | エスシタロプラムシュウ酸塩 | レクサプロ®錠 | × | | | 1日1回夕食後に10 mgを経口投与。1日最高用量は20 mgを超えないこと | 腎機能正常者と同じ | | | 健康成人と比較してt$_{1/2}$は1.35倍延長し,AUC(投与量で補正)は1.24倍に上昇するため1日1回夕食後に10 mgまで |
| | 塩酸セルトラリン | ジェイゾロフト®錠 | × | | ○ | 25〜100 mg 分1 | 腎機能正常者と同じ | | | |
| | パロキセチン塩酸塩 | パキシル®CR錠 | × | | | 初期用量として1日1回夕食後に12.5 mgを経口投与し,1週間以上かけて25 mg/日に増量し,1日50 mgを超えない範囲で適宜増減 | 理由不明だが血中濃度が上昇するため12.5〜25 mg 分1 夕食後 | | | |
| △ | 同上 | パキシル®錠 | × | | | ①うつ病・うつ状態:1日1回20〜40 mg。1回10〜20 mgより開始し1週毎に10 mg/日ずつ増量。最大1日40 mg ②パニック障害:1日1回30 mg。1回10 mgより開始し1週毎に10 mg/日ずつ増量。最大1日30 mg ③強迫性障害:1日1回40 mg。1回10〜20 mgより開始し1週毎に10 mg/日ずつ増量。最大1日50 mg ④社会不安障害:1日1回20 mg。1回10 mgより開始し1週毎に10 mg/日ずつ増量。最大1日40 mg ⑤外傷後ストレス障害:1日1回20 mg。1回10〜20 mgより開始し1週毎に10 mg/日ずつ増量。最大1日40 mg いずれも夕食後投与 | 5〜30 mg 分1 | | | 理由不明だが血中濃度が上昇するため5〜20 mg 分1 |
| | フルボキサミンマレイン酸塩 | デプロメール®錠 ルボックス®錠 | × | | ○ | 50〜150 mg 分2 | 腎機能正常者と同じ | | | |

| 重要度 | 薬剤名 一般名 | 薬剤名 商品名 | 透析性 | 禁忌 | 腎障害 | 常用量 | GFR または CCr(mL/min) 30〜59 | GFR または CCr(mL/min) 15〜29 | GFR または CCr(mL/min) <15 | HD(血液透析) PD(腹膜透析) |
|---|---|---|---|---|---|---|---|---|---|---|
| | | | | | | 抗うつ薬(SNRI) | | | | |
| ◎ | ベンラファキシン塩酸塩 | イフェクサー®SRカプセル | × | 禁 | | 1日37.5 mgを初期用量とし,1週後より1日75 mgを1日1回食後に経口投与.増量は1週間以上の間隔をあけて1日用量として75 mgずつ行い,最高1日225 mg | 50〜75%に減量(UptoDate) | 血中濃度が上昇するおそれがあるため50%以下に減量(総CLが約40%低下する) | 使用経験が少なく,本剤のクリアランスが低下し,血中濃度が上昇するおそれがあり,透析ではほとんど除去されないため,禁忌 | |
| ○ | ミルナシプラン塩酸塩 | トレドミン®錠 | × | | ○ | 50〜100 mg 食後分割 | 25〜75 mg 食後分割 | | 25〜50 mg 食後分割 | |
| ◎ | デュロキセチン塩酸塩 | サインバルタ®カプセル | × | 禁 | ○ | 20〜60 mgを1日1回朝食後 | 中等度腎障害では薬物動態に変化が認められないため減量は不要*2 | ほとんど尿中排泄されず,半減期も延長しないものの,CCr 30 mL/min未満でAUC, Cmaxが約2倍に上昇するため禁忌 *2: Lobo ED, et al: Clin Pharmacokinet 49: 311〜321, 2010 | | |
| | | | | | | 抗うつ薬(NaSSA) | | | | |
| ◎ | ミルタザピン | レメロン®錠/リフレックス®錠 | × | | | 1日15 mgを初期用量とし15〜30 mgを1日1回就寝前に経口投与 最大45 mg | 本剤のCLが低下する可能性があるため2/3に減量 *3: Pharmacopsychiatry. 41: 259〜260, 2008 | 本剤のCLが低下する可能性があるため1/2に減量 | 本剤のCLが低下するため1/2以下に減量,ただし透析患者で薬物動態に影響ないという症例報告もある*3 | |
| | | | | | | 気分安定薬 | | | | |
| ◎ 炭酸リチウム TDM | | リーマス®錠 | ○ | 禁 | ○ | 400〜1,200 mg/日 分2〜3 | 50〜75%に減量(腎障害ではリチウムが体内貯留しやすいため禁忌) | | 25〜50%に減量。1回600 mgを週3回透析後という報告あり(Am J Psychiatry 167: 1409〜1410, 2010)(腎障害ではリチウムが体内貯留しやすいため禁忌) | |
| | | | | | | 精神刺激薬 | | | | |
| | モダフィニル | モディオダール®錠 | ○ | | | 1日1回200 mgを朝に経口投与(最大1日300 mg) | 腎機能正常者と同じ | | | |
| | | | | | | 抗めまい薬 | | | | |
| | イソソルビド | イソバイド®シロップ | ○ | | ○ | 脳圧降下,眼圧降下,利尿には,1日70〜140 mLを2〜3回に分けて。メニエール病には,1日1.5〜2.0 mL/kgを標準とし,1日量90〜120 mLを毎食後3回。必要によって冷水で2倍程度に希釈して投与 | 腎不全患者の投与方法に言及した報告はない。利尿作用による腎機能悪化に要注意 | | | |
| | dl-イソプレナリン塩酸塩 | イソメニール®カプセル | 不明 | | | 22.5〜45.0 mg 分3 | 薬物動態データがほとんどなく不明 | | | |
| | ジフェニドール塩酸塩 | セファドール®錠・顆粒 | 不明 | 禁 | | 75〜150 mg 分3 | 腎機能正常者と同じ | | 重篤な腎障害では排泄が低下し,蓄積するため禁忌になっているが,その根拠となるデータはない | |
| | ジメンヒドリナート | ドラマミン®錠 | × | | | 50 mg/日3〜4回(〜200 mg) | 腎機能正常者と同じ | | | |
| | ジフェンヒドラミンサリチル酸塩・ジプロフィリン配合剤 | トラベルミン®配合錠 | △ | | | 1回1錠分3〜4 | | 同上 | | |
| | プロメタジン塩酸塩 | ピレチア®錠 | × | | | 5〜25 mg 分1〜3。振戦麻痺パーキンソニズムには25〜200 mg適宜分割 | | 同上 | | |

| 重要度 | 薬剤名 一般名 | 薬剤名 商品名 | 透析性 | 禁忌 | 腎障害 | 常用量 | GFR または CCr(mL/min) 30〜59 | GFR または CCr(mL/min) 15〜29 | GFR または CCr(mL/min) <15 | HD(血液透析) PD(腹膜透析) |
|---|---|---|---|---|---|---|---|---|---|---|
| ○ | ベタヒスチンメシル酸塩 | メリスロン®錠 | 不明 | | | 6〜12 mg 分3 | 同上 | | | |
| | | | | | | 抗てんかん薬 | | | | |
| | エトスクシミド TDM | ザロンチン®シロップ エピレオプチマル®散 | ○ | | | 1日0.9〜2 g(エトスクシミドとして、450〜1,000 mg)を2〜3回に分けて経口投与 | 腎機能正常者と同じ | | | |
| ○ | ガバペンチン TDM | ガバペン®錠 | ○ | | | 初日1日量600 mg、2日目1日量1,200 mgをそれぞれ3回に分割経口投与。3日目以降は、維持量として1日量1,200 mg〜1,800 mgを3回に分割経口投与(1日最大投与量は2,400 mg) | 初日400 mg 分2、維持量600〜800 mg 分2(最大1,000 mg 分2) | 初日1回200 mg を1日1回、維持量1回300 mg〜400 mg を1日1回(最大500 mg) | 初日1回200 mg を1日1回、維持量1日1回200 mg または2日に1回300 mg(最大200 mg/日) | 初日1回200 mg を1日1回、維持量1日1回200 mg(HD日にはHD後)、または週3回HD後に1回200〜400 mg、CAPD患者ではGFR<15 mL/minに準じる |
| | カルバマゼピン TDM | テグレトール®錠 | ○ | | ○ | 200〜1,200 mg 分1〜4 | 腎機能正常者と同じ | | | |
| | クロナゼパム TDM | リボトリール®錠/ランドセン®錠 | × | | | 0.5〜1 mg(維持量2〜6 mg)分1〜3 | 同上 | | | |
| ○ | クロバザム TDM | マイスタン®錠 | × | | | 10〜30 mg を1〜3回に分割経口投与(最高40 mg まで) | 活性代謝物 M-9 の活性比は不明だが、親化合物の数十倍の血中濃度になるため慎重投与 | | | |
| ○ | スルチアム TDM | オスポロット®錠 | 不明 | 禁 | ○ | 200〜600 mg/日 分2〜3 | 腎不全を起こすおそれがあるため、腎障害のある患者には禁忌 | | | 腎機能の廃絶した透析患者には投与可能と思われるが薬物動態データがほとんどなく不明 |
| | ゾニサミド TDM | エクセグラン®錠 | ○ | | ○ | 100〜600 mg を1日1〜3回 | 尿中排泄率はやや高いものの腎不全でも、血中濃度上昇は顕著ではないため腎機能正常者と同じ | | | |
| ○ | トピラマート TDM | トピナ®錠・細粒 | ○ | | ○ | 50〜600 mg 分1〜2 | Ccr<70 mL/min では50%に減量 | 50%以下に減量(ただし末期腎不全の動態に関する報告はほとんどない) | | 50%に減量、HD患者では透析日は1日量を2分割し透析前と透析後に投与 |
| | ニトラゼパム TDM | ベンザリン®錠 | × | | | てんかん:1日5〜15 mg を分割投与 | 腎機能正常者と同じ | | | |
| | バルプロ酸ナトリウム TDM | デパケン®錠 シロップ・細粒 | × | | | 400〜1,200 mg 分2〜3。片頭痛発作の発症抑制:400〜800 mg 分2〜3[最大 1,000 mg/日] | 減量の必要はないが、蛋白結合率が低下するため要注意 | | | |
| | 同上 TDM | デパケン®R錠 セレニカ®R錠・顆粒 | × | | | 400〜1,200 mg 分1〜2(セレニカRは分1)。片頭痛発作の発症抑制:400〜800 mg 分1〜2[最大 1,000 mg/日](セレニカRは分1) | 同上 | | | |
| ○ | ビガバトリン | サブリル®散分包 | × | | | 1日50 mg/kg から投与開始。患者の症状に応じて、3日以上の間隔をあけて1日投与量として50 mg/kg を超えない範囲で漸増するが、1日最大投与量は150 mg/kg または3 g のいずれか低い方を超えないこととし、いずれも1日2回に分け、用時溶解して経口投与 | 腎機能障害患者では低い用量で反応する可能性があり、腎機能正常者に比し中等度〜重度腎障害患者では AUC が3.5倍上昇するため、低用量からの投与開始、または投与間隔の調節を考慮 | | | |
| ○ | フェニトイン TDM | アレビアチン®錠 | × | | ○ | 200〜300 mg 分3 | 減量の必要はないが、蛋白結合率が低下するため要注意 | | | |

| 重要度 | 薬剤名 一般名 | 薬剤名 商品名 | 透析性 | 禁忌 | 腎障害 | 常用量 | GFR または CCr(mL/min) 30〜59 | GFR または CCr(mL/min) 15〜29 | GFR または CCr(mL/min) <15 | HD(血液透析) PD(腹膜透析) |
|---|---|---|---|---|---|---|---|---|---|---|
| ○ | 同上 TDM | アレビアチン®注 | × | | ○ | 2.5〜5 mL(フェニトインナトリウムとして125〜250 mg)を，1分間1 mLを超えない速度で徐々に静脈内注射。この用量で発作が抑制できないときには，30分後さらに2〜3 mL(フェニトインナトリウムとして100〜150 mg)を追加投与するか，他の対策を考慮 | 同上 | | | |
| ○ | フェニトイン・フェノバルビタール配合剤 TDM | ヒダントール®F配合錠 | ○ | | ○ | 6〜12錠分3分割投与 | 減量の必要なし | | やや減量，TDMを実施 | |
| △ | フェノバルビタール TDM | フェノバール®錠 | ○ | | | 30〜200 mg 分1〜4 | 腎機能正常者と同じ | 投与間隔を1.5〜2倍にする | 投与間隔を1.5〜2倍にする。透析性があるので，血液透析に関連する痙攣には不適切 | |
| △ | 同上 | フェノバール®注 | ○ | | | 1回50〜200 mgを1日1〜2回筋注または皮下注 | 同上 | 同上 | 同上 | 同上 |
| △ | プリミドン TDM | プリミドン®錠/細粒 | ○ | | | 治療初期3日間は1日250 mgを就寝前に経口投与。以後3日間毎に250 mgずつ増量し発作の消長を考慮し1日量1,500 mgまで漸増し，2〜3回に分割経口投与(最大用量 2,000 mg/日) | ヒトにおける尿中排泄率が不明であるため，設定できない | | | |
| | ペランパネル水和物 | フィコンパ®錠 | × | | | 1日1回2 mgの就寝前経口投与より開始し，その後1週間以上の間隔をあけて2 mgずつ漸増。本剤の代謝を促進する抗てんかん薬を併用しない場合の維持用量は1日1回8 mg，併用する場合の維持用量は1日1回8〜12 mgとする(最高12 mg/日) | 腎機能正常者と同じ | | | |

抗てんかん薬

| 重要度 | 薬剤名 一般名 | 薬剤名 商品名 | 透析性 | 禁忌 | 腎障害 | 常用量 | GFR または CCr(mL/min) 30〜59 | GFR または CCr(mL/min) 15〜29 | GFR または CCr(mL/min) <15 | HD(血液透析) PD(腹膜透析) |
|---|---|---|---|---|---|---|---|---|---|---|
| △ | ホスフェニトインナトリウム水和物 TDM | ホストイン®静注 | × | | | ①てんかん重積状態：初回 22.5 mg/kg を 3 mg/kg/分または 150 mg/分のいずれか低い方を超えない速度で静注。維持 5〜7.5 mg/kg/日を 1 回または分割で 1 mg/kg/分または 75 mg/分のいずれか低い方を超えない速度で静注<br>②脳外科手術または意識障害時のてんかん発作の発現抑制：初回 15〜18 mg/kg を 1 mg/kg/分または 75 mg/分のいずれか低い方を超えない速度で静注。維持 5〜7.5 mg/kg/日を 1 回または分割で 1 mg/kg/分または 75 mg/分のいずれか低い方を超えない速度で静注<br>③一時的な代替療法：経口フェニトインの 1 日投与量の 1.5 倍量を 1 日 1 回または分割で 1 mg/kg/分または 75 mg/分のいずれか低い方を超えない速度で静注 | | 同上 | | |
| ○ | ラモトリギン TDM | ラミクタール®錠 | ×20% | | | 添付文書参照 | | やや減量 | | 末期腎不全患者(平均 CCr 13 mL/min)，透析患者の $t_{1/2}$ は健康成人のそれぞれ約 1.6 倍および約 2.2 倍に遅延し，AUC は末期腎不全患者で約 1.8 倍に増加したため 50%に減量 |
| ◎ | レベチラセタム TDM | イーケプラ®錠 | ○ | | | 1 回 500 mg を 1 日 2 回(最大 1 回 1,500 mg を 1 日 2 回)<br>CCr 50〜79 mL/min：1 回 500 mg を 1 日 2 回(最大 1 回 1,500 mg を 1 日 2 回) | CCr 50〜79 mL/min：1 回 500 mg を 1 日 2 回(最大 1 回 1,000 mg を 1 日 2 回)，CCr 30〜49 mL/min：1 回 250 mg を 1 日 2 回(最大 1 回 750 mg を 1 日 2 回) | 1 回 250 mg を 1 日 2 回(最大 1 回 500 mg を 1 日 2 回) | | 1 回 500 mg を 1 日 1 回(最大 1 回 1,000 mg を 1 日 1 回)，HD 患者は HD 後に 250 mg を補充 |
| ◎ | 同上 TDM | イーケプラ®ドライシロップ50% | ○ | | | 1 日 1,000 mg(ドライシロップとして 2 g)を 1 日 2 回に分けて用時溶解して経口投与。症状により 1 日 3,000 mg(ドライシロップとして 6 g)を超えない範囲で適宜増減するが，増量は 2 週間以上の間隔をあけて 1 日用量として 1,000 mg(ドライシロップとして 2 g)以下ずつ行う。CCr 50〜79 mL/min：1 回 500 mg を 1 日 2 回(最大 1 回 1,500 mg を 1 日 2 回) | CCr 50〜79 mL/min：1 回 500 mg を 1 日 2 回(最大 1 回 1,000 mg を 1 日 2 回)，CCr 30〜49 mL/min：1 回 250 mg を 1 日 2 回(最大 1 回 750 mg を 1 日 2 回) | 同上 | | 同上 |

| 重要度 | 薬剤名 一般名 | 薬剤名 商品名 | 透析性 | 禁忌 | 腎障害 | 常用量 | GFR または CCr(mL/min) 30〜59 | GFR または CCr(mL/min) 15〜29 | GFR または CCr(mL/min) <15 | HD（血液透析） PD（腹膜透析） |
|---|---|---|---|---|---|---|---|---|---|---|
| ◎ | 同上 TDM | イーケプラ® 点滴静注 | ○ | | | レベチラセタムの経口投与から本剤に切り替える場合：通常，レベチラセタム経口投与と同じ1日用量および投与回数にて，1回量を15分かけて点滴静脈投与。レベチラセタムの経口投与に先立ち本剤を投与する場合：通常，成人にはレベチラセタムとして1日1,000 mgを1日2回に分け，1回量を15分かけて点滴静脈内投与。いずれの場合も増量は2週間以上の間隔をあけて1日用量として1,000 mg以下ずつ行い最高用量は1回1,500 mgを1日2回とする | 1日投与量500〜2,000 mg/日 通常投与量1回250〜500 mgを1日2回。最高投与量1回750〜1,000 mgを1日1回 | 1日投与量500〜1,000 mg/日 通常投与量1回250 mgを1日2回。最高投与量1回500 mgを1日1回 | | 1日投与量500〜1,000 mg/日 通常投与量1回250 mgを1日1回。最高投与量1回1,000 mgを1日1回。HD後に通常250 mg補充（最高500 mg） |
| | | | | レノックス・ガストー症候群(LGS)治療薬 | | | | | | |
| | ルフィナミド | イノベロン®錠 | × | | | 最初の2日間は1日400 mgを1日2回に分けて食後に経口投与。その後は2日毎に1日用量として400 mg以下ずつ漸増。維持用量体重30.1〜50.0 kgの患者には1日1,800 mg，体重50.1〜70.0 kgの患者には1日2,400 mg，体重70.1 kg以上の患者には1日3,200 mgとし，1日2回に分けて食後に経口投与 | 腎機能正常者と同じ | | | |
| | | | | ドラベ症候群治療薬 | | | | | | |
| | スチリペントール | ディアコミット®ドライシロップ/カプセル | × | | | 1歳以上の患者には，1日50 mg/kgを2〜3回に分割して食事中または食直後に投与 | 腎機能低下患者に投与した報告がないため，不明 | | | |
| | | | | 抗パーキンソン病薬 | | | | | | |
| | アポモルヒネ塩酸塩水和物 | アポカイン®皮下注 | × | | | オフ症状の発現時に1回1 mgから開始し，経過を観察しながら1回量1 mgずつ増量，維持量（1〜6 mg）を定める（最高1回6 mgまで） | 腎機能正常者と同じ | | | |
| ◎ | アマンタジン塩酸塩 | シンメトレル®錠 | × | 禁 | | ①パーキンソン症候群：初期量1日100 mgを分1〜2。1週間後に維持量1日200 mgを分2 ②脳梗塞後遺症：1日100〜150 mgを分2〜3 | 1回100 mg 2〜3日毎 | 1回50〜100 mg 7日毎 | 禁忌 | |
| | イストラデフィリン | ノウリアスト®錠 | × | | | レボドパ含有製剤と併用し，成人に1日1回20 mg経口投与。なお，1日1回40 mgまで増量可。ただし，CYP3A4を強く阻害する薬剤を投与中の患者では1日1回20 mgを上限とする | 腎機能正常者と同じ | | | |
| | エンタカポン | コムタン®錠 | × | | | 添付文書参照 | 同上 | | | |
| | カベルゴリン | カバサール®錠 | × | | | 同上 | 同上 | | | |

抗てんかん薬〜抗パーキンソン病薬

| 重要度 | 薬剤名 一般名 | 薬剤名 商品名 | 透析性 | 禁忌 | 腎障害 | 常用量 | GFR または CCr(mL/min) 30〜59 | GFR または CCr(mL/min) 15〜29 | GFR または CCr(mL/min) <15 | HD(血液透析) PD(腹膜透析) |
|---|---|---|---|---|---|---|---|---|---|---|
| ○ | セレギリン塩酸塩 | エフピー®OD錠 | × | | | 2.5〜10 mg 朝食後 | 慎重投与 | | | |
| | ゾニサミド | トレリーフ®錠/OD錠 | ○ | | | 25 mg 分1 | 尿中排泄率はやや高いものの腎不全でも血中濃度上昇は顕著ではないため腎機能正常者と同じ | | | |
| | タリペキソール塩酸塩 | ドミン®錠 | 不明 | | | 0.2 mgから開始。維持量 1.2〜3.6 mg/日 | 薬物動態データがほとんどなく不明だが, 尿中排泄率31.3%であるため維持量は2/3に減量を推奨 | | | |
| | トリヘキシフェニジル塩酸塩 | アーテン®錠・散 | 不明 | | | 2〜10 mg 分3〜4 | 腎機能正常者と同じ | | | |
| | ビペリデン塩酸塩 | アキネトン®錠・細粒 | × | | | 初回2 mg 分2, 維持量3〜6 mg 分3 | 同上 | | | |
| | ピロヘプチン塩酸塩 | トリモール®錠・細粒 | × | | | 6〜12 mg 分3 | 減量する必要がないと思われるが, 薬物動態データがほとんどなく不明 | | | |
| ◎ | プラミペキソール塩酸塩水和物 | ビ・シフロール®錠 | × | | | パーキンソン病:1日0.25 mgより開始し, 2週目に1日0.5 mgとし, 1週間毎に1日量を0.5 mgずつ増量。維持量1日1.5〜4.5 mg。1日量が1.5 mg未満は分2, 朝夕食後, 1.5 mg以上は分3, 毎食後。最大1日4.5 mg | CCr 30〜49:初回1日投与量0.125 mg×2回。最大1日量2.25 mg(1.125 mg×2回) | 初回1日投与量 0.125 mg×1回。最大1日量1.5 mg (1.5 mg×1回) | 十分な使用経験がないので, 状態を観察しながら慎重投与 | |
| ◎ | プラミペキソール塩酸塩水和物徐放 | ミラペックス®LA錠 | × | 禁 | | 1日1回食後。維持量は1.5〜4.5 mg/日であるが, 1日量0.375 mgから始めて経過を見ながら維持量まで漸増 | 50>CCr≧30 mL/minでは治療開始1週間は0.375 mgを隔日投与し, その後は1日1回投与。最大2.25 mg/日 | | CCr<30 mL/minでは状態を観察しながら速効錠であるビ・シフロール錠0.125 mg, 0.5 mgを慎重に投与 | |
| | ブロモクリプチンメシル酸塩 | パーロデル®錠 | × | | | 1回2.5〜7.5 mgを1〜3回 | 腎機能正常者と同じ | | | |
| | ペルゴリドメシル酸塩 | ペルマックス®錠 | × | | ○ | 1日1回50 μgを夕食直後2日間投与。以後, 漸増し, 第1週末には150 μg/日。第2週目は300 μg/日より漸増し第2週末には600 μg/日。第3週目750 μgより漸増し維持量750〜1,250 μg/日。分1〜分3 食後投与 | 薬物動態データがほとんどなく不明 | | | |
| | レボドパ・カルビドパ水和物配合剤 | ネオドパストン®配合錠 メネシット®配合錠 | △ | | | レボドパとして100〜1,500 mg/日 分3(食後) | 腎機能正常者と同じ | | | |
| | レボドパ・ベンセラジド塩酸塩配合剤 | マドパー®配合錠 ネオドパゾール®配合錠 | ○ | | | 1〜6錠(レボドパ100 mg/錠)(食後) | 腎機能正常者と同じ | | | |
| | ロチゴチン | ニュープロ®パッチ | × | | | パーキンソン病:1日1回4.5 mgより開始し, 1週間毎に1日量として4.5 mgずつ増量。維持量1日9〜36 mg。最大1日36 mg。肩, 上腕部, 腹部, 側腹部, 臀部, 大腿部のいずれかの正常な皮膚に貼付し, 24 hr毎に貼り替え | 同上 | | | |
| △ | ロピニロール塩酸塩 | レキップ®錠 | × | | | 0.75〜15 mg 分3 | 腎機能正常者と同じ | | 少量から開始し慎重投与 | |

| 重要度 | 薬剤名 一般名 | 薬剤名 商品名 | 透析性 | 禁忌 | 腎障害 | 常用量 | GFR または CCr(mL/min) 30〜59 | GFR または CCr(mL/min) 15〜29 | GFR または CCr(mL/min) <15 | HD（血液透析） PD（腹膜透析） |
|---|---|---|---|---|---|---|---|---|---|---|
| △ | 同上 | レキップ®CR錠 | | | | 1日1回2 mgから開始し，2週間目に4 mg/日とする．以後経過観察し，必要に応じて1週間以上の間隔で2 mg/日ずつ増量する．1日最大量としては16 mgを超えないこと | 同上 | 同上 | 同上 | |
| | | | | | | 筋弛緩薬 | | | | |
| | スキサメトニウム塩化物水和物 | レラキシン®注用 スキサメトニウム®注 | | × | | 間歇的投与法：1回10〜60 mgを静注，持続点滴法：0.1〜0.2％液として2.5 mg/分の速度で持続注入 | 腎機能正常者と同じ | | | |
| | ベクロニウム臭化物 | ベクロニウム®静注用 | ○ | | | 0.08〜0.1 mg/kg．術中0.02〜0.04 mg/kg | 同上 | | | |
| | エペリゾン塩酸塩 | ミオナール®錠・顆粒 | × | | | 150 mg 分3 | 同上 | | | |
| | ダントロレンナトリウム水和物 | ダントリウム®カプセル | × | | | 25〜150 mg 分2〜3 | 同上 | | | |
| | 同上 | ダントリウム®静注用 | × | | | 1 mg/kg（〜7 mg/kg） | 同上 | | | |
| ○ | チザニジン塩酸塩 | テルネリン®錠 | × | | | 1回1 mgを1日3回毎食後．痙性麻痺では1回1 mgを1日3回毎食後から開始し，1回2〜3 mgを1日3回毎食後まで増量 | 腎不全患者ではAUCは約7倍に上昇するため，減量が必要だが，薬物動態データがほとんどなく不明 | | | |
| ○ | バクロフェン | ギャバロン®錠 リオレサール®錠 | 不明 | | | 20〜30 mg 分2〜3 | 10〜20 mg 分1〜2 | | 10 mg 分1 | |
| ○ | ロクロニウム臭化物 | エスラックス®静注 | ○ | | | 挿管用量として0.6 mg/kgを静注し，必要に応じて0.1〜0.2 mg/kgを追加投与または7 µg/kg/分の投与速度で持続注入（挿管用量の上限0.9 mg/kg） | 尿中未変化体排泄率が38％であるため，0.6 mg/kgを静注し，作用持続時の延長を避けるため，追加投与は慎重に行う | | | |
| | | | | | | 多発性硬化症治療薬 | | | | |
| | ナタリズマブ | タイサブリ®点滴静注 | × | | | 1回300 mgを4週に1回1 hrかけて点滴静注 | 腎機能正常者と同じ | | | |
| | フィンゴリモド塩酸塩 | ジレニア®カプセル イムセラ®カプセル | × | | | 1日1回0.5 mg経口投与 | 減量の必要なし | 重度腎機能障害ではリン酸化体のC$_{max}$およびAUC$_{inf}$は，健康成人に比較して，それぞれ25％および14％高かったためやや減量 | | |
| | | | | | | 自律神経用薬 | | | | |
| | アトモキセチン塩酸塩 | ストラテラカプセル | × | | | 1日40 mgより開始し，その後1日80 mgまで増量．維持量1日80〜120 mg，分1〜2．1日80 mgまでの増量は1週間以上，その後の増量は2週間以上の間隔をあける．最大1日120 mg | 腎機能正常者と同じ | | | |
| ○ | アトロピン硫酸塩 | アトロピン®硫酸塩注 | × | | | 0.5 mgを皮下または筋肉内に注射，場合により静脈内に注射．有機リン系殺虫剤中毒の場合には添付文書参照 | 1/2〜3/4 | | 1/2に減量 | |

| 重要度 | 薬剤名 一般名 | 薬剤名 商品名 | 透析性 | 禁忌 | 腎障害 | 常用量 | GFR または CCr(mL/min) 30～59 | GFR または CCr(mL/min) 15～29 | GFR または CCr(mL/min) <15 | HD(血液透析) PD(腹膜透析) |
|---|---|---|---|---|---|---|---|---|---|---|
| ◎ | ジスチグミン臭化物 | ウブレチド®錠 | 不明 | | | ①排尿困難：1日5 mg ②重症筋無力症：1日5～20 mgを分1～4。少量から開始 | 2.5～10 mg/分1 | | 2.5～5 mg/分1 | |
| | セビメリン塩酸塩水和物 | エボザック®カプセル | × | | | 90 mg 分3 | 慎重投与 | | | |
| ○ | チキジウム臭化物 | チアトン®カプセル | 不明 | | | 30 mg 分3 | 腎機能正常患者と同じ | | 不明 | |
| | トフィソパム | グランダキシン®錠・細粒 | 不明 | | | 150 mg 分3 | 腎機能正常者と同じ | | | |
| ◎ | ネオスチグミンメチル硫酸塩 | ワゴスチグミン®注 | ○ | | | 重症筋無力症，クラーレ剤(ツボクラリン)による遷延性呼吸抑制，腸管麻痺，排尿困難には0.25～1.0 mgを1日1～3回皮下または筋肉内注射。非脱分極性筋弛緩剤の作用の拮抗には1回0.5～2.0 mgを緩徐に静脈内注射 | 50%に減量 | 25%に減量 | | |
| | パパベリン塩酸塩 | パパベリン塩酸塩®注 | ○ | | | 30～50 mg/1回, 100～200 mg/日 | 不明 | | | |
| | ピロカルピン塩酸塩 | サラジェン®錠・顆粒 | 不明 | | | 15 mg 分3 食後 | 腎機能正常患者と同じ | | | |
| | ブチルスコポラミン臭化物 | ブスコパン®錠 | △ | | | 30～60 mg 分3 | 腎機能正常患者と同じ | | 不明 | |
| | 同上 | ブスコパン®注 | △ | | | 10～20 mg 静注，筋注，皮下注 | 同上 | | 同上 | |
| | フロプロピオン | コスパノン®錠・カプセル | 不明 | | | 120～240 mg 分3 | 腎機能正常患者と同じ | | | |
| | ベタネコール塩化物 | ベサコリン®散 | 不明 | | | 1日30～50 mg 分3～4 | 同上 | | | |
| | ロートエキス | ロートエキス®散 | 不明 | | | 0.2～0.9 g 分2～3 | 同上 | | | |
| ◎ | ピリドスチグミン臭化物 | メスチノン®錠 | 不明 | | | 180 mg 分3 | 腎障害(腎機能不明)で半減期は約3.4倍に延長し，CL値は約1/4に減少するため慎重投与 | | | |

| 脳循環代謝改善薬 | | | | | | | | | | |
|---|---|---|---|---|---|---|---|---|---|---|
| | アデノシン三リン酸二ナトリウム水和物 | アデホス®コーワ腸溶錠・顆粒 | 不明 | | | 120～300 mg 分3 | 腎機能正常者と同じ | | | |
| | 同上 | アデホス®Lコーワ注 | 不明 | | | 40～80 mg/日点滴静注 | 同上 | | | |
| | イフェンプロジル酒石酸塩 | セロクラール®錠・細粒 | 不明 | | | 60 mg 分3 | 同上 | | | |
| | イブジラスト | ケタス®カプセル | × | | | 気管支喘息：20 mg 分2, 脳血管障害：30 mg 分3 | 同上 | | | |
| | シチコリン | ニコリン®注射液 ニコリン®H注射液 | 不明 | | | 100～1,000 mg/日 | 同上 | | | |
| ◎ | チアプリド塩酸塩 | グラマリール®錠 | △ | | | 75～150 mg 分3 | 50～75 mg 分2～3 | | 25～50 mg 分1 | |
| | ニセルゴリン | サアミオン®錠・散 | × | | | 15 mg 分3 | 腎機能正常者と同じ | | | |

| 重要度 | 薬剤名 一般名 | 薬剤名 商品名 | 透析性 | 禁忌 | 腎障害 | 常用量 | GFRまたはCCr(mL/min) 30〜59 | GFRまたはCCr(mL/min) 15〜29 | GFRまたはCCr(mL/min) <15 | HD(血液透析) PD(腹膜透析) |
|---|---|---|---|---|---|---|---|---|---|---|
| | ファスジル塩酸塩水和物 | エリル®点滴静注液 | 不明 | | | 1回30mgを1日2〜3回(50〜100mLの電解質または糖液で希釈,30分かけて点滴静注) | 排泄が遅延して,血中濃度が持続する可能性あり,低血圧が認められた場合には減量 | | | |
| アルツハイマー型認知症治療薬 ||||||||||| 
| ○ | ガランタミン臭化水素酸塩 | レミニール®錠・OD錠・内用液 | | × | | 1回4mgを1日2回から開始。4週間後に1日16mgまで増量(最高24mg) | AUCが1.38倍上昇するため,3/4に減量 | | AUCが1.67倍上昇するため2/3に減量または低用量から慎重投与 | |
| | ドネペジル塩酸塩 | アリセプト®錠・D錠・ドライ®シロップ・内服ゼリー | | × | | 1日1回3mgから開始し,1〜2週間後に5mgに増量。高度のアルツハイマー型認知症患者には,5mgで4週間以上経過後,10mgに増量 | 腎機能正常者と同じ | | | |
| ◎ | メマンチン塩酸塩 | メマリー®錠 | | × | | 1日1回5mgから開始し,1週間に5mgずつ増量し,維持量として1日1回20mg | 維持量1日1回10〜20mg | 維持量1日1回10mg | 維持量1日1回10mgまで | |
| | リバスチグミン | イクセロン®パッチ リバスタッチ®パッチ | | × | | 1日1回4.5mgから開始し,原則として4週毎に4.5mgずつ増量し,維持量として1日1回18mgを貼付し,24hr毎に貼り替える | 腎機能正常者と同じ | | | |
| 脳保護薬 |||||||||||
| | エダラボン | ラジカット®注点滴静注 | × | 禁 | ○ | ①脳梗塞急性期に伴う諸症状の改善:1回30mgを30分かけて1日2回朝夕,点滴静注。発症後24hr以内に投与開始し,投与期間は14日以内 ②筋萎縮性側索硬化症における機能障害の進行抑制:1日1回60mgを60分かけて点滴静注。28日間を1クールとし,第1クールは14日間連日投与後14日間休薬,第2クール以降は14日間のうち10日間投与後14日間休薬 | 腎機能正常者と同じ | | 腎機能障害が悪化するおそれがあるため重篤な腎障害には禁忌だが,腎機能の廃絶した透析患者では使用可能かもしれない | |
| ミオクローヌス治療薬 |||||||||||
| ○ | ピラセタム | ミオカーム®内服液 | ○ | 禁 | | 1回12mL(ピラセタムとして4g)を1日3回,3〜4日間経口投与。その後病態に合わせて,1回3mL(1g)ずつ1日3回の割合で3〜4日毎に増量し,至適用量を決定。最高量は1回21mL(7g)1日3回まで | 40<CCr<60 mL/min 通常量の1/2 20<CCr<40 mL/min 通常量の1/4 CCr≦20 mL/min:禁忌 | | 禁忌 | |
| 経口脊髄小脳変性症治療薬 |||||||||||
| ○ | タルチレリン水和物 | セレジスト®錠・OD錠 | | × | | 10mgを分2 | 重度の腎機能障害患者1名で血漿中濃度が約4.2倍上昇したことがあるため慎重投与 | | | |

| 重要度 | 薬剤名 一般名 | 薬剤名 商品名 | 透析性 | 禁忌 | 腎障害 | 常用量 | GFRまたはCCr(mL/min) 30〜59 | GFRまたはCCr(mL/min) 15〜29 | GFRまたはCCr(mL/min) <15 | HD(血液透析) PD(腹膜透析) |
|---|---|---|---|---|---|---|---|---|---|---|
| | | | | | | 強心配糖体 | | | | |
| ◎ | ジゴキシン TDM | ジゴキシン®KY錠・ハーフジゴキシン®KY錠/ジゴシン®錠 | × | | | 急速飽和療法：初回0.5〜1.0 mg，以後0.5 mgを6〜8 hr毎。比較的急速飽和療法・緩徐飽和療法も可。維持療法：1日0.25〜0.5 mg | 維持療法：0.125 mg 24 hr毎 | | 維持療法：0.125 mg 48 hr毎 | 維持療法：0.125 mg 週3〜4回 |
| ◎ | 同上 TDM | ジゴシン®注 | × | | | 急速飽和療法：1回0.25〜0.5 mgを2〜4 hr毎に静注。比較的急速飽和療法・緩徐飽和療法も可 維持療法：1日0.25 mgを静注 | 維持療法：0.09 mg 24 hr毎 | | 維持療法：0.09 mg 48 hr毎 | 同上 |
| ◎ | メチルジゴキシン TDM | ラニラピッド®錠 | × | | | 維持療法：0.05〜0.1 mg 分1 | 維持療法：0.05〜0.1 mg 24 hr毎 | | 維持療法：0.025〜0.05 mg 24〜48 hr毎 | 維持療法：0.05 mg 週3〜4回 |
| ◎ | デスラノシド TDM | ジギラノゲン®注 | × | | | 急速飽和療法(飽和量：0.8〜1.6 mg)：初回0.4〜0.6 mg，以後0.2〜0.4 mgを2〜4 hr毎に静注・筋注し，十分効果の現れるまで続ける。比較的急速飽和療法：1日0.4〜0.6 mgを静注・筋注し，十分効果の現れるまで続ける。維持療法：1日0.2〜0.3 mgを静注・筋注 | 減量の必要はあるが，薬物動態が解明されていないため不明 | | | |
| | | | | | | 強心薬 | | | | |
| ◎ | オルプリノン塩酸塩水和物 | コアテック®注・注SB | 不明 | | | 初回10 µg/kg/5 min 引き続き0.1〜0.3 µg/kg/min。最高0.4 µg/kg/min | 1/3〜1/2に減量 | | 1/3に減量 | |
| ○ | カフェイン/無水カフェイン | カフェイン/無水カフェイン | ○ | | | 無水カフェインとして通常成人1回0.1〜0.3 gを1日2〜3回経口投与 | 腎機能正常者と同じ | | | |
| ○ | 安息香酸ナトリウムカフェイン | 安息香酸ナトリウムカフェイン | ○ | | | 成人1回0.1〜0.6 gを1日2〜3回経口投与 | | 同上 | | |
| | コルホルシンダロパート塩酸塩 | アデール®点滴静注用 | × | | | 0.5〜0.75 µg/kg/min | | 同上 | | |
| △ | ピモベンダン | アカルディ®カプセル | × | | | 2.5〜5 mg 分2 | 腎機能正常者と同じ | | 活性代謝物が蓄積するため低用量から開始(2.5〜5 mgを分1〜2) | |
| | ブクラデシンナトリウム | アクトシン®注 | 不明 | | | 0.005〜0.2 mg/kg/min | 腎機能正常者と同じ | | | |
| ◎ | ミルリノン | ミルリーラ®注 | ○ | | | 50 µg/kgを10 minかけて静注後，0.5 µg/kg/minで点滴。0.25〜0.75 µg/kg/minの範囲で増減。点滴静注から開始しても可。48 hrを超えて投与するときは慎重投与 | 腎機能に応じて10〜50%に減量 | | 0.25 µg/kg/minから開始 | |
| | ユビデカレノン | ノイキノン®錠 | × | | | 30 mg 分3 | 腎機能正常者と同じ | | | |
| | | | | | | カテコールアミン | | | | |
| | アドレナリン | ボスミン®注 | ○ | | | 皮下注：0.2〜1.0 mg/日 静注：0.25 mg以下/日 | 腎機能正常者と同じ | | | |

| 重要度 | 薬剤名 一般名 | 薬剤名 商品名 | 透析性 | 禁忌 | 腎障害 | 常用量 | GFR または CCr(mL/min) 30〜59 | GFR または CCr(mL/min) 15〜29 | GFR または CCr(mL/min) <15 | HD(血液透析) PD(腹膜透析) |
|---|---|---|---|---|---|---|---|---|---|---|
| | 同上 | エピペン®注射液 | ○ | | | 添付文書参照 | 同上 | | | |
| | l-イソプレナリン塩酸塩 | プロタノール®L注 | △ | | | 添付文書参照 | 腎機能正常者と同じ(UptoDate) | | | |
| | デノパミン | カルグート®錠・細粒 | 不明 | | | 10〜30 mg 分3 | 腎機能正常者と同じ | | | |
| | ドカルパミン | タナドーパ®顆粒 | ○ | | | 2,250 mg 分3 | 同上 | | | |
| | ドパミン塩酸塩 | イノバン®注 | × | | | 1〜20 μg/kg/min | 同上 | | | |
| | ドブタミン塩酸塩 | ドブトレックス®注射液 | ○ | | | 1〜5 μg/kg/min | 同上 | | | |
| △ | ノルアドレナリン | ノルアドレナリン®注 | × | | | 1回 1 mg(点滴静注) 1回 0.1〜1 mg(皮下注) | 腎機能正常者と同じ | | | 理論的には40%減量だが, 患者の血圧, 心拍数などの血行動態によって投与量を決定する |
| | | | | | | 硝酸薬 | | | | |
| | 一硝酸イソソルビド | アイトロール®錠 | ○ | | | 40〜80 mg 分2 | 腎機能正常者と同じ | | | |
| | ニトログリセリン | ニトロペン®舌下錠 | × | | | 0.3〜0.6 mg/回 | 同上 | | | |
| | 同上 | ニトロダーム®TTS/ミリステープ | × | | | ニトロダーム TTS:1日1回1枚(ニトログリセリンとして 25 mg)を貼付(最高1日2枚)。ミリステープ:1回1枚(ニトログリセリンとして 5 mg)を1日2回貼付(適宜増減) | 同上 | | | |
| | 同上 | バソレーター®テープ | × | | | 1日1回1枚(ニトログリセリンとして 27 mg 含有)を貼付(最高1日2枚) | 同上 | | | |
| | 同上 | ミリスロール®注/バソレーター®注 | × | | | 添付文書参照 | 同上 | | | |
| | 同上 | ミオコール®スプレー | × | | | 1回1噴霧を口腔内に投与, 効果不十分の場合には1回1噴霧に限り追加可 | 同上 | | | |
| | 硝酸イソソルビド | ニトロール®スプレー | △ | | | 1回1噴霧を口腔内に投与, 効果不十分の場合には1回1噴霧に限り追加可 | 同上 | | | |
| | 同上 | ニトロール®注 | △ | | | 添付文書参照 | 同上 | | | |
| | 同上 | フランドル®テープ | △ | | | 1枚を 24〜48 hr 毎 | 同上 | | | |
| | 同上 | ニトロールRカプセル フランドル®錠 | △ | | | 40 mg 分2 | 同上 | | | |
| | ニトロプルシドナトリウム水和物 | ニトプロ®持続静注液 | ○ | 禁 | | 0.5 μg/kg/min で開始し, 血圧をみながら 2.5 μg/kg/min 以下で維持(最大 3.0 μg/kg/min) | | 重篤な腎機能障害患者では腎循環が抑制されているため禁忌であり, チオシアネートが蓄積し, 毒性を表すため使用は控える | | |
| | | | | | | その他の冠血管拡張薬 | | | | |
| | ジラゼプ塩酸塩水和物 | コメリアン®錠 | × | | | 狭心症, その他の虚血性心疾患:1回 50 mg を1日3回 | 腎機能正常者と同じ | | | |

| 重要度 | 薬剤名 一般名 | 薬剤名 商品名 | 透析性 | 禁忌 | 腎障害 | 常用量 | GFR または CCr(mL/min) 30〜59 | GFR または CCr(mL/min) 15〜29 | GFR または CCr(mL/min) <15 | HD(血液透析) PD(腹膜透析) |
|---|---|---|---|---|---|---|---|---|---|---|
| | ジピリダモール | ペルサンチン®錠 | × | | | 狭心症，心筋梗塞，その他の虚血性心疾患，うっ血性心不全の場合1日75 mgを分3 | 同上 | | | |
| | ニコランジル | シグマート®錠 | ○ | | | 1日15 mgを分3 | 同上 | | | |
| | | | | | | β遮断薬 | | | | |
| ○ | アセブトロール塩酸塩 | アセタノール®カプセル | ○ | | | ①本態性高血圧症：1日200〜400 mgを分1〜2 ②狭心症・頻脈性不整脈：1日300〜600 mgを分3，食後 | 50%に減量，慎重投与 | | 25%に減量，慎重投与 | |
| ◎ | アテノロール | テノーミン®錠 | ○ | | ○ | 1日1回50 mg（最大100 mg） | 1日1回25 mg〜50 mg | 1日1回25 mg | 1日1回12.5 mg | 25 mg透析後(週3回)PDでは25 mgを週3回 |
| | アルプレノロール塩酸塩 | スカジロール®カプセル | 不明 | | | 75〜150 mgを分3食後 | 薬物動態データがほとんどなく不明 | | | |
| | アロチノロール塩酸塩 | アロチノロール®塩酸塩錠 | × | | | 10〜20 mgを分2(最大30 mg) | 腎機能正常者と同じ | | | |
| | エスモロール塩酸塩 | ブレビブロック®注 | △ | | | 0.15 mg/kg/min | 同上 | | | |
| ○ | カルテオロール塩酸塩 | ミケラン®LAカプセル(徐放) | × | | | 1日10〜30 mgを分1 | 50%に減量，慎重投与 | | 25%に減量，慎重投与 | |
| ○ | 同上 | ミケラン®錠・細粒 | 不明 | | | 1日10〜15 mgより投与をはじめ，効果が不十分な場合には30 mgまで漸増し，1日2〜3回に分割 | 同上 | | 同上 | |
| △ | セリプロロール塩酸塩 | セレクトール®錠 | 不明 | | | 1日100〜400 mgを分1 | | 50%の量から開始 | | |
| ◎ | ナドロール | ナディック®錠 | ○ | | | 1日1回30〜60 mg | 常用量を24〜48 hr毎 | | 常用量を40〜60 hr毎 | |
| | ニプラジロール | ハイパジール®錠 | × | | | 1日6〜18 mgを分2 | 腎機能障害のある患者では慎重投与 | | | |
| △ | ピンドロール | カルビスケン®錠 | ○ | | ○ | ①本態性高血圧症：1回5 mgを1日3回 ②狭心症：1回5 mgを1日3回。1日30 mgまで増量可 ③洞性頻脈：1回1〜5 mgを1日3回 | 腎機能正常者と同じ | | 1日5〜10 mg，洞性頻脈ではさらに減量 | |

| 重要度 | 薬剤名 一般名 | 薬剤名 商品名 | 透析性 | 禁忌 | 腎障害 | 常用量 | GFRまたはCCr(mL/min) 30〜59 | GFRまたはCCr(mL/min) 15〜29 | GFRまたはCCr(mL/min) <15 | HD(血液透析) PD(腹膜透析) |
|---|---|---|---|---|---|---|---|---|---|---|
| ○ | ビソプロロールフマル酸塩 | メインテート®錠 | × | | | ①本態性高血圧症，狭心症，心室性期外収縮：[2.5 mg・5 mg]1日1回5 mg ②虚血性心疾患または拡張型心筋症に基づく慢性心不全：[0.625 mg・2.5 mg・5 mg]1日1回0.625 mgより開始し2週間以上投与。忍容性があれば4週間以上の間隔で段階的に増量し，忍容性がなければ減量。用量の増減は1回投与量を0.625，1.25，2.5，3.75または5 mgとして必ず段階的に行い，いずれの用量でも1日1回。維持量1日1回1.25〜5 mg。最大1日1回5 mg ③頻脈性心房細動：[2.5 mg・5 mg]1日1回2.5 mgより開始し，効果不十分な場合は1日1回5 mgに増量。最大1日1回5 mg | GFR 10〜50 mL/minでは2.5〜5 mgを1日1回(Renal Pharmacotherapy, 2013) | | GFR 10 mL/min未満では2.5 mを1日1回(Renal Pharmacotherapy, 2013) | |
| ○ | ビソプロロール | ビソノ®テープ | | | | 成人，1日1回1枚，胸部，上腕部または背部のいずれかに貼付し，貼付後24 hr毎に貼りかえる。年齢，症状により1日1回4 mgより開始し，1日最大量8 mg | 1日4 mgより投与開始となっているが，AUCが2〜2.9倍上昇するため4 mg以下の減量も考慮する。減量する場合には貼付間隔をあけるよりも切断して1日1回貼付の方がよい(製剤からの放出が1日でほぼ完了するため) | | | |
| △ | ブフェトロール塩酸塩 | アドビオール®錠 | 不明 | | | 15 mgを分3 | 薬物動態データがほとんどなく不明 | | | |
| △ | プロプラノロール | プロプラノロール塩酸塩®徐放カプセル | × | | | 60〜120 mg 分1 | 1/2〜2/3から開始 | | 1/3〜1/2から開始 | |
| △ | 同上 | インデラル®錠 | × | | | ①本態性高血圧症：1日30〜60 mgより開始し，120 mgまで漸増，分3 ②狭心症，褐色細胞腫手術時，期外収縮，発作性頻拍の予防，頻拍性心房細動，洞性頻脈，新鮮心房細動，発作性心房細動の予防：1日30 mgより開始し，60，90 mgと漸増，分3 ③片頭痛発作：1日20〜30 mgより開始し，60 mgまで漸増，分2〜3 ④右心室流出路狭窄による低酸素発作：1日0.5〜2 mg/kgを低用量から開始し，分3〜4。1日4 mg/kgまで増量 | 1/2〜2/3から開始 | | 1/3〜1/2から開始 | |
| | 同上 | インデラル®注 | × | | | 1回2〜10 mgを静注 | 腎機能正常者と同じ | | | |
| | ベタキソロール塩酸塩 | ケルロング®錠 | × | | | 5〜20 mg 分1 | 腎機能正常者と同じ | | 50％に減量し慎重投与 | |

| 重要度 | 薬剤名 | | 透析性 | 禁忌 | 腎障害 | 常用量 | GFR または CCr(mL/min) | | | HD(血液透析) PD(腹膜透析) |
| | 一般名 | 商品名 | | | | | 30～59 | 15～29 | <15 | |
|---|---|---|---|---|---|---|---|---|---|---|
| | メトプロロール酒石酸塩 | セロケン®錠 ロプレソール®錠 | × | | | 1日60～120 mgを分2～3(最大240 mg/日) | 腎機能正常者と同じ | | | |
| | 同上 | セロケン®L錠(徐放) ロプレソール®SR錠(徐放) | × | | | 1日120 mgを分1 | 同上 | | | |
| | ランジオロール塩酸塩 | オノアクト®点滴静注用 | ○ | | | 添付文書参照 | 同上 | | | |
| | 同上 | コアベータ®静注用 | ○ | | | CTを撮影する数分前に，1回0.125 mg/kgを1分間で静脈内投与 | 同上 | | | |
| αβ遮断薬 | | | | | | | | | | |
| △ | アモスラロール塩酸塩 | ローガン®錠 | × | | | 20～60 mg 分2～3 | | | 2/3に減量 | |
| | アロチノロール塩酸塩 | アロチノロール塩酸塩®錠「DSP」錠 | × | | | 20～30 mg 分2 | 腎機能正常者と同じ | | | |
| | カルベジロール | アーチスト®錠 | × | | | 1回10～20 mgを1日1～2回，心不全の場合，1回1.25 mg，1日2回食後経口投与から開始。1回1.25 mg，1日2回の用量に忍容性がある場合には，用量の増減は必ず段階的に行い，1回投与量は1.25 mg, 2.5 mg, 5 mgまたは10 mgを1日2回食後。通常，維持量として1回2.5～10 mgを1日2回食後 | 腎機能正常者より少量から投与を開始 | | | |
| | ベバントロール塩酸塩 | カルバン®錠 | × | | | 1回50 mgを1日2回(最高1日200 mgまで) | 腎機能正常者と同じ | | | |
| | ラベタロール塩酸塩 | トランデート®錠 | × | | | 150～450 mg 分3 | 同上 | | | |
| Ca拮抗薬(ジヒドロピリジン系) | | | | | | | | | | |
| | アゼルニジピン | カルブロック®錠 | × | | | 8～16 mg 分1 | 腎機能正常者と同じ | | | |
| | アムロジピンベシル酸塩 | アムロジン®錠 ノルバスク®錠 | × | | | 2.5～10 mg 分1 | 同上 | | | |
| | エホニジピン塩酸塩 | ランデル®錠 | × | | | 20～60 mg 分1～2 | 同上 | | | |
| | シルニジピン | アテレック®錠 | × | | | 5～20 mg 分1 | 同上 | | | |
| △ | ニカルジピン塩酸塩 | ペルジピン®LAカプセル(徐放) | × | | | 40～80 mg 分2 | 腎機能正常者と同じだがCKDではAUCが1.6倍上昇するため減量すべきという報告もある(Ahmed JH, et al：Br J Clin Pharmacol 32：57～62,1991) | | | |
| △ | 同上 | ペルジピン®錠 | × | | | 1回10～20 mgを1日3回経口投与 | 同上 | | | |
| △ | 同上 | ペルジピン®注 | × | | | 添付文書参照 | 同上 | | | |
| | ニソルジピン | バイミカード®錠 | × | | | 5～10 mg/日(高血圧症)，10 mg/日(狭心症，異型狭心症)分1 | 腎機能正常者と同じ | | | |
| | ニトレンジピン | バイロテンシン®錠 | × | | | 1回5～10 mgを1日1回 | 同上 | | | |

| 重要度 | 薬剤名 一般名 | 薬剤名 商品名 | 透析性 | 禁忌 | 腎障害 | 常用量 | GFR または CCr(mL/min) 30〜59 | GFR または CCr(mL/min) 15〜29 | GFR または CCr(mL/min) <15 | HD(血液透析) PD(腹膜透析) |
|---|---|---|---|---|---|---|---|---|---|---|
| | ニフェジピン | アダラート®カプセル | × | | | 1回10mgを1日3回経口投与 | 同上 | | | |
| | ニフェジピン徐放剤 | アダラート®L錠 | × | | | 20〜40mg 分2 | 同上 | | | |
| | 同上 | アダラート®CR錠 | × | | | 20〜40mg 分1 | 同上 | | | |
| | ニルバジピン | ニバジール®錠 | × | | | 4〜8mg 分2 | 同上 | | | |
| | バルニジピン塩酸塩 | ヒポカ®カプセル | × | | | 5〜15mg 分1 | 同上 | | | |
| | フェロジピン | スプレンジール®錠/ムノバール®錠 | × | | | 5〜20mg 分2 | 同上 | | | |
| | ベニジピン塩酸塩 | コニール®錠 | × | | | 2〜8mg/日(高血圧症), 8mg/日(狭心症) | 同上 | | | |
| | マニジピン塩酸塩 | カルスロット®錠 | × | | | 初期量:5mg/日 持続量:10〜20mg/日 | 同上 | | | |
| | ジルチアゼム塩酸塩 | ヘルベッサー®Rカプセル(徐放) | × | | | 100〜200mg 分1 | 同上 | | | |
| | 同上 | ヘルベッサー®注射用 | × | | | 静注:5mL以上の生理食塩液またはブドウ糖注射液に用時溶解し 高血圧性緊急症:5〜15μg/kg/min 不安定狭心症:1〜5μg/kg/min | 同上 | | | |
| △ | ベラパミル塩酸塩 | ワソラン®錠 | × | | | 120〜240mg 分3 | 腎機能正常者と同量を慎重投与非腎CL(CYP3A4)が54%低下するという報告もある(Dreisbach AW, Lertora JJ: Expert Opin Drug Metab Toxicol 4: 1065〜1074, 2008) | | | |
| ACE阻害薬(腎排泄型ではあるが用量依存的な副作用が起こりにくいため,減量する必要がないと考える専門家もいる) | | | | | | | | | | |
| △ | アラセプリル | セタプリル®錠 | 活性体 ○ | | ○ | 25〜100mg 分1〜2 | 12.5〜50mg 分1〜2 から開始 | | | |
| △ | イミダプリル塩酸塩 | タナトリル®錠 | ○ | | ○ | 2.5〜10mg 分1 | 低用量から開始し調節 | | | 投与量を半量にするか,若しくは投与間隔をのばすなど慎重に投与 |
| △ | エナラプリルマレイン酸塩 | レニベース®錠 | ○ | | ○ | 5〜10mg 分1 | 低用量から開始し調節 | | 2.5mg/日,HD患者ではHD日にはHD後 | |
| △ | カプトプリル | カプトリル®錠・Rカプセル(徐放) | ○ | | ○ | Rカプセル:18.75〜75mg 分1〜2, 錠:1日37.5〜75mgを分3(1日最大投与量150mg) | 50〜75%に減量 *4:Dreisbach AW, Lertora JJ: Expert Opin Drug Metab Toxicol 4: 1065〜1074, 2008 | 50%に減量または24hr毎 非腎CLが50%低下するという報告もある*4 | 50%に減量。HD患者ではHD日にはHD後 非腎CLが50%低下するという報告もある*4 | |
| △ | キナプリル塩酸塩 | コナン®錠 | ○ | | ○ | 5〜20mg 分1 | 低用量から開始し調節 | CCr 30mL/min未満の場合は2.5mg 分1より開始 | 2.5mg 分1 | |
| △ | シラザプリル水和物 | インヒベース®錠 | ○ | | ○ | 0.25〜2mg 分1 | 75%に減量 | 50%に減量 | 50%に減量,HD患者ではHD日にはHD後 | |
| △ | テモカプリル塩酸塩 | エースコール®錠 | 不明 | | ○ | 1〜4mg 分1 | 低用量から開始し調節 | | | |
| △ | デラプリル塩酸塩 | アデカット®錠 | 不明 | | ○ | 30〜60mg 分1〜2(最大120mg) | 15mg/日 分2 | | 7.5mg/日 分1 から開始 | |
| △ | トランドラプリル | オドリック®錠 プレラン®錠 | | | ○ | 1〜2mg 分1 | 低用量から開始し調節 | | | |

| 重要度 | 薬剤名 一般名 | 薬剤名 商品名 | 透析性 | 禁忌 | 腎障害 | 常用量 | GFR または CCr(mL/min) 30〜59 | GFR または CCr(mL/min) 15〜29 | GFR または CCr(mL/min) <15 | HD(血液透析) PD(腹膜透析) |
|---|---|---|---|---|---|---|---|---|---|---|
| △ | ベナゼプリル塩酸塩 | チバセン®錠 | × | | ○ | 2.5〜10 mg 分1 | 50〜75%に減量 | 25〜50%に減量 | | |
| △ | ペリンドプリルエルブミン | コバシル®錠 | ○ | | ○ | 2〜8 mg 分1 | 75%に減量 | | 50%に減量 | 50%に減量，HD患者ではHD日にはHD後 |
| △ | リシノプリル | ゼストリル®錠 ロンゲス®錠 | ○ | | ○ | 5〜20 mg 分1 | 50%に減量 | | 25%に減量 | 25%に減量，HD患者ではHD日にはHD後 |
| ARB | | | | | | | | | | |
| △ | アジルサルタン | アジルバ®錠 | × | | ○ | 20 mg を1日1回投与（最大40 mg） | 腎機能正常者と同量を慎重投与(低用量から開始)。腎機能正常者に比し末期腎不全患者ではAUCが約1.5倍上昇するため | | | |
| △ | イルベサルタン | アバプロ®錠 イルベタン®錠 | × | | ○ | 50〜200 mg 分1 | 腎機能正常者と同量を慎重投与(低用量から開始) | | | |
| △ | オルメサルタンメドキソミル | オルメテック®錠/OD錠 | × | | ○ | 10〜40 mg 分1 | 同上 | | | |
| △ | カンデサルタンシレキセチル | ブロプレス®錠 | × | | ○ | ①高血圧症：[2・4・8・12 mg]1日1回4〜8 mg。12 mgまで増量可 ②腎実質性高血圧症：[2・4・8・12 mg]1日1回2 mgより開始し，8 mgまで増量 ③慢性心不全：[2・4・8 mg]1日1回4 mgより開始し，8 mgまで増量可 | 腎機能正常者と同量を慎重投与(低用量から開始)。慢性心不全では投与開始時の収縮期血圧が120 mmHg未満の患者，腎障害を伴う患者，利尿剤を併用している患者，心不全の重症度の高い患者には，2 mg/日から投与開始。2 mg/日投与は，低血圧関連の副作用に対する忍容性を確認 | | | |
| △ | テルミサルタン | ミカルディス®錠 | × | | ○ | 20〜80 mg 分1 | 腎機能正常者と同量を慎重投与(低用量から開始) | | | |
| △ | バルサルタン | ディオバン®錠・OD錠 | × | | ○ | 40〜160 mg 分1 | 同上 | | | |
| △ | ロサルタンカリウム | ニューロタン®錠 | × | | ○ | 25〜100 mg 分1 | 同上 | | | |
| 直接的レニン阻害薬 | | | | | | | | | | |
| ○ | アリスキレンフマル酸塩 | ラジレス®錠 | × | | ○ | 150〜300 mg 分1 | 腎機能正常者と同量を慎重投与(軽症腎障害より中等度腎障害，透析患者のほうがAUCが低いが，健常者よりやや高い)，糖尿病透析患者ではACE-IやARBとの併用は治療上やむを得ないと判断される場合を除き避ける | | | |
| ARB／HCTZ 合剤 | | | | | | | | | | |
| △ | カンデサルタンシレキセチル・ヒドロクロロチアジド配合剤 | エカード®配合錠LD エカード®配合錠HD | × | 禁 | ○ | 1日1回1錠 | 腎機能正常者と同量を慎重投与(低用量から開始)。血清Cr値が2.0 mg/dLを超える腎機能障害患者においては，治療上やむを得ないと判断される場合を除き，使用は避ける | | | 無尿患者，透析患者には投与禁忌 |
| △ | テルミサルタン・ヒドロクロロチアジド配合剤 | ミコンビ®配合錠AP ミコンビ®配合錠BP | × | 禁 | ○ | 同上 | 同上 | | 同上 | 同上 |
| △ | バルサルタン・ヒドロクロロチアジド配合剤 | コディオ®配合錠MD コディオ®配合錠EX | × | 禁 | ○ | 同上 | 同上 | | 同上 | 同上 |
| △ | ロサルタンカリウム・ヒドロクロロチアジド配合剤 | プレミネント®配合錠LD・配合錠HD | × | 禁 | ○ | 同上 | 同上 | | 同上 | 同上 |

| 重要度 | 薬剤名 一般名 | 薬剤名 商品名 | 透析性 | 禁忌 | 腎障害 | 常用量 | GFR または CCr(mL/min) 30〜59 | GFR または CCr(mL/min) 15〜29 | GFR または CCr(mL/min) <15 | HD(血液透析) PD(腹膜透析) |
|---|---|---|---|---|---|---|---|---|---|---|
| | | | | | | ARB／トリクロルメチアジド合剤 | | | | |
| | イルベサルタン・トリクロルメチアジド配合剤 | イルトラ®配合錠LD・配合錠HD | × | 禁 | ○ | 1日1回1錠 | 腎機能正常者と同量を慎重投与(低用量から開始)。血清Cr値が2.0 mg/dLを超える腎機能障害患者においては，治療上やむを得ないと判断される場合を除き，使用は避ける | | | 無尿患者，透析患者には投与禁忌 |
| | | | | | | ARB／Ca拮抗薬合剤 | | | | |
| △ | アジルサルタン・アムロジピンベシル酸塩配合剤 | ザクラス®配合錠LD・配合錠HD | × | | ○ | 1日1回1錠 | 腎機能正常者と同量を慎重投与 | | | |
| △ | イルベサルタン・アムロジピンベシル酸塩配合剤 | アイミクス®配合錠LD・配合錠HD | × | | ○ | 同上 | 同上 | | | |
| △ | オルメサルタンメドキソミル・アゼルニジピン配合剤 | レザルタス®配合錠LD・配合錠HD | × | | ○ | 同上 | 同上 | | | |
| △ | カンデサルタンシレキセチル・アムロジピンベシル酸塩配合剤 | ユニシア®配合錠LD・配合錠HD | × | | ○ | 同上 | 同上 | | | |
| △ | テルミサルタン・アムロジピンベシル酸塩配合剤 | ミカムロ®配合錠AP・配合錠BP | × | | ○ | 同上 | 同上 | | | |
| △ | バルサルタン・アムロジピンベシル酸塩配合剤 | エックスフォージ®配合錠 | × | | ○ | 同上 | 同上 | | | |
| △ | バルサルタン・シルニジピン配合剤 | アテディオ®配合錠 | × | | ○ | 同上 | 同上 | | | |
| | | | | | | 抗アルドステロン薬 | | | | |
| ○ | エプレレノン | セララ®錠 | △ | 禁 | ○ | 50〜100 mg 分1〜2 | CCr<50 mL/minでは高カリウム血症を誘発させるおそれがあるため投与禁忌 | | | |
| ○ | スピロノラクトン | アルダクトン®A錠 | × | 禁 | ○ | 25〜100 mg 分1〜2 | 高カリウム血症の場合禁忌。重篤な腎障害の場合慎重投与 | | | 無尿の場合禁忌 |
| ○ | カンレノ酸カリウム | ソルダクトン®注 | × | 禁 | ○ | 1回100〜200 mgを1日1〜2回(1日600 mgまで) | 腎機能の悪化，高カリウム血症のおそれがあるため禁忌 | | | |
| | | | | | | カリウム保持性利尿薬 | | | | |
| △ | トリアムテレン | トリテレン®カプセル | × | 禁 | ○ | 90〜200 mg 分2〜3 | 高カリウム血症の場合禁忌。重篤な腎障害の場合慎重投与 | | | 無尿の場合禁忌 |
| | | | | | | サイアザイド系利尿薬 | | | | |
| △ | トリクロルメチアジド | フルイトラン®錠 | 不明 | 禁 | ○ | 2〜8 mg 分1〜2 | 腎機能正常者と同じ | | | 無尿の場合禁忌 |
| △ | ヒドロクロロチアジド | ヒドロクロロチアジド®錠 | 不明 | 禁 | ○ | 12.5〜25 mg 分1 | 同上 | | | 同上 |

| 重要度 | 薬剤名 一般名 | 薬剤名 商品名 | 透析性 | 禁忌 | 腎障害 | 常用量 | GFR または CCr(mL/min) 30〜59 | GFR または CCr(mL/min) 15〜29 | GFR または CCr(mL/min) <15 | HD(血液透析) PD(腹膜透析) |
|---|---|---|---|---|---|---|---|---|---|---|
| | | | | | | 非サイアザイド系利尿薬 | | | | |
| △ | インダパミド | ナトリックス®錠 | ○ | 禁 | ○ | 0.5〜2 mg 分1 | 腎機能正常者と同じ | | | 無尿の場合禁忌 |
| △ | トリパミド | ノルモナール®錠 | 不明 | 禁 | ○ | 7.5〜30 mg 分1 | 同上 | | | 同上 |
| △ | メフルシド | バイカロン®錠 | × | 禁 | ○ | 25〜50 mg 分1 | 同上 | | | 同上 |
| | | | | | | ループ利尿薬 | | | | |
| △ | アゾセミド | ダイアート®錠 | × | 禁 | ○ | 60 mg 分1 朝 | 腎機能正常者と同じ | | | 腎機能正常者と同じだが無尿の場合禁忌 |
| △ | トラセミド | ルプラック®錠 | × | 禁 | ○ | 4〜8 mg 分1 | 同上 | | | 同上 |
| △ | ピレタニド | アレリックス®錠 | 不明 | 禁 | ○ | 3〜12 mg 分1〜2 | 同上 | | | 無尿の場合禁忌 |
| △ | 同上 | アレリックス®注 | | | ○ | 6〜12 mg を 1 日 1 回静脈内投与 | 同上 | | | 同上 |
| △ | フロセミド | ラシックス®錠 | × | 禁 | ○ | 20〜80 mg 分1 または隔日 | 腎排泄性であり血清濃度が 50 μg/mL 以上で聴覚障害が起こる可能性があるため，10 mg/kg を超えないようにする | | | 10 mg/kg を超えないようにするが無尿の場合禁忌 |
| △ | フロセミド徐放カプセル | オイテンシン®カプセル(徐放) | × | 禁 | ○ | 40〜80 mg 分1〜2 | 同上 | | | 同上 |
| △ | フロセミド | ラシックス®注 20 mg | × | 禁 | ○ | 1日1回 20 mg を静脈注射または筋肉内注射。腎機能不全等の場合にはさらに大量に用いることもある。 | 腎排泄性であり血清濃度が 50 μg/mL 以上で聴覚障害が起こる可能性があるため，注射薬では 7.5 mg/kg を超えないようにする | | | 同上 |
| ◎ | 同上 | ラシックス®注 100 mg | × | 禁 | ○ | 1回 20〜500 mg (1日最大 1,000 mg) | 同上 | | | 同上 |
| △ | ブメタニド | ルネトロン®錠 | × | 禁 | ○ | 1〜2 mg/1〜2 日 | 腎機能正常者と同じ | | | 腎機能正常者と同じだが無尿の場合禁忌 |
| | | | | | | その他の利尿薬 | | | | |
| ◎ | アセタゾラミド | ダイアモックス®錠・末 | × | 禁 | ○ | 125〜1,000 mg 分1〜4 | 1回 125 mg を 1日2回〜1回 250 mg を 1日2回 | 1回 125 mg 1日1〜2回 | 125 mg 分1 | 125 mg 週3回，ただし無尿，急性腎不全の患者には禁忌 |
| ◎ | 同上 | ダイアモックス®注射用 | × | 禁 | ○ | 250〜1,000 mg/日(適応症により異なる) | 同上 | 同上 | 同上 | 同上 |
| △ | 濃グリセリン 10% 果糖 5% NaCl 0.9% 含有 | グリセオール®注 | ○ | | ○ | 1回 200〜500 mL を 1日1〜2回 | 水・Na 過剰に注意しながら投与 | | | HD 患者では透析中に 100〜400 mL 投与 |
| ○ | カルペリチド | ハンプ®注射用 | 不明 | | ○ | 1分間あたり 0.1 μg/kg を持続静脈内投与，病態に応じて 1 分間あたり 0.2 μg/kg まで増量可 | 2/3 に減量 | 重症の腎障害患者では，血漿中濃度が健康人の 2 倍程度に上昇し，血漿中からの消失半減期はほぼ同様の値を示したという報告(Tonolo, G, et al.：Am. J. Physiol. 1988：254：895〜899)があるため，1/2 に減量 | | |

| 重要度 | 薬剤名 一般名 | 薬剤名 商品名 | 透析性 | 禁忌 | 腎障害 | 常用量 | GFR または CCr(mL/min) 30〜59 | GFR または CCr(mL/min) 15〜29 | GFR または CCr(mL/min) <15 | HD(血液透析) PD(腹膜透析) |
|---|---|---|---|---|---|---|---|---|---|---|
| | | | | | | $V_2$ 受容体拮抗薬 | | | | |
| | トルバプタン | サムスカ®錠 | × | 禁 | ○ | ①心不全における体液貯留：1日1回 15 mg ②肝硬変における体液貯留：[7.5 mg] 1日1回 7.5 mg ③常染色体優性多発性嚢胞腎の進行抑制：1日 60 mg を 2 回（朝 45 mg，夕 15 mg）で開始。1日 60 mg で 1 週間以上投与し忍容性がある場合は，1 日 90 mg（朝 60 mg，夕 30 mg），1 日 120 mg（朝 90 mg，夕 30 mg）と 1 週間以上の間隔をあけて段階的に増量。最大 1 日 120 mg | 腎機能正常者と同じだが，腎機能が低下していると利尿に伴う腎血流量の減少により腎機能がさらに悪化するおそれがあるため慎重投与 | | | 腎機能正常者と同じだが無尿の場合禁忌 |
| △ | モザバプタン塩酸塩 | フィズリン®錠 | × | | ○ | 30 mg を 1 日 1 回食後 | 未変化体および活性代謝物の血中濃度が上昇するおそれがあるため慎重投与 | | | |
| | | | | | | 中枢性 $\alpha_2$ 刺激薬 | | | | |
| | グアナベンズ酢酸塩 | ワイテンス®錠 | × | | | 2〜4 mg 分 2 | 腎機能正常者と同じ | | | |
| ○ | クロニジン | カタプレス®錠 | × | | | 0.225〜0.9 mg 分 3 | 2/3 に減量 | 1/2〜2/3 に減量 | 1/2 に減量 | |
| ○ | メチルドパ水和物 | アルドメット®錠 | ○ | | ○ | 250〜2,000 mg 分 1〜3 | 250〜500 mg 分 2 | | 125〜250 mg 分 1〜2 | |
| | | | | | | 末梢性交感神経抑制薬 | | | | |
| | レセルピン | アポプロン®錠・散 | × | | | ①高血圧症，悪性高血圧：1 日 0.2〜0.5 mg を 1〜3 回。維持量 1 日 0.1〜0.25 mg ②統合失調症：1 日 0.2〜2 mg より開始し，反応を観察しつつ増減 | 避ける (UptoDate) | | | |
| | 同上 | アポプロン®注 | × | | | ①高血圧性緊急症：1 回 0.1〜0.5 mg を 1 日 1〜2 回。重症または速効を期待する場合は 1 回 0.5〜2.5 mg ②統合失調症：1 回 0.3〜2.5 mg を 1 日 1〜2 回 いずれも皮下注または筋注 | 同上 | | | |
| | | | | | | 血管拡張薬 | | | | |
| △ | ヒドララジン塩酸塩 | アプレゾリン®錠 | × | | ○ | 初期量 1 日 30〜40 mg を分 3〜4，維持量 30〜200 mg 分 3〜4 | 25〜50 mg を 8 hr 毎 | | 15〜60 mg 分 1〜2 | |
| △ | 同上 | アプレゾリン®注射用 | × | | ○ | 1 回 20 mg を筋肉内または徐々に静脈内注射 | 代謝・排泄が遅延することにより，降圧作用および副作用が増大するおそれがあるので投与量，投与間隔の調節を考慮 | | | |
| | | | | | | α 遮断薬 | | | | |
| | ウラピジル | エブランチル®カプセル | × | | | 30 mg 分 2 | 腎機能正常者と同じ | | | |
| | テラゾシン塩酸塩 | ハイトラシン®錠 バソメット®錠 | × | | | 高血圧：1 日 0.5 mg（1 回 0.25 mg 1 日 2 回）より投与を始め，効果が不十分な場合は 1 日 1〜4 mg に漸増し，1 日 2 回に分割経口投与。前立腺肥大症：1 日 1 mg（1 回 0.5 mg 1 日 2 回）より投与を始め，1 日 2 mg に漸増し，1 日 2 回に分割経口投与 | 同上 | | | |
| | ドキサゾシンメシル酸塩 | カルデナリン®錠 | × | | | 0.5〜8 mg 分 1 | 同上 | | | |

| 重要度 | 薬剤名 一般名 | 薬剤名 商品名 | 透析性 | 禁忌 | 腎障害 | 常用量 | GFR または CCr(mL/min) 30~59 | GFR または CCr(mL/min) 15~29 | GFR または CCr(mL/min) <15 | HD(血液透析) PD(腹膜透析) |
|---|---|---|---|---|---|---|---|---|---|---|
| | ブナゾシン塩酸塩 | デタントール®錠 | × | | | 1日1.5 mgより投与を始め，効果が不十分な場合は1日3~6 mgに漸増し，1日2~3回に分割し食後経口投与(最高12 mg) | 同上 | | | |
| | ブナゾシン塩酸塩徐放性 | デタントール®R錠 | × | | | 3~9 mg 分1(最大9 mg) | 同上 | | | |
| | プラゾシン塩酸塩 | ミニプレス®錠 | × | | | 1~1.5 mg 分2~3 | 同上 | | | |
| 肺高血圧症治療薬 ||||||||||||
| | アンブリセンタン | ヴォリブリス®錠 | × | | | 5 mgを1日1回経口投与(最高 10 mg/日) | データはないがおそらく腎機能正常者と同じ(主要排泄経路は糞中であるため，腎障害患者では，本剤の血中濃度が上昇する可能性は低い) | | | |
| ○ | シルデナフィルクエン酸塩 | レバチオ®錠 | × | | | 1回 20 mgを1日3回 | 低用量から開始。CKD患者ではCLが50%低下するという報告があり(Muirhead GJ, et al : Br J Clin Pharmacol 53 : 21S-30S, 2002)，CCr 30 mL/min 未満では慎重投与 | | | |
| ◎ | タダラフィル | アドシルカ®錠 | × | 禁 | | 40 mgを1日1回 | CCr 30~49 mL/min：20 mgを1日1回 | 血中濃度が上昇すること，使用経験が限られていることおよび透析によるCLの促進は期待されないため禁忌 | | |
| | ベラプロストナトリウム徐放性 | ケアロード®LA錠 ベラサスLA錠 | × | | | 120~360 μg/日 分2 | 腎機能正常者と同じ | | | |
| | ボセンタン水和物 | トラクリア®錠・小児用分散錠 | × | | | 投与開始~4週間：125 mg/日 投与5週間~：250 mg/日 分2 | 同上 | | | |
| 慢性血栓塞栓性肺高血圧症治療薬 ||||||||||||
| ○ | リオシグアト | アデムパス®錠 | × | 禁 | | 1回1~2.5 mgを1日3回，経口投与。50≦CCr<80 mL/minでは健康成人と比べてAUCが98%上昇 | 用量調節期においては患者の状態を観察しながら慎重に投与するとともに，1回1.0 mg 1日3回より低用量からの開始も考慮すること | 30≦CCr<50 mL/minでは健康成人と比べてAUCが128%上昇するためため0.5 mgを1日3回投与より低用量からの開始も考慮すること | CCr<15 mL/minでは使用経験がなく，本剤の血中濃度が著しく上昇するおそれがあるため禁忌。CCr 30 mL/minでは健康成人と比べてAUCが72%上昇する | |
| 抗不整脈薬 Ⅰa群 ||||||||||||
| | キニジン硫酸塩 TDM | 硫酸キニジン®錠・末 | × | | ○ | 維持量：200~600 mgを分1~3 | 腎機能正常者と同じ | | | |
| ◎ | ジソピラミド TDM | リスモダン®カプセル | 個人差あり | | | 300 mg 分3 | 150~200 mg (20≦CCr<50 mL/min) 分1~2 | 100 mg (CCr<20 mL/min) 分1 | 100 mg 分1 | |
| ◎ | ジソピラミドリン酸塩 TDM | リスモダン®R(徐放) | 個人差あり | 禁 | | 300 mg 分2 | 徐放性製剤のため用量調節できないので使用を推奨しない | 重篤な腎機能障害患者は禁忌(腎排泄で徐放性製剤のため適さない) | | |
| ◎ | 同上 TDM | リスモダン®P静注 | 個人差あり | 禁 | | 50~100 mg/回 | 適宜減量 | 1日 100 mgまで | | |
| ◎ | シベンゾリンコハク酸塩 TDM | シベノール®錠 | × | 禁 | | 1日300 mgより投与をはじめ，効果が不十分な場合には450 mgまで増量し，1日3回に分けて経口投与 | 50 mgを1日1~2回 | 50 mg 分1 | 25 mg 分1 | 低血糖などの重篤な副作用を起こしやすいため禁忌 |
| ◎ | 同上 TDM | シベノール®静注 | × | 禁 | | 1回1.4 mg/kg | 適宜減量 | | 同上 | |

| 重要度 | 薬剤名 一般名 | 薬剤名 商品名 | 透析性 | 禁忌 | 腎障害 | 常用量 | GFR または CCr(mL/min) 30～59 | GFR または CCr(mL/min) 15～29 | GFR または CCr(mL/min) <15 | HD(血液透析) PD(腹膜透析) |
|---|---|---|---|---|---|---|---|---|---|---|
| ○ | ピルメノール塩酸塩 TDM | ピメノール®カプセル | × | | | 200 mg を分 2 | | 100～150 mg を分 2～3 | | |
| ◎ | プロカインアミド塩酸塩 TDM | アミサリン®錠 | ○ | | | 1 回 0.25～0.5 g 3～6 hr 毎 | 1 回 0.25～0.5 g 12 hr 毎 | | 1 回 0.25～0.5 g 12～24 hr 毎 | |
| ◎ | 同上 TDM | アミサリン®注 | ○ | | | 静注：200～1,000 mg を 50～100 mg/分 の速度で静注。最大注入総量 1,000 mg　筋注：1 回 500 mg を 4～6 hr 毎 | 1 回 200～400 mg を 12 hr 毎 | | 1 回 200～400 mg を 12～24 hr 毎 | |
| | | | | | | 抗不整脈薬　Ⅰ b 群 | | | | |
| | アプリンジン TDM | アスペノン®カプセル | × | | | 40～60 mg を分 2～3 | 腎機能正常者と同じ | | | |
| | 同上 TDM | アスペノン®静注用 | | | | 1 回 100 mg まで | 同上 | | | |
| △ | メキシレチン塩酸塩 TDM | メキシチール®カプセル | × | | | 1 日 300 mg を分 3, 食後。頻脈性不整脈の場合は 1 日 450 mg まで増量可 | 半減期が延長し血中濃度も上昇するため 2/3 に減量 | | | |
| △ | 同上 TDM | メキシチール®点滴静注 | × | | | 静注 1 回投与法：1 回 125 mg (2～3 mg/kg) を 5～10 分間かけて徐々に静注　点滴静注投与法：静注 1 回投与が有効で効果の持続を期待する場合は、125 mg を 0.4～0.6 mg/kg/ 時の速度で投与 | 同上 | | | |
| △ | リドカイン塩酸塩 TDM | キシロカイン®静注用 | × | | | 1 回 50～100 mg, 300 mg/hr まで | 腎機能正常者と同じ。ただし連続投与時には機能低下により定常状態の代謝物の血中濃度は、腎機能正常時に比べ 2 倍高値になるため、1/2 に減量。 | | | |
| | | | | | | 抗不整脈薬　Ⅰ c 群 | | | | |
| | ピルシカイニド塩酸塩水和物 TDM | サンリズム®カプセル | △(20%) | | | 150～225 mg を分 3 | 50 mg 分 1 | 25 mg 分 1 | 1 回 25 mg を 48 hr 毎 | 1 回 25 mg を 48 hr 毎より開始 |
| ◎ | 同上 TDM | サンリズム®注射液 | △(20%) | | | 最大用量 1.0 mg/kg | 適宜減量 | | | |
| △ | フレカイニド酢酸塩 TDM | タンボコール®錠 | × | | | 100～200 mg 分 2 | 半減期が延長するため 50～100 mg 分 1 | | | |
| △ | 同上 TDM | タンボコール®静注 | × | | | 1.0～2.0 mg/kg を 10 分間かけて静注 (1 日 150 mg まで) | 半減期が延長するため 50 mg/日から開始し、最高 100 mg/日 | | | |
| | プロパフェノン塩酸塩 TDM | プロノン®錠 | × | | | 1 回 150 mg を 1 日 3 回経口投与 | 腎機能正常者と同じ | | | |
| | | | | | | 抗不整脈薬　Ⅱ群 | | | | |
| ○ | ナドロール | ナディック®錠 | ○ | | | 1 日 1 回 30～60 mg | 常用量を 24～48 hr 毎 | | 常用量を 40～60 hr 毎 | |
| △ | プロプラノロール塩酸塩 | インデラル®錠 | × | | | 狭心症、褐色細胞腫手術時、期外収縮、発作性頻拍の予防、頻拍性心房細動、洞性頻脈、新鮮心房細動、発作性心房細動の予防：1 日 30 mg より開始し、60, 90 mg と漸増、分 3 | 1/2～2/3 から開始 | | 1/3～1/2 から開始 | |
| | 同上 | インデラル®注 | × | | | 1 回 2～10 mg を、麻酔時には 1～5 mg を徐々に静脈内注射 | 腎機能正常者と同じ | | | |

| 重要度 | 薬剤名 一般名 | 薬剤名 商品名 | 透析性 | 禁忌 | 腎障害 | 常用量 | GFR または CCr(mL/min) 30〜59 | GFR または CCr(mL/min) 15〜29 | GFR または CCr(mL/min) <15 | HD(血液透析) PD(腹膜透析) |
|---|---|---|---|---|---|---|---|---|---|---|
| | | | | | | **抗不整脈薬 Ⅲ群** | | | | |
| | アミオダロン塩酸塩 | アンカロン®錠 | × | | ○ | 維持量として200 mg 分1〜2 | 腎機能正常者と同量を慎重投与 | | | |
| | 同上 | アンカロン®注 | × | | ○ | 添付文書参照 | 同上 | | | |
| | ニフェカラント塩酸塩 | シンビット®静注用 | × | | | 単回 0.3 mg/kg/5 min 維持 0.4 mg/kg/hr | 慎重投与 | | 単回 0.1 mg/kg/5 min 維持 0.15〜0.2 mg/kg/hr | |
| ◎ ソタロール塩酸塩 TDM | ソタロール塩酸塩 | ソタコール®錠 | ○ | 禁 | | 80〜320 mg を分2 | 1/3〜2/3 に減量 | | CCr<10 mL/min では腎臓から排泄されるため，血中濃度が高くなることにより，重篤な副作用が発現するおそれがあるため禁忌 | |
| | | | | | | **抗不整脈薬 Ⅳ群** | | | | |
| ベプリジル塩酸塩 TDM | ベプリジル塩酸塩 | ベプリコール®錠 | × | | | 1日 100〜200 mg を分2 | 腎機能正常者と同じ | | | |
| △ | ベラパミル塩酸塩 | ワソラン®錠 | × | | | 120〜240 mg 分3 | 腎機能正常者と同量を慎重投与(非腎CLが1/2に低下するという報告もある) | | | |
| △ | 同上 | ワソラン®注 | × | | | 1回 5 mg を，必要に応じて生食またはブドウ糖で希釈し，5分以上かけて徐々に静注 | 同上 | | | |
| | | | | | | **フィブラート系薬剤** | | | | |
| | クリノフィブラート | リポクリン®錠 | × | 禁 | ○ | 600 mg 分3 | 腎機能正常者と同じだが，HMG-CoA 還元酵素阻害薬との併用は原則禁忌 | | | |
| ○ | クロフィブラート | ビノグラック®カプセル | 不明 | 禁 | ○ | 750〜150 mg を 分2〜3 | 12〜18 hr 毎 | | 原則禁忌 | |
| ◎ | フェノフィブラート | トライコア®錠/リピディル®錠 | × | 禁 | ○ | フェノフィブラート(微粉化したもの)として1日1回 134 mg〜201 mg を食後(最高 201 mg/日) | 中等度以上の腎障害では原則禁忌，血清 Cr 値 2.5 mg/dL 以上で禁忌 | | 禁忌 | |
| ◎ | ベザフィブラート | ベザトール®SR錠 | × | 禁 | ○ | 200〜400 mg 分2 | 200 mg 分1〜2，血清 Cr 2.0 mg/dL 以上は禁忌 | | 同上 | |
| | | | | | | **HMG-CoA 還元酵素阻害薬** | | | | |
| △ | アトルバスタチンカルシウム水和物 | リピトール®錠 | × | 禁 | ○ | 10〜20 mg 分1. 家族性高コレステロール血症では最大 40 mg/日 | 腎機能正常者と同じだが，腎機能低下患者でフィブラート系薬剤を併用することは原則禁忌 | | | |
| △ | シンバスタチン | リポバス®錠 | × | 禁 | ○ | 5〜20 mg 分1 | 同上 | | | |
| △ | ピタバスタチンカルシウム水和物 | リバロ®錠 | × | 禁 | ○ | 1〜2 mg 分1 最大投与量 4 mg/日 | 同上 | | | |
| △ | プラバスタチンナトリウム | メバロチン®錠 | × | 禁 | ○ | 1日 10 mg を1回または2回に分け経口投与(重症の場合は1日 20 mg まで) | 同上 | | | |
| △ | フルバスタチンナトリウム | ローコール®錠 | × | 禁 | ○ | 1日1回夕食後 20 mg より開始し，1日 20 mg〜30 mg を経口投与(重症の場合は1日 60 mg まで) | 同上 | | | |
| ○ | ロスバスタチンカルシウム | クレストール®錠 | × | 禁 | ○ | 1日1回 2.5〜5 mg より開始し，4週以降はLDL-コレステロール値の低下が不十分な場合は，10 mg まで増量可．重症例ではさらに増量可能だが，最大1日 20 mg | 腎機能低下患者でフィブラート系薬剤を併用することは原則禁忌 | | CCr 30 mL/min 未満では血漿濃度が約3倍に上昇するため，2.5 mg より開始，最大 5 mg 分1(腎外 CL が 67% 低下する：Huang SM, et al：Clin Pharmacol Ther 86：475〜479, 2009)．腎機能低下患者でフィブラート系薬剤を併用することは原則禁忌 | |

| 重要度 | 薬剤名 一般名 | 薬剤名 商品名 | 透析性 | 禁忌 | 腎障害 | 常用量 | GFRまたはCCr(mL/min) 30〜59 | GFRまたはCCr(mL/min) 15〜29 | GFRまたはCCr(mL/min) <15 | HD(血液透析) PD(腹膜透析) |
|---|---|---|---|---|---|---|---|---|---|---|
| | | | | | | スタチン／Ca拮抗薬合剤 | | | | |
| △ | アムロジピンベシル酸塩・アトルバスタチンカルシウム水和物配合剤 | カデュエット®配合錠1番/2番/3番/4番 | × | 禁 | ○ | 1回1錠を1日1回 | 腎機能正常者と同じだが，腎機能低下患者でフィブラート系薬剤を併用することは原則禁忌 | | | |
| | | | | | | コレステロール吸収阻害薬 | | | | |
| | エゼチミブ | ゼチーア®錠 | × | | | 10 mg 分1 | 腎機能正常者と同じ | | | |
| | | | | | | 陰イオン交換樹脂 | | | | |
| △ | コレスチミド | コレバイン®錠 | × | | | 3〜4 g 分2 | 同上 | | | |
| | コレスチラミン | クエストラン®粉末 | × | | | 高コレステロール血症：1回9g/水100 mL 2〜3回 レフルノミドの活性代謝物の体内からの除去：：1回9g/水100 mL 3回 または1回18g/水200 mL 3回（本剤9gはコレスチラミン無水物として1回4gに相当） | 同上 | | | |
| | | | | | | コレステロール異化排泄促進薬 | | | | |
| | プロブコール | シンレスタール®錠 ロレルコ®錠 | × | | | 500〜1,000 mg 分2 | 同上 | | | |
| | | | | | | ニコチン酸誘導体 | | | | |
| | ニコモール | コレキサミン®錠 | ○ | | | 1回200〜400 mgを1日3回食後 | 同上 | | | |
| ○ | ニセリトロール | ペリシット®錠 | ○ | | | 750 mg 分3 | 500 mg 分2 | | 250 mg 分1 | |
| | トコフェロールニコチン酸エステル | ユベラ®Nソフトカプセル | × | | | 600 mg 分3 食後 | 腎機能正常者と同じ | | | |
| | | | | | | EPA製剤 | | | | |
| | イコサペント酸エチル | エパデール®カプセル エパデール®S | × | | | 1回900 mgを1日2回または1回600 mgを1日3回，食直後，高トリグリセリド血症の場合は1回900 mgを1日3回まで | 同上 | | | |
| | | | | | | EPA・DHA製剤 | | | | |
| | オメガ-3脂肪酸エチル | ロトリガ®粒状カプセル | × | | | 1日1回(1回2g)を食直後に服用(最大1回2gを1日2回) | 同上 | | | |
| | | | | | | その他の脂質異常症治療薬 | | | | |
| | ガンマ-オリザノール | ハイゼット®錠・細粒 | × | | | 10〜300 mg/日 分1〜3 | 薬物動態データがほとんどなく不明 | | | |
| | ポリエンホスファチジルコリン | EPL®カプセル | 不明 | | | 1,500 mg/日 分3 | 腎機能正常者と同じ | | | |
| | デキストラン硫酸エステルナトリウムイオウ18 | MDS®コーワ錠 | 不明 | | | 450〜900 mg/日 分3〜4 | 薬物動態データがほとんどなく不明 | | | |

| 重要度 | 薬剤名 一般名 | 薬剤名 商品名 | 透析性 | 禁忌 | 腎障害 | 常用量 | GFRまたはCCr(mL/min) 30〜59 | GFRまたはCCr(mL/min) 15〜29 | GFRまたはCCr(mL/min) <15 | HD(血液透析) PD(腹膜透析) |
|---|---|---|---|---|---|---|---|---|---|---|
| | エラスターゼ | エラスチーム®錠 | 不明 | | | 3〜6錠分3 | 同上 | | | |
| | 昇圧薬 | | | | | | | | | |
| | エチレフリン塩酸塩 | エホチール®錠 | × | | | 15〜30 mg 分3 | 腎機能正常者と同じ | | | |
| | 同上 | エホチール®注 | × | | | 1回2〜10 mgを皮下注 | 同上 | | | |
| | ドロキシドパ | ドプス®カプセル・OD錠 | ? | 禁 | | 起立性低血圧を伴うHD患者：1回量200〜40 mg　パーキンソン病：1日100 mgで開始，隔日に100 mgずつ増量，標準維持量600 mg，最大量900 mg　シャイドレーガー症候群，家族性アミロイドポリニューロパチー：1日200〜300 mgで開始，数日から1週間毎に100 mgずつ増量，標準維持量300〜600 mg，最大量900 mg．ただし重篤な末梢血管病変（糖尿病性壊疽等）のあるHD患者は禁忌 | | | | 起立性低血圧を伴う血液透析患者：1回200〜400 mgをHD開始30分〜1 hr前．最大1回400 mg．ただし，重篤な末梢血管病変（糖尿病性壊疽等）のあるHD患者は禁忌 |
| △ | ノルアドレナリン | ノルアドレナリン®注 | × | | | 1回1 mg（点滴静注）1回0.1〜1 mg（皮下注） | 腎機能正常者と同じ | | | 理論的には40%減量だが，患者の血圧，心拍数などの血行動態によって投与量を決定 |
| | フェニレフリン塩酸塩 | ネオシネジンコーワ注 | 不明 | | | 2〜5 mg 10〜15 min毎，最大10 mgで初回は5 mgを超えない．詳細は添付文書参照 | 薬物動態データがほとんどなく不明 | | | |
| △ | ミドドリン塩酸塩 | メトリジン®錠/D錠 | ○ | | | 1日4 mgを分2（最大8 mg） | 腎機能正常者と同じだが，重篤な腎障害では消失半減期の延長により血中濃度が持続するので，投与間隔をあけて使用 | | | HD患者ではHD前2 mgから開始し，効果の認められない場合には漸増して8 mgまで投与量を上げる．PDではGFR<15 mL/minと同じ |
| | アメジニウムメチル硫酸塩 | リズミック®錠 | × | | | 本態性低血圧，起立性低血圧に1回20 mgを1日2回 | | 本態性低血圧，起立性低血圧に1回10 mgを1日1回 | | 本態性低血圧，起立性低血圧に1回10 mgを1日1回，HD施行時の血圧低下の改善HD患者はHD開始時に1回10 mg |
| | 抗ヒスタミン薬 | | | | | | | | | |
| | d-クロルフェニラミンマレイン酸塩 | ポララミン®錠・シロップ・ドライシロップ | × | | | 1回2 mgを1日1〜4回経口投与 | 腎機能正常者と同じ | | | |
| | 同上 | ポララミン®注 | × | | | 1日1回5 mg | 同上 | | | |
| | d-クロルフェニラミンマレイン酸塩徐放性 | ネオマレルミン®TR錠 | | | | 1回6 mg（本剤1錠）を1日2回経口投与 | 同上 | | | |
| | クレマスチンフマル酸塩 | タベジール®錠 | 不明 | | | 1回1 mgを1日2回朝晩服用 | 薬物動態データがほとんどなく不明 | | | |
| | ジフェンヒドラミン塩酸塩 | レスタミン®コーワ錠 | × | | | 30〜50 mg分2〜3 | 腎機能正常者と同じ | | | |
| | 同上 | レスミン®注射液 | | | | 10〜30 mg皮下注または筋注 | 同上 | | | |
| | シプロヘプタジン塩酸塩水和物 | ペリアクチン®錠 | | | | 腎機能正常者と同じ | | 50〜100% | | |

| 重要度 | 薬剤名 一般名 | 薬剤名 商品名 | 透析性 | 禁忌 | 腎障害 | 常用量 | GFR または CCr(mL/min) 30〜59 | GFR または CCr(mL/min) 15〜29 | GFR または CCr(mL/min) <15 | HD(血液透析) PD(腹膜透析) |
|---|---|---|---|---|---|---|---|---|---|---|
| | ヒドロキシジン塩酸塩 | アタラックス®錠 | × | | | 蕁麻疹, 皮膚疾患に伴うそう痒：1日30〜60 mgを2〜3回に分割経口投与 | 腎機能正常者と同じ | | | |
| | ヒドロキシジンパモ酸塩 | アタラックス®Pカプセル | × | | | 同上 | 同上 | | | |
| | 同上 | アタラックス®P注射液 | × | | | 1回25〜50 mgを必要に応じ4〜6 hr毎に静注または点滴(最高100 mg)。または1回50〜100 mgを必要に応じ4〜6 hr毎に筋注 | 同上 | | | |
| | プロメタジン塩酸塩(錠) プロメタジンメチレンジサリチル酸塩(細粒) | ピレチア®錠 ピレチア®細粒/ヒベルナ®錠 | × | | | 1回5〜25 mgを1日1〜3回 | 同上 | | | |
| | ホモクロルシクリジン塩酸塩 | ホモクロミン®錠 | 不明 | | | 1回10〜20 mgを1日3回 | 薬物動態データが全くないため不明 | | | |
| | | | | | | **第2世代抗ヒスタミン薬** | | | | |
| | アゼラスチン塩酸塩 | アゼプチン®錠/顆粒 | 不明 | | | 2〜4 mg分2 | 腎機能正常者と同じ | | | |
| | エバスチン | エバステル®錠・OD錠 | × | | | 1回5〜10 mgを1日1回 | 同上 | | | |
| | エピナスチン塩酸塩 | アレジオン®錠・ドライシロップ | × | | | ①気管支喘息, 蕁麻疹, 湿疹・皮膚炎, 皮膚そう痒症, 痒疹, そう痒を伴う尋常性乾癬：1日1回20 mg ②アレルギー性鼻炎：1日1回10〜20 mg | 同上 | | | |
| | エメダスチンフマル酸塩 | ダレン®カプセル レミカット®カプセル | × | | | 1回1〜2 mgを1日2回, 朝食後および就寝前に | 同上 | | | |
| | オキサトミド | セルテクト®錠 | × | | | 60 mg分2 | 同上 | | | |
| ○ | オロパタジン塩酸塩 | アレロック®錠 | × | | | 10 mg分2 | 2.5〜5 mg分1〜2 | | 2.5 mg分1〜2 | |
| | ケトチフェンフマル酸塩 | ザジテン®カプセル | × | | | 2 mg分2 | 腎機能正常者と同じ | | | |
| ○ | セチリジン塩酸塩 | ジルテック®錠 | × | 禁 | | 10〜20 mg分1(就寝前) | 5〜10 mg分1 | 1回5 mgを2日に1回 | 1回5 mgを2日に1回(CCrが10 L/min未満は禁忌) | 禁忌 |
| ○ | フェキソフェナジン塩酸塩 | アレグラ®錠 | × | | | 120 mg分2 | 60〜120 mg分2　*5：Nolin TD, et al：J Am Soc Nephrol 20：2269〜2276, 2009 | | 末期腎不全患者では主に小腸のP糖タンパク質機能の低下によりAUCが2.8倍上昇するが, 半減期はあまり延長しない*5ため1回30 mgを1日2回 | |
| ◎ | フェキソフェナジン塩酸塩, 塩酸プソイドエフェドリン配合剤 | ディレグラ®配合錠 | × | | | 1回2錠(フェキソフェナジン塩酸塩として60 mgおよび塩酸プソイドエフェドリンとして120 mg)を1日2回 | プソイドエフェドリンの尿中未変化体排泄率のデータに幅があるため, 至適投与量が定めにくいが1回1錠を1日1〜2回 | | | |

| 重要度 | 薬剤名 一般名 | 薬剤名 商品名 | 透析性 | 禁忌 | 腎障害 | 常用量 | GFR または CCr(mL/min) 30〜59 | GFR または CCr(mL/min) 15〜29 | GFR または CCr(mL/min) <15 | HD(血液透析) PD(腹膜透析) |
|---|---|---|---|---|---|---|---|---|---|---|
| ○ | ベポタスチンベシル酸塩 | タリオン®錠 | ○ | | | 20 mg 分 2 | 腎機能障害のある患者では低用量から投与する | | 1/4〜1/2 に減量 | |
| | メキタジン | ニポラジン®錠 ゼスラン®錠 | 不明 | | | 気管支喘息の場合1回6 mgを1日2回, その他の疾患では1回3 mgを1日2回経口投与 | 腎機能正常者と同じ | | | |
| ◎ | レボセチリジン | ザイザル®錠 | × | 禁 | | 1回5 mgを1日1回, 就寝前(最高投与量は1日10 mg)CCr≧80 mL/min：1日5 mgを分1, CCr 50〜79 mL/min：1日2.5 mgを分1 | CCr 50〜79 mL/min では2.5 mgを1日1回, CCr 30〜49 mL/min では2日に1回 | CCr 10〜29 mL/min では2.5 mgを3〜4日毎 | 腎機能正常者に比しAUCが1.8〜5.7倍増加するためCCr<10 mL/minの重篤な腎不全には禁忌 | |
| | ロラタジン | クラリチン®錠 | × | | | 10 mg 分 1 | 腎機能正常者と同じ | | | |
| | | | | | | メディエーター遊離抑制薬 | | | | |
| | クロモグリク酸ナトリウム | インタール®吸入液 | 不明 | | | 20 mg 3〜4 回 | 腎機能正常者と同じ | | | |
| ○ | トラニラスト | リザベン®カプセル・細粒・ドライシロップ | 不明 | | | 300 mg 分 3 | 薬物動態データがほとんどなく不明 | | | |
| | ペミロラストカリウム | アレギサール®錠 | 不明 | | | 20 mg 分 2 | 同上 | | | |
| | | | | | | トロンボキサン合成酵素阻害薬 | | | | |
| ○ | オザグレル塩酸塩水和物 | ドメナン®錠/ベガ®錠 | × | | ○ | 300〜400 mg 分 2 (朝・就寝前) | 200〜300 mg 分 2 | | 200 mg 分 2 | |
| | | | | | | トロンボキサンA₂拮抗薬 | | | | |
| | セラトロダスト | ブロニカ®錠・顆粒 | 不明 | | | 80 mgを1日1回, 夕食後に経口投与 | 減量する必要はないと思われるが, 薬物動態データがほとんどなく不明 | | | |
| | ラマトロバン | バイナス®錠 | × | | | 1回75 mgを1日2回, 朝食後および夕食後(または就寝前)に経口投与. 高齢者には, 低用量(100 mg/日)から投与開始 | 腎機能正常者と同じ | | | |
| | | | | | | Th2 サイトカイン阻害薬 | | | | |
| | スプラタストトシル酸塩 | アイピーディ®カプセル | 不明 | | | 1回100 mgを1日3回毎食後に経口投与 | 減量する必要がないと思われるが, 薬物動態データがほとんどなく不明 | | | |
| | | | | | | ロイコトリエン受容体拮抗薬 | | | | |
| | プランルカスト水和物 | オノン®カプセル・ドライシロップ | × | | | 450 mg 分 2 | 腎機能正常者と同じ | | | |
| | モンテルカストナトリウム | キプレス®錠・チュアブル錠・細粒/シングレア®錠・チュアブル錠・細粒 | × | | | ①気管支喘息：[錠]1日1回10 mg. ②アレルギー性鼻炎：[錠]1日1回5〜10 mg いずれも就寝前 | 同上 | | | |
| | ザフィルルカスト | アコレート®錠 | × | | | 40〜80 mg 分 2 | 同上 | | | |

| 重要度 | 薬剤名 一般名 | 薬剤名 商品名 | 透析性 | 禁忌 | 腎障害 | 常用量 | GFR または CCr(mL/min) 30〜59 | GFR または CCr(mL/min) 15〜29 | GFR または CCr(mL/min) <15 | HD（血液透析） PD（腹膜透析） |
|---|---|---|---|---|---|---|---|---|---|---|
| | 舌下投与用標準化スギ花粉エキス原液 | シダトレン®スギ花粉舌下液 | 不明 | | | 増量期(1〜2週目)，維持期(3週目以降)に分け，定められた用量を1日1回舌下に滴下。いずれも2分間舌下に保持した後に飲み込み，その後は5分間，うがいや飲食を控える。詳細は添付文書参照 | 減量する必要がないと思われるが，薬物動態データがほとんどなく不明 | | | |
| | | | | | | 減感作療法薬（アレルゲン免疫療法薬） | | | | |
| | ヤケヒョウヒダニエキス原末・コナヒョウヒダニエキス原末 | アシテア®ダニ舌下錠 | 不明 | | | 成人および12歳以上の小児には，1回100単位を1日1回舌下投与から開始し，1回投与量は100単位ずつ，300単位まで増量する。なお，漸増期間は，原則として3日間とするが，患者の状態に応じて適宜延長する。舌下投与後は完全に溶解するまで保持した後，飲み込む。その後5分間は，うがいや飲食を控える | 減量する必要がないと思われるが，薬物動態データがほとんどなく不明 | | | |
| | コナヒョウヒダニ抽出エキス＋ヤケヒョウヒダニ抽出エキス | ミティキュア®ダニ舌下錠 | 不明 | | | 投与開始後1週間は，ミティキュアダニ舌下錠3,300JAU*6を1日1回1錠，投与2週目以降は，ミティキュアダニ舌下錠10,000JAUを1日1回1錠，舌下にて1分間保持した後，飲み込む。その後5分間は，うがいや飲食を控える | 同上 | | | ＊6：JAUは日本アレルギー学会により設定された日本独自のアレルゲン活性単位 |
| | | | | | | その他のアレルギー治療薬 | | | | |
| | グリチルリチン酸モノアンモニウム・グリシン・L-システイン塩酸塩水和物 | 強力ネオミノファーゲンシー®静注/P静注/静注シリンジ | × | | ○ | 5〜20 mLを1日1回，慢性肝疾患には1日1回40〜60 mLを静注または点滴静注（最高100 mL） | 腎機能正常者と同じ | | | |
| | ベタメタゾン，d-クロルフェニラミンマレイン酸塩配合剤 | セレスタミン®配合錠・シロップ | × | | | 2〜8錠/日または5〜40 mL/日分1〜4 | 同上 | | | |
| | | | | | | オピオイドκ受容体選択的作動薬 | | | | |
| | ナルフラフィン塩酸塩 | レミッチ®カプセル ノピコールカプセル | × | | | 1日1回2.5 μgを夕食後または就寝前に経口投与する（最高1日1回5 μg） | 腎機能正常者と同じ | | | HDのみ2.5〜5 μg/日分1（夕食後もしくは寝る前），CAPDでは適応なし。Vd, CLともに大きいため，組織に分布した薬物は除去されないが，服用4 hr以内ならHDにより除去されることから，服用からHDまでの時間が短い場合，投与からHD開始までは十分な間隔をあける |

| 重要度 | 薬剤名 一般名 | 薬剤名 商品名 | 透析性 | 禁忌 | 腎障害 | 常用量 | GFR または CCr(mL/min) 30〜59 | GFR または CCr(mL/min) 15〜29 | GFR または CCr(mL/min) <15 | HD(血液透析) PD(腹膜透析) |
|---|---|---|---|---|---|---|---|---|---|---|
| | | | | | | 呼吸促進薬 | | | | |
| | ジモルホラミン | テラプチク®注 | 不明 | | | 静注用:1回30〜45 mg 筋注用:1回30〜60 mg | 減量する必要がないと思われるが,薬物動態データがほとんどなく不明 | | | |
| | ドキサプラム塩酸塩 | ドプラム®注 | × | | | 添付文書参照 | 腎機能正常者と同じ | | | |
| | | | | | | 慢性閉塞性肺疾患(COPD)治療薬 | | | | |
| | インダカテロールマレイン酸塩 | オンブレス®吸入用カプセル | × | | | 1回1カプセル(インダカテロールとして150 μg)を1日1回本剤専用の吸入用器具を用いて吸入 | 腎機能正常者と同じ | | | |
| | ウメクリジニウム臭化物/ビランテロールトリフェニル酢酸塩 | アノーロ®エリプタ®7吸入用 | × | | | 1日1回1吸入 | 同上 | | | |
| | グリコピロニウム臭化物・インダカテロールマレイン酸塩 | ウルティブロ®吸入用カプセル | × | | | 1回1カプセルを1日1回,専用の吸入用器具(ブリーズヘラー)を用いて吸入 | | グリコピロニウムの血中濃度が上昇し(重度,末期ともに腎機能正常者のAUCの2倍になる),副作用が増強されるおそれがあるため治療上の有益性と危険性を勘案して慎重に投与し,副作用の発現に注意 | | |
| | | | | | | β刺激薬 | | | | |
| △ | クレンブテロール塩酸塩 | スピロペント®錠・顆粒 | × | | | 1回20 μgを朝および就寝前に経口投与 | 少量より開始し,1回20 μgを朝および就寝前 | | | |
| | サルブタモール硫酸塩 | ベネトリン®錠・シロップ | × | | | 錠:1回4 mg,1日3回,激しい症状の時は1回8 mg | 腎機能正常者と同じ | | | |
| | 同上 | ベネトリン®吸入液 サルタノール®インヘラー | × | | | 吸入液:1.5〜2.5 mgを深呼吸しながら吸入器を用いて吸入,インヘラー:1回200 μg(2吸入) | 同上 | | | |
| | サルメテロールキシナホ酸塩 | セレベント®ディスカス・ロタディスク | × | | | エアゾール1回200 μg(2吸入),吸入液1回0.3〜0.5 mL | 同上 | | | |
| | ツロブテロール | ホクナリン®テープ・ホクナリン錠 | 不明 | | | テープ:成人2 mgを1日1回,胸部,背部または上腕部のいずれかに貼付。錠:1回1錠を1日2回 | 同上 | | | |
| | トリメトキノール塩酸塩水和物 | イノリン®吸入液・錠・シロップ・散 | 不明 | | | [吸入液]1回0.25〜0.5 mLを深呼吸しながら吸入 [錠・散]1回2〜4 mgを1日2〜3回 | 同上 | | | |
| | フェノテロール臭化水素酸塩 | ベロテック®錠・シロップ・エロゾル | △ | | | [錠]1回2.5 mgを1日3回 [エロゾル]1回0.2 mg。2〜5分間隔で効果不十分な場合はさらに1〜2吸入。それ以上の追加吸入には少なくとも6 hrあけ,1日4回まで | 同上 | | | |
| | プロカテロール塩酸塩 | メプチン®錠 | × | | | 50〜100 μg分1〜2 | 同上 | | | |

| 重要度 | 薬剤名 一般名 | 薬剤名 商品名 | 透析性 | 禁忌 | 腎障害 | 常用量 | GFR または CCr(mL/min) 30〜59 | GFR または CCr(mL/min) 15〜29 | GFR または CCr(mL/min) <15 | HD(血液透析) PD(腹膜透析) |
|---|---|---|---|---|---|---|---|---|---|---|
| | ホルモテロールフマル酸塩水和物 | オーキシス®タービュヘイラー | | | | 1回1吸入(9μg)を1日2回吸入投与 | 同上 | | | |
| | | | | | | β刺激薬・ステロイド配合剤 | | | | |
| | サルメテロールキシナホ酸塩・フルチカゾンプロピオン酸エステル配合剤 | アドエア®ディスカス | × | | | 気管支喘息：1回サルメテロールとして50μgおよびフルチカゾンプロピオン酸エステルとして100μgを1日2回吸入投与。COPD：1回サルメテロールとして50μgおよびフルチカゾンプロピオン酸エステルとして250μgを1日2回吸入投与 | 腎機能正常者と同じ | | | |
| | ブデソニド・ホルモテロールフマル酸塩水和物配合剤 | シムビコート®タービュヘイラー | × | | | 気管支喘息：(維持療法)1回1吸入を1日2回。最大1回4吸入を1日2回。(頓用吸入)発作発現時に1吸入。発作持続時はさらに追加で1吸入し繰り返す。最大1回の発作発現につき6吸入。両方を合計した最大1日通常8吸入。一時的に1日12吸入まで増量可 慢性閉塞性肺疾患：1回2吸入を1日2回 | 同上 | | | |
| | | | | | | 喘息治療薬(キサンチン誘導体) | | | | |
| | アミノフィリン水和物 | ネオフィリン®注/注点滴用バッグ | ○ | | ○ | 1回250 mgを1日1〜2生理食塩液または糖液に希釈して5〜10分を要して静脈内に緩徐に注入，または点滴静注 | 腎機能正常者と同じ | | | HD患者では透析性があるためHD後，透析性を考慮のうえ，追加投与 |
| | 同上 | ネオフィリン®錠/原末 | ○ | | ○ | 300〜400 mg 分3〜4 | 同上 | | | 同上 |
| | テオフィリン徐放剤 | テオドール®錠/テオロング®錠 | ○ | | ○ | 200〜400 mg 分1〜2 | 同上 | | | 同上 |
| | 同上 | ユニフィル®LA錠 | ○ | | ○ | 400 mgを1日1回夕食後に経口投与 | 腎機能正常者と同じ | | | |
| | プロキシフィリン・エフェドリン配合剤 | アストモリジン®配合腸溶錠 | 不明 | | ○ | 1〜2錠 分1〜2 | 減量する必要がないと思われるが，薬物動態データがほとんどなく不明 | | | |
| | 同上 | アストモリジン®配合胃溶錠 | 不明 | | ○ | 同上 | 同上 | | | |
| | | | | | | 抗コリン性気管支収縮抑制薬 | | | | |
| | イプラトロピウム臭化物水和物 | アトロベント®エロゾル | × | | | 1回1〜2吸入(20〜40μg)を1日3〜4回吸入 | 減量する必要がないと思われるが，薬物動態データがほとんどなく不明 | | | |
| | オキシトロピウム臭化物 | テルシガン®エロゾル | × | | | 1回1〜2吸入(0.1〜0.2 mg)を1日3回吸入 | 同上 | | | |
| | チオトロピウム臭化物水和物 | スピリーバ®吸入用カプセル | × | | | 1カプセル(18μg)/日吸入(専用のハンディヘラー使用) | 尿中未変化体時排泄率は高いもののBAが低いため，腎機能正常者と同じ | | | |
| | 同上 | スピリーバ®レスピマット | × | | | 1回2吸入(5μg)を1日1回吸入投与 | 同上 | | | |

| 重要度 | 薬剤名 一般名 | 薬剤名 商品名 | 透析性 | 禁忌 | 腎障害 | 常用量 | GFR または CCr(mL/min) 30〜59 | GFR または CCr(mL/min) 15〜29 | GFR または CCr(mL/min) <15 | HD(血液透析) PD(腹膜透析) |
|---|---|---|---|---|---|---|---|---|---|---|
| | | | | | | COPD 治療配合薬 | | | | |
| | チオトロピウム臭化物水和物／オロダテロール塩酸塩製剤 | スピオルト®レスピマット | × | | | 1回2吸入を1日1回吸入投与 | チオトロピウムの尿中未変化体時排泄率は高いものの，BA が低いため腎機能正常者と同じだが CCr≦50 mL/min の患者では慎重投与 | | | |
| | | | | | | ステロイド吸入薬 | | | | |
| | シクレソニド | オルベスコ®インヘラー | × | | | 100〜400 μg を1日1回吸入投与（〜800 μg）。1日に 800 μg を投与する場合，朝，夜の1日2回に分けて投与 | 尿中未変化体時排泄率は高いものの，BA が低いため腎機能正常者と同じ | | | |
| | ベクロメタゾンプロピオン酸エステル | キュバール®エアゾール | × | | | 1回100 μg を1日2回吸収，最大 800 μg | 腎機能正常者と同じ | | | |
| | フルチカゾンプロピオン酸エステル | フルタイド®ロタディスク・ディスカス・エアー/フルナーゼ | × | | | 同上 | 同上 | | | |
| | フルチカゾンフランカルボン酸 | アラミスト®点鼻液噴霧用 | × | | | 1回各鼻腔に2噴霧を1日1回投与 | 同上 | | | |
| | モメタゾンフランカルボン酸エステル | アズマネックス®ツイストヘラナゾネックス® | × | | | 1回100 μg を1日2回吸入投与 | 同上 | | | |
| | | | | | | ヒト化抗ヒト IgE モノクローナル抗体製剤（喘息治療薬） | | | | |
| | オマリズマブ | ゾレア®皮下注用 | × | | | 1回 75〜375 mg を2週ごとまたは4週ごとに皮下注。1回あたりの投与量・投与間隔は添付文書参照 | 腎機能正常者と同じ | | | |
| | | | | | | ヒト化抗 IL 5 モノクローナル抗体 | | | | |
| | メポリズマブ | ヌーカラ®皮下注用 | × | | | 1回 100 mg を4週間ごとに皮下に注射 | 腎機能正常者と同じ | | | |
| | | | | | | 鎮咳薬 | | | | |
| △ | コデインリン酸塩水和物 | コデインリン酸塩®散 | × | | | 1回 20 mg を1日3回 | CCr 10〜50 mL では 75% に減量（UptoDate） | | CCr<10 mL/min では 50% に減量（UptoDate），透析患者では代替薬があれば避ける。投与が必要なら少量から開始し注意深くモニターする（Renal Pharmacotherapy, 2013） | |
| △ | ジヒドロコデインリン酸塩 | ジヒドロコデインリン酸塩®散 | × | | | 1回 10 mg を1日3回 | 腎機能正常者と同じ | | 50〜75%に減量 | 腎不全では昏睡時間が延長するという報告あり，50% に減量 |
| △ | デキストロメトルファン臭化水素酸塩水和物（錠・散）デキストロメトルファン臭化水素酸塩水和物・クレゾールスルホン酸カリウム配合剤（シロップ） | メジコン®錠・散・シロップ | ○ | | | 15〜120 mg 分 1〜4 | 75%に減量 | 50%に減量 | 50%減量するが，短期ではこの限りではない | |

| 重要度 | 薬剤名 一般名 | 薬剤名 商品名 | 透析性 | 禁忌 | 腎障害 | 常用量 | GFR または CCr(mL/min) 30〜59 | GFR または CCr(mL/min) 15〜29 | GFR または CCr(mL/min) <15 | HD(血液透析) PD(腹膜透析) |
|---|---|---|---|---|---|---|---|---|---|---|
| | チペピジンヒベンズ酸塩 | アスベリン®シロップ・錠・散・ドライシロップ | 不明 | | | 60〜120 mg 分3 | 薬物動態データがほとんどなく不明 | | | |
| | | | | | | 鎮咳去痰薬 | | | | |
| | アンブロキソール塩酸塩 | ムコソルバン®錠・シロップ・Lカプセル | × | | | 45 mg 分3 | 腎機能正常者と同じ | | | |
| | アセチルシステイン | ムコフィリン®吸入液/アセチルシステインNa塩注入・吸入用液 | ○ | | | 1回1〜4 mLを単独または他の薬剤を混じて気管内に直接注入するか，噴霧吸入 | 減量する必要がないと思われるが，薬物動態データがほとんどなく不明 | | | |
| | エプラジノン塩酸塩 | レスプレン®錠 | 不明 | | | 60〜90 mg 分3 | 腎機能正常者と同じ | | | |
| | 桜皮エキス | プロチン®シロップ | 不明 | | | 198〜396 mg 分3 | 同上 | | | |
| | カルボシステイン | ムコダイン®錠・シロップ/ルボラボン®細粒 | ○ | | | 1回500 mgを1日3回 | 同上 | | | |
| | キョウニン水 | キョウニン水 | 不明 | | | 3 mL 分3〜4 | 同上 | | | |
| | チロキ®サポール | アレベール®吸入用溶解液 | 不明 | | | 1〜5 mLに呼吸器官用剤を用時混合して，噴霧吸入 | 同上 | | | |
| | ブロムヘキシン塩酸塩 | ビソルボン®錠・シロップ | × | | | 1回4 mg，1日3回 | 同上 | | | |
| | 同上 | ビソルボン®注射液 | × | | | 4〜8 mg 1日1〜2回 | 同上 | | | |
| | フドステイン | クリアナール®錠・内服液 | ○ | | | 1,200 mg 分3 | 同上 | | | |
| | | | | | | 好中球エラスターゼ阻害薬 | | | | |
| | シベレスタットナトリウム水和物 | 注射用エラスポール® | × | | | 4.8 mg/kg/day (0.2 mg/kg/hr) | 腎機能正常者と同じ | | | |
| | | | | | | 特発性肺線維症治療薬 | | | | |
| | ピルフェニドン | ピレスパ®錠 | 不明 | | | 初期用量1回200 mgを1日3回毎食後，患者の状態を観察しながら1回量を200 mgずつ漸増し，1回600 mgを1日3回まで増量 | 減量する必要がないと思われるが，使用経験が少ないので慎重投与 | | | |

鎮咳薬〜H₂遮断薬　283

| 重要度 | 薬剤名 一般名 | 薬剤名 商品名 | 透析性 | 禁忌 | 腎障害 | 常用量 | GFRまたはCCr(mL/min) 30〜59 | GFRまたはCCr(mL/min) 15〜29 | GFRまたはCCr(mL/min) <15 | HD(血液透析) PD(腹膜透析) |
|---|---|---|---|---|---|---|---|---|---|---|
| | | | | | | H₂遮断薬 | | | | |
| ◎ | シメチジン | タガメット®錠 | ○ | | ○ | ①胃潰瘍，十二指腸潰瘍：1日800 mgを分2，朝食後・就寝前。1日量を分4(毎食後・就寝前)もしくは1回(就寝前)も可 ②吻合部潰瘍，ゾリンジャーエリソン症候群，逆流性食道炎，上部消化管出血：1日800 mgを分2，朝食後・就寝前。1日量を分4(毎食後・就寝前)も可 ③急性胃炎，慢性胃炎の急性増悪期：1日400 mgを分2，朝食後・就寝前。1日量を1回(就寝前)も可 | 50 mL/min以上：1回200 mg 1日4回，6 hr毎 30〜49 mL/min：1回200 mg 1日3回(8 hr間隔) 5〜29 mL/min：1回200 mg 1日2回(12 hr間隔) 0〜4 mL/min：1回200 mg 1日1回(24 hr間隔) | | | |
| ◎ | 同上 | タガメット®注 | ○ | | ○ | ①上部消化管出血，侵襲ストレスによる上部消化管出血の抑制：1回200 mgを1日4回，6 hr間隔で緩徐に静注または点滴静注 ②麻酔前投薬：1回200 mgを麻酔導入1 hr前に筋注 | 同上 | | | |
| ◎ | ニザチジン | アシノン®錠 | ○ | | | ①胃潰瘍，十二指腸潰瘍：1回150 mgを1日2回，朝食後・就寝前。1日1回300 mg，就寝前も可 ②逆流性食道炎：1回150 mgを1日2回，朝食後・就寝前 ③急性胃炎，慢性胃炎の急性増悪期：1回75 mgを1日2回，朝食後・就寝前 | 150 mg分1 | 75 mg分1 | | 75 mg分1または150 mgを週3回，HD患者はHD後 |
| ◎ | ファモチジン | ガスター®錠 | ○ | | ○ | ①胃潰瘍，十二指腸潰瘍，吻合部潰瘍，上部消化管出血，逆流性食道炎，ゾリンジャーエリソン症候群：1回20 mgを1日2回，朝夕食後または就寝前。1日1回40 mg，就寝前も可 ②急性胃炎，慢性胃炎の急性増悪期：1回10 mgを1日2回，朝夕食後または就寝前。1日1回20 mg，就寝前も可 | 60以上：1回20 mg 1日2回 59〜31：1日20 mgを分1〜2 30以下：1回20 mg2〜3日に1回または1日1回10 mg 透析：1日1回10 mg。または20 mgを週3回HD後 | | | |
| ◎ | 同上 | ガスター®注 | ○ | | ○ | ①上部消化管出血，ゾリンジャーエリソン症候群，侵襲ストレスによる上部消化管出血の抑制：1回20 mgを1日2回，12 hr毎に緩徐に静注，点滴静注または筋注 ②麻酔前投薬：1回20 mgを麻酔導入1 hr前に筋注 | 60以上：1回20 mg 1日2回 59〜31：1日20 mgを分1〜2 30以下：1回10 mg2日に1回または1日1回5 mg 透析：1日1回5 mg。または10 mgを週3回HD後 | | | |

| 重要度 | 薬剤名 一般名 | 薬剤名 商品名 | 透析性 | 禁忌 | 腎障害 | 常用量 | GFR または CCr(mL/min) 30〜59 | GFR または CCr(mL/min) 15〜29 | GFR または CCr(mL/min) <15 | HD(血液透析) PD(腹膜透析) |
|---|---|---|---|---|---|---|---|---|---|---|
| ◎ | ラニチジン塩酸塩 | ザンタック®錠 | × | | ○ | ①胃潰瘍，十二指腸潰瘍，吻合部潰瘍，ゾリンジャーエリソン症候群，逆流性食道炎，上部消化管出血：1回150 mgを1日2回，朝食後・就寝前。1日1回300 mg，就寝前も可 ②急性胃炎，慢性胃炎の急性増悪期：1回75 mgを1日2回，朝食後・就寝前。1日1回150 mg，就寝前も可 ③麻酔前投薬：1回150 mgを2回，手術前日就寝前および当日麻酔導入2 hr前 | Ccr>70：1回150 mg 1日2回 70≧Ccr≧30：1回75 mg 1日2回 30>Ccr 投与法：1回75 mg 1日1回 | | | |
| ◎ | 同上 | ザンタック®注 | × | | ○ | 1回50 mgを1日3〜4回静注，筋注，点滴。侵襲ストレスには1回100 mgを1日2回 で3〜7日間程度。麻酔導入1 hr前に1回50 mgを静注または筋注 | Ccr>70：1回50 mg 1日3〜4回 70≧Ccr≧30：1回50 mg 1日2回 30>Ccr 投与法：1回50 mg 1日1回 | | | |
| △ | ラフチジン | プロテカジン®錠 | 不明 | | | 10〜20 mg 分1〜2 | 腎機能正常者と同じ | | | 5〜10 mg 分1〜2 |
| ◎ | ロキサチジン酢酸エステル塩酸塩 | アルタット®カプセル | × | | | 75〜150 mg 分1〜2 | 75 mg 分1 | | 37.5 mg 分1 | 37.5 mg，分1または75 mgを週3回，HD患者はHD後 |
| ◎ | 同上 | アルタット®静注 | × | | | 1回75 mg 1日2回(12 hr毎) 緩徐に静注または点滴静注。麻酔導入1 hr前に1回75 mgを静注 | 37.5 mgを1日2回 | 25 mgを1日1回 | | 25 mgを1日1回，または75 mgを週3回，HD患者はHD後 |
| プロトンポンプ阻害薬(PPI) ||||||||||||
| | エソメプラゾールマグネシウム水和物 | ネキシウム®カプセル | × | | | 1回20 mgを1日1回経口投与。再発・再燃を繰り返す逆流性食道炎の維持療法においては，1回10〜20 mgを1日1回(ヘリコバクター・ピロリの除菌の補助には40 mg 分2)。 | 腎機能正常者と同じ | | | |
| | オメプラゾールナトリウム水和物 | オメプラール®錠/オメプラゾン®錠 | × | | ○ | 1日1回10〜20 mg(ヘリコバクター・ピロリの除菌の補助には40 mg 分2) | 同上 | | | |
| | ラベプラゾールナトリウム | オメプラール®注 | × | | ○ | 1回20 mgを1日2回 | 同上 | | | |
| | ラベプラゾールナトリウム | パリエット®錠 | × | | | 10〜20 mg 分1 | 同上 | | | |
| | ランソプラゾール | タケプロン®カプセル・OD錠 | × | | ○ | 15〜30 mg 分1(ヘリコバクター・ピロリの除菌の補助には60 mg 分2)。 | 同上 | | | |

| 重要度 | 薬剤名 一般名 | 薬剤名 商品名 | 透析性 | 禁忌 | 腎障害 | 常用量 | GFR または CCr(mL/min) 30〜59 | GFR または CCr(mL/min) 15〜29 | GFR または CCr(mL/min) <15 | HD(血液透析) PD(腹膜透析) |
|---|---|---|---|---|---|---|---|---|---|---|
| **ヘリコバクターピロリ除菌薬** | | | | | | | | | | |
| | ランソプラゾール, アモキシシリン水和物, クラリスロマイシン | ランサップ® | AMPCのみ○ | 禁 | | ランソプラゾール1回30 mg, アモキシシリン水和物1回750 mgおよびクラリスロマイシン1回200 mgの3剤を同時に1日2回, 7日間経口投与する。なお, クラリスロマイシンは, 必要に応じ1回400 mg 1日2回まで適宜増量可 | アモキシシリンのみ1回500〜750 mgを12 hr毎。パック製剤であるため投与量が調整できないため使用しにくいが, ピロリ除菌には減量せず投与した報告もある | アモキシシリンのみ1回250〜500 mgを12 hr毎。ピロリ除菌には減量せず投与した報告もある。注)用量調節を必要とする場合は, パック製剤は適さない | アモキシシリンのみ1回250〜500 mgを24 hr毎。HD患者はHD日にはHD後に投与。ピロリ除菌には減量せず投与した報告もある。注)用量調節を必要とする場合は, パック製剤は適さない。 | |
| | ランソプラゾール®カプセル, アモキシシリン®カプセル, 日本薬局方メトロニダゾール®錠 | ランピオン®パック | PPIのみ× | 禁 | | ランソプラゾール1回30 mg, アモキシシリン水和物1回750 mg, メトロニダゾール1回250 mgの3剤を同時に1日2回, 7日間経口投与する。 | 同上 | 同上 | 同上 | |
| **カリウムイオン競合型アシッドブロッカー** | | | | | | | | | | |
| | ボノプラザンフマル酸塩 | タケキャブ®錠 | × | | | 1回10〜20 mgを1日1回経口投与 | 軽度, 中等度および高度腎機能障害のある患者では腎機能正常者と比較してAUCが1.2〜1.8倍高くなるが腎機能正常者と同じ | | 腎機能正常者と比較してAUCが1.2倍高くなるが腎機能正常者と同じ | |
| **選択的ムスカリン受容体拮抗薬** | | | | | | | | | | |
| △ | ピレンゼピン塩酸塩 | [マーロックス®]1日1.6〜4.8 gを分割投与 [マグテクト®]1日16〜48 mLを分割投与 | | | | | 腎機能正常者と同じ | | 70%に減量 | |
| **抗ガストリン薬** | | | | | | | | | | |
| ○ | プログルミド | プロミド®錠・顆粒 | 不明 | | | 1.2〜1.6 g 分3〜4 | 1/2〜2/3に減量 | | 40〜50%に減量 | |
| **抗コリン薬** | | | | | | | | | | |
| △ | ジサイクロミン塩酸塩・乾燥水酸化アルミニウムゲル・酸化マグネシウム | コランチル®配合顆粒 | × | 禁 | | 3〜8 g 分3〜4 | 腎機能正常者と同じ | | 禁忌 | |
| **制酸薬** | | | | | | | | | | |
| | 沈降炭酸カルシウム | 炭カル®錠 | 不明 | | ○ | 1〜3 g 分3 | 腎機能正常者と同じ | | 炭カル錠には高リン血症治療薬としての適応はない | |
| △ | 乾燥水酸化アルミニウムゲル | アルミゲル®細粒 | × | 禁 | | 1日1〜3 gを分3〜4 | 長期投与によりAlが蓄積しやすいため慎重投与 | | 長期投与によりアルミニウム脳症, アルミニウム骨症, 貧血等があらわれることがあるため禁忌 | |
| △ | 水酸化アルミニウム・水酸化マグネシウム | マーロックス®懸濁用配合顆粒/マグテクト®配合内服液 | × | 禁 | | マーロックス:1日1.6〜4.8 gを分割投与 マグテクト:1日16〜48 mLを分割投与 | 同上 | | 同上 | |
| △ | 炭酸水素ナトリウム | 炭酸水素ナトリウム | ○ | | | 3〜5 g 分割投与 | Naの過負荷にならないよう慎重投与 | | Na貯留による溢水になりやすいため慎重投与 | |
| **粘膜抵抗増強薬** | | | | | | | | | | |
| | アルギン酸ナトリウム | アルロイド®G内服液・Gドライ | 不明 | | | 1回1〜3 g(本剤20〜60 mL)を1日3〜4回, 空腹時に経口投与 | 腎機能正常者と同じ | | | |
| | エカベトナトリウム | ガストローム®顆粒 | × | | | 1日3 gを分2(朝と就寝前) | 同上 | | | |

| 重要度 | 薬剤名 一般名 | 薬剤名 商品名 | 透析性 | 禁忌 | 腎障害 | 常用量 | GFR または CCr(mL/min) 30〜59 | GFR または CCr(mL/min) 15〜29 | GFR または CCr(mL/min) <15 | HD(血液透析) PD(腹膜透析) |
|---|---|---|---|---|---|---|---|---|---|---|
| | 水溶性アズレン・L-グルタミン | マーズレン®S配合顆粒 | 不明 | | | 1日1.5〜2.0gを分3〜4 | 同上 | | | |
| △ | スクラルファート | アルサルミン®細粒/内容液 | 不明 | 禁 | | 1日3〜3.6gを分3 | 長期投与によりAlが蓄積しやすいため慎重投与 | 長期投与によりアルミニウム脳症,アルミニウム骨症,貧血等があらわれることがあるため禁忌 | | |
| | ポラプレジンク | プロマック®顆粒・D錠 | 不明 | | | 1回75mgを1日2回朝食後および就寝前 | 腎機能正常者と同じ | | | |
| | メチルメチオニンスルホニウムクロリド | キャベジン®Uコーワ錠 | 不明 | | | 1日25〜75mgを分3 | 同上 | | | |
| | 幼牛血液抽出物質 | ソルコセリル®注 | 不明 | | | 2〜4mL/日筋注または静注 | 薬物動態データがほとんどなく不明 | | | |
| | | | | | | 粘液産生・分泌促進薬 | | | | |
| | テプレノン | セルベックス®カプセル | × | | | 150mg分3食後 | 腎機能正常者と同じ | | | |
| | ミソプロストール | サイトテック®錠 | × | | | 1日800μgを分4 | 尿中未変化体排泄率が低いが,腎不全患者ではCLが低下し,腹部膨満感や下痢が起こりやすいため減量 | | | |
| | レバミピド | ムコスタ®錠 | × | | | 胃潰瘍:1回100mgを1日3回,朝,夕および就寝前に経口投与,急性胃炎,慢性胃炎の急性増悪期の胃粘膜病変(びらん,出血,発赤,浮腫)の改善は1日3回 | 直接胃粘膜に作用して効果を発揮するため減量はしないが,腎不全では血中濃度が上昇するため要注意 | | | |
| | | | | | | 胃粘膜微小循環改善薬 | | | | |
| | イルソグラジンマレイン酸塩 | ガスロン®N錠・細粒 | × | | | 1日4mgを分1〜2 | 減量する必要がないと思われるが,薬物動態データがほとんどなく不明 | | | |
| | | | | | | 消化管運動調整薬 | | | | |
| | アコチアミド塩酸塩水和物 | アコファイド®錠100mg | × | | | 1回100mgを1日3回食前投与 | 腎機能正常者と同じ | | | |
| | アクラトニウムナパジシル酸塩 | アボビス®カプセル | 不明 | | | 1日150mgを分3 | 同上 | | | |
| | イトプリド塩酸塩 | ガナトン®錠 | × | | | 同上 | 同上 | | | |
| | ドンペリドン | ナウゼリン®錠・坐剤 | × | | | 錠:15〜30mg分3食前 坐薬:60〜120mg分2 | 同上 | | | |
| | トリメブチンマレイン酸塩 | セレキノン®錠・細粒 | 不明 | | | 1日300〜600mgを分3 | 薬物動態データがほとんどなく不明 | | | |
| ◎ | メトクロプラミド | プリンペラン®錠 | × | | | 1日10〜30mgを分2〜3,食前 | CCr<40mL/minでは1日5〜15mgを分1〜2(UptoDate)。総CLが健常者の30%に低下するという報告がある(Eur J Clin Pharmacol 19:437〜441, 1981)。 | | | |
| ◎ | 同上 | プリンペラン®注 | × | | | 1回10mgを1日1〜2回,筋注または静注 | CCr<40mL/minでは50%に減量(UptoDate)。総CLが健常者の30%に低下するという報告がある(Eur J Clin Pharmacol 19:437〜441, 1981)。 | | | |
| | モサプリドクエン酸塩水和物 | ガスモチン®錠 | × | | | 1日15mgを分3 | 腎機能正常者と同じ | | | |
| | | | | | | 健胃消化薬 | | | | |
| | サナクターゼ配合剤 | エクセラーゼ®配合錠 | 不明 | | | 3錠/日分3 | 腎機能正常者と同じ | | | |
| | ジアスターゼ | ジアスターゼ® | 不明 | | | 0.9〜1.5g分3 | 同上 | | | |

| 重要度 | 薬剤名 一般名 | 薬剤名 商品名 | 透析性 | 禁忌 | 腎障害 | 常用量 | GFR または CCr(mL/min) 30～59 | GFR または CCr(mL/min) 15～29 | GFR または CCr(mL/min) <15 | HD(血液透析) PD(腹膜透析) |
|---|---|---|---|---|---|---|---|---|---|---|
| △ | カンゾウ末配合剤 | つくしA・M配合散 | × | 禁 | | 3.0～3.9 g 分 3 | 減量の必要はないが Al の長期曝露は避ける | | | 禁忌 |
| △ | タカジアスターゼ・生薬配合剤 | S・M配合散 | × | 禁 | | 3.9 g 分 3 | 同上 | | | 同上 |
| | パンクレアチン | パンクレアチン® | 不明 | | | 3 g 分 3 | 腎機能正常者と同じ | | | |
| | パンクレリパーゼ | リパクレオン®顆粒/カプセル | 不明 | | | 1 回 600 mg(カプセルで 1 回 4 カプセル，顆粒で 1 回 2 包)を 1 日 3 回，食直後に経口投与 | 同上 | | | |
| | 膵臓性消化酵素配合剤 | ベリチーム®配合顆粒 | 不明 | | | 1.2～3 g 分 3 | 同上 | | | |
| | | | | | | 局所麻酔薬 | | | | |
| | オキセサゼイン | ストロカイン®錠・顆粒 | × | | | 15～40 mg 分 3～4 | 腎機能正常者と同じ | | | |
| | | | | | | 便軟化・腸運動促進緩下剤 | | | | |
| | ジオクチルソジウムスルホサクシネート，カサンスラノール配合剤 | ベンコール®配合錠 ビーマス®配合錠 | 不明 | | | 1 回 5～6 錠を就寝前，または 1 日 6 錠を 2～3 回に分割して，多量の水とともに経口投与 | 減量する必要がないと思われるが，薬物動態データがほとんどなく不明。ただし多量の水とともに経口投与するため，溢水患者には適していないと思われる | | | |
| | | | | | | 刺激性下剤 | | | | |
| | センナ | アローゼン®顆粒 | 不明 | | | 0.5～1.0 g 分 1～2 | 腎機能正常者と同じ | | | |
| | センノシドA・B | プルゼニド®錠 | 不明 | | | 12～24 mg 分 1 | 同上 | | | |
| | センナエキス | ヨーデル®S糖衣錠 | 不明 | | | 80 mg 就寝前 | 同上 | | | |
| | ピコスルファートナトリウム水和物 | ラキソベロン®錠・内服液 | 不明 | | | 錠：1 日 1 回 2～3 錠，内服液：10～15 滴就寝前 | 同上 | | | |
| | ビサコジル | テレミンソフト®坐薬 | 不明 | | | 10 mg を 1 日 1～2 回肛門内に挿入 | 同上 | | | |
| | | | | | | 塩類下剤 | | | | |
| ○ | クエン酸マグネシウム | マグコロール®P | 不明 | 禁 | | 40～50 g 検査予定時間の 10～15 hr 前に経口投与 | 腎障害のある患者では禁忌[吸収された Mg の排泄が遅延し，血中 Mg 濃度が上昇するおそれがある。また，多量の水分摂取は腎機能に負荷となり，症状を増悪するおそれがある] | | | |
| ○ | 酸化マグネシウム | マグミット酸化マグネシウム®細粒 | ○ | | | 0.2～2 g 分割投与 | 腎障害では Mg の排泄障害があるため慎重投与 | | | |
| ○ | 硫酸マグネシウム水和物 | 硫酸マグネシウム | ○ | | | 5～15 g 分割投与(多量の水とともに経口投与) | 同上 | | | |
| | | | | | | 繊維性下剤 | | | | |
| | カルメロースナトリウム | バルコーゼ®顆粒 | 不明 | | | 2.0～8.0 g 分 3 | 腎機能正常者と同じ | | | |
| | | | | | | 糖類下剤 | | | | |
| | D-ソルビトール | D-ソルビトール末・経口液 | 不明 | | | 消化管の X 線造影の迅速化および(硫酸バリウムによる)便秘の防止および栄養補給に適応がある。投与量は便性状により適宜増減 | 腎機能正常者と同じ。イオン交換樹脂製剤服用時には 75%ソルビトール液として 1 回 7 mL を 1～6 回服用し 1 日 1～2 回の軟便になりすぎない程度に用量を調節。これにより，カリウムの除去を早め，便の硬化・停滞を防ぐことができる。食品・飲料に添加してもよい | | | |

| 重要度 | 薬剤名 一般名 | 薬剤名 商品名 | 透析性 | 禁忌 | 腎障害 | 常用量 | GFR または CCr(mL/min) 30〜59 | GFR または CCr(mL/min) 15〜29 | GFR または CCr(mL/min) <15 | HD(血液透析) PD(腹膜透析) |
|---|---|---|---|---|---|---|---|---|---|---|
| | | | | | | 水分分泌促進薬 | | | | |
| | ルビプロストン | アミティーザ®カプセル | 不明 | | | 1回24 μg, 1日2回(朝食後および夕食後)に経口投与 | | | | 重度腎障害では活性代謝物M3濃度が上昇するため,1日1回24 μgから開始するなど,慎重投与となっている。ただし活性代謝物M3のAUCは透析患者でも11%しか上昇しないため,減量の必要はないと思われる |
| | | | | | | 経口腸管洗浄薬 | | | | |
| △ | ナトリウム・カリウム配合剤 | ニフレック®配合内服液 | 不明 | | | 1〜2袋1袋を2Lの水に溶解し,成人1 hr当たり1Lの速度で経口投与 | 腎機能正常者と同じだが体液・電解質異常をきたすおそれがある | | | 透析患者では腸管内圧上昇による腸管穿孔が起こりやすいので,硬便のある場合には取り除いてから投与 |
| | 同上 | モビプレップ®配合内用剤 | 不明 | | | 1〜2袋1袋を2Lの水に溶解し,成人1 hr当たり1Lの速度で経口投与 | 腎機能正常者と同じだが体液・電解質異常をきたすおそれがある | | | 同上 |
| ◎ | リン酸二水素Na一水和物・無水リン酸水素二Na配合錠 | ビジクリア®配合錠 | 不明 | 禁 | ○ | 大腸内視鏡検査開始の4〜6 hr前から本剤を1回あたり5錠ずつ,約200 mLの水とともに15分毎に計10回(計50錠)経口投与 | 透析患者を含む重篤な腎機能障害のある患者,急性リン酸腎症のある患者では吸収されたリンの排泄が遅延し,血中リン濃度の上昇が持続するおそれがあり,腎機能障害,急性リン酸腎症(腎石灰沈着症)を悪化させるおそれがあるため禁忌 | | | |
| | | | | | | 止瀉・吸着薬 | | | | |
| | 天然ケイ酸アルミニウム | アドソルビン®原末 | 不明 | 禁 | | 3〜10 g分3〜4 | 慎重投与 | | | 禁忌 |
| | ベルベリン塩化物水和物・ゲンノショウコエキス | フェロベリン®配合錠 | 不明 | | | 6錠分3 | 腎機能正常者と同じ | | | |
| | タンニン酸アルブミン | タンニン酸アルブミン | 不明 | | | 3〜4 g分3〜4 | 同上 | | | |
| | ロペラミド塩酸塩 | ロペミン®カプセル・細粒 | × | | | 1〜2 mg分1〜2 | 同上 | | | |
| | β-ガラクトシターゼ | ミルラクト®細粒 | 不明 | | | 摂取乳糖量:本剤=10:1 食事とともに摂取 | 同上 | | | |
| | | | | | | 過敏性腸症候群治療薬 | | | | |
| | メペンゾラート臭化物 | トランコロン®錠 | 不明 | | | 45 mg分3 | 薬物動態データがほとんどなく不明 | | | |
| | ポリカルボフィルカルシウム | コロネル®錠・細粒/ポリフル®錠・細粒 | × | 禁 | ○ | 1.5〜3.0 g分3 | 禁忌 | | | 腎機能正常者と同じ |
| | ラモセトロン塩酸塩 | イリボー®錠・OD錠 | × | | | 5 μgを1日1回(最大10 μg/日) | 腎機能正常者と同じだが,透析患者では便秘・虚血性腸炎に要注意 | | | |
| | | | | | | 炎症性腸疾患治療薬 | | | | |
| ○ | メサラジン | アサコール®錠 | × | 禁 | | 1日2,400 mg(6錠)を3回に分割して食後投与,活動期には1日3,600 mg(9錠)を3回分割して投与 | | サラゾスルファピリジンよりもよく吸収されるため腎障害がさらに悪化するおそれがあるため禁忌 | | 重篤な腎障害では禁忌だが,腎機能が廃絶していれば使用可能と考えられる。腎不全患者では5-ASAは蓄積する(Gastroenteral Endosc 39 (Supple):2159, 1997)という報告があるため減量を考慮する |

| 重要度 | 薬剤名 一般名 | 薬剤名 商品名 | 透析性 | 禁忌 | 腎障害 | 常用量 | GFR または CCr(mL/min) 30～59 | GFR または CCr(mL/min) 15～29 | GFR または CCr(mL/min) <15 | HD(血液透析) PD(腹膜透析) |
|---|---|---|---|---|---|---|---|---|---|---|
| ○ | 同上 | ペンタサ®錠/注腸/坐剤 | × | 禁 | | 潰瘍性大腸炎にはメサラジンとして1日1,500 mgを3回に分けて食後、または1日4,000 mgを2回に分けて。クローン病には1日1,500 mg～3,000 mgを3回に分けて食後 注腸：1日1個(メサラジンとして1g)を、直腸内注入 坐剤：1日1個(メサラジンとして1g)を、直腸内挿入 | 同上 | 同上 | 同上 | 同上 |
| | サラゾスルファピリジン | サラゾピリン® | × | | ○ | 4～8錠分4～6 | ほとんど吸収されず、局所で作用するため、減量の必要はないと思われるが、腎不全患者では 5-ASA は蓄積する可能性がある | | | |
| 便秘治療薬 ||||||||||| 
| | 炭酸水素ナトリウム・無水リン酸二水素ナトリウム | 新レシカルボン坐剤 | 該当せず | | | 1～2個分1～2 | 腎機能正常者と同じ | | | |
| 整腸薬 |||||||||||
| | ビフィズス菌 | ビオフェルミン®錠/ラックビー®微粒N | 該当せず | | | 3～6g分3(食後すぐ) | 腎機能正常者と同じ | | | |
| | ビフィズス菌＋ラクトミン | ビオスミン®配合散/ビオスミン | 該当せず | | | 1日3～6gを3回に分割経口投与(食後すぐ) | 同上 | | | |
| | カゼイ菌 | ビオラクチス®散 | 該当せず | | | 1日3.0gを3回に分割経口投与(食後すぐ) | 同上 | | | |
| | 酪酸菌(宮入菌) | ミヤ®BM細粒/錠 | 該当せず | | | 60～120 mg分3 | 同上 | | | |
| | ラクトミン＋糖化菌 | ビオフェルミン® | 該当せず | | | 1日3～9gを3回に分割経口投与(食後すぐ) | 同上 | | | |
| | 耐性乳酸菌 | ラックビー®R散/ビオフェルミンR散・錠 | 該当せず | | | 3錠または3g/日食後すぐ(空腹時に服用すると胃酸により失活) | 同上 | | | |
| その他の消化器用薬 |||||||||||
| | ジメチコン | ガスコン®錠・ドロップ・散 | 不明 | | | 120～240 mg分3(食後または食間) | 腎機能正常者と同じ | | | |
| 多価酵素阻害薬 |||||||||||
| | ナファモスタットメシル酸塩 | 注射用フサン® | ○ | | | 膵炎：10 mgを5%ブドウ糖注射液500 mLに溶解し、約2 hr前後かけて1日1～2回静脈内に点滴注入、DIC：毎時0.06～0.20 mg/kgを24 hrかけて静脈内に持続注入 | 腎機能正常者と同じ | | | 血液透析では20 mgを生理食塩液500 mLに溶解した液で血液回路内の洗浄・充填を行い、体外循環開始後は毎時20～50 mgを5%ブドウ糖注射液に溶解し、抗凝固剤注入ラインより持続注入 |
| | カモスタットメシル酸塩 | フオイパン®錠 | 不明 | | | 600 mg分3 | 腎機能正常者と同じ | | | |

| 重要度 | 薬剤名 一般名 | 薬剤名 商品名 | 透析性 | 禁忌 | 腎障害 | 常用量 | GFR または CCr(mL/min) 30〜59 | GFR または CCr(mL/min) 15〜29 | GFR または CCr(mL/min) <15 | HD(血液透析) PD(腹膜透析) |
|---|---|---|---|---|---|---|---|---|---|---|
| | ガベキサートメシル酸塩 | エフオーワイ®注 | ○ | | | 膵炎：100〜300 mg を 1 hr 以上点滴静注 DIC：20〜39 mg/kg/日(24 hr 持続静注) | 同上 | | | |
| | ウリナスタチン | ミラクリッド®注射液 | × | | | 1 回 2.5 万〜10 万単位を 1〜3 回点滴静注 | 同上 | | | |
| | | | | | | **5-HT₃ 受容体拮抗型制吐薬** | | | | |
| ○ | アザセトロン | セロトーン®静注液 | × | | | 10 mg を 1 日 1 回静脈内投与(20 mg まで) | 繰り返し投与時には減量を考慮 | | | |
| ○ | 同上 | セロトーン®錠 | × | | | 1 回 10 mg を 1 日 1 回経口(15 mg まで)、化学療法薬投与の 30 分〜2 hr 前に投与 | 同上 | | | |
| | オンダンセトロン | ゾフラン®注 | × | | | 1 日 1 回 4 mg、緩徐に静注。効果不十分な場合は、同用量を追加投与可 | 腎機能正常者と同じ | | | |
| | 同上 | ゾフラン®錠 | × | | | 1 日 1 回 4 mg。効果不十分な場合は、同用量の注射液を投与可 | 同上 | | | |
| | グラニセトロン塩酸塩 | カイトリル®注 | × | | | 40 μg/kg を 1 日 1 回 | 同上 | | | |
| | 同上 | カイトリル®錠 | × | | | 2 mg を 1 日 1 回 | 同上 | | | |
| △ | パロノセトロン塩酸塩 | アロキシ®静注 | × | | | 0.75 mg を 1 日 1 回静脈内投与 | 2/3〜4/5 に減量 | | 0.5 mg を 1 日 1 回静脈内投与 | |
| | ラモセトロン | ナゼア®注 | × | | | 0.3〜0.6 mg を 1 日 1 回 | 腎機能正常者と同じ | | | |
| | 同上 | ナゼア®OD錠 | × | | | 0.1 mg を 1 日 1 回 | 同上 | | | |
| | | | | | | **選択的 NK₁ 受容体拮抗型制吐薬** | | | | |
| | アプレピタント | イメンド®カプセル | × | | | 1 日目は 125 mg を、2 日目以降は 80 mg を 1 日 1 回、経口投与 | 腎不全患者では AUC は低下するが蛋白結合率低下によるものであり、遊離型濃度に影響ないため、腎機能正常者と同じ | | | |
| | ホスアプレピタントメグルミン | プロイメンド®点滴静注用 | × | | | 他の制吐薬との併用において、抗悪性腫瘍薬投与 1 日目に 1 回 150 mg、点滴投与 | 腎機能正常者と同じ | | | |
| | | | | | | **代謝改善解毒薬** | | | | |
| | チオプロニン | チオラ® | × | | ○ | 300 mg 分 3 | 腎機能正常者と同じ | | | |
| | | | | | | **肝障害治療薬** | | | | |
| | フラビンアデニンジヌクレオチド・肝臓エキス | アデラビン®9 号注 | 不明 | | | 1〜4 mL 1〜数回 | 腎機能正常者と同じ | | | |
| | グリチルリチン酸・DL-メチオニン配合剤 | グリチロン®配合錠 | × | | ○ | 6〜9 錠分 3 | 同上 | | | |
| | グルタチオン | タチオン®錠・散 | 不明 | | | 50〜100 mg 分 1〜3 | 同上 | | | |
| | 同上 | タチオン®注 | 不明 | | | 100〜200 mg 筋注、静注 | 同上 | | | |

| 重要度 | 薬剤名 一般名 | 薬剤名 商品名 | 透析性 | 禁忌 | 腎障害 | 常用量 | GFRまたはCCr(mL/min) 30〜59 | GFRまたはCCr(mL/min) 15〜29 | GFRまたはCCr(mL/min) <15 | HD(血液透析) PD(腹膜透析) |
|---|---|---|---|---|---|---|---|---|---|---|
| | | | | | | 生理的腸管機能改善・高アンモニア血症用薬 | | | | |
| | ラクツロース | モニラック®シロップ/ラグノス®ゼリー分包 | | | | 原末：1日量19.5〜39.0 gを高アンモニア血症の場合3回，産婦人科術後の排ガス・排便の目的には朝夕2回に分けて経口投与 | 腎機能正常者と同じ | | | |
| | | | | | | 肝臓加水分解物製剤 | | | | |
| | 肝臓加水分解物配合剤 | プロヘパール®配合錠 | 不明 | | | 3〜6錠分3 | 腎機能正常者と同じ | | | |
| | | | | | | 利胆薬 | | | | |
| | ウルソデオキシコール酸 | ウルソ®錠 | 不明 | | | 150〜600 mg 分3 | 腎機能正常者と同じ | | | |
| | | | | | | 速効型インスリン | | | | |
| ○ | インスリンヒト | ノボリン®R注/フレックスペン | △ | | | 初期は4〜20単位を毎食前30分前に皮下注。維持量は1日4〜100単位 | 75%に減量，ただし血糖値に応じて投与 | | 50%に減量，ただし血糖値に応じて投与 | |
| ○ | インスリンヒト | ヒューマリン®R注/カート・ミリオペン | △ | | | 初期は4〜20単位を毎食前30分前に皮下注。維持量は1日4〜80単位 | 同上 | | 同上 | |
| | | | | | | 中間型インスリン | | | | |
| ○ | インスリンヒト | ノボリン®N注，ヒューマリン®N注 | △ | | | 初期は4〜20単位を朝食前30分前に皮下注。維持量は1日4〜100単位 | 75%に減量，ただし血糖値に応じて投与 | | 50%に減量，ただし血糖値に応じて投与 | |
| | | | | | | 超速効型インスリン | | | | |
| ○ | インスリンリスプロ | ヒューマログ®注カート・ミリオペン・バイアル注 | △ | | | 1回2〜20単位を毎食直前に皮下注射 | 75%に減量，ただし血糖値に応じて投与 | | 50%に減量，ただし血糖値に応じて投与 | |
| ○ | インスリンアスパルト | ノボラピッド®注・バイアル・フレックスペン | △ | | | 同上 | 同上 | 同上 | 同上 | |
| ○ | インスリングルリジン | アピドラ®注・カート・ソロスター | △ | | | 同上 | 腎機能正常者と同じ，ただし血糖値に応じて投与量を決定する | | | |
| | | | | | | 混合型インスリン | | | | |
| ○ | インスリンヒト | イノレット®30R ノボリン®30R ヒューマリン®3/7 | △ | | | 初期：1回4〜20単位を皮下注，1日2回朝夕食前30分以内または1日1回朝食前 維持量は1日4〜80単位 | 75%に減量，ただし血糖値に応じて投与量を決定 | | 50%に減量，ただし血糖値に応じて投与量を決定 | |
| ○ | インスリンアスパルト混合型 | ノボラピッド®30・50・70ミックスフレックスペン | △ | | | 4〜20単位を1日2回食直前に皮下注 | 同上 | | 同上 | |

| 重要度 | 薬剤名 一般名 | 薬剤名 商品名 | 透析性 | 禁忌 | 腎障害 | 常用量 | GFR または CCr(mL/min) 30～59 | GFR または CCr(mL/min) 15～29 | GFR または CCr(mL/min) <15 | HD(血液透析) PD(腹膜透析) |
|---|---|---|---|---|---|---|---|---|---|---|
| ○ | インスリンデグルデク+インスリンアスパルト配合剤 | ライゾデグ®配合注フレックスタッチ/ライゾデグ配合注ペンフィル | △ | | | 初期は1回4～20単位を1日1～2回皮下注射。1日1回投与のときは，主たる食事の直前に投与し，毎日一定とする。1日2回投与のときは，朝食直前と夕食直前に投与。維持量は1日4～80単位 | | 同上 | 同上 | |
| ○ | インスリンリスプロ混合型 | ヒューマログ®25・50ミックスミリオペン | △ | | | 4～20単位を1日2回，朝食直前と夕食直前(15分以内)1回の場合は朝食直前 | | 同上 | 同上 | |
| | | | | | | 持続性溶解型インスリン | | | | |
| ○ | インスリングラルギン | ランタス®注・ソロスター | △ | | | 1日1回4～20単位（朝食前または就寝前） | | 75％に減量，ただし血糖値に応じて投与量を決定 | 50％に減量，ただし血糖値に応じて投与量を決定 | |
| ○ | インスリンデグルデク | トレシーバ®注フレックスタッチ・トレシーバ®注ペンフィル | △ | | | 初期：1日1回4～20単位を皮下注，維持量：1日4～80単位 | | 腎機能正常者と同じ，ただし血糖値に応じて投与量を決定する | | |
| ○ | インスリンデテミル | レベミル®注フレックスペン/イノレット/ペンフィル | △ | | | 4～20単位/日毎日一定時刻に皮下注射(朝食前，夕食前，就寝前のいずれか) | | 75％に減量，ただし血糖値に応じて投与量を決定 | 50％に減量，ただし血糖値に応じて投与量を決定 | |
| | | | | | | スルホニル尿素(SU)薬 | | | | |
| ◎ | アセトヘキサミド | ジメリン®錠 | × | 禁 | | 250～1,000 mgを分1～2 | | 重篤な腎機能障害患者は禁忌(SU剤は腎機能が低下すると一定の臨床効果が得られないうえ，低血糖などの副作用を起こしやすいため，重篤な腎機能障害患者はインスリン治療に切り替える) | | |
| ○ | グリクラジド | グリミクロン®錠 | × | 禁 | | 20～160 mg分1～2 | | 同上 | | |
| ◎ | グリクロピラミド | デアメリン®S錠 | × | 禁 | | 125～500 mgを分1～2 | | 同上 | | |
| ◎ | グリベンクラミド | オイグルコン®錠/ダオニール®錠 | × | 禁 | | 1.25～10 mg分1～2 | | 同上 | | |
| ◎ | グリメピリド | アマリール®錠 | × | 禁 | | 維持量1～4 mg最大投与量6 mg分1～2 | | 同上 | | |
| ◎ | クロルプロパミド | アベマイド®錠 | × | 禁 | | 100～500 mgを朝食前または食後 | | 同上 | | |
| | | | | | | αグルコシダーゼ阻害薬 | | | | |
| | アカルボース | グルコバイ®錠 | ○ | | | 150～300 mg分3食直前 | | 腎機能正常者と同じだが，吸収率は低いものの，腎障害では血中活性物質(本剤および活性代謝物)濃度は腎機能正常者に比べて約4～5倍上昇することが報告されているため慎重投与 | | |
| △ | ボグリボース | ベイスン®錠/OD錠 | 該当せず | | | 0.6～0.9 mg分3食直前 | | 吸収されにくいため減量の必要なし(ただし添付文書上では代謝状態が変化することがあるため血糖管理状況が大きく変化するおそれがあるので慎重投与) | | |
| △ | ミグリトール | セイブル®錠 | ○ | | | 150～225 mg分3食直前 | | 腎機能正常者と同じだが，腎障害では腎機能正常者に比べて血漿中濃度が上昇することが報告されているため慎重投与 | | |
| | | | | | | チアゾリジン誘導体 | | | | |
| △ | ピオグリタゾン塩酸塩 | アクトス®錠 | × | 禁 | | 15～45 mg分1 | 慎重投与 | | わが国では禁忌であるが海外では常用量で使用可能 | |

| 重要度 | 薬剤名 一般名 | 薬剤名 商品名 | 透析性 | 禁忌 | 腎障害 | 常用量 | GFR または CCr(mL/min) 30〜59 | GFR または CCr(mL/min) 15〜29 | GFR または CCr(mL/min) <15 | HD(血液透析) PD(腹膜透析) |
|---|---|---|---|---|---|---|---|---|---|---|
| | | | | | | 速効型インスリン分泌促進薬 | | | | |
| ◎ | ナテグリニド | スターシス®錠/ファスティック®錠 | × | 禁 | | 270〜360 mg 分 3, 食直前 | 活性代謝物が蓄積しやすいため慎重投与 | 活性代謝物が蓄積することによって低血糖が起こりやすいため禁忌 | | |
| △ | ミチグリニド | グルファスト®錠 | × | | | 30 mg 分 3, 食直前 | 半減期が延長し低血糖を起こすおそれがあるため慎重投与であるが, 血糖値をモニターしながら投与可能。7.5〜15 mg 分 3, 食直前から開始 | | | |
| | レパグリニド | シュアポスト®錠 | × | | | 1 回 0.25 mg より開始し, 維持用量として1回 0.25〜0.5 mg を適宜増減し, 1 回 1 mg まで増量可 | 代謝物に血糖降下作用がなく, 腎機能障害患者にも使用可能となっているが, 国内での腎不全患者の使用経験が少ないため, 少量から開始 | | | |
| | | | | | | ビグアナイド系 | | | | |
| ◎ | ブホルミン塩酸塩 | ジベトス®錠 | ○ | 禁 | | 1日 100 mg を 分 2〜3, 食後。最大 1日 150 mg | CCr<70 mL/min では低血糖のみでなく乳酸アシドーシスの危険があるため禁忌 | | | |
| ◎ | メトホルミン塩酸塩 | グリコラン®錠 | ○ | | | 1日 500 mg を 分 2〜3, 食直後より開始。最大 1日 750 mg。ただし軽度腎障害にも禁忌 | 腎臓における本剤の排泄が減少するため腎機能障害(軽度障害も含む)には禁忌 | | | |
| ◎ | 同上 | メトグルコ®錠 | ○ | 禁 | | 1日 500 mg より開始し, 1日 2〜3 回に分割して食直前または食後に。維持量は効果を観察しながら決めるが, 通常 1日 750〜1,500 mg とする (最大 2,250 mg) | 中等度以上の腎機能障害(一般的に CCr<60 mL/min)では腎臓における本剤の排泄が減少するため禁忌 | 透析患者(腹膜透析を含む)では高い血中濃度が持続するおそれがあるため禁忌 | | |
| | | | | | | アルドース還元酵素阻害薬 | | | | |
| ○ | エパルレスタット | キネダック®錠 | × | | | 150 mg 分 1 | 腎機能正常者と同じ | | | |
| | | | | | | DPP 4 阻害薬 | | | | |
| ○ | アナグリプチン安息香酸塩 | スイニー®錠 | × | | | 1 回 100 mg を 1日 2 回朝・夕に経口投与 (最高 1 回 200 mg) | 100 mg, 1日 1 回 | | | |
| ◎ | アログリプチン | ネシーナ®錠 | × | | | 1日 1 回 25 mg | 1日 1 回 6.25〜12.5 mg | 1日 1 回 6.25 mg | | |
| ◎ | オマリグリプチン | マリゼブ®錠 | × 5〜15% | | | 25 mg を 1 週間に 1 回経口投与 | eGFR 60〜80 mL/min の軽度腎機能低下患者に比し AUC が 1.42 倍に上昇するため慎重投与 | eGFR 60〜80 mL/min の軽度腎機能低下患者に比し AUC が 1.66 倍に上昇するため慎重投与 | 透析患者では eGFR 60〜80 mL/min の軽度腎機能低下患者に比し AUC が 2.1 倍に上昇する。12.5 mg を 1 週間に 1 回経口投与 | |
| ○ | サキサグリプチン | オングリザ®錠 | × | | | 2.5〜5 mg を 1日 1 回経口投与 | CCr<50 mL/min では排泄の遅延により本剤の血中濃度が上昇するため, 2.5 mg を 1日 1 回にする | | | |
| ◎ | シタグリプチンリン酸塩水和物 | ジャヌビア®錠 グラクティブ®錠 | × | | | 50〜100 mg を 1日 1 回 | 30≤CCr<50 mL/min 通常投与量 1日 1 回 25 mg, 最大投与量 1日 1 回 50 mg | 通常投与量 1日 1 回 12.5 mg, 最大投与量 1日 1 回 25 mg | | |
| ○ | テネリグリプチン | テネリア®錠 | × 15.6% | | | 1日 1 回 20 mg 経口投与, 効果不十分な場合には経過を十分観察しながら 1日 1 回 40 mg まで | 減量の必要はないが, 半減期は延長しないものの腎機能低下により AUC が最大 1.5 倍に上昇するため要注意 | | | |
| ◎ | トレラグリプチンコハク酸塩 | ザファテック®錠 | × | 禁 | | 100 mg を 1 週間に 1 回経口投与 | 30≤CCr<50 mL/min では 50 mg を 1 週間に 1 回経口投与 | 主に腎臓で排泄されるため, 排泄の遅延により本剤の血中濃度が上昇するおそれがあるため, 高度の腎機能障害患者または透析中の末期腎不全患者には禁忌 | | |

| 重要度 | 薬剤名 一般名 | 薬剤名 商品名 | 透析性 | 禁忌 | 腎障害 | 常用量 | GFR または CCr(mL/min) 30〜59 | GFR または CCr(mL/min) 15〜29 | GFR または CCr(mL/min) <15 | HD(血液透析) PD(腹膜透析) |
|---|---|---|---|---|---|---|---|---|---|---|
| ○ | ビルダグリプチン | エクア®錠 | ○ | | | 1回50mgを1日1〜2回 | 腎機能低下によりAUCが最大2倍以上に上昇するため，低用量から開始 | | 腎機能低下によりAUCが最大2倍以上に上昇するため，25 mgより開始することが望ましい(血液透析患者の糖尿病治療ガイド，2012) | |
| | ビルダグリプチン/メトホルミン塩酸塩 | エクメット®配合錠LD/配合錠HD | ○ | 禁 | | 1回1錠を1日2回朝，夕に経口投与する | 中等度以上の腎機能障害(一般的にCCr<60 mL/min)ではメトホルミンの腎臓における本剤の排泄が減少するため禁忌 | | 透析患者(腹膜透析を含む)ではメトホルミンの高い血中濃度が持続するおそれがあるため禁忌 | |
| △ | リナグリプチン | トラゼンタ®錠 | × | | | 1日1回，5 mgを経口投与 | 減量の必要はないが，腎機能低下によりAUCが最大1.6倍に上昇するため要注意 | | | |
| GLP-1 アナログ製剤 | | | | | | | | | | |
| ◎ | エキセナチド | バイエッタ®皮下注 | × | 禁 | ○ | 1回5〜10 μgを1日2回朝夕食前(15分前に投与することにより悪心を防げる) | CLの低下，t₁/₂の延長を認めるため1回5〜10 μgを1日1回 | | 透析患者を含む重度腎機能障害のある患者では本剤の消化器系副作用による忍容性が認められていないため禁忌 | |
| ◎ | 持続性エキセナチド | ビデュリオン®皮下注 | × | 禁 | ○ | 2 mgを週に1回，皮下注射 | 使用経験も少なく不明だが，CLの低下，t₁/₂の延長を認めるため減量すべきであるが，デバイスが減量に不適なため，使用しないことが望ましい | | 透析患者を含む重度腎機能障害のある患者では本剤の消化器系副作用による忍容性が認められていないため禁忌 | |
| | デュラグルチド | トルリシティ®皮下注アテオス | × | | | 0.75 mgを週に1回，皮下注射する | 腎機能正常者と同じ | | | |
| | リキシセナチド | リキスミア®皮下注 | × | | | 20 μgを1日1回朝食前に皮下注射。ただし，1日1回10 μgから開始し，1週間以上投与した後1日1回15 μgに増量し，1週間以上投与した後1日1回20 μgに増量する(最高20 μg) | 腎機能の低下鎖とともにAUCは増加し，腎機能正常者に比しCCr 30 mL/min未満の患者では1.47倍に上昇するため慎重投与 | | | |
| | リラグルチド | ビクトーザ®皮下注 | × | | | 0.3 mg/日より開始し0.9 mgを1日1回皮下注 | 腎機能正常者と同じ | | | |
| SGLT-2 阻害薬 | | | | | | | | | | |
| ○ | イプラグリフロジンL-プロリン | スーグラ®錠 | × | 禁 | ○ | 1日1回50 mg朝食前または朝食後に経口投与。1日1回100 mgまで増量可 | 十分な効果が得られない可能性があるため慎重投与 | | 高度腎機能障害患者または透析中の末期腎不全患者では効果が期待できないため，投与しない | |
| ○ | エンパグリフロジン | ジャディアンス®錠 | × | 禁 | ○ | 10 mgを1日1回朝食前または朝食後に経口投与。1日25 mg 1日1回まで増量可 | 同上 | | 同上 | |
| ○ | カナグリフロジン水和物 | カナグル®錠 | × | 禁 | ○ | 1日1回100 mgを朝食前または朝食後に経口投与 | 同上 | | 同上 | |
| ○ | ダパグリフロジンプロピレングリコール水和物 | フォシーガ®錠 | × | 禁 | ○ | 1日1回5 mgを経口投与。1日1回10 mgまで増量可 | 同上 | | 同上 | |
| ○ | トホグリフロジン水和物 | アプルウェイ®錠 デベルザ®錠 | × | 禁 | ○ | 1日1回20 mgを朝食前または朝食後に経口投与 | 同上 | | 同上 | |
| ○ | ルセオグリフロジン水和物 | ルセフィ®錠 | × | 禁 | ○ | 1日1回2.5 mg朝食前または朝食後に経口投与。1日1回5 mgまで増量可 | 同上 | | 同上 | |

| 重要度 | 薬剤名 一般名 | 薬剤名 商品名 | 透析性 | 禁忌 | 腎障害 | 常用量 | GFR または CCr(mL/min) 30〜59 | GFR または CCr(mL/min) 15〜29 | GFR または CCr(mL/min) <15 | HD(血液透析) PD(腹膜透析) |
|---|---|---|---|---|---|---|---|---|---|---|
| | | | | | | チアゾリジン系薬・ビグアナイド系薬配合剤 | | | | |
| ◎ | ピオグリタゾン塩酸塩・メトホルミン塩酸塩配合剤 | メタクト®配合錠LD・HD | × | 禁 | | 1日1回1錠, 朝食後。女性・高齢者に投与する場合はこれまでのピオグリタゾンの投与量を考慮のうえ, アログリプチン/ピオグリタゾンとして1日1回25 mg/15 mgからの投与開始を検討 | 慎重投与 | 腎臓におけるメトホルミンの排泄が低下するため腎機能障害(軽度も含む)には禁忌 | | |
| | | | | | | チアゾリジン系薬・グリメピリド配合剤 | | | | |
| ○ | ピオグリタゾン塩酸塩・グリメピリド配合剤 | ソニアス®配合錠LD・HD | × | 禁 | | 1日1回1錠, 朝食前後 | 中等度以上の腎障害では配合剤である本剤は使用せず単剤を用いる | 重篤な腎障害には禁忌 | | |
| | | | | | | ピオグリタゾン塩酸塩・アログリプチン配合剤 | | | | |
| ◎ | ピオグリタゾン塩酸塩・アログリプチン安息香酸塩配合剤 | リオベル®配合錠LD・HD | × | 禁 | | 1日1回1錠(ピオグリタゾン/アログリプチンとして25 mg/15 mgまたは25 mg/30 mg)を朝食前または朝食後に経口投与 | 重篤な腎障害には禁忌 | | | |
| | | | | | | ミチグリニドカルシウム水和物・ボグリボース配合剤 | | | | |
| △ | ミチグリニドカルシウム水和物・ボグリボース配合剤 | グルベス®配合錠 | × | | | 1回1錠(ミチグリニドカルシウム水和物/ボグリボースとして10 mg/0.2 mg)を1日3回毎食直前に経口投与 | ミチグリニドの半減期が延長し低血糖を起こしやすいため慎重投与であるが血糖値をモニターしながら投与可能。1/4〜1/2量を食直前から開始 | | | |
| | | | | | | 骨代謝関連薬 | | | | |
| | アルファカルシドール | アルファロール®カプセル/ワンアルファ錠 | × | | ○ | 慢性腎不全, 骨粗鬆症では1日1回0.5〜1.0 μg, 副甲状腺機能低下症, その他のビタミンD代謝異常では1日1回1.0〜4.0 μg | 0.25〜1 μgを分1, 高Ca血症による腎機能悪化に要注意(添付文書では1日1回0.5〜1.0 μg) | | | 1日0.25〜1 μgを分1(添付文書では1日1回0.5〜1.0 μg) |
| | エルカトニン | エルシトニン®注 | × | | | 1日80単位(高Ca血症), 1日40単位(骨ページェット病)20単位/週(骨粗鬆症における疼痛) | 腎で代謝されるため, 腎機能低下により蓄積することが予測されるが, 透析患者によく投与される薬物であり, 経験上, 減量の必要はないものと思われる。 | | | |
| | エルデカルシトール | エディロール®カプセル | × | | ○ | 1日1回0.75 μgを経口投与 | 減量の必要はないが, 高Ca血症による腎機能悪化に注意 | | | |

| 重要度 | 薬剤名 一般名 | 薬剤名 商品名 | 透析性 | 禁忌 | 腎障害 | 常用量 | GFR または CCr(mL/min) 30〜59 | GFR または CCr(mL/min) 15〜29 | GFR または CCr(mL/min) <15 | HD(血液透析) PD(腹膜透析) |
|---|---|---|---|---|---|---|---|---|---|---|
| | カルシトリオール | ロカルトロール®カプセル | × | | ○ | 骨粗鬆症では1日0.5 μgを分2,慢性腎不全では1日1回0.25〜0.75 μg,副甲状腺機能低下症,その他のビタミンD代謝異常では1日1回0.5〜2.0 μg | 同上 | | | |
| | 同上 | ロカルトロール®注 | × | | ○ | 透析患者以外に適応はない | | | | 投与初期:1回1 μgを週2〜3回,HD患者はHD後にできるだけ緩徐に静脈内投与 維持投与:データを見ながら1回0.5 μgから1.5 μgの範囲内で適宜増減し,週1〜3回,HD患者はHD後にできるだけ緩徐に投与 |
| | ファレカルシトリオール | フルスタン®錠/ホーネル®錠 | × | | ○ | 副甲状腺機能低下症,クル病・骨軟化症の場合は0.3〜0.9 μg/日を分1 | 腎機能正常者と同じ | | | 維持透析下の二次性副甲状腺機能亢進症には0.3 μg/日,高Ca血症に要注意 |
| | マキサカルシトール | オキサロール®注 | × | | ○ | 透析患者以外に適応はない | | | | i-PTH300 pg/mL以上500未満:1回5 μgを週3回,HD患者はHD後に投与 |
| | メナテトレノン | グラケー®カプセル | × | | ○ | 45 mg 分3 | 腎機能正常者と同じ | | | |
| ビスホスホネート製剤 | | | | | | | | | | |
| ○ | アレンドロン酸ナトリウム水和物 | フォサマック®錠/ボナロン®錠/ボナロン®経口ゼリー | × | | ○ | 5 mg(35 mg/週)分1(週1回) | 腎障害ではAUCはあまり上昇しないが,半減期が著明に延長するため,腎機能正常者と同量を慎重投与 | | | |
| ○ | 同上 | ボナロン®点滴静注用 | × | | ○ | 4週に1回アレンドロン酸として900 μgを30分以上かけて点滴静脈内投与 | 腎障害ではAUCはあまり上昇しないが,半減期が著明に延長するため,腎機能正常者と同量を慎重投与 | | | |
| ◎ | イバンドロン酸ナトリウム水和物 | ボンビバ®静注1 mgシリンジ | △ 36% | | ○ | 1か月に1回,1 mgを静注 | CCr 40〜70 mL/minではAUCが健常者の1.55倍上昇するため慎重投与 | CCr 30 mL/min未満ではAUCは約3倍になるため慎重投与 | 高度の腎障害のある患者には使用経験がなく安全性が確立していないため慎重投与 | |
| ◎ | エチドロン酸二ナトリウム | ダイドロネル®錠 | × | 禁 | | 200〜1,000 mg 分1 | 100〜750 mg 分1 | | 排泄が阻害されるおそれがあるため禁忌 | |
| ◎ | ゾレドロン酸水和物 | ゾメタ®点滴静注 | × | | ○ | 1回4 mgを点滴,高Ca血症には少なくとも1週間の投与間隔をあけ,多発性骨髄腫による骨病変および固形がん骨転移による骨病変では3〜4週間間隔で点滴 | 1回3〜3.5 mg,ただし高Ca血症に用いる場合には1回4 mg(減量の必要なし).急性尿細管壊死を避けるため,15分以上かけて静注投与 | 1回3 mg未満,ただし高Ca血症に用いる場合には1回4 mg(減量の必要なし).急性尿細管壊死を避けるため,15分以上かけて静注投与 | 十分な使用経験がないので腎機能などをモニターしながら1回3 mg未満を慎重投与.尿量のある症例には急性尿細管壊死を避けるため,15分以上かけて静注投与 | |
| ○ | パミドロン酸二ナトリウム | アレディア®点滴静注用 | 不明 | | ○ | 悪性腫瘍による高Ca血症:30〜45 mg,乳がんの骨転移:90 mgを4 hr以上点滴 | 腎機能をモニターしながら慎重投与 | | | 腎機能が廃絶していれば腎機能正常者と同じ |

| 重要度 | 薬剤名 一般名 | 薬剤名 商品名 | 透析性 | 禁忌 | 腎障害 | 常用量 | GFR または CCr(mL/min) 30〜59 | GFR または CCr(mL/min) 15〜29 | GFR または CCr(mL/min) <15 | HD(血液透析) PD(腹膜透析) |
|---|---|---|---|---|---|---|---|---|---|---|
| △ | ミノドロン酸水和物 | ボノテオ®錠/リカルボン®錠 | × | | | 1 mg 錠は1日1回, 50 mg 錠は4週に1回投与 | 腎機能正常者と同量を慎重投与 | | | |
| ◎ | リセドロン酸ナトリウム水和物 | アクトネル®錠/ベネット®錠 | × | 禁 | | 骨粗鬆症：2.5 mg を1日1回または17.5 mg を1週間に1回服用または75 mg を月1回。骨ページェット病：17.5 mg を1日に1回服用 | 排泄が遅延するおそれがあるため慎重投与 | CCr<30 mL/min 未満では排泄遅延の危険性があり禁忌 | | |
| | | | | | | 選択的エストロゲン受容体モジュレータ(SERM) | | | | |
| ○ | ラロキシフェン塩酸塩 | エビスタ®錠 | × | | | 60 mg 分1 | 1回 60 mg 24〜48 hr 毎 | | 1回 60 mg 48〜72 hr 毎 | |
| | バゼドキシフェン酢酸塩 | ビビアント®錠 | × | | | 20 mg 分1 | 腎機能正常者と同じ | | | |
| | | | | | | 破骨細胞分化因子(receptor activator of nuclear factorκB ligand：RANKL)完全ヒト型モノクローナル抗体 | | | | |
| ◎ | デノスマブ注 | ランマーク®皮下注 | × | | | 120 mg を4週間に1回, 皮下投与 | 腎機能正常者と同じ | 重度の腎機能障害患者では低カルシウム血症を起こすおそれが高いため、慎重投与 | | |
| ◎ | デノスマブ | プラリア®皮下注シリンジ | × | | | 6か月に1回, 60 mg を皮下注射 | 同上 | 同上 | | |
| | | | | | | その他の骨粗鬆症治療薬 | | | | |
| | イプリフラボン | オステン®錠 | ○ | | | 600 mg 分3 | 腎機能正常者と同じ | | | |
| | | | | | | 副甲状腺ホルモン製剤 | | | | |
| △ | テリパラチド | フォルテオ®皮下注キット | × | | | 1日1回 20 μg, 皮下注。最大投与期間 24 か月間 | 重度腎障害では消失に遅延が認められているため慎重投与 | CCr<30 mL/min では AUC が 1.7 倍に増加, 半減期が延長するため慎重投与。副甲状腺機能亢進症には禁忌 | | |
| △ | テリパラチド酢酸塩 | テリボン®皮下注用 | × | | | 56.5 μg を1週間に1回, 皮下注。最大投与期間 72 週間 | 同上 | 重度腎障害では消失に遅延が認められているため慎重投与。副甲状腺機能亢進症には禁忌 | | |

| 重要度 | 薬剤名 一般名 | 薬剤名 商品名 | 透析性 | 禁忌 | 腎障害 | 常用量 | GFR または CCr(mL/min) 30〜59 | GFR または CCr(mL/min) 15〜29 | GFR または CCr(mL/min) <15 | HD(血液透析) PD(腹膜透析) |
|---|---|---|---|---|---|---|---|---|---|---|
| | | | | | | 二次性副甲状腺機能亢進症治療薬 | | | | |
| | シナカルセト塩酸塩 | レグパラ®錠 | × | | | 副甲状腺がん・副甲状腺摘出術不能または術後再発の原発性副甲状腺機能亢進症おける高カルシウム血症：1 回 25 mg を 1 日 2 回より開始し，以降血清カルシウム濃度の観察の下，1 回 25〜75 mg の間で適宜調整。増量の場合は 1 回の増幅を 25 mg とし，2 週間以上の間隔をあける。改善が認められない場合は 1 回 75 mg を 1 日 3 回または 4 回まで可 | | | | 維持透析下の二次性副甲状腺機能亢進症：1 日 1 回 25 mg。副甲状腺ホルモンおよび血清カルシウム濃度の観察の下，1 日 1 回 25〜75 mg の間で適宜調整。改善が認められない場合は 1 回 100 mg を上限とし，増量を行う場合は増量幅を 25 mg として 3 週間以上の間隔をあける |
| | | | | | | 下垂体ホルモン製剤 | | | | |
| | 胎盤性性腺刺激ホルモン | ゴナトロピン®注/HCGモチダ | 不明 | | | 添付文書参照 | 減量する必要がないと思われるが，薬物動態データがほとんどなく不明 | | | |
| | | | | | | 副腎皮質ホルモン剤 | | | | |
| | デキサメタゾン | デカドロン®錠 | △ | | | 0.5〜8.0 mg/日を分 1〜4 | 腎機能正常者と同じ | | | |
| | デキサメタゾンリン酸エステルナトリウム | デカドロン®注 | △ | | | 添付文書参照 | 同上 | | | |
| | デキサメタゾンパルミチン酸エステル | リメタゾン®静注 | △ | | | 2.5 mg/回を 2 週に 1 回静注 | 同上 | | | |
| | ヒドロコルチゾン | コートリル®錠 | △ | | | 1 日 10〜120 mg を 1〜4 回に分割して経口投与 | 同上 | | | |
| | ヒドロコルチゾンコハク酸ナトリウムエステル | サクシゾン®静注用/ソル・コーテフ®静注用 | △ | | | 250〜1,000 mg 1〜数回静注 | 同上 | | | |
| | フルドロコルチゾン酢酸エステル | フロリネフ®錠 | △ | | | 1 日 0.02〜0.1 mg を 2〜3 回に分けて経口投与 | 同上 | | | |
| | プレドニゾロン/プレドニゾロンコハク酸エステルナトリウム | プレドニン®錠，水溶性プレドニン | △ | | | [錠]1 日 5〜60 mg を分 1〜4。悪性リンパ腫の場合は 1 日 100 mg/m² まで投与可。川崎病の急性期の場合は 1 日 2 mg/kg（最大 60 mg）を分 3 [注]添付文書参照 | 同上 | | | |
| | ベタメタゾン酸エステルナトリウム | リンデロン®注 | △ | | | 添付文書参照 | 同上 | | | |
| | ベタメタゾン | リンデロン®錠 | △ | | | 0.5〜8.0 mg 分 1〜4 | 同上 | | | |
| | メチルプレドニゾロン/メチルプレドニゾロンコハク酸エステルナトリウム | メドロール®錠/ソル・メドロール®静注用 | △ | | | [錠]1 日 4〜48 mg を分 1〜4 [注]添付文書参照 | 同上 | | | |

| 重要度 | 薬剤名 | | 透析性 | 禁忌 | 腎障害 | 常用量 | GFR または CCr(mL/min) | | | HD(血液透析) PD(腹膜透析) |
| --- | --- | --- | --- | --- | --- | --- | --- | --- | --- | --- |
| | 一般名 | 商品名 | | | | | 30〜59 | 15〜29 | <15 | |
| | | | | | | 性ホルモン製剤 | | | | |
| | エストリオール | エストリール錠/ホーリン®錠 | 不明 | | | 1回0.1〜1.0 mgを1日1〜2回経口投与 | 腎機能正常者と同じ | | | |
| | 同上 | ホーリン®筋注用 | 不明 | | | 1日5〜20 mgを筋肉内注射 | 同上 | | | |
| | 同上 | エストリール・デポー注 | 不明 | | | 1回5〜10 mgを1週ないし10日間毎に皮下または筋肉内注射 | 同上 | | | |
| | | | | | | 甲状腺疾患治療薬 | | | | |
| | チアマゾール | メルカゾール®錠 | ○ | | | 5〜60 mg 分1〜4 | 腎機能正常者と同じ | | | |
| △ | プロピルチオウラシル | チウラジール®錠/プロパジール®錠 | × | | ○ | 初期300 mg、重症時400〜600 mg、維持量50〜100 mg 分1〜4 | 75%に減量(腎機能正常者と同じという説もある) | | 50%に減量(腎機能正常者と同じという説もある) | |
| | 乾燥甲状腺末 | チラーヂン®末 | × | | | 1日15〜40 mgから開始し、維持量として1日40〜200 mg | 腎機能正常者と同じ | | | |
| | リオチロニンナトリウム | チロナミン®錠 | × | | | 初回量は1日5〜25 μgとし、1〜2週間間隔で少しずつ増量し維持量は1日25〜75 μg | 同上 | | | |
| | レボチロキシンナトリウム | チラーヂン®S錠・散 | × | | | 投与開始量には25〜100 μg、維持量には100〜400 μgを投与することが多い | 同上 | | | |
| | | | | | | 子宮内膜症治療薬 | | | | |
| | ジエノゲスト | ディナゲスト®錠 | × | | | 1日2 mgを2回に分け、月経周期2〜5日目より経口投与する | 腎機能正常者と同じ | | | |
| | ダナゾール | ボンゾール®錠 | 不明 | 禁 | | ①子宮内膜症:1日200〜400 mgを分2 ②乳腺症:[100 mg]1日200 mgを分2 いずれも月経周期第2〜5日より約4か月間連続投与 | 重篤な腎疾患(CCr<30 mL/min)では浮腫等の症状が強くあらわれるおそれがあるため禁忌 | | | |
| | | | | | | 子宮内膜症に伴う月経困難症治療薬 | | | | |
| | ドロスピレノン・エチニルエストラジオール錠 | ヤーズ®配合錠 | 不明 | 禁 | | 1日1錠を毎日一定の時刻に定められた順に従って28日間連続経口投与。28日間を投与1周期とし、出血が終わっているか続いているかにかかわらず、29日目から次の周期の錠剤を投与し、以後同様に反復 | ドロスピレノンの弱い抗ミネラルコルチコイド作用により、血漿中レニンおよびアルドステロン活性が上昇することがあるため、重篤な腎障害または急性腎不全のある患者には禁忌 | | | |
| | ノルエチステロン・エチニルエストラジオール配合剤 | ルナベル®配合錠LD/ULD | | | | 1日1錠を毎日一定の時刻に21日間経口投与し、その後7日間休薬。以上28日間を投与1周期とし、出血が終わっているか続いているかにかかわらず、29日目から次の周期の錠剤を投与し、以後同様に繰り返す | 腎機能正常者と同じ | | | |
| | 経皮吸収型エストラジオール貼付剤 | エストラーナ®テープ | × | | | エストラジオールとして0.72 mgを下腹部、臀部のいずれかに貼付し、2日毎に貼り替える(成人)。ただし本剤の投与方法としては、連続投与法あるいは周期的投与法(3週間連続貼付し、1週間休薬するなど)がある | 同上 | | | |
| | エストラジオール・酢酸ノルエチステロン | メノエイド®コンビパッチ | × | | | 1枚を3〜4日毎に1回(週2回)下腹部に貼付する | 同上 | | | |

| 重要度 | 薬剤名 一般名 | 薬剤名 商品名 | 透析性 | 禁忌 | 腎障害 | 常用量 | GFR または CCr(mL/min) 30〜59 | GFR または CCr(mL/min) 15〜29 | GFR または CCr(mL/min) <15 | HD(血液透析) PD(腹膜透析) |
|---|---|---|---|---|---|---|---|---|---|---|
| | | | | | | GnRH 誘導体製剤 | | | | |
| | 酢酸ナファレリン | ナサニール®点鼻液 | 不明 | | | 1回あたり片側の鼻腔内に1噴霧(ナファレリンとして200 μg)を1日2回,月経周期1〜2日目より投与 | 腎機能正常者と同じ | | | |
| | ブセレリン酢酸塩 | スプレキュア®点鼻液 | 不明 | | | 1回あたり左右の鼻腔内に各々1噴霧ずつ(ブセレリンとして300 μg)を1日3回,月経周期1〜2日目より投与 | 尿中未変化体排泄率67% (UptoDate)とされるが,添付文書上では腎障害があっても慎重投与にもなっていない。UptoDate でも腎障害に関する記述なし | | | |
| | 同上 | スプレキュア®MP皮下注用 | 不明 | | | 週に1回1筒(ブセレリン酢酸塩として1.8 mg)を皮下に投与。なお,初回投与は月経周期1〜5日目に行う(長期投与により骨塩量の低下がみられることがあるので,GnRH 誘導体製剤の6か月を超える継続投与は原則として行わないこと) | 同上 | | | |
| | | | | | | 緊急避妊薬 | | | | |
| | レボノルゲストレル | ノルレボ®錠 | × | | | 性交後72 hr 以内(できるだけ早く)にレボノルゲストレルとして1.5 mgを1回 | 腎機能正常者と同じ | | | |
| | | | | | | プロスタグランジン製剤 | | | | |
| | アルプロスタジル | パルクス®注/リプル®注 | △吸着 | | | 5〜10 μg 分1 | 腎機能正常者と同じ | | | |
| | アルプロスタジルアルファデクス | プロスタンディン®注 | × | | | 添付文書参照 | 同上 | | | |
| | ジノプロスト | プロスタルモン®F注 | × | | | 同上 | 薬物動態データがほとんどなく不明 | | | |
| | ベラプロストナトリウム | プロサイリン®錠/ドルナー錠 | × | | | 120 μg 分3(食後) | 高度腎機能障害患者(Scr≧2.5 mg/dL)では腎機能正常者に比し,AUC が1.69倍に上昇するため,慎重投与。ただし中等度腎機能障害(1.3≦Scr<2.5 mg/dL)では AUC が23.8%低下している | | | |
| | リマプロストアルファデクス | オパルモン®錠・プロレナール錠 | × | | | 30 μg 分3 | 減量する必要がないと思われるが,薬物動態データがほとんどなく不明 | | | |
| | | | | | | その他のホルモン製剤 | | | | |
| | カルジノゲナーゼ | カルナクリン®錠・カプセル | 不明 | | | 1日30〜150単位を1日3回に分割経口投与 | 減量する必要がないと思われるが,薬物動態データがほとんどなく不明 | | | |
| | | | | | | 経口腎性貧血用薬 | | | | |
| | メピチオスタン | チオデロン®カプセル | × | | | 20 mg 分2 | 腎機能正常者と同じ | | | |
| | | | | | | 経口黄体ホルモン製剤 | | | | |
| | メドロキシプロゲステロン酢酸エステル | ヒスロン®錠 | × | | | 2.5〜15 mg 分1〜3 | 腎機能正常者と同じ (UptoDate) | | | |

| 重要度 | 薬剤名 一般名 | 薬剤名 商品名 | 透析性 | 禁忌 | 腎障害 | 常用量 | GFR または CCr(mL/min) 30〜59 | GFR または CCr(mL/min) 15〜29 | GFR または CCr(mL/min) <15 | HD(血液透析) PD(腹膜透析) |
|---|---|---|---|---|---|---|---|---|---|---|
| | ノルエチステロン | ノアルテン®錠 | 不明 | | | 機能性子宮出血,無月経:1日1錠を7〜10日間連続投与<br>月経困難症:1日1錠を月経周期第5日より約3週間連続投与<br>月経周期の変更:短縮…1日1錠を月経周期第5日より5日間連続投与 延長:1日1錠を予定月経の3日前から延長希望日まで連続投与<br>卵巣機能不全による不妊症:1日1錠を月経周期第5日より約3週間連続投与し,次の周期に妊娠成立を期す | 腎機能正常者と同じ | | | |
| | | | | | | 男性型脱毛症治療薬 | | | | |
| | デュタステリド | ザガーロ®カプセル | | | | 1日1回0.1 mg,必要に応じて1日1回0.5 mg を経口投与 | 腎機能正常者と同じ | | | |
| | | | | | | 5α-還元酵素I型阻害薬 男性型脱毛症用薬 | | | | |
| | フィナステリド | プロペシア®錠 | 不明 | | | 1回0.2 mg を1日1回(最大1 mg) | 腎機能正常者と同じ | | | |
| | | | | | | 成長ホルモン分泌抑制因子 | | | | |
| △ | オクトレオチド酢酸塩 | サンドスタチン®LAR筋注用 | 不明 | | | 先端巨大症・下垂体性巨人症:20 mg を4週毎に3か月間,殿部筋肉内に注射する。その後は病態に応じて10 mg,20 mg または30 mg を4週毎に投与するが,30 mg 投与で効果が不十分な場合に限り40 mg まで増量可 | 尿中未変化体排泄率が32%とやや高めなため慎重投与 | | | |
| | | | | | | 先端巨大症・下垂体性巨人症治療薬 | | | | |
| | ランレオチド酢酸塩 | ソマチュリン®皮下注 | 不明 | | | 成人90 mg を4週間毎に3か月,深部皮下に投与。その後は患者の病態において60 mg,90 mg または120 mg を4週毎に投与 | 重度の慢性腎不全患者を単回静脈内投与すると $AUC_{inf}$ は健常者に比し,1.8倍に上昇し,$t_{1/2}$ が1.8倍に延長し,全身クリアランスは43%低下するため,中等度から重度の腎機能障害のある患者では,60 mg を開始用量として4週毎に3か月間,深部に皮下投与した後,120 mg を上限として30 mg 単位で適宜増減 | | | |
| | | | | | | 経口用鉄剤 | | | | |
| | フマル酸第一鉄 | フェルム®カプセル | × | | | 100 mg 分1 | 腎機能正常者と同じ | | | |
| | 溶性ピロリン酸第二鉄 | インクレミン®シロップ | × | | | 12〜24 mg(1歳未満)<br>18〜60 mg(1〜5歳)<br>60〜90 mg(6〜15歳)<br>分3〜4 | 同上 | | | |

| 重要度 | 薬剤名 一般名 | 薬剤名 商品名 | 透析性 | 禁忌 | 腎障害 | 常用量 | GFR または CCr(mL/min) 30〜59 | GFR または CCr(mL/min) 15〜29 | GFR または CCr(mL/min) <15 | HD（血液透析） PD（腹膜透析） |
|---|---|---|---|---|---|---|---|---|---|---|
| | クエン酸第一鉄ナトリウム | フェロミア®錠・顆粒 | × | | | 100〜200 mg（2錠〜4錠）を1〜2回に分けて，空腹時に。または副作用が強い場合には，食事直後に | 同上 | | | |
| | 硫酸鉄 | フェロ・グラデュメット®錠 | × | | | 同上 | 同上 | | | |
| | | | | | | 静注用鉄剤 | | | | |
| | 含糖酸化鉄 | フェジン®静注 | × | | | 1日40〜120 mgを徐々に静注 | | | 40 mgを週1〜3回 | 酸化ストレス軽減のため週1回50 mgを推奨 |
| | | | | | | 食道静脈瘤硬化剤 | | | | |
| | オレイン酸モノエタノールアミン | オルダミン®注 | 不明 | | | 静脈瘤1条あたり5%モノエタノールアミンオレイン酸塩として1〜5 mLを食道静脈瘤内に注入 | 腎機能正常者と同じ | | | |
| △ | ポリドカノール | エトキシスクレロール®注射液 | 不明 | 禁 | ○ | 1〜3 mLを食道静脈瘤周囲に注射 | 慎重投与 | | | HD患者では血液凝固阻止薬を使用しており血栓形成が抑制・阻害されるおそれがあるため禁忌 |
| | | | | | | 止血薬 | | | | |
| △ | カルバゾクロムスルホン酸ナトリウム | アドナ®錠・散 | 不明 | | | 30〜90 mg 分3 | 腎機能正常者と同じ | | | |
| △ | 同上 | アドナ®注 | 不明 | | | 25〜100 mgを点滴静注 | 同上 | | | |
| ○ | トラネキサム酸 | トランサミン®錠・カプセル・散 | ○ | | | 750〜2,000 mg/日を分3〜4 | 250〜500 mg/日投与 | 250〜500 mg/日投与 | 250〜500 mgを週3回投与 | 250〜500 mgを週3回投与，HD患者はHD後に投与 |
| ○ | 同上 | トランサミン®注 | ○ | | | 250〜500 mg/日，術中・術後に1回500〜1,000 mgを点滴静注1〜2回/日 | 初回500 mg，2回以降250 mgを隔日投与 | 初回500 mg，2回以降150 mgを週3回投与 | 初回500 mg，2回以降150 mgを週3回投与，HD患者はHD後に投与 |
| | トロンビン | 経口用トロンビン®細粒 | 該当せず | | | 適当な緩衝液に溶かした溶液（200〜400 U/mL）を服用 | 腎機能正常者と同じ | | | |
| | 同上 | トロンビン液モチダソフトボトル | 該当せず | | | そのまま噴霧，または200〜400 U/mLに希釈 | 同上 | | | |
| | ノナコグアルファ | ベネフィクス®静注用 | × | | | 初回用量は通常，本剤50 IU/kgとするが，数分かけて緩徐に静注 | 同上 | | | |
| | | | | | | 血栓溶解薬 | | | | |
| | アルテプラーゼ | アクチバシン®注/グルトパ®注 | × | | | 29万〜43.5万IU/kg（急性心筋梗塞）34.8万IU/kg（虚血性脳血管障害急性期） | 腎機能正常者と同量を慎重投与 | | | |
| | ウロキナーゼ | ウロキナーゼ®注 | × | | | 1回6万IU×約7日（脳血栓症）6万〜24万IU/日（末梢動・静脈閉塞症）1回48万〜96万IU（急性心筋梗塞，動注）1回96万IU（急性心筋梗塞，静注） | 腎機能正常者と同じ | | | |
| | モンテプラーゼ | クリアクター®静注用 | × | | | 1回13,750〜27,500 IU/kg | 同上 | | | |

| 重要度 | 薬剤名 一般名 | 薬剤名 商品名 | 透析性 | 禁忌 | 腎障害 | 常用量 | GFR または CCr(mL/min) 30〜59 | GFR または CCr(mL/min) 15〜29 | GFR または CCr(mL/min) <15 | HD(血液透析) PD(腹膜透析) |
|---|---|---|---|---|---|---|---|---|---|---|
| | | | | | | 抗血小板薬 | | | | |
| | アスピリン | バイアスピリン® | ○ | | ○ | 100 mg 分1 食後(最大 300 mg) | 腎機能正常者と同量を慎重投与 | | | |
| | アスピリン・ダイアルミネート配合 | バファリン®配合錠A81 | ○ | | ○ | 81 mg 分1 | 同上 | | | |
| ○ | オザグレルナトリウム | カタクロット®注射液・注射用カタクロット/キサンボン®S注射液・注射用 | 不明 | | ○ | ①クモ膜下出血術後の脳血管攣縮および脳虚血症状:1日80 mgを24 hrかけて持続静注。クモ膜下出血術後早期に開始し,2週間持続投与 ②脳血栓症に伴う運動障害:1回80 mgを2 hrかけて1日2回,朝夕の持続静注を約2週間 | 1回40〜80 mgを1日2回 | 1回40 mgを1日2回 | 1回40 mgを1日2回,HD日にはHD後に40 mg | |
| | クロピドグレル塩酸塩 | プラビックス®錠 | × | | ○ | 50〜75 mg 分1 | 腎機能正常者と同じ | | | |
| | クロピドグレル硫酸塩/アスピリン | コンプラビン®配合錠 | × | | ○ | 1日1回1錠 | 腎機能正常者と同量を慎重投与 | | | |
| | サルポグレラート塩酸塩 | アンプラーグ®錠 | × | | | 300 mg 分3 | 腎機能正常者と同じ | | | |
| | ジピリダモール | ペルサンチン®錠・Lカプセル | × | | | 75〜400 mg 分3〜4 | 同上 | | | |
| | ジラゼプ塩酸塩水和物 | コメリアン®・コーワ錠 | × | | | 300 mg 分3 | 同上 | | | |
| △ | シロスタゾール | プレタール®錠 | × | | | 200 mg 分2 | 腎機能正常者と同じ | | | 腎機能正常者と同じだが,うっ血性心不全の症状を悪化させるおそれがあるため,うっ血性心不全の患者には禁忌 |
| | チクロピジン塩酸塩 | パナルジン®錠 | × | | ○ | 200〜600 mg 分1〜3 | 腎機能正常者と同じ | | | |
| | トラピジル | ロコルナール®錠・細粒 | 不明 | | | 300 mg 分3 | 同上 | | | |
| | プラスグレル | エフィエント®錠 | × | | | 投与開始日1日1回20 mg,その後,維持用量として1日1回3.75 mg 経口投与 | 腎機能正常者と同じ(Upto Date) | | 活性代謝物 R-138727 の AUC が約31〜47% および $C_{max}$ が約20〜52%低下し $t_{1/2}$ も1/5以下に短縮するため,少なくとも減量の必要はない | |
| | | | | | | ヘパリン製剤 | | | | |
| ◎ | エノキサパリンナトリウム | クレキサン®皮下注キット | × | 禁 | | 1回2,000IUを,原則として12 hr毎に1日2回連日皮下注射 | CCr 30〜50 mL/min では抗第Xa因子活性の AUC は21%上昇,CCr 30 mL/min 未満では65%上昇するため,減量が必要 | | 重度の腎障害では血中濃度が上昇し,出血の危険性が増大するおそれがあるため,投与禁忌 | |
| | ダルテパリンナトリウム | フラグミン®静注 | × | | | DIC に対し1日量75IU/kgを24 hrかけて静脈内に持続投与 | 腎機能正常者と同じ | | | 血液透析の場合10〜20IU/kgを回路内に単回投与し,体外循環開始後は毎時7.5〜10IU/kgを抗凝固薬注入ラインより持続注入 |

| 重要度 | 薬剤名 一般名 | 薬剤名 商品名 | 透析性 | 禁忌 | 腎障害 | 常用量 | GFR または CCr(mL/min) 30〜59 | GFR または CCr(mL/min) 15〜29 | GFR または CCr(mL/min) <15 | HD(血液透析) PD(腹膜透析) |
|---|---|---|---|---|---|---|---|---|---|---|
| | パルナパリンナトリウム | ミニヘパ®透析用/ローヘパ®透析用 | × | | | 血液透析など血液体外循環時の灌流血液の凝固防止のみに適応あり | | | | 体外循環開始時,10〜15 IU/kgを体外循環路内血液に単回投与し,体外循環開始後は毎時6〜9 IU/kgを抗凝固薬注入ラインより持続投入 |
| ◎ | フォンダパリヌクスナトリウム | アリクストラ®皮下注5mg・7.5mg | × | 禁 | | 以下の用量を1日1回皮下投与:体重50 kg未満:5 mg,体重50〜100 kg:7.5 mg,体重100 kg超:10 mg | CCr 30〜50 mL/min:常用量で出血の危険性が高い場合には体重50 kg未満:3 mg,体重50〜100 kg:4.5 mg,体重100 kg超:6 mgを皮下注 | 腎排泄性のため血中濃度が上昇し出血のリスクが増すため禁忌 | | |
| ◎ | 同上 | アリクストラ®皮下注1.5mg・2.5mg | × | 禁 | | 2.5 mgを24 hr毎に皮下注 | CCr 30〜50 mL/min:2.5 mgで出血の危険性が高い場合1.5 mgを1日1回皮下投与 | CCr<20 mL/min:腎排泄性であり血中濃度が上昇し出血のリスクが増すため禁忌,CCr 20〜3.0 mL/minでは1.5 mgを1日1回皮下投与 | | |
| | ヘパリンカルシウム | カプロシン®注・皮下注/ヘパリンカルシウム注・皮下注 | × | | ○ | 全血凝固時間または全血活性化部分トロンボプラスチン時間が正常値の2〜3倍になるように年齢・症状に応じて適宜用量をコントロール。詳細は添付文書参照 | 腎機能正常者と同じ | | | 血液透析その他の体外循環装置使用時の血液凝固の防止:全身ヘパリン化法では1,000〜3,000単位を投与し,透析開始後は500〜1,500単位/時を持続的に,または1 hr毎に間歇的に追加。局所ヘパリン化法では1,500〜2,500単位/hrを持続注入し,体内灌流時にプロタミン硫酸塩で中和 |
| | ヘパリンナトリウム | ヘパリンNa透析用/ノボ・ヘパリン注 | × | | ○ | 同上 | 同上 | | | 同上 |
| | レビパリンナトリウム | クリバリン®透析用バイアル | × | | | 血液透析など血液体外循環時の灌流血液の凝固防止のみに適応あり | | | | 血液透析では13〜16 IU/kgを体外循環路内に単回投与し,体外循環開始後は毎時7〜8 IU/kgを抗凝固薬注入ラインより持続注入する |

| 重要度 | 薬剤名 一般名 | 薬剤名 商品名 | 透析性 | 禁忌 | 腎障害 | 常用量 | GFR または CCr(mL/min) 30〜59 | GFR または CCr(mL/min) 15〜29 | GFR または CCr(mL/min) <15 | HD(血液透析) PD(腹膜透析) |
|---|---|---|---|---|---|---|---|---|---|---|
| | | | | | | 抗ヘパリン製剤 | | | | |
| | プロタミン硫酸塩 | 硫酸塩プロタミン静注用 | × | | | ヘパリン投与 30 min 以内なら,ヘパリン 1,000 単位に対して本剤 1.0〜1.5 mL を投与。ヘパリン投与 30〜60 min なら,ヘパリン 1,000 単位に対して本剤 0.5〜0.75 mL を投与する。ヘパリン投与 2 hr なら,ヘパリン 1,000 単位に対して本剤 0.25〜0.375 mL を投与する | 腎機能正常者と同じ | | | |
| | | | | | | 抗トロンビン薬 | | | | |
| | アルガトロバン | ノバスタン®HI注/スロンノン®HI注 | × | | | 添付文書参照 | 血液透析の抗凝固薬として 10 mg を回路内に投与し,透析中は 5〜40 mg/hr を持続投与 | | | |
| ◎ | ダビガトランエテキシラートメタンスルホン酸塩 | プラザキサ®カプセル | ○ | 禁 | | 1 回 150 mg を 1 日 2 回。ただし中等度の腎障害患者,経口 P 糖蛋白阻害薬[*7] 併用患者,70 歳以上の患者,消化管出血の既往のある患者では 1 回 110 mg の 1 日 2 回投与を考慮 | CCr 30〜50 mL/min の患者では 1 回 110 mg を 1 日 2 回,ただし経口 P 糖蛋白阻害薬併用患者には投与を避けるとなっているが,Giusti-Hayton 法による計算では 220 mg/日 の投与量自体が過量投与である可能性あり | 腎排泄型薬物であり CCr<30 mL/min では出血の危険性が増大するため禁忌 *7:ベラパミル,クラリスロマイシン,エリスロマイシン,イトラコナゾール,シクロスポリン,キニジン,リトナビル,ネルフィナビル,プロパフェノン | | |
| | | | | | | Xa 阻害薬 | | | | |
| ◎ | アピキサバン | エリキュース®錠 | × | 禁 | | ①非弁膜症性心房細動患者における虚血性脳卒中および全身性塞栓症:1 回 5 mg を 1 日 2 回 ②静脈血栓塞栓症:1 回 10 mg を 1 日 2 回,7 日間投与後,1 回 5 mg を 1 日 2 回 | 腎機能正常者に比し CCr 30〜50 mL/min では AUC が 29%増加するため,やや減量を考慮 | ①腎機能正常者に比し AUC が 44%増加するため 1 回 2.5 mg 1 日 2 回投与。②深部静脈血栓症および肺血栓塞栓症の治療および再発抑制では CCr 30 mL/min 未満の患者では使用経験が少ないため禁忌 | ①② CCr 15 mL/min 未満には使用経験がないため禁忌 | |
| ◎ | エドキサバントシル酸塩水和物 | リクシアナ®錠 | × | 禁 | | ①非弁膜症性心房細動患者における虚血性脳卒中および全身性塞栓症,静脈血栓塞栓症:体重に応じて次の用量を 1 日 1 回。60 kg 以下 30 mg,60 kg 超 60 mg ②下肢整形外科手術施行患者における静脈血栓塞栓症発症抑制:体重に関係なく 1 日 1 回 30 mg | ① CCr 30〜50 mL/min では 1 日 1 回 30 mg,②下肢整形外科手術施行患者における静脈血栓塞栓症の発症抑制には 1 日 1 回 15 mg | ① 1 日 1 回 30 mg,②下肢整形外科手術施行患者における静脈血栓塞栓症の発症抑制には禁忌 | ①②使用経験がなく,ベネフィットを上回る出血のリスクが生じるおそれがあるため禁忌 | |

| 重要度 | 薬剤名 一般名 | 薬剤名 商品名 | 透析性 | 禁忌 | 腎障害 | 常用量 | GFR または CCr(mL/min) 30～59 | GFR または CCr(mL/min) 15～29 | GFR または CCr(mL/min) <15 | HD(血液透析) PD(腹膜透析) |
|---|---|---|---|---|---|---|---|---|---|---|
| ◎ | ダナパロイドナトリウム | オルガラン®静注 | × | 禁 | | 1回1,250抗第Xa因子活性単位を12hr毎に静脈内注射(1日量2,500抗第Xa因子活性単位) | 血清Cr 2 mg/dL以上の場合は減量もしくは投与間隔をあけ慎重投与 | | | HDが必要な患者では排泄遅延により、出血を起こすおそれがあるため禁忌。また、投与中に血液透析が必要な状態に至った場合には速やかに投与中止 |
| ◎ | リバーロキサバン | イグザレルト®錠 | × | 禁 | | ①非弁膜症性心房細動患者における虚血性脳卒中および全身性塞栓症：1日1回15 mg、食後 ②深部静脈血栓症または肺血栓塞栓症治：発症後の初期3週間は1日15 mgを分2、食後とし、その後は1日1回15 mg | ①非弁膜症性心房細動患者：1日1回10 mg、ただしCCr≧50 mL/minであれば1日1回15 mgを食後に慎重投与 | 適用について慎重に判断して1日1回10 mgを食後に慎重投与。深部静脈血栓症および肺血栓塞栓症の治療および再発抑制に関しては使用経験がないため禁忌 | ①CCr<15 mL/minの患者では使用経験がないため禁忌 | |
| | | | | | | 抗凝固薬 | | | | |
| △ | ワルファリンカリウム | ワーファリン®錠 | × | 禁 | ○ | 適量(INRで投与量を決定)ただし初回投与量は通常1～5 mg 1日1回 | 重篤な腎障害には禁忌だが、使用せざるを得ない場合には、PT-INRを定期的に測定し、その値が2.0を上回らないように厳重に監視しながら投与すべき | | | |
| | | | | | | DIC治療薬 | | | | |
| | 乾燥濃縮人アンチトロンビンⅢ | アンスロビン®P注/ノイアート®注 | × | | | DIC：1,500単位/日 緩徐に静注もしくは点滴静注 | 腎機能正常者と同じ | | | |
| | アンチトロンビンガンマ | アコアラン®静注用 | × | | | 先天性アンチトロンビン欠乏に基づく血栓形成傾向：1日1回24～72 IU/kgを投与。アンチトロンビン低下を伴う播種性血管内凝固症候群(DIC)：通常、成人には、1日1回36 IU/kgを投与(最高72 IU/kg) | 腎機能正常者と同じ(UptoDate) | | | |
| ◎ | トロンボモデュリンアルファ | リコモジュリン®点滴静注 | × | | | 380 U/kgを分1 | 腎機能正常者と同じ | 重篤な腎機能障害のある患者では症状に応じ適宜130 U/kgに減量して投与 | | HD患者には130 U/kgに減量して投与 |
| | | | | | | 血小板減少症治療薬 | | | | |
| | エルトロンボパグオラミン | レボレード®錠 | | | | 初回投与量12.5 mgを1日1回、食事の前後2 hrを避けて空腹時に。なお、血小板数、症状に応じて適宜増減(1日最大50 mg) | 腎機能正常者と同じ | | | |
| | | | | | | 抗血栓性末梢循環改善薬 | | | | |
| ◎ | バトロキソビン | デフィブラーゼ®点滴静注液 | × | 禁 | | 10バトロキソビン単位(BU)を輸液で用時希釈し、隔日に1 hr以上かけて点滴静注(6週間以内)。初回20単位投与することもある | 薬物動態データがほとんどなく不明 | 重篤な腎障害には禁忌 | | |

| 重要度 | 薬剤名 一般名 | 薬剤名 商品名 | 透析性 | 禁忌 | 腎障害 | 常用量 | GFR または CCr(mL/min) 30〜59 | GFR または CCr(mL/min) 15〜29 | GFR または CCr(mL/min) <15 | HD(血液透析) PD(腹膜透析) |
|---|---|---|---|---|---|---|---|---|---|---|
| | 赤血球造血刺激因子製剤(ESA) | | | | | | | | | |
| | エポエチンα | エスポー®注 | × | | | 血液透析, 腹膜透析および保存期慢性腎臓病患者の腎性貧血以外では未熟児貧血にのみに適応あり | | | | 透析施行中の腎性貧血：投与初期は1回3,000 IUを週3回, できるだけ緩徐に静注。維持量1回1,500 IUを週2〜3回, あるいは1回3,000 IUを週2回。最大維持量1回3,000 IU, 週3回 |
| | エポエチンベータペゴル | ミルセラ®注シリンジ | × | | | 血液透析, 腹膜透析および保存期慢性腎臓病患者の腎性貧血のみに適応あり | | | | 初回1回50μgを2週に1回(エリスロポエチン製剤からの切替えの場合は1回100μgまたは150μgを4週に1回), 静注(PDでは皮下注も可)。維持量はHDでは1回25〜250μg, PDでは1回100または150μgを4週に1回。最大いずれの場合も1回250μg |
| | エポエチンβ | エポジン®注シリンジ・アンプル | × | | | 貯血量が800 mL以上で1週間以上の貯血期間を予定する手術施行患者の自己血貯血：[1,500・3,000・6,000 IU]1回6,000 IUを隔日週3回, できるだけ緩徐に静注。投与期間は予定貯血量が800 mLの場合は術前2週間, 1,200 mLの場合は術前3週間を目安とする | | | | ①透析施行中の腎性貧血：初期1回3,000 IUを週3回, 緩徐に静注。維持量1回1,500 IUを週2〜3回, あるいは1回3,000 IUを週2回。最大維持量1回3,000 IU, 週3回 ②透析導入前の腎性貧血：静注の場合, 初期1回6,000 IUを週1回, 緩徐に投与。維持量1週あたり6,000 IU以下の範囲で調整。皮下注の場合, 初期1回6,000 IUを週1回。維持量1回6,000〜12,000 IUを2週に1回 ③連続携行式腹膜灌流(CAPD)施行中の腎性貧血：[6,000 IU] ②参照。初期投与は皮下注 |

| 重要度 | 薬剤名 一般名 | 薬剤名 商品名 | 透析性 | 禁忌 | 腎障害 | 常用量 | GFR または CCr(mL/min) 30〜59 | GFR または CCr(mL/min) 15〜29 | GFR または CCr(mL/min) <15 | HD(血液透析) PD(腹膜透析) |
|---|---|---|---|---|---|---|---|---|---|---|
| | ダルベポエチンアルファ | ネスプ®注 | × | | | 骨髄異形成症候群に伴う貧血：240 μg を週 1 回，皮下注 | | | | 腎性貧血：HD では初回 20 μg（エリスロポエチン製剤からの切替えの場合は 15〜60 μg）を週 1 回，静注。維持量 15〜60 μg を週 1 回。週 1 回投与で改善が維持されていれば 30〜120 μg を 2 週に 1 回。PD では初回 30 μg（エリスロポエチン製剤からの切替えの場合は 30〜120 μg）を 2 週に 1 回，皮下注または静注。維持量 30〜120 μg を 2 週に 1 回。2 週に 1 回投与で改善が維持されていれば 60〜180 μg を 4 週に 1 回。最大 1 回 180 μg |
| | | | | | | 遺伝子組換えヒト G-CSF 製剤 | | | | |
| | フィルグラスチム | グラン®注・シリンジ | × | | | 100〜400 μg/㎡ を 1 日 1〜2 回点滴静注，または 50 μg/m2 を 1 日 1 回皮下投与 | 腎機能正常者と同じ | | | |
| | ペグフィルグラスチム | ジーラスタ®皮下注 | × | | | がん化学療法薬投与終了後の翌日以降，3.6 mg を化学療法 1 サイクルあたり 1 回皮下投与 | 同上 | | | |
| | レノグラスチム | ノイトロジン®注 | × | | | 添付文書参照 | 同上 | | | |
| | | | | | | 血小板造血刺激因子製剤／トロンボポエチン受容体作動薬 | | | | |
| | ロミプロスチム | ロミプレート®皮下注調製用 | × | | | 初回投与量 1 μg/kg を皮下投与。投与開始後は血小板数，症状に応じて投与量を適宜増減し，週 1 回皮下投与。最高投与量は週 1 回 10 μg/kg | 腎機能障害患者では慎重投与となっており，至適投与量について検討されていない | | | |
| | ルストロンボパグ | ムルプレタ®錠 | × | | | 3 mg を 1 日 1 回，7 日間経口投与 | 腎機能正常者と同じ | | | |
| | | | | | | 本態性血小板血症治療薬 | | | | |
| | アナグレリド塩酸塩水和物 | アグリリン®カプセル | × | | | 1 回 0.5 mg を 1 日 2 回経口投与。なお，増量する場合は 1 週間以上の間隔をあけて 1 日用量 0.5 mg ずつ行い，1 日 4 回を超えない範囲で分割して投与。ただし 1 回用量 2.5 mg かつ 1 日用量 10 mg を超えてはならない。 | 腎機能正常者と同じ | | | 重度の腎機能障害のある被験者では，活性代謝物 3-ヒドロキシアナグレリドの AUC は 57%高値を示すが，減量の必要性は添付文書に記載されていない |
| | | | | | | 脂溶性ビタミン | | | | |
| ◎ | ビタミン A | チョコラ®A 末・錠 | × | | | 補給目的：2〜4 万単位/日 治療目的：3〜10 万単位/日 | 末期腎不全患者は血中ビタミン A 濃度が高いため投与しない | | | |
| ◎ | レチノールパルミチン酸エステル | チョコラ®A 滴・筋注 | × | | | 3〜10 万単位/日 | 同上 | | | |
| ◎ | エトレチナート | チガソン®カプセル | × | 禁 | | 1 日 40〜50 mg を 2〜3 回に分けて 2〜4 週間経口投与(最大 75 mg/日) | 腎障害のある患者では本剤の作用が増強するおそれがあるため禁忌 | | | |

| 重要度 | 薬剤名 一般名 | 薬剤名 商品名 | 透析性 | 禁忌 | 腎障害 | 常用量 | GFR または CCr(mL/min) 30〜59 | GFR または CCr(mL/min) 15〜29 | GFR または CCr(mL/min) <15 | HD(血液透析) PD(腹膜透析) |
|---|---|---|---|---|---|---|---|---|---|---|
| | トコフェロールニコチン酸エステル | ユベラ®Nソフトカプセル | × | | | 600 mg 分3 食後 | 腎機能正常者と同じ | | | |
| | メナテトレノン | ケイツー®N 静注用 | × | | | 10〜20 mg 分1 | 同上 | | | |
| | フィトナジオン | カチーフ®N 錠・散/ケーワン®錠・カプセル | × | | | 5〜50 mg 分割投与 | 同上 | | | |
| | | | | | | 水溶性ビタミン | | | | |
| | フルスルチアミン塩酸塩 | アリナミン®F 糖衣錠 | ○ | | | 1日 5〜100 mg を分 1〜3 | 腎機能正常者と同じ | | | VB₁として 30〜35 mg/日の投与が望ましい |
| | 同上 | アリナミン®F 注 | ○ | | | 1日 5〜100 mg を緩徐に静注 | 同上 | | | 同上 |
| | リボフラビンリン酸エステルナトリウム | ホスフラン®注 | ○ | | | 2〜30 mg/日 静注,筋注,皮下注 | 腎機能正常者と同じ | | | |
| | ピリドキサールリン酸エステル水和物 | ピドキサール®注 | ○ | | | 5〜60 mg/日 分 1〜2 回 静注,筋注,皮下注 | 同上 | | | |
| | ビオチン | ビオチン®散・注 | ○ | | | 散:0.25〜1 g 注:1〜4 mL 分 1〜3, 静注,皮下注,筋注 | 同上 | | | |
| | メコバラミン | メチコバール®錠・細粒・注射液 | △ | | | 内服:1,500 μg/日 分3 注射:500 μg を1日1回 筋注・静注 | 同上 | | | |
| | 葉酸 | フォリアミン®錠 | △ | | | 5〜20 mg/日 2〜3 回 分割投与 | 同上 | | | |
| | パンテノール | パントール®注 | ○ | | | 20〜1,000 mg 分 1〜2 | 同上 | | | |
| | パンテチン | パントシン®錠・散 | ○ | | | 30〜180 mg/日(高脂血症〜600 mg)分 1〜3(分 3) | 同上 | | | |
| △ | アスコルビン酸 | ビタミンC注 | ○ | | | 50〜2,000 mg を静注 | 腎機能正常者と同じ | | 60 mg/日 | |
| △ | アスコルビン酸・パントテン酸カルシウム | シナール®配合錠 | ○ | | | アスコルビン酸として 200〜1,800 mg/日 分 1〜3 | アスコルビン酸として 1 日 200 mg | | アスコルビン酸として 1 日 100 mg | |
| △ | VB₁,B₂,B₆,ニコチン酸アミド,パントテン酸 Ca, VC | ワッサーV®配合顆粒 | ○ | | | 1 g 分 1 | 慎重投与。VC 欠乏時に最少用量に制限すべきである | | | |
| | VB₁,B₆,B₁₂,複合剤 | ネオラミン®・スリービー液/ビタメジン®静注用・配合散 | ○ | | | 注射:1日1瓶 内服:0.75〜1.0 g/日 | 腎機能正常者と同じ | | | |
| | VB₁,B₂,B₆,B₁₂,複合剤 | ノイロビタン®配合錠 | ○ | | | 1〜3 錠分割投与 | 同上 | | | |

| 重要度 | 薬剤名 一般名 | 薬剤名 商品名 | 透析性 | 禁忌 | 腎障害 | 常用量 | GFR または CCr(mL/min) 30〜59 | GFR または CCr(mL/min) 15〜29 | GFR または CCr(mL/min) <15 | HD(血液透析) PD(腹膜透析) |
|---|---|---|---|---|---|---|---|---|---|---|
| | | | | | | 糖質輸液用製剤 | | | | |
| | ブドウ糖 | 大塚糖液 | ○ | | | 水補給，薬物・毒物中毒，肝疾患には1回5%液500〜1,000 mLを静脈内注射。循環虚脱，低血糖時の糖質補給，高カリウム血症，心疾患(GIK療法)，その他非経口的に水・エネルギー補給を必要とする場合には通常成人1回10〜50% 液20〜500 mLを静脈内注。点滴静注する場合の速度は，ブドウ糖として0.5 g/kg/hr以下とする。 | 糖尿病の患者では高血糖を生じ症状が悪化するおそれがあり，腎不全患者では水分の過剰投与に陥りやすく，症状が悪化するおそれがあるため，慎重投与。ただしNa負荷を避けたい場合には有用 | | | |
| | キシリトール | キリット®注 | ○ | | | 1日2〜50 gを1〜数回に分けて静脈内注射または点滴静注。点滴静注速度は0.3 g/kg/hr以下 | 腎障害のある患者では腎障害が悪化するおそれがあるため慎重投与 | | | |
| | フルクトース | フルクトン®注 | ○ | | | 20%輸液を1回20〜500 mLを静脈内注射 | 水分・電解質を管理しつつ投与 | | | |
| | マルトース | マルトス®輸液 | ○ | | | 糖尿病および術中・術後で非経口的に水・エネルギー補給を必要とする場合，1回500〜1,000 mLを徐々に静脈内に点滴注入する(投与速度は1 hrあたり0.3 g/kg体重以下；体重50 kgとして10% 液500 mLを4 hr以上) | 同上 | | | |
| | | | | | | 脂肪乳剤 | | | | |
| | ダイズ油10w/v%を含有する脂肪乳剤 | イントラリポス®輸液 | × | | | 1日200〜500 mL(ダイズ油として10%液)を500 mLあたり3 hr以上かけて点滴静注。体重1 kgあたり1日脂肪として2 g以内とし，200 mLを点滴静注する場合は72分以上かけること | 減量の必要はないが，リン含量が高いことに留意 | | | |
| | | | | | | 高カロリー輸液用製剤 | | | | |
| | 糖・アミノ酸・電解質配合剤 | トリパレン®輸液/ハイカリック®液・NC/リハビックス®-K輸液/ピーエヌツイン®輸液/アミノトリパ®輸液/ユニカリック®L輸液 | ○ | 禁 | | 添付文書参照 | 腎機能正常者と同じ | | 重篤な腎障害のある患者では水分，電解質の過剰投与に陥りやすく，症状が悪化するおそれがあり，本剤に混注されるアミノ酸の代謝産物である尿素等が滞留し，症状が悪化するおそれがあるため禁忌 | |
| | 糖・脂肪・アミノ酸・電解質配合剤 | ミキシッド®L輸液・H輸液 | | 禁 | | 1日1,800 mLの開始液または維持液を，24 hrかけて中心静脈内に持続点滴注入 | 腎機能正常者と同じ | | 重篤な腎障害では水分，電解質の過剰投与，アミノ酸の代謝産物である尿素等が滞留し，症状が悪化するおそれがあるため禁忌 | |
| | 糖・アミノ酸・電解質・ビタミン剤配合剤 | フルカリック®輸液/ネオパレン®輸液 | | 禁 | | 1日 アルカリック：1,806〜2,206，ネオパレン：2,000 mLを24 hrかけて中心静脈内に持続点滴注入 | 同上 | | 同上 | |
| | 高カロリー輸液用微量元素製剤 | エレメンミック®注/ミネラリン®注 | | | | 1日2 mLを高カロリー静脈栄養輸液に添加し，点滴静注 | 腎障害のある患者は微量元素の血漿・全血中濃度を上昇させるおそれがあるため，慎重投与 | | | |

糖質輸液用製剤～アミノ酸製剤

| 重要度 | 薬剤名 一般名 | 薬剤名 商品名 | 透析性 | 禁忌 | 腎障害 | 常用量 | GFR または CCr(mL/min) 30～59 | GFR または CCr(mL/min) 15～29 | GFR または CCr(mL/min) <15 | HD(血液透析) PD(腹膜透析) |
|---|---|---|---|---|---|---|---|---|---|---|
|  | 高カロリー輸液用糖・電解質・アミノ酸・ビタミン・微量元素製剤 | エルネオパ®輸液 | ○ | 禁 |  | 1日2,000 mLの開始液または維持液を24 hrかけて中心静脈内に持続点滴注入 | 腎機能正常者と同じ | 重篤な腎障害では水分，電解質の過剰投与，アミノ酸の代謝産物である尿素等が滞留し，症状が悪化するおそれがあるため禁忌 | | |
|  | 高カロリー輸液用基本液 | ハイカリック®RF輸液 | ○ |  |  | Naを含有しないアミノ酸，VB₁を添加して中心静脈内に持続点滴 | 腎機能正常者と同じ | | | |
| アミノ酸製剤 ||||||||||||
|  | 高カロリー輸液用総合アミノ酸製剤 | アミパレン®輸液/アミニック®輸液 | ○ | 禁 |  | 1回200～400 mL/点滴静注 | 慎重投与 | 高窒素血症が誘発するおそれがあるため重篤な腎障害のある患者には禁忌となっているが，蛋白必要量とBUN等を考慮した上で使用を検討することも必要 | | |
|  | ブドウ糖加アミノ酸製剤 | プラスアミノ®輸液 | ○ | 禁 |  | 1回500～1,000 mLを点滴静注 | 慎重投与 | 高窒素血症が悪化または誘発するおそれがあるため重篤な腎障害のある患者には禁忌 | | |
|  | ソルビトール加アミノ酸製剤 | ハイ・プレアミン®S注 | ○ | 禁 |  | 1回20～500 mLを緩徐に静注または点滴静注 | 同上 | 同上 | | |
|  | 高カロリー輸液用総合アミノ酸製剤 | プロテアミン®12注射液/アミゼット®B輸液 | ○ | 禁 |  | 1回1瓶点滴静注 | 慎重投与 | 高窒素血症が誘発するおそれがあるため重篤な腎障害のある患者には禁忌となっているが，蛋白必要量とBUN等を考慮した上で使用を検討することも必要 | | |
|  | 末梢用糖・アミノ酸・電解質液 | アミカリック®輸液/アミノフリード®輸液 | ○ | 禁 |  | 500～1,000 mL 500 mLを末梢静脈内に点滴静注(最大2,500 mL) | 同上 | 同上 | | |
|  | 腎不全用アミノ酸製剤 | ネオアミユー®輸液 | ○ |  |  | 慢性腎不全の末梢静脈輸液：1日1回200 mLを点滴静注，透析時は透析終了90～60分前より回路の静脈側に注入，慢性腎不全高カロリー輸液療法による中心静脈内に持続点滴 | 腎不全のみに適応，減量の必要なし | | | |
|  | 同上 | キドミン®輸液 | ○ |  |  | 慢性腎不全：点滴静注の場合1日200 mL，透析時には透析終了後90～60分前より透析回路の静脈側に注入，TPNの場合，1日400 mLを持続注入，急性腎不全では1日600 mLをTPNで持続注入 | 同上 | | | |
|  | 肝不全用アミノ酸製剤 | アミノレバン®点滴静注/テルフィス®点滴静注/モリヘパミン®点滴静注 | ○ | 禁 |  | 500～1,000 mL点滴静注(点滴速度500 mL/3～5 hr) | 慎重投与 | 水分の過剰投与に陥りやすく，症状が悪化するおそれがある。また，アミノ酸の代謝産物である尿素等が滞留し，症状が悪化するおそれがあるため禁忌となっており，使用する場合にはアシドーシスが悪化することも考慮 | | |
|  | 肝不全用栄養剤 | アミノレバン®EN配合散 | ○ | 禁 |  | 80 g(1包)を水に溶かし，1日2回食事とともに経口摂取 | 腎機能正常者と同じ | | | |
|  | 内服用アミノ酸製剤 | ESポリタミン®配合顆粒 | ○ | 禁 |  | 1日2～8 gを1～3回に分割投与 | 慎重投与 | 高窒素血症が誘発するおそれがあるため重篤な腎障害のある患者には禁忌となっているが，蛋白必要量とBUN等を考慮した上で使用を検討することも必要 | | |
|  | 内服用腎不全用アミノ酸製剤 | アミユー®配合顆粒 | ○ |  |  | 慢性腎不全のみに適応 | 1回1包を1日3回，食後。慢性腎不全のみに適応 | | | |

| 重要度 | 薬剤名 一般名 | 薬剤名 商品名 | 透析性 | 禁忌 | 腎障害 | 常用量 | GFRまたはCCr(mL/min) 30〜59 | GFRまたはCCr(mL/min) 15〜29 | GFRまたはCCr(mL/min) <15 | HD(血液透析) PD(腹膜透析) |
|---|---|---|---|---|---|---|---|---|---|---|
| | 内服用肝不全用アミノ酸製剤 | リーバクト®配合顆粒 | ○ | | | 1日3包(1包4.15g)を分3,毎食後 | 慎重投与 | | 腎機能正常者と同じ | |
| | | | | | | **血漿増量・体外循環灌流液** | | | | |
| ○ | デキストラン40・ブドウ糖 | 低分子デキストラン糖注 | × | | ○ | 1回500 mLを静脈内注射。血栓症の予防および治療として連続投与するときは,1日10 mL/kg以下とし,5日以内とする。体外循環灌流液としては,10〜20 mL/kgを注入 | 腎障害が悪化するおそれがあるため腎障害患者では慎重投与 | | | |
| ○ | デキストラン40加乳酸リンゲル液 | 低分子デキストランL注 | × | | ○ | 1回500 mLを緩徐に静脈内投与,体外循環灌流液として用いる場合には20〜30 mL/kg/回 | 同上 | | | |
| ◎ | ヒドロキシエチルデンプン130,000 | ボルベン®輸液 | × | 禁 | | 持続的に静脈内投与。投与量および投与速度は,症状に応じ適宜調節するが,1日50 mL/kgを上限とする | CCr 30〜50 mL/minでは500 mL/日以下に(Renal Pharmacotherapy, 2013) | | 透析患者では排泄が遅延するため禁忌 | |
| ◎ | ヒドロキシエチルデンプン70,000・生理食塩液 | サリンヘス®輸液/ヘスパンダー®輸液 | × | 禁 | | 1回100〜1,000 mLを静脈内注射。体外循環における血液希釈液としては,通常体重kg当たり10〜20 mLを用いる | 同上 | | 乏尿等を伴う腎障害または脱水状態のある患者では腎不全を起こすおそれがあるため,禁忌 | |
| | | | | | | **マンニトール製剤** | | | | |
| | D-マンニトール | マンニット®T注 | ○ | | ○ | 1回1〜3gを100 mL/3〜10分の速度で点滴静注。最大1日200gまで | 透析患者への投与量に言及した報告はないが,腎からの排泄が減少すると血中濃度上昇に伴い血漿浸透圧が上昇し,循環血液量が増加することに留意する必要があると思われる | | | |
| | | | | | | **アシドーシス治療薬** | | | | |
| | 炭酸水素ナトリウム | メイロン®静注 | ○ | | | ①アシドーシス:通常用量を次式により算出し静注。必要量(mEq)=不足塩基量(mEq/L)×0.2×体重(kg) ②薬物中毒の際の排泄促進,悪心・嘔吐・めまい,急性蕁麻疹:1回12〜60 mEq(14〜72 mL),静注体重 | 減量の必要はないが,Na蓄積による浮腫を引き起こすことがあるため腎障害患者では慎重投与。ただしアシドーシスの改善のために積極的に用いる専門家も多い | | | |
| △ | クエン酸カリウム・クエン酸Na | ウラリット®配合錠・U配合散 | ○ | | | アシドーシスの改善:[散]1日6g,[錠]1日12錠を分3〜4 | | | 重篤な腎障害のある患者では血清カリウム値を上昇させることがあるため慎重投与 | |
| | | | | | | **経口・経腸栄養剤** | | | | |
| | 成分栄養剤 | エレンタール®配合内用剤 | ○ | | | 1 kcal/mL溶液を鼻腔ゾンデ,胃瘻,または腸瘻から,十二指腸あるいは空腸内に1日24 hr持続的に注入(注入速度75〜100 mL/hr) | 腎機能正常者と同じ | | | |
| | タンパクアミノ酸製剤 | ツインライン®NF配合経腸用液 | 不明 | 禁 | | A液200 mLとB液200 mLを用時混合し,1日1,200〜2,400 mLを鼻腔チューブ,胃瘻または腸瘻より胃,十二指腸または空腸に1日12〜24 hrかけて投与(投与速度は75〜125 mL/hr) | 腎機能正常者と同じ | | 高度の腎障害のある患者では高窒素血症などを起こすおそれがあるため禁忌 | |

| 重要度 | 薬剤名 一般名 | 薬剤名 商品名 | 透析性 | 禁忌 | 腎障害 | 常用量 | GFR または CCr(mL/min) 30〜59 | GFR または CCr(mL/min) 15〜29 | GFR または CCr(mL/min) <15 | HD(血液透析) PD(腹膜透析) |
|---|---|---|---|---|---|---|---|---|---|---|
| | 経腸成分栄養剤 | ラコール®NF配合経腸用液 | 不明 | | 禁 | 1日1,200〜2,000 mLを経鼻チューブ，胃瘻または腸瘻より胃，十二指腸または空腸に75〜125 mL/時の速度で12〜24 hrかけて投与。経口摂取可能な場合は1回または数回に分けて経口投与可 | 同上 | 同上 | | |
| | 同上 | エンシュア・リキッド® | 不明 | | | 1,500〜2,250 mL/日 分1〜数回 | 腎障害のある患者には慎重投与になっているが，高K血症，微量原子の不足，VAの蓄積などに注意しながら投与する | | | |
| | | | | | | **電解質製剤** | | | | |
| | 生理食塩液 | 生理食塩液 | ○ | | | 20〜1,000 mLを皮下，静脈内注射または点滴静注する | 腎障害のある患者では水分，塩化ナトリウムの過剰投与に陥りやすく，症状が悪化するおそれがあるため慎重投与 | | | |
| | リンゲル液 | リンゲル液 | ○ | | | 1回500〜1,000 mLを点滴静注する(投与速度300〜500 mL/hr) | 腎不全のある患者では水分，電解質の過剰投与に陥りやすく，症状が悪化するおそれがあるため慎重投与 | | | |
| | 乳酸リンゲル液 | ハルトマン®液/ラクテック®注 | ○ | | | 1回500〜1,000 mLを点滴静注する(投与速度は300〜500 mL/hr) | 腎疾患に基づく腎不全のある患者では水・電解質異常を起こす，または増悪するおそれがあるため，慎重投与 | | | |
| | ブドウ糖加乳酸リンゲル液 | ハルトマン®D/ラクテック®D輸液/ソルラクト®D | ○ | | | 1回500〜1,000 mLを点滴静注(投与速度はブドウ糖として0.5 g/kg/hr以下) | 同上 | | | |
| | ソルビトース加乳酸リンゲル液 | ラクテック®G輸液/ソルラクト®S輸液 | ○ | | | 1回500〜1,000 mLを点滴静注(投与速度D-ソルビトールとして0.5 g/kg/hr以下) | 腎疾患に基づく腎不全のある患者では水分，電解質の過剰投与に陥りやすく，症状が悪化するおそれがあるため，慎重投与 | | | |
| | マルトース加乳酸リンゲル液 | ポタコール®R輸液 | ○ | | | 1回500〜1,000 mLを徐々に静脈内に点滴注入(投与速度はマルトース水和物として0.3 g/kg/hr以下) | 腎疾患に基づく腎不全のある患者では水・電解質異常を起こす，または増悪するおそれがあるため，慎重投与 | | | |
| | 酢酸リンゲル液 | ヴィーン®F注 | ○ | | | 1回500 mL〜1,000 mLを点滴静注(投与速度10 mL/kg/hr体重以下) | 同上 | | | |
| | ブドウ糖加酢酸リンゲル液 | ヴィーン®D注 | ○ | | | 1回500 mL〜1,000 mLを点滴静注(投与速度はブドウ糖として0.5 g/kg/hr以下) | 同上 | | | |
| | 重炭酸リンゲル液 | ビカーボン®輸液 | ○ | | | 1回500 mL〜1,000 mLを点滴静注(投与速度10 mL/kg/hr以下) | 高マグネシウム血症の患者は禁忌，腎疾患に基づく腎不全のある患者では水・電解質異常を起こす，または増悪するおそれがあるため，慎重投与 | | | |
| | 開始液 | ソリタ®-T1号輸液/ソルデム®1輸液 | ○ | | | 1回500〜1,000 mLを点滴静注(投与速度300〜500 mL/hr以下) | 腎疾患に基づく腎不全のある患者では水・電解質異常を起こす，または増悪するおそれがあるため，慎重投与 | | | |
| ○ | 脱水補給液 | ソリタ®-T2号輸液/KN2号/ソルデム®2・4 | ○ | 禁 | | 1回500〜1,000 mLを点滴静注(投与速度300〜500 mL/hr以下) | 高カリウム血症，乏尿，高窒素血症，高リン血症，低カルシウム血症の患者では禁忌 | | | |
| ○ | 維持液 | ソリタ®-T3号輸液/KN3号/ソルデム®3 | ○ | 禁 | | 1回500〜1,000 mLを点滴静注(投与速度は300〜500 mL/hr) | 高カリウム血症，乏尿，高窒素血症のある患者には禁忌 | | | |
| ○ | 複合糖加電解質維持液 | トリフリード® | ○ | 禁 | | 1回500〜1,000 mLを点滴静注(投与速度は糖として0.5 g/kg/hr以下) | 高度の腎障害のある患者，高カリウム血症，高カルシウム血症，高リン血症，高マグネシウムの患者は禁忌 | | | |

| 重要度 | 薬剤名 一般名 | 薬剤名 商品名 | 透析性 | 禁忌 | 腎障害 | 常用量 | GFR または CCr(mL/min) 30〜59 | GFR または CCr(mL/min) 15〜29 | GFR または CCr(mL/min) <15 | HD(血液透析) PD(腹膜透析) |
|---|---|---|---|---|---|---|---|---|---|---|
| ○ | ブドウ糖加アセテート維持液 | ヴィーン®3G注 | ○ | 禁 | | 1回500〜1,000 mLを点滴静注(投与速度はブドウ糖として0.5 g/kg/hr以下) | 高カリウム血症，乏尿，高窒素血症，高リン血症，高マグネシウムの患者は禁忌 | | | |
| ○ | マルトース加アセテート維持液 | アクチット®注 | ○ | 禁 | | 1回500〜1,000 mLを徐々に静脈内に点滴注入(投与速度はマルトース水和物として0.5 g/kg/hr以下) | 同上 | | | |
| ○ | キシリトール加電解質補液 | クリニザルツ® | ○ | 禁 | | 1回500 mLを1日1〜2回静脈内に徐々に点滴注入(キシリトールとして1日量100 gまで，注入速度は0.3 g/kg/hr以下とする) | 高カリウム血症，乏尿，高窒素血症，高リン血症，高マグネシウム，低カルシウム血症の患者は禁忌 | | | |
| ○ | 術後回復液 | ソリタ®-T4号輸液/KN4号輸液/ソルデム®6 | ○ | | | 1回500〜1,000 mLを点滴静注(投与速度は300〜500 mL/hr) | 腎疾患に基づく腎不全のある患者では水・電解質異常を起こす，または増悪するおそれがあるため慎重投与 | | | |
| | | | | | | **内服用電解質剤** | | | | |
| ○ | 配合剤 | ソリタ®T配合顆粒2号・3号 | ○ | 禁 | | 1回100 mLを1日数回患者の口渇に応じて投与 | 水・電解質異常をきたすことがあるため慎重投与 | | 重篤な腎障害では水・電解質異常をきたすことがあるため禁忌 | |
| | | | | | | **補正用電解質液(必ず希釈して使用すること)** | | | | |
| ○ | 塩化アンモニウム | 塩化アンモニウム補正液 | ○ | 禁 | | 他の電解質補液に適宜必要量を混ぜて点滴静注。投与速度は20 mEq/hr以下とする。小児は年齢に応じて減量 | 高アンモニウム血症，アシドーシスなどの症状が悪化するおそれがあるため禁忌 | | | |
| ◎ | 塩化カリウム | KCL補正液 | | | | Kイオン濃度40 mEq/L以下に希釈し，投与速度はKイオンとして20 mEq/hrを超えないこと。電解質補液の補正には，体内の水分，電解質の不足に応じて電解質補液に添加して点滴静注するが，腹膜透析液に添加して腹腔内投与も可 | 一般的に高K血症になりやすいため，慎重投与。血中カリウム濃度をみながら投与。高カリウム血症を起こすことがあるので，投与速度はカリウムイオンとして20 mEq/hrを超えないこと。電解質補液の補正には，体内の水分，電解質の不足に応じて電解質補液に添加して点滴静注するが，腹膜透析液に添加して腹腔内投与も可 | | | |
| | 塩化カルシウム | 塩化Ca補正液 | | ○ | | 体内の水分，電解質の不足に応じて電解質補液に添加している。 | 血中カルシウム濃度をみながら投与する | | | |
| | 塩化ナトリウム | 塩化Na補正液 | | ○ | | 電解質補液の電解質の補正として体内の水分，電解質の不足に応じて電解質補液に添加して用いる | ナトリウム塩の過剰投与に陥りやすく，症状が悪化するおそれがあるため慎重投与 | | | |
| | 乳酸ナトリウム | 乳酸ナトリウム補正液 | | ○ | | 代謝性アシドーシス：1日80〜300 mLを少なくとも等量以上に希釈して点滴静注(希釈後の投与速度は30〜60滴/min，100 mEq/hr以下)；電解質補正には適宜必要量を添加して点滴静注 | 同上 | | | |
| ○ | リン酸二カリウム | リン酸2カリウム注 | | ○ | | 投与速度20 mEq/hr以下。体内の水分，電解質の不足に応じて電解質補液に添加して用いる | 一般的に高リン血症，高カリウム血症になりやすいため，慎重投与。血中リン，カリウム濃度をみながら投与する。投与速度はカリウムイオンとして20 mEq/hrを超えないこと | | | |
| | リン酸二水素ナトリウム水和物 | リン酸Na補正液0.5 mmol/mL | | ○ | | 電解質補液の電解質の補正用として，体内の水分，電解質の不足に応じて電解質補液に添加して用いる | 血清リン濃度および血清カルシウム濃度をモニターしながら投与する | | | |

電解質製剤〜高カリウム血症改善薬

| 重要度 | 薬剤名 一般名 | 薬剤名 商品名 | 透析性 | 禁忌 | 腎障害 | 常用量 | GFRまたはCCr(mL/min) 30〜59 | GFRまたはCCr(mL/min) 15〜29 | GFRまたはCCr(mL/min) <15 | HD(血液透析) PD(腹膜透析) |
|---|---|---|---|---|---|---|---|---|---|---|
| △ | 硫酸マグネシウム | 硫酸mg補正液1mEq/mL | ○ | | | 体内の水分,電解質の不足に応じて電解質補液に添加して投与 | マグネシウムの排泄障害があるため慎重投与。高マグネシウム血症を起こすことがある。血中マグネシウム濃度をみながら投与する | | | |
| カリウム補給薬 ||||||||||||
| ◎ | 塩化カリウム | スローケー®錠 | ○ | 禁 | | 1回2錠(1錠中カリウムとして8mEq)を1日2回,食後に経口投与 | 慎重投与。低カリウム血症があれば投与。消化管通過障害のある患者では塩化カリウムの局所的な粘膜刺激作用により潰瘍,狭窄,穿孔をきたすことがあるため禁忌 | | 乏尿・無尿,高度の腎機能障害には禁忌。ただしCAPDなどで低カリウム血症があれば投与可能。消化管通過障害のある患者ではKClの局所的な粘膜刺激作用により潰瘍,狭窄,穿孔をきたすことがあるため禁忌 | |
| △ | アスパラギン酸カリウム | アスパラ®カリウム錠・散 | ○ | 禁 | | 錠:3〜9錠,散:1.8〜5.4gを3回に分割経口投与 | 慎重投与。低カリウム血症があれば投与 | | 乏尿・無尿,高度の腎機能障害には禁忌。ただしCAPDでは低カリウム血症があれば投与 | |
| △ | 同上 | アスパラ®カリウム注射液 | ○ | 禁 | | カリウムとして10〜30mEqを適当な希釈剤で希釈しカリウムとして40mEq/L以下とし,1分間8mLを超えない速度で点滴静脈内注射。1日の投与量はカリウムとして100mEqを超えない量とする | 同上 | | 同上 | |
| △ | グルコン酸カリウム | グルコンサン®K | ○ | 禁 | | 1回カリウム10mEq相当量を1日3〜4回経口投与 | 同上 | | 同上 | |
| カルシウム補給薬 ||||||||||||
| | L-アスパラギン酸カルシウム | アスパラ®CA | ○ | 禁 | ○ | 1,200mg/日分2〜3 | 高カルシウム血症の可能性があるため禁忌になっているが,血中カルシウム濃度をみながら投与可能 | | | |
| | グルコン酸カルシウム | カルチコール®末 | ○ | 禁 | ○ | 1日1〜5gを3回に分割経口投与 | 同上 | | | |
| | グルコン酸カルシウム | カルチコール®注 | ○ | 禁 | ○ | 4.7〜23.5mL/回 | 同上 | | | |
| | 乳酸カルシウム | 乳酸カルシウム水和物 | ○ | 禁 | ○ | 2〜10g/日分2〜5 | 同上 | | | |
| | リン酸水素カルシウム水和物 | リン酸水素カルシウム末 | ○ | 禁 | ○ | 1日3gを3回に分割投与 | 重篤な腎不全のある患者には禁忌になっているが,血中カルシウム濃度,リン濃度をみながら投与可能 | | | |
| 無機質製剤 ||||||||||||
| | ヨウ化カリウム | ヨウ化カリウム | 不明 | | | 甲状腺腫には,ヨウ化カリウムとして1日0.3〜1.0mgを1〜3回に分割経口投与,甲状腺機能亢進症を伴う甲状腺腫には,ヨウ化カリウムとして,1日5〜50mgを1〜3回に分割経口投与 | 腎機能障害のある患者では血清カリウム濃度が過剰になり症状が悪化するおそれがあるため慎重投与 | | | |
| | ヨウ素レシチン | ヨウレチン®錠/散 | 不明 | | | 10μg/kgを1日2〜3回に分割投与 | 尿中排泄率が高いものの添付文書に腎障害に関する記載はない | | | |
| 高カリウム血症改善薬 ||||||||||||
| | ポリスチレンスルホン酸ナトリウム | ケイキサレート®散・ドライシロップ | 該当せず | | | 適応は急性および慢性腎不全による高カリウム血症のみ | 内服:1日30gを分2〜3 注腸:[散]1回30gを水または2%メチルセルロース溶液100mLに懸濁して注腸 | | | |
| | ポリスチレンスルホン酸カルシウム | カリメート®散/経口液20%/ドライシロップ,アーガメイト®ゼリー/アーガメイト顆粒 | 該当せず | | | 同上 | 内服:1日15〜30gを分2〜3 注腸:[散]1回30gを水または2%メチルセルロース溶液100mLに懸濁して注腸 | | | |

| 重要度 | 薬剤名 一般名 | 薬剤名 商品名 | 透析性 | 禁忌 | 腎障害 | 常用量 | GFR または CCr(mL/min) 30〜59 | GFR または CCr(mL/min) 15〜29 | GFR または CCr(mL/min) <15 | HD(血液透析) PD(腹膜透析) |
|---|---|---|---|---|---|---|---|---|---|---|
| | | | | | | 高リン血症治療薬 | | | | |
| | クエン酸第二鉄水和物 | リオナ®錠 | 該当せず | | | 適応は慢性腎臓病患者における高リン血症の改善のみ | 1回500 mgを1日3回, 食直後. 最大1日6,000 mg. 増量する場合は1日1,500 mgまでとし, 1週間以上の間隔をあけること | | | |
| | スクロオキシ水酸化鉄 | ピートル®チュアブル錠 | 該当せず | | | 透析患者にのみ適応 | | | | 鉄として1回250 mgを開始用量とし, 1日3回食直前に経口投与する. 以後, 症状, 血清リン濃度の程度により適宜増減するが, 最高用量は1日3,000 mgとする |
| | セベラマー塩酸塩 | フォスブロック®錠/レナジェル®錠 | 該当せず | | | | 同上 | | | 3〜9 g分3, 毎食直前 |
| | 沈降炭酸カルシウム | カルタン®錠/OD錠/細粒 | ○ | | ○ | 適応外 | 3 g分3, 毎食直後 | | | |
| | 炭酸ランタン水和物 | ホスレノール®チュアブル錠/顆粒 | × | | | 同上 | 750〜2,250 mg分3, 毎食直後 | | | |
| | ビキサロマー | キックリン®カプセル | 該当せず | | | 同上 | 1回500 mgを開始用量として, 1日3回食直前の投与. 以後, 血清リン濃度の程度により適宜増減するが, 最高用量は1日7,500 mg | | | |
| | | | | | | 低リン血症治療薬 | | | | |
| ○ | リン酸二水素ナトリウム一水和物・無水リン酸水素二ナトリウム配合剤 | ホスリボン®配合顆粒 | | | | リンとして1日あたり20〜40 mg/kgを目安とし, 数回に分割して経口投与する. 以後は患者の状態に応じて適宜増減するが, 上限はリンとして1日あたり3,000 mgとする | 重度の腎機能障害を有する患者に投与する場合には, くる病・骨軟化症の治療に十分な知識を持つ医師のもとで, 本剤の投与が適切と判断される場合にのみ使用する. 急性腎不全, 急性リン酸腎症(腎石灰沈着症)の発現に注意する | | | |
| | | | | | | 灌流用薬 | | | | |
| | イコデキストリン含有腹膜透析液 | エクストラニール腹膜透析液 | 該当せず | | | 慢性腎不全患者における腹膜透析のみに適応 | | | | 1日3〜5回交換のうち1回の交換において本剤1.5〜2Lを腹腔内に注入し, 8〜12 hr滞液し, 効果期待後に排液除去する. 注入および排液速度は, 通常300 mL/分以下とする |
| | 重曹含有腹膜透析用剤 | レギュニール HCa・LCa | 該当せず | | | | 同上 | | | PDでは通常の腹膜透析液と同様の使用法. 添付文書参照 |
| | クエン酸-クエン酸ナトリウム含有血液透析液 | カーボスター®透析剤・L/M/P | 該当せず | | | 慢性腎不全患者における血液透析のみに適応 | | | | 用時, 本剤のB剤1容に対し水26容を加えて希釈し, この希釈液34容に対してA剤1容を加えて希釈して用いる. 用量は, 透析時間により異なるが, 通常, 灌流液として150〜300Lを用いる |

| 重要度 | 薬剤名 一般名 | 薬剤名 商品名 | 透析性 | 禁忌 | 腎障害 | 常用量 | GFR または CCr(mL/min) 30〜59 | GFR または CCr(mL/min) 15〜29 | GFR または CCr(mL/min) <15 | HD(血液透析) PD(腹膜透析) |
|---|---|---|---|---|---|---|---|---|---|---|
| | | | | | | 中毒治療薬 | | | | |
| | 球形吸着炭 | クレメジン®カプセル・細粒 | 該当せず | | | 慢性腎不全(進行性)に投与 | 6g分3(食間)他の薬剤と同時投与しない | | | 透析患者には適応がない |
| | セファランチン | セファランチン®錠・末 | ○ | | | 1日1.5〜6 mgを2〜3回に分けて食後経口投与 | 腎機能正常者と同じ | | | |
| | 同上 | セファランチン®注 | ○ | | | 1回1〜10 mgを1日1回静脈内投与 | 同上 | | | |
| △ | デフェロキサミンメシル酸塩 | デスフェラール®注 | ○ | 禁 | | 500〜1,000 mg分1〜2 | | 250〜500 mgを1日1回 | 金属錯体の約半分は腎を介して排泄されるため，無尿または重篤な腎障害のある患者(透析患者を除く)では，排泄が遅延するため禁忌 | 250〜500 mgを週1回(透析膜は通過するので透析患者には投与可能) |
| △ | デフェラシロクス | エクジェイド®懸濁用錠 | × | 禁 | ○ | 20 mg/kgを1日1回，水100 mL以上で用時懸濁し，空腹時に投与 | 腎機能正常者と同じだが，血清クレアチニン値が33%以上上昇すると減量。減量後も上昇する場合には休薬 | | 高度の腎機能障害のある患者では腎機能障害が悪化するおそれがあるため禁忌だが腎機能が廃絶した患者には腎機能正常者と同じ | |
| | ナロキソン塩酸塩 | ナロキソン®注 | × | | | 0.2 mg静注。効果不十分のときは2〜3分間隔で1〜2回追加 | 腎機能正常者と同じ | | | |
| | フルマゼニル | アネキセート®注 | × | | | 初回0.2 mgを緩徐に静脈内投与。投与後4分以内に望まれる覚醒状態が得られない場合はさらに0.1 mgを追加。以後必要に応じて，1分間隔で0.1 mgずつを総投与量1 mgまで，ICU領域では2 mgまで投与を繰り返す | 同上 | | | |
| | ヘキサシアノ鉄(II)酸鉄(III)水和物 | ラディオガルダーゼ®カプセル | 不明 | | | 1回6カプセル〔ヘキサシアノ鉄(II)酸鉄(III)水和物として3g〕を1日3回経口投与 | 同上 | | | |
| | ホリナートカルシウム | ユーゼル®錠 | × | | | 75 mg/日。食間(食事前後1 hrを避け，テガフール・ウラシル製剤と同時投与)。28日間連日投与し，その後7日間休薬 | 同上 | | | |
| | レバロルファン酒石酸塩 | ロルファン®注 | × | | | 添付文書参照 | 同上 | | | |
| | ホリナートカルシウム | ロイコボリン®錠 | × | | | ①葉酸代謝拮抗薬の毒性軽減：〔5 mg〕1回10 mgを6 hr間隔で4回，またはメトトレキサート投与後24 hr目より1回15 mgを6 hr間隔で2〜6回 ②結腸・直腸がん：〔25 mg〕1日75 mgを分3，食前後1 hrを避けて投与。28日間連日投与し，その後7日間休薬 | 同上 | | | |
| | 同上 | ロイコボリン注 | × | | | 添付文書参照 | 腎機能正常者と同じ | | | |

| 重要度 | 薬剤名 一般名 | 薬剤名 商品名 | 透析性 | 禁忌 | 腎障害 | 常用量 | GFR または CCr(mL/min) 30〜59 | GFR または CCr(mL/min) 15〜29 | GFR または CCr(mL/min) <15 | HD(血液透析) PD(腹膜透析) |
|---|---|---|---|---|---|---|---|---|---|---|
| ペニシリン系(初回投与量は減量しないこと) ||||||||||||
| ○ | ベンジルペニシリンカリウム(PCG) | ペニシリンGカリウム | | | | 1回30〜60万単位を1日2〜4回 化膿性髄膜炎:1回400万単位を1日5回点滴静注 感染性心内膜炎:1回400万単位を1日6回点滴静注(最大1日3,000万単位) 梅毒:1回300〜400万単位を1日6回点滴静注 | | 75%に減量 | 20〜50%に減量 | 20〜50%に減量, HD患者はHD日にはHD後に投与 |
| ○ | ベンジルペニシリンベンザチン水和物(PCG) | バイシリンG顆粒 | | | | 1回40万単位を1日2〜4回 | | 75%に減量 | 20〜50%に減量 | 20〜50%に減量, HD患者はHD日にはHD後に投与 |
| ○ | アモキシシリン水和物(AMPC) | サワシリン®カプセル/パセトシン®カプセル・錠・細粒 | | | | 1回250〜500 mg 8 hr毎(UptoDate) | 1回250〜500 mgを8〜12 hr毎 | | 1回250〜500 mgを12 hr毎(UptoDate) | 1回250〜500 mgを24 hr毎, HD患者はHD日にはHD後に投与(UptoDate) |
| ○ | アンピシリン・クロキサシリン配合剤(ABPC/MCIPC) | 注射用ビクシリンS | ABPC○ MCIPC× | | | 点滴静注:1回1〜2 gを12 hr毎, 筋注:1.5〜3.0 gを3〜4回 | 1回1〜2 gを12 hr毎 | | 1 g12〜24 hr毎 | 1 g 12〜24 hr毎, HD患者はHD日にはHD後に投与 |
| ○ | 同上 | ビクシリン®S配合カプセル・錠 | ABPC○ MCIPC× | | | 1回250 mg〜500 mgを6 hr毎 | 1回250 mgを6 hr毎 | | 1回250 mgを6〜12 hr毎 | 1回250 mgを6〜12 hr毎, HD患者はHD日にはHD後に投与 |
| ○ | アンピシリン水和物(ABPC) | ビクシリン®カプセル | | | | 1回250〜500 mgを6 hr毎 | 1回250〜500 mgを8〜12 hr毎 | | 1回250 mgを12 hr毎 | 1回250 mgを12 hr毎, HD患者はHD日にはHD後に投与 |
| | アンピシリンナトリウム(ABPC) | ビクシリン®注 | | | | 筋注:1回250〜1,000 mgを1日2〜4回 静注:1日1〜2 gを1〜2回 点滴静注:1日1〜4 gを1〜2回。1〜2 hrかけて投与 | 1回1〜2 gを8〜12 hr毎 | | 1回500 mgを12 hr毎 | 筋注:1回250〜1,000 mgを1日2〜4回 静注:1日1〜2 gを1〜2回 点滴静注:1日1〜4 gを1〜2回。1〜2 hrかけて投与 |
| 広域ペニシリン・合剤(初回投与量は減量しないこと) ||||||||||||
| ○ | スルタミシリントシル酸塩水和物(SBTPC) | ユナシン®錠・細粒 | | | | 375 mgを1日2〜3回 | 375 mgを1日1〜2回 | | 375 mgを1日1回 | 375 mgを1日1回, HD患者はHD日にはHD後に投与 |
| ○ | スルバクタムナトリウム・アンピシリンナトリウム配合(SBT/ABPC) | ユナシン®S静注用 | | | | 3 gを12 hr毎(サンフォードでは1回1.5〜3 gを6 hr毎), 重症感染症の場合に1回3 g, 1日4回(1日12 g)までの増量が可能 | 3 gを12 hr毎 | 1.5〜3 gを12 hr毎 | 1.5〜3 gを24 hr毎 | 1.5〜3 gを24 hr毎, HD患者はHD日にはHD後に投与 |
| △ | タゾバクタム・ピペラシリン水和物配合(TAZ/PIPC) | ゾシン®静注用 | | | ○ | 1回4.5 gを1日2〜4回(右記の腎機能に応じた用量は日化療会誌59:359〜365, 2011による) | 重症例:10<CCr≦40 mL/minでは1回4.5 gを1日3回, 軽症例:2.25 gを1日2回 | | | 重症例:4.5 gを1日2回, 軽症例:2.25 gを1日2回, HD患者はHD日にはHD後に投与 |

| 重要度 | 薬剤名 一般名 | 薬剤名 商品名 | 透析性 | 禁忌 | 腎障害 | 常用量 | GFR または CCr(mL/min) 30〜59 | GFR または CCr(mL/min) 15〜29 | GFR または CCr(mL/min) <15 | HD(血液透析) PD(腹膜透析) |
|---|---|---|---|---|---|---|---|---|---|---|
| | クラブラン酸カリウム・アモキシシリン水和物配合 | オーグメンチン®配合錠 | ○ | | | 1回250mg 6〜8hr毎 | 1回250mgを8〜12hr毎 | | 1回250mgを12hr毎 | 1回250mgを12hr毎, HD患者はHD日にはHD後に投与 |
| ○ | ピペラシリンナトリウム(PIPC) | ペントシリン®注 | ○ | | | 2〜8gを分2〜4(1回3〜4gを4〜6hr毎, 最大で500mg/kg/日*8) | 1回3〜4gを8hr毎*8 *8:サンフォード感染症治療ガイド | | | 1回2gを8hr毎, HD患者ではHD日にはHD後に1g追加投与*8 |
| | | | | | | 第一世代セフェム系(初回投与量は減量しないこと) | | | | |
| ○ | セファクロル(CCL) | ケフラール®カプセル・細粒小児用・L-ケフラール顆粒 | ○ | | | 750〜1,500mg分3 | 750mg分3 | | 500mg分2 | 500mg分2, HD患者はHD日にはHD後に投与 |
| ○ | セファゾリンナトリウム(CEZ) | セファメジン®α注 | △ | | | 1〜5g分2〜3 | 2g分2 | | 1回1g 24hr毎 | 1回1gを1日毎, HD患者は1回1g毎HD後 |
| ○ | セファレキシン(CEX) | ケフレックス®カプセル・シロップ | ○ | | | 250〜500mgを1日4回 | 250mgを1日4回 | | 250mgを1日2〜3回 | 250mgを1日2回, HD患者はHD日にはHD後に投与 |
| | | | | | | 第二世代セフェム系(初回投与量は減量しないこと) | | | | |
| ○ | セフォチアム塩酸塩(CTM) | パンスポリン®静注用/ハロスポア®静注用 | ○ | | | 0.5〜4g分2〜4 | 1〜2g分1〜2 | | 0.5g分1 | 0.5g分1, HD患者はHD日にはHD後に投与 |
| ○ | セフメタゾールナトリウム(CMZ) | セフメタゾン®静注用 | ○ | | | 1〜2g分2 | 1回1.0gを24hr毎 | | 1回1.0g 24〜48hr毎 | 1.0gを24〜48hr毎, HD患者はHD日にはHD後に投与 |
| | セフロキシムアキセチル(CXM-AX) | オラセフ®錠 | ○ | | | 1回250〜500mgを1日3回 | 1回250〜500mgを1日1〜2回 | | 1回250〜500mg 2日に1回 | |
| | | | | | | 第三世代セフェム系・合剤(初回投与量は減量しないこと) | | | | |
| | スルバクタムナトリウム・セフォペラゾンナトリウム配合(SBT/CPZ) | スルペラゾン®静注用 | × | | | 1〜4g分2 | 減量の必要なし | | | |
| ○ | セフィキシム(CFIX) | セフスパン®カプセル | △ | | | 100〜400mg分2 | 75〜100% | | 75%に減量 | |
| ○ | セフェピム塩酸塩(CFPM) | 注射用マキシピーム® | ○ | | | 1〜4g分2 | 1g分2 | | 0.5g分1 | 0.5g分1, HD患者はHD日にはHD後に投与 |
| ○ | セフォゾプラン塩酸塩(CZOP) | ファーストシン®静注用 | ○ | | | 1〜4g分2〜4 | 0.75〜1g分1〜2 | | 0.5g分1 | 0.5g分1, HD患者はHD日にはHD後に投与 |
| ○ | セフォタキシムナトリウム(CTX) | セフォタックス®注/クラフォラン®注 | ○ | | | 1.0gを1日2回 | 0.5〜1.0gを1日2回 | | 0.5gを1日2回 | |
| ○ | セフォペラゾン(CPZ) | セフォペラジン®注/セフォビッド®注 | × | | | 1〜6g分2 | 減量の必要なし | | | |

| 重要度 | 薬剤名 一般名 | 薬剤名 商品名 | 透析性 | 禁忌 | 腎障害 | 常用量 | GFR または CCr(mL/min) 30〜59 | GFR または CCr(mL/min) 15〜29 | GFR または CCr(mL/min) <15 | HD(血液透析) PD(腹膜透析) |
|---|---|---|---|---|---|---|---|---|---|---|
| △ | セフカペンピボキシル塩酸塩(CFPN-PI) | フロモックス®錠・小児用細粒 | ○ | | | 300〜450 mg 分3 | 200 mg 分2 | | 100 mg 分1〜2 | 100 mg 分1,HD患者はHD日にはHD後に投与 |
| △ | セフジトレンピボキシル(CDTR-PI) | メイアクト®MS錠 | × | | | 300〜600 mg 分3 | 腎機能正常者に比し高度腎障害(CCr<30 mL/min)ではAUCが5倍になるため200〜300 mg 分2〜3 | | | CCr<30 mL/minおよび透析患者ではAUCが5倍になるため100〜200 mg 分1〜2 |
| △ | セフテラムピボキシル(CFTM-PI) | トミロン®錠・細粒小児用 | ○ | | | 150〜600 mg 分3 食後 | 腎機能正常者半減期0.83 hrに比し,軽度腎障害(70≧CCr≧40 mL/min)では1.46 hrに延長するため,75%に減量,中等度腎障害(30≧CCr≧20 mL/min)では4.36 hrに延長するため50%に減量 | | 50%以下に減量 | |
| ○ | セフジニル(CFDN) | セフゾン®カプセル・細粒小児用 | ○ | | | 300 mg 分3 | 200〜300 mg 分2〜3 | | 100〜200 mg 分1〜2 | 100〜200 mg 分1〜2,HD患者はHD日にはHD後に投与 |
| ○ | セフタジジム(CAZ) | モダシン®静注用 | ○ | | | 1〜4 g 分2〜4 | 1〜2 g 分1〜2 | | 1 gを24 hr毎 | 1 gを24 hr毎,HD患者はHD日にはHD後に投与 |
| ○ | セフチブテン(CETB) | セフテム®カプセル | ○ | | | 200 mg 12 hr毎 | 200 mg 24 hr毎 | | 100〜200 mg 24 hr毎 | |
| △ | セフトリアキソンナトリウム水和物(CTRX) | ロセフィン®静注用/点滴静注用 | × | | | 1回1〜2 gを1日1〜2回 | 1回1 gを24 hr毎(添付文書では高度腎障害では1 g/日を超えないようにと記載されているが,難治性または重症感染症には最高2 g/日が必要かもしれない。ただし意識障害など中枢毒性に要注意) | | | |
| △ | セフピロム硫酸塩(CPR) | セフピロム硫酸塩静注用 | ○ | | | 1〜4 g 分2〜4 | 1〜2 g 分2 | | 0.5〜1 g 分1 | 0.5〜1 g 分1,HD患者はHD日にはHD後に投与 |
| ○ | セフポドキシムプロキセチル(CPDX-PR) | バナン®錠・ドライシロップ | ○ | | | 200〜400 mg 分2 | 1回100〜200 mg 12 hr毎 | | 1回100 mg 24 hr毎 | 100 mg 分1,HD患者はHD日にはHD後に投与 |
| ○ | セフメノキシム塩酸塩(CMX) | ベストコール®静注用 | △ | | | 1.0 g 2回 | 0.5〜1.0 2回 | | 0.5 g 1回 | 0.5 g 24 hr毎,HD患者はHD日にはHD後に投与 |
| オキサセフェム系(初回投与量は減量しないこと) | | | | | | | | | | |
| ○ | フロモキセフナトリウム(FMOX) | フルマリン®静注用 | ○ | | | 1〜4 g 分2〜4 | 1日1 gを分2 | | 0.5 g 分1 | 0.5 g 分1,HD患者はHD日にはHD後に投与 |
| ○ | ラタモキセフナトリウム(LMOX) | シオマリン®静注用 | ○ | | | 1〜4 g 分2 | 2 g 分2 | | 1 g 分1 | 1 g 分1,HD患者はHD日にはHD後に投与 |
| モノバクタム系(初回投与量は減量しないこと) | | | | | | | | | | |
| ○ | アズトレオナム(AZT) | アザクタム®注 | ○ | | | 1〜4 g 分1〜4 | 1〜2 g 分2〜3 | | 0.5〜1 g 分1 | 0.25〜0.5 g 分1,HD患者はHD日にはHD後に投与 |
| カルバペネム系(初回投与量は減量しないこと) | | | | | | | | | | |
| ◎ | イミペネム水和物・シラスタチンナトリウム配合剤(IPM/CS) | チエナム®点滴静注用・筋注用 | ○ | | ○ | 1〜2 gを分2 | 0.25〜0.5 gを分2 *9:Dreisbach AW, Lertora JJ:. Expert Opin Drug Metab Toxicol 4:1065〜74, 2008 | | 0.25 gを分1 イミペネムの腎外CLが58%低下するという報告あり*9 | イミペネムの腎外CLが58%低下するという報告あり*9,けいれんなどの副作用が起こりやすいため他剤を選択 |
| △ | テボペネムピボキシル(TBPM-PI) | オラペネム®小児用細粒 | ○ | | | 4〜6 mg/kgを12 hr毎 | 2〜6 mg/kgを12 hr毎 | | 2〜3 mg/kgを12 hr毎 | 2〜3 mg/kgを12 hr毎,HD患者はHD日にはHD後に投与 |

| 重要度 | 薬剤名 一般名 | 薬剤名 商品名 | 透析性 | 禁忌 | 腎障害 | 常用量 | GFR または CCr(mL/min) 30〜59 | GFR または CCr(mL/min) 15〜29 | GFR または CCr(mL/min) <15 | HD(血液透析) PD(腹膜透析) |
|---|---|---|---|---|---|---|---|---|---|---|
| ○ | ドリペネム水和物 (DRPM) | フィニバックス®点滴用・点滴静注 | ○ | | | 1回0.25〜0.5gを1日2〜3回(最大1日3g) *10:Tanoue K, et al : Ther Apher Dial 15 : 327〜333, 2011 | 0.5〜2 g 分 2〜3 | 0.5〜0.75 g 分 2〜3 | 0.25 g 分 1, 緑膿菌には 0.5 g 分 1 | 0.25 g 分 1,緑膿菌には 0.5 g 分 1,HD 患者はHD 日にはHD後に投与。透析患者柄には緑膿菌には0.5 g 分1 で TAM 62%, 92%を達成可能*10 |
| ◎ | パニペネム・ベタミプロン (PAPM/BP) | カルベニン®点滴用 | | ○ | | 1〜2 g 分 2 | 1 g 分 2 | | 0.5 g 分 1 | 0.5 g 分 1,HD患者はHD日にはHD後に投与 |
| ○ | ビアペネム (BIPM) | オメガシン®注 | ○ | | | 0.6〜1.2 g 分 2 | 0.6 g 分 2 | 0.3〜0.6 g 分 1〜2 | 0.3 g 分 1 | 0.3 g 分 1,HD患者はHD日にはHD後に投与 |
| ○ | メロペネム三水和物 (MEPM) | メロペン®注 | | ○ | | ①一般感染症:1日0.5〜1gを分2〜3。重症例等には1回1gを上限として1日3gまで増量可 ②化膿性髄膜炎:1日6gを分3。最大1日6g ③発熱性好中球減少症:1日3gを分3。最大1日3g いずれも30分以上かけて点滴静注 | ①1回0.25〜0.5 g 12 hr毎 (緑膿菌では1回0.5gを1日2回) | | ①0.25〜0.5 g 分1 (緑膿菌では0.5 g を1日1回) | ①0.25〜0.5 g 分1,HD患者はHD日にはHD後に投与(緑膿菌では0.5 gを1日1回) |
| △ | ファロペネムナトリウム (FRPM) | ファロム®錠 | × | | ○ | 450〜900 mg 分 3 | 薬物動態データがほとんどなく不明(減量が必要と思われるが動態データがない) | | | |

ペネム系(初回投与量は減量しないこと)

アミノグリコシド系(初回投与量は減量しないこと,PK / PD 理論から1日1回投与が推奨されるが感染性心内膜炎には1日2〜3回投与)

| 重要度 | 薬剤名 一般名 | 薬剤名 商品名 | 透析性 | 禁忌 | 腎障害 | 常用量 | 30〜59 | 15〜29 | <15 | HD/PD |
|---|---|---|---|---|---|---|---|---|---|---|
| ◎ | アミカシン硫酸塩 (AMK) TDM | アミカシン硫酸塩注 | ○ | | | 1回7.5〜20 mg/kg 24 hr毎,ただし1日20 mg/kg 24 hr毎の高用量は5日以内にとどめ、$C_{peak}$を50〜60 μg/mLに,トラフ値を4 μg/mL未満を目標とする*10 | eGFR 40〜59 mL/min/1.73 m² では4〜12 mg/kgを24 hr毎。eGFR 30〜39では4〜15 mg/kgを48 hr毎*10 | 1 回 4〜12 mg/kgを48 hr毎 *10:抗菌薬TDMガイドライン2016 | 1 回 4〜10 mg/kgを48 hr毎。ただしeGFR 10 mL/min 未満では用量は指定されていない*10 | HD:5〜7.5 mg/kgを負荷投与し維持量も同じ量を毎HD後*10 |
| ○ | イセパマイシン硫酸塩 (ISP) TDM | イセパシン®注/エクサシン®注 | ○ | | | 8〜15 mg/kg を 24 hr毎(サンフォード感染症治療ガイド) | 1回8 mg/kgを24〜48 hr毎。エンピリック治療には他剤を選択。本剤を使用する場合にはTDMを実施し,腎機能をモニターする | 1回4〜8 mg/kgを48〜72 hr毎。エンピリック治療には他剤を選択。本剤を使用する場合にはTDMを実施し,腎機能をモニターする | 1回8 mg/kgを72〜96 hr毎。エンピリック治療には他剤を選択。本剤を使用する場合にはTDMを実施し,尿量をモニターする | 1回8 mg/kgを96 hr毎,HD患者はHD日にはHD後に投与。尿量のある患者ではエンピリック治療には他剤を選択。本剤を使用する場合にはTDMを実施する |
| ○ | カナマイシン硫酸塩 (KM) | カナマイシン®カプセル | | | ○ | 2〜4 g 分 4 | 内服は腎機能正常者と同じ(腎障害のある患者で重篤な腸疾患ではでは吸収されて腎障害が増悪するおそれがあるので注意) | | | |

| 重要度 | 薬剤名 一般名 | 薬剤名 商品名 | 透析性 | 禁忌 | 腎障害 | 常用量 | GFRまたはCCr(mL/min) 30〜59 | GFRまたはCCr(mL/min) 15〜29 | GFRまたはCCr(mL/min) <15 | HD(血液透析) PD(腹膜透析) |
|---|---|---|---|---|---|---|---|---|---|---|
| ◎ | ゲンタマイシン硫酸塩(GM) TDM | ゲンタシン®注 | ○ | | ○ | 4〜7 mg/kg 24 hr毎，ただし1日7 mg/kg 24 hr毎の高用量は5日以内にとどめ，$C_{peak}$は15〜20 μg/mLに，トラフ値を1 μg/mL未満を目標とする*11 | eGFR 40〜59 mL/min/1.73 m²では2.5〜4 mg/kgを24 hr毎．eGFR 30〜39では2.5〜4 mg/kgを48 hr毎*11 | 3〜4 mg/kgを48 hr毎 *11：抗菌薬TDMガイドライン2016 | 3 mg/kgを48 hr毎．ただしeGFR 10 mL/min未満では用量は指定されていない*11 | HD：2〜2.5 mg/kgを負荷投与し1〜1.7 mg/kgを毎HD後*11．CAPD：無尿では0.6 mg/kg，尿量のある患者では0.75 mg/kgを1日1回静脈内投与，または無尿では8 mg/L，尿量のある患者では10 mg/Lを1日1回バッグ内投与．エンピリック治療には他剤を選択．本剤を使用する場合にはTDMを実施し，尿量をモニターする |
| ◎ | トブラマイシン(TOB) TDM | トブラシン®注 | ○ | | ○ | 同上 | 同上 | 同上 | 同上 | 同上 |
| ○ | 同上 | トービイ®吸入液 | ○ | | ○ | 1回300 mg，1日2回28日間噴霧吸入し，その後28日間休薬．これを1サイクルとして投与を繰り返す | 吸入投与した場合にも腎機能障害のある患者または腎機能障害が疑われる患者では，健康人に比べて高い血清中トブラマイシン濃度が持続する可能性が考えられるため，慎重投与 | | | |
| | | | | | | **ホスホマイシン系(初回投与量は減量しないこと)** | | | | |
| ○ | ホスホマイシンカルシウム(FOM) | ホスミシン®錠 | ○ | | | 2〜3 g分3〜4 | | | BAが低いため2 g分2．HD患者はHD日にはHD後に投与 | |
| | ホスホマイシンナトリウム(FOM) | ホスミシン®S静注用 | | | | 2〜4 g分2〜4 | | 1〜3 gを 分1〜3 | 1日1〜2 gを分1〜2 | 1回1 gを1日1回，HD患者はHD日にはHD後に投与．14.5 mEq/gのNaを含有しているため，心不全・高血圧患者では要注意 |
| | | | | | | **グリシルサイクリン系抗生物質製剤** | | | | |
| | チゲサイクリン | タイガシル®点滴静注用 | × | | | 初回用量100 mgを30〜60分かけて点滴静脈内投与，以後12 hr毎に50 mgを30〜60分かけて点滴静脈内投与 | 腎機能正常者と同じ | | | |
| | | | | | | **抗MRSA薬(初回投与量は減量しないこと)** | | | | |
| ○ | アルベカシン硫酸塩(ABK) TDM | ハベカシン®注 | ○ | | ○ | 目標血中濃度を達成するためには1日1回5.5〜6.0 mg/kgが必要．しかしその安全性に関する成績は限られている．目標$C_{peak}$は15〜20 μg/mL，腎機能障害の観点からトラフ値は1 μg/mL未満とする*11 | 他の抗菌薬が使用できない場合は，GM/TOBで推奨されている投与設計を参考とする *11：抗菌薬TDMガイドライン2016 | | | |
| ○ | ダプトマイシン(DAP) | キュビシン®静注用 | × | | ○ | 1日1回4〜6 mg/kgを24 hr毎に30分かけて点滴静注 | 腎機能正常者と同じ | AUCが2倍に上昇するため，1日1回4〜6 mg/kgを48 hr毎に点滴静注 | AUCが3倍に上昇するため，1日1回4〜6 mg/kgを48 hr毎に点滴静注(透析性は高くないと思われるが添付文書では透析患者のHD日にはHD後に投与) | |

## アミノグリコシド系〜その他の化学療法薬

| 重要度 | 薬剤名 一般名 | 薬剤名 商品名 | 透析性 | 禁忌 | 腎障害 | 常用量 | GFRまたはCCr(mL/min) 30〜59 | GFRまたはCCr(mL/min) 15〜29 | GFRまたはCCr(mL/min) <15 | HD(血液透析) PD(腹膜透析) |
|---|---|---|---|---|---|---|---|---|---|---|
| ◎ | テイコプラニン (TEIC) TDM | タゴシッド®注 | × |  | ◯ | 6 mg/kg×2回を3日間などの投与開始3日間で2,400 mgを負荷投与。その後は400 mg/日を投与。目標トラフ値を15〜30 μg/mLに設定し、TDMの結果で再評価*11 *11：抗菌薬TDMガイドライン2016 *12：Al-Wali W, et al：Perit Dial Int 10：107〜108, 1990 | eGFR 40〜60 mL/min/1.73 m²では6 mg/kg×2回を2日間、3日目6 mg/kg×1回を負荷投与。その後は3 mg/kgを24 hr毎とし、TDMの結果で再評価する*11 | eGFR 10〜40 mL/min/1.73 m²では6 mg/kg×2回を1日間、2日目6 mg/kg×1回、3日目6 mg/kg×1回を負荷投与。その後は5日目以降4〜5 mg/kgを48 hr毎とし、TDMの結果で再評価。<eGFR 10 mL/min/1.73 m²では6 mg/kg×2回を1日間、2日目6 mg/kg×1回、3日目6 mg/kg×1回を負荷投与。その後は5日目以降3 mg/kgを48 hr毎とし、TDMの結果で再評価*11 | 6 mg/kg×2回を2日間、3日目6 mg/kg×1回を負荷投与。その後はHD後に3〜6 mg/kg投与し、TDMの結果で再評価*11。CAPD腹膜炎では1日1回40 mgのバッグ内投与を1日2回を1週間投与、さらに1日1回40 mgのバッグ内投与を1週間投与する*12 |
| ◎ | バンコマイシン塩酸塩 (VCM) TDM | 塩酸バンコマイシン点滴静注用 | △ |  | ◯ | 1回15〜30 mg/kg（実測体重）を腎機能に応じて初回負荷投与(eGFR≧120 mL/min/1.73 m²で30 mg/kg、90〜120で25 mg/kg、80〜90で15 mg/kg)し、その後は12.5〜20 mg/kg(≧120 mL/min/1.73 m²で20 mg/kg、90〜120で15 mg/kg、80〜90で12.5 mg/kg)を12 hr毎に投与。ただし1日3gを超える投与は慎重に行い1日4gを上限とする。またeGFR 60〜80 mL/min/1.73 m²では負荷投与せずに20 mg/kgを1日1回投与毎を推奨*11 | eGFR 50〜60では負荷投与せずに15 mg/kgを1日1回投与。eGFR 30〜50では12.5 mg/kgを1日1回投与*11 | 適応としない *11：抗菌薬TDMガイドライン2016 *13：Perit Dial Int 30：19〜29, 2010 | HD：初回20〜25 mg/kgを負荷投与し、毎HD後に7.5〜10 mg/kg投与。通常投与開始後2回目の透析前にTDMを実施する*11 PD腹膜炎：15〜30 mg/kgをCAPDでは5〜7日毎にAPDでは3〜5日毎に腹腔内投与し、TDMを実施。トラフ値15 μg/mL以上に保つ*13。ただし尿量が100 mL/日以上ある患者では25%増量して投与 |
| ◯ | 同上 | 塩酸バンコマイシン散 | 該当せず |  |  | ①感染性腸炎：添付文書では0.5〜2 g分4となっているが、0.5〜1.0 gを分4で十分 ②骨髄移植時の消化管内殺菌：1回0.5 gを非吸収性の抗菌薬および抗真菌薬と併用して1日4〜6回 | 内服は腎機能正常者と同じ |  | 重症偽膜性大腸炎に長期2 g/日投与により血中濃度異常上昇することがあるため要注意。投与期間が1週間を超えるとTDM実施を考慮 |
| ◯ | リネゾリド (LZD) | ザイボックス®錠 | ◯ |  |  | 1,200 mg分2 | 600 mg×2/日で適用されるが、血中濃度の高値による血小板減少症発症に関連する報告が多く、減量を考慮(600〜900 mg/日) | | | |
| ◯ | 同上 | ザイボックス®注射液 |  |  |  | 同上 | 同上 | | | |

### その他の化学療法薬

| 重要度 | 一般名 | 商品名 | 透析性 | 禁忌 | 腎障害 | 常用量 | 30〜59 | 15〜29 | <15 | HD/PD |
|---|---|---|---|---|---|---|---|---|---|---|
| ◯ | キヌプリスチン(QPR)・ダルホプリスチン(DPR) | 注射用シナシッド® | × |  |  | 1回7.5 mg/kg、1日3回、60分かけて点滴静注 | 腎機能正常者と同じ | | | |

| 重要度 | 薬剤名 一般名 | 薬剤名 商品名 | 透析性 | 禁忌 | 腎障害 | 常用量 | GFR または CCr(mL/min) 30〜59 | GFR または CCr(mL/min) 15〜29 | GFR または CCr(mL/min) <15 | HD(血液透析) PD(腹膜透析) |
|---|---|---|---|---|---|---|---|---|---|---|
| | | | | | | テトラサイクリン系 | | | | |
| | ドキシサイクリン(DOXY) | ビブラマイシン®錠 | × | | | 初日 200 mg 分 1〜2, 2 日以降 100 mg 分 1 | 腎機能正常者と同じ | | | |
| | ミノサイクリン塩酸塩(MINO) | ミノマイシン®点滴静注用 | × | | | 初回 100〜200 mg, 以後 12 hr ないし 24 hr 毎に 100 mg | 同上 | | | |
| | 同上 | ミノマイシン®錠 | × | | | 1 回 100 mg を 1 日 1〜2 回 | 同上 | | | |
| | テトラサイクリン塩酸塩 | アクロマイシン®V カプセル | × | | | 1 日 1 g(力価) を 4 回に分割経口投与 | 同上 | | | |
| | | | | | | クロラムフェニコール系 | | | | |
| | クロラムフェニコール TDM | クロロマイセチン®サクシネート | × | | | 1 回 0.5〜1 g(力価) を 1 日 2 回静脈内注射 | 腎機能正常者と同じ | | | |
| | | | | | | マクロライド系 | | | | |
| | アジスロマイシン水和物(AZM) | ジスロマック®錠 | × | | | 500 mg 分 1 | 腎機能正常者と同じ | | | |
| | 同上 | ジスロマック®SR 成人用ドライシロップ | × | | | 2 g(力価)を用時水で懸濁し, 空腹時に 1 回投与 | 同上 | | | |
| | 同上 | ジスロマック®点滴静注用 | × | | | 1 日 1 回 500 mg を 2 hr かけて点滴静注 | 同上 | | | |
| ○ | エリスロマイシンラクトビオン酸塩(EM) | エリスロシン®点滴静注用 | × | | | 600〜1,500 mg 分 2〜3  *14: Sun H, et al: Clin Pharmacol Ther 87: 465〜72, 2010 | | | 300〜1,200 mg 分 2〜4 肝 CL が 31% 低下するという報告がある*14 | |
| | エリスロマイシンステアリン酸塩(錠)/エリスロマイシンエチルコハク酸エステル(顆・DS) | エリスロシン® 錠・W 顆粒・ドライシロップ | × | | | 800〜1,200 mg 分 4〜6 | 腎機能正常者と同じ | | 50〜75%6 hr 毎。肝 CL が 31% 低下するという報告がある(Sun H, et al: Clin Pharmacol Ther 87: 465〜72, 2010) | |
| ○ | クラリスロマイシン(CAM) | クラリス®錠・ドライシロップ小児用/クラリシッド錠・ドライシロップ小児用 | × | | ○ | ①一般感染症:1日 400 mg を分 2 ②非結核性抗酸菌症:1日 800 mg を分 2 ③ヘリコバクター・ピロリ感染症:1 回 200 mg を 1 日 2 回, 7 日間投与。最大 1 回 400 mg, 1 日 2 回 | ①1 回 200 mg を 1 日 1〜2 回 | | ①200 mg 分 1 | |
| ○ | ロキシスロマイシン(RXM) | ルリッド®錠 | × | | | 300 mg 分 2 | | 1 回 150 mg を 1 日 1〜2 回 | 非腎 CL が 42% 低下するため 150 mg 分 1 | |
| | スピラマイシン酢酸エステル | アセチルスピラマイシン錠 | | | | 1 回 200 mg(力価)を 1 日 4〜6 回経口投与 | 腎機能正常者と同じ | | | |
| | | | | | | リンコマイシン系 | | | | |
| | クリンダマイシン(CLDM) | ダラシン®S注射液 | × | | | 600〜2,400 mg 分 2〜4 | 同上 | | | |
| | 同上 | ダラシン®カプセル | × | | | 600〜900 mg 分 3〜4 | 同上 | | | |

| 重要度 | 薬剤名 一般名 | 薬剤名 商品名 | 透析性 | 禁忌 | 腎障害 | 常用量 | GFR または CCr(mL/min) 30~59 | GFR または CCr(mL/min) 15~29 | GFR または CCr(mL/min) <15 | HD(血液透析) PD(腹膜透析) |
|---|---|---|---|---|---|---|---|---|---|---|
| | リンコマイシン | リンコシン®カプセル | × | | | 1日1.5~2 g 分3~4 | 同上 | | | |
| | 同上 | リンコシン®注 | × | | | 1回600 mg を1日2~3回点滴静注 | 同上 | | | |
| サルファ剤 | | | | | | | | | | |
| ◎ | スルファメトキサゾール・トリメトプリム (ST合剤) | バクタ®配合錠・配合顆粒/バクトラミン®配合錠・配合顆粒 | ○ | | ○ | 4錠または4 g (T換算320 mg) 分2;ニューモシスチス肺炎予防にはT換算4~8 mg/kgを分2で連日または週3回,ニューモシスチス肺炎治療には9~12錠または9~12 g を分3~4 | 2~4錠または2~4 g (T換算160~320 mg) 分2;CCr 15~30 mL/minではニューモシスチス肺炎予防には1/2錠(g)/日または1錠(g)を週3回,ニューモシスチス肺炎治療には常用量を2日間,その後1/2に減量 (UptoDate) | | 2錠または2 g (T換算160 mg) 分1;CCr<15 mL/minではニューモシスチス肺炎予防には1/2錠/日または1錠(g)を週3回 (UptoDate) | |
| ◎ | 同上 | バクトラミン注®(ニューモシスチス肺炎のみ適応) | ○ | | ○ | 12A (T換算960 mg) 分4 | 6~12A 分2 | | 6A (T換算480 mg) 分1 | |
| キノロン薬 | | | | | | | | | | |
| | ナリジクス酸 | ウイントマイロン®錠・シロップ | 不明 | | ○ | 1~4 g 分2~4 | 薬物動態データがほとんどなく不明 | | | |
| ◎ | ピペミド酸水和物 (PPA) | ドルコール®錠 | × | | ○ | 500~2,000 mg 分3~4 | 250~1,500 mg | | 250~750 mg | 尿中の未変化体の排泄量が55.7%と高いため,腎外CLに変化がなければ約1/2に減量するのが妥当と思われる |
| ニューキノロン系(初回投与量は減量しないこと,PK/PD理論から耐性化防止,殺菌力の増強には1日1回投与が推奨される) | | | | | | | | | | |
| | ガレノキサシンメシル酸塩 (GRNX) | ジェニナック®錠 | × | | ○ | 400 mg 分1 | 低体重(40 kg)未満かつCCr 30 mL/min未満の場合は200 mg 分1 | | | 腎機能正常者と同じ(AUCは透析を必要としない重度の腎機能障害患者で51%増加するが,透析患者ではあまり増加しない) |
| ○ | シタフロキサシン | グレースビット®錠 | × | | ○ | 50 mg を1日2回投与 | 50 mg を24~48 hr 毎 | | 50 mg を48 hr 毎 | |
| ○ | シプロフロキサシン (CPFX) | シプロキサン®注 | × | | ○ | 600 mg を分2(国際的には800 mg を分2,重症で1,200 mg を分3) | 1回400 mg 24 hr 毎 | 200 mg を24 hr 毎 | | |
| ○ | 塩酸シプロフロキサシン (CPFX) | シプロキサン®錠 | × | | ○ | 200~600 mg 分2~3 | 1回400 mg 24 hr 毎 | 該当せず | | |
| ○ | トスフロキサシントシル酸塩 (TFLX) | オゼックス®錠・細粒小児用/トスキサシン®錠 | × | | ○ | 450 mg 分3 | 150~300 mg 分1~2 | | 150 mg 分1 | |
| ○ | ノルフロキサシン (NFLX) | バクシダール®錠 | × | | ○ | 300~800 mg 分3~4 | 200~400 mg 分1~2 | | 100~200 mg 分2 | |
| ○ | パズフロキサシンメシル酸塩 (PZFX) | パシル®点滴静注/パズクロス®点滴静注 | ○ | | ○ | 600~1,000 mg 分2,敗血症,肺炎球菌による肺炎,重症・難治性の呼吸器感染症の二次感染に限る)の場合1日2,000 mg を2回に分けて1 hrかけて点滴静注 | CCr<20 mL/minでは500 mg を1日1回 20 mL/min≦CCr<30 mL/minでは1回500 mg を1日2回 | | | 1回300~500 mg を48 hr 毎,HD患者ではHD日にはHD後に投与 |
| ◎ | プルリフロキサシン (PUFX) | スオード®錠 | × | | ○ | 400~600 mg 分2 | 1回200 mg 24 hr 毎 | | 1回200 mg 48 hr 毎 | |

| 重要度 | 薬剤名（一般名） | 薬剤名（商品名） | 透析性 | 禁忌 | 腎障害 | 常用量 | GFR または CCr(mL/min) 30〜59 | GFR または CCr(mL/min) 15〜29 | GFR または CCr(mL/min) <15 | HD（血液透析）PD（腹膜透析） |
|---|---|---|---|---|---|---|---|---|---|---|
| ○ | モキシフロキサシン塩酸塩(MFLX) | アベロックス®錠 | × | | ○ | 400 mg 分 1 | 腎機能正常者と同じ | | | |
| ◎ | レボフロキサシン水和物(LVFX) | クラビット®錠 | △ | | ○ | 500 mg 分 1 | CCr 20 mL/min 以上：初日 500 mg 分 1，以後 250 mg 分 1 | CCr 20 mL/min 未満：初日 500 mg 分 1，3 日目以降 250 mg を 2 日に 1 回 | | |
| ◎ | 同上 | クラビット®点滴静注 | △ | | ○ | 1 日 1 回 500 mg を 60 分かけて点滴静注 | 初日 500 mg 分 1，以後 250 mg 分 1 | 初日 500 mg 分 1，3 日目以降 250 mg を 2 日に 1 回 | | |
| ○ | ロメフロキサシン(LFLX) | バレオン®カプセル・錠／ロメバクト®カプセル | × | | ○ | 1 回 100〜200 mg を 1 日 2〜3 回 | AUC が 2 倍に上昇し t₁/₂ が 1.5 倍に延長するため 1 回 100〜200 mg を 12〜24 hr 毎 | AUC が 3.5 倍に上昇し t₁/₂ が 2.4 倍に延長し，腎外 CL が 63% 低下 (Nolin TD, et al：Clin Pharmacol Ther 83：898〜903, 2008) ため，1 回 100〜200 mg を 24 hr 毎 | | |
| | | | | | | 環状ペプチド系 | | | | |
| ○ | コリスチンメタンスルホン酸ナトリウム | オルドレブ®点滴静注用 | × | | ○ | コリスチンとして 1 回 1.25〜2.5 mg（力価）/kg を 1 日 2 回，30 分以上かけて点滴静注 | CCr≧80 で 1 回 1.25〜2.5 mg（力価）/kg を 1 日 2 回投与，CCr 50〜79：1 回 1.25〜1.9 mg（力価）/kg を 1 日 2 回投与，CCr 30〜49 で 1 回 1.5 mg（力価）/kg を 36 hr 毎に投与 | CCr 10〜29：1 回 1.5 mg（力価）/kg を 36 hr 毎に投与 *15：日化療会誌 63(3) 294〜329, 2015；ただし Vd が大きいため透析での除去率は高くないと予測される | | 1.5 mg/kg/日 を 分 1，HD 患者では HD 後に投与*15 |
| | | | | | | 原虫治療薬 | | | | |
| ○ | メトロニダゾール | アネメトロ®点滴静注液 | ○ | | | 1 回 500 mg を 1 日 3 回，20 分以上かけて点滴静注．なお，難治性または重症感染症には症状に応じて，1 回 500 mg を 1 日 4 回投与可 | | 500 mg を 8〜12 hr 毎．活性代謝物が蓄積するかもしれないが血液透析で速やかに除去されるため透析後に補充(UptoDate) | | |
| | | | | | | 抗結核薬（CCr 30 mL／min の用量は添付文書ではなく結核診療ガイドラインによる） | | | | |
| ○ | イソニアジド(INH) | イスコチン®錠・原末 | ○ | | | 体重あたり投与量（結核診療ガイドライン・改訂第 3 版）：5 mg/kg/日［最大 300 mg/日］1 日 量 200〜500 mg（4〜10 mg/kg）〈2〜5 錠〉を 1〜3 回に分けて，毎日または週 2 日経口投与．必要な場合には，1 日量成人は 1 g〈10 錠〉まで，13 歳未満は 20 mg/kg まで増量可 | 腎機能正常者と同じ (UptoDate) | | | 減量の必要なし(UptoDate)。HD 患者では HD 日には HD 後に投与 |
| ○ | イソニアジドメタンスルホン酸ナトリウム水和物 | ネオイスコチン®錠・原末 | ○ | | | 1 日 量 0.4〜1.0 g（8〜20 mg/kg）〈4〜10 錠〉を 1〜3 回に分けて毎日または週 2 日経口投与する．必要な場合には，1 日量 1.5 g〈15 錠〉まで増量可 | 腎機能正常者と同じ | | | 減量の必要なし。HD 患者では HD 日には HD 後に投与 |
| ◎ | エタンブトール塩酸塩(EB) | エサンブトール®／エブトール® | ○ | | | 15 mg/kg/日 を 1 日 1 回（最大 750 mg/日で初期 2 か月は 20 mg/kg で最大 1,000 mg/日） | 減量して連日投与（結核診療ガイドライン・改訂第 3 版） | 1 回 15〜20 mg/kg を 48 hr 毎 | | 1 回 15〜20 mg/kg を 48 hr 毎，HD 患者では HD 日には HD 後に投与 |
| ○ | エチオナミド(TH) | ツベルミン®錠 | × | | | 10 mg/kg/日 を 1 日 1 回（最大 600 mg/日；200 mg/日より漸増） | 腎機能正常者と同じ | 50%に減量 | | |

| 重要度 | 薬剤名 一般名 | 薬剤名 商品名 | 透析性 | 禁忌 | 腎障害 | 常用量 | GFR または CCr(mL/min) 30～59 | GFR または CCr(mL/min) 15～29 | GFR または CCr(mL/min) <15 | HD（血液透析） PD（腹膜透析） |
|---|---|---|---|---|---|---|---|---|---|---|
| | エンビオマイシン硫酸塩 (EVM) | ツベラクチン®筋注用 | 不明 | | ○ | 20 mg/kg/日 を1日1回（最大 1,000 mg/日 で初期2か月は連日，以後は週2～3回） | 腎障害のある患者では高い血中濃度が持続し，第8脳神経障害または腎障害があらわれるおそれがあるので，投与量を減らすか，投与間隔をあけて使用する必要があるが，薬物動態データがほとんどなく不明 | | | |
| ◎ | カナマイシン硫酸塩 (KM) TDM | 硫酸カナマイシン®注 | ○ | | ○ | 1回 15 mg/kg を連日2か月間または週2回で，連日投与時は最大 750 mg/日，週2回投与は最大 1,000 mg/日*16。1回 15 mg/kg 24 hr 毎（サンフォード感染症治療ガイドによる） | 使用を勧めない *16：結核診療ガイドライン・改訂第3版 | | | 透析後に 1 g*16。1回 3 mg/kg を 72 hr 毎，HD 患者では HD 日には HD 後に投与（サンフォード） |
| ◎ | サイクロセリン (CS) | サイクロセリン®カプセル | × | | | 1回 250 mg を1日2回。体重あたり投与量*16：10 mg/kg/日［最大 500 mg/日］ | 1回 250 mg を 12～24 hr 毎 | | 1回 250 mg を 24 hr 毎 | |
| ◎ | ストレプトマイシン硫酸塩 (SM) TDM | 硫酸ストレプトマイシン®注 | ○ | | | 1回 15 mg/kg を連日2か月間または週2回で，連日投与時は最大 750 mg/日，週2回投与は最大 1,000 mg/日*16。1回 12～15 mg/kg 24 hr 毎，（サンフォード感染症治療ガイド 2011～2012） | 使用を勧めない*16 | | | 透析後に 1 g*16。1回 3 mg/kg を 72 hr 毎，HD 患者では HD 日には HD 後（サンフォード） |
| | デラマニド | デルティバ®錠 | × | | | 1回 100 mg を1日2回，朝・夕食後（空腹時投与では AUC が 1/2 になるため必ず食後） | 腎機能正常者と同じ | | | |
| ○ | パラアミノサリチル酸カルシウム水和物 (PAS-Ca) | ニッパスカルシウム®錠・顆粒 | ○ | | | 200 mg/kg/日 を1日1回（最大 12 g/日） | 75～100％に減量 | | | 7～10 g/日 分2～3（HD 患者では HD 日には HD 後に投与） |
| ◎ | ピラジナミド (PZA) | ピラマイド®原末 | ○ | | | 25 mg/kg/日 を1日1回（最大 1,500 mg/日；添付文書の用量では肝障害が起こりやすい） | 減量して連日投与*16 | 1回 25～30 mg/kg を週3回投与 | 1回 25～30 mg/kg を週3回投与，HD 患者では HD 日には HD 後に投与 |
| | リファンピシン (RFP) | リファジン®カプセル | × | | ○ | 体重あたり投与量*16：10 mg/kg/日［最大 600 mg/日］。10 mg/kg/日［最大 500 mg/日］肺結核には 1回 450 mg を原則として朝食前空腹時投与。ただし感性併用剤のある場合は週2日投与でもよい。ハンセン病は添付文書参照 | 腎機能正常者と同じ | | | |

| 重要度 | 薬剤名 一般名 | 薬剤名 商品名 | 透析性 | 禁忌 | 腎障害 | 常用量 | GFR または CCr(mL/min) 30〜59 | GFR または CCr(mL/min) 15〜29 | GFR または CCr(mL/min) <15 | HD(血液透析) PD(腹膜透析) |
|---|---|---|---|---|---|---|---|---|---|---|
| ○ | リファブチン | ミコブティン®カプセル | × | | | 体重あたり投与量*16：5 mg/kg/日［最大 300 mg/日］150〜300 mg を 1 日 1 回経口投与。多剤耐性結核症には 300〜450 mg を 1 日 1 回経口投与。MAC 症を含む非結核性抗酸菌症の治療および HIV 感染患者における播種性 MAC 症の発症抑制には 300 mg を 1 日 1 回経口投与 | 1 日 1 回 300 mg | | 1 日 1 回 150〜300 mg 1 日 1 回 300 mg という症例報告もある (Nephrol Dial Transplant. 2002 Mar；17(3)：531〜2.) | |
| | | | | | | 抗真菌薬 | | | | |
| ◎ | アムホテリシン B (AMPH) | ファンギゾン®注 | × | | ○ | 添付文書参照 | 腎毒性があるため，他剤を選択する | | | 無尿の患者には腎機能正常者と同じ |
| | 同上 | ファンギゾン®シロップ | | | | 200〜400 mg 分 2〜4 | 内服は腎機能正常者と同じ | | | |
| △ | アムホテリシン B リポソーム製剤 (L-AMB) | アムビゾーム®点滴静注 | | | ○ | 1 日 1 回 2.5 mg/kg，1〜2 hr 以上かけて点滴静注。最大 1 日 5 mg/kg(クリプトコッカス髄膜炎では 6 mg/kg)，リーシュマニア症は添付文書参照 | 腎機能正常者と同じだが腎機能のモニタリングが必要 | | | 腎機能正常者と同じ，透析中に投与可能 |
| | イトラコナゾール (ITCZ) | イトリゾール®カプセル | × | | | 50〜200 mg 分 1 食直後 | 腎機能正常者と同じ | | | |
| | 同上 | イトリゾール®内服液 | × | | | 200 mg を 1 日 1 回空腹時(最大 1 回量 200 mg，1 日量 400 mg) | 同上 | | | |
| △ | 同上 | イトリゾール®注 | × | 禁 | ○ | 1 回 200 mg を 12 hr 毎に点滴，3 日目以降 1 日 1 回 200 mg を 24 hr 毎に点滴 | | | CCr＜30 mL/min では腎障害性の溶剤(ヒドロキシプロピル-β-シクロデキストリン)が蓄積するため使用しない | |
| | カスポファンギン酢酸塩 | カンサイダス®点滴静注用 | × | | | 1 日 1 回 50〜70 mg を，1 hr かけて緩徐に点滴静注 | 腎機能正常者と同じ | | | |
| | テルビナフィン塩酸塩 | ラミシール®錠 | × | | | 1 回 125 mg を 1 日 1 回 | 同上 | | | |
| ◎ | フルコナゾール (FLCZ) | ジフルカン®カプセル | ○ | | ○ | 50〜400 mg 分 1 | 1 回 50〜200 mg を 24 hr 毎 | | 1 回 50〜200 mg を 週 3 回，HD 患者では HD 日には HD 後 | |
| ◎ | 同上 | ジフルカン®静注液 | ○ | | ○ | 同上 | 同上 | | 同上 | |
| ◎ | フルシトシン (5-FC) | アンコチル®錠 | ○ | | | 100〜200 mg/kg/日(真菌血症，真菌性髄膜炎，真菌性呼吸器感染症，黒色真菌症) | 25〜50 mg/kg を 6〜12 hr 毎 | 25〜50 mg/kg を 12〜24 hr 毎 | 50 mg/kg を 24 hr 以上の間隔で | HD 患者は 25〜50 mg/kg を週 3 回毎 HD 後に，CAPD では 50 mg/kg を 48 hr 毎に |
| ◎ | ホスフルコナゾール (F-FLCZ) | プロジフ®静注液 | ○ | | | 添付文書参照 | 通常用量の 1/2 に減量 | | | HD：HD 後に通常用量を投与する。CAPD：通常用量の 1/2 に減量 |
| △ | ボリコナゾール (VRCZ) TDM | ブイフェンド®静注用 | × | 禁 | ○ | 投与初日に 6 mg/kg を 1 日 2 回；2 日目以降は維持量として 3〜4 mg/kg を 1 日 2 回静脈内投与*17。非線形で CYP2C19 遺伝子多型により肝障害，視覚障害を発症しやすいため TDM を実施 | CCr＜30 mL/min の場合，腎排泄である注射剤の添加物スルホブチルエーテルβ-シクロデキストリンナトリウムの蓄積により腎機能障害が悪化するおそれがあるので，経口剤の投与を考慮。非線形で遺伝子多型により肝障害を発症しやすいため TDM を実施。腎機能の廃絶した症例では使用できる可能性がある *17：抗菌薬 TDM ガイドライン，2012 | | | |

| 重要度 | 薬剤名 一般名 | 薬剤名 商品名 | 透析性 | 禁忌 | 腎障害 | 常用量 | GFR または CCr(mL/min) 30〜59 | GFR または CCr(mL/min) 15〜29 | GFR または CCr(mL/min) <15 | HD(血液透析) PD(腹膜透析) |
|---|---|---|---|---|---|---|---|---|---|---|
| △ | 同上 | ブイフェンド®錠/ドライシロップ | | | | 投与初日に1回300 mgを1日2回,2日目以降は維持用量として1回150〜200 mg 1日2回食間を考慮。体重が40 kg未満の患者には,経口投与では投与初日に1回150 mgを1日2回,2日目以降は維持用量として1回100 mg 1日2回食間とし効果不十分の場合150 mgまで増量を考慮する*17。非線形でCYP2C19遺伝子多型により肝障害,視覚障害を発症しやすいためTDMを実施 | 腎機能正常者と同じ,非線形で遺伝子多型により肝障害を発症しやすいためTDMを実施 | | | |
| | ミカファンギンナトリウム(MCFG) | ファンガード®点滴静注用 | × | | | 50〜300 mg 分1 | 腎機能正常者と同じ | | | |
| | ミコナゾール(MCZ) | フロリードF注 | × | | ○ | 200〜1,200 mg 分1〜3 | 同上 | | | |
| 爪白癬治療薬 | | | | | | | | | | |
| | エフィナコナゾール | クレナフィン®爪外用液 | | | | 1日1回罹患爪全体に塗布 | 同上 | | | |
| ヘルペスウイルス感染症治療薬 | | | | | | | | | | |
| ◎ | アシクロビル(ACV) | ゾビラックス®点滴静注用 | ○ | | ○ | 1回5 mg/kg 8 hr毎,脳炎・髄膜炎では1回10 mg/kgまで増量可 | 1回5 mg/kgを12 hr毎,脱水を避け,ゆっくり投与(尿細管での結晶析出による腎障害を避けるため) | 1回5 mg/kgを24 hr毎,脱水を避け,ゆっくり投与(尿細管での結晶析出による腎障害を避けるため) | 1回2.5 mg/kgを24 hr毎,脱水を避け,ゆっくり投与(尿細管での結晶析出による腎障害を避けるため) | 3.5 mg/kgを週3回,HD患者ではHD日にはHD後 |
| ◎ | 同上 | ゾビラックス®錠 | ○ | | ○ | ①帯状疱疹:1回800 mgを1日5回 ②造血幹細胞移植における単純ヘルペスウイルス感染症の発症抑制:1回200 mgを1日5回,造血幹細胞移植施行7日前より施行後35日まで投与 ③単純疱疹:1回200 mgを1日5回 | | ①1回800 mgを1日3回 ②③1回200 mgを1日5回。保存期では脱水予防,尿量確保する必要あり | ①1日1回体重に応じて400〜800 mg。HD患者ではHD日にはHD後 ②③1回200 mgを1日1〜2回 |
| ◎ | バラシクロビル塩酸塩(VACV) | バルトレックス®錠・顆粒 | ○ | | ○ | ①帯状疱疹:1回1,000 mgを1日3回 ②造血幹細胞移植における単純ヘルペスウイルス感染症(単純疱疹)の発症抑制:1回500 mgを1日2回,造血幹細胞移植施行7日前より施行後35日まで投与 ③単純疱疹:1回500 mgを1日2回 ④水痘:1回1,000 mgを1日3回 ⑤性器ヘルペスの再発抑制:1日1回500 mg。HIV感染症患者には1回500 mgを1日2回 | ①④1回1,000 mgを12 hr毎 ②③1回500 mgを12 hr毎 ⑤1回500 mgを24 hr毎。HIV感染症患者では1回500 mgを12 hr毎 | ①④1回1,000 mgを24 hr毎 ②③1回500 mgを24 hr毎 ⑤1回250 mgを24 hr毎。HIV感染症患者では1回500 mgを24 hr毎 | ①④1回500 mgを24 hr毎 ②③1日1回500 mg 保存期では脱水予防,尿量確保する必要あり ⑤1回250 mgを24 hr毎。HIV感染症患者では1回500 mgを24 hr毎 | ①体重60 kg以上で非高齢者では1回500 mgを週3回HD後,それ以外の症例には他剤を選択。③1回250 mgを週3回HD後 |
| △ | ビダラビン | アラセナ-A点滴静注用 | ○ | | | 1日5〜15 mg/kg | 腎機能正常者と同じ | | 投与量を75%に減量 | 投与量を75%に減量,HD患者ではHD後に投与 |

| 重要度 | 薬剤名 一般名 | 薬剤名 商品名 | 透析性 | 禁忌 | 腎障害 | 常用量 | GFR または CCr(mL/min) 30〜59 | GFR または CCr(mL/min) 15〜29 | GFR または CCr(mL/min) <15 | HD(血液透析) PD(腹膜透析) |
|---|---|---|---|---|---|---|---|---|---|---|
| ◎ | ファムシクロビル | ファムビル®錠 | △ | | | ①帯状疱疹:1回500 mg を 1 日 3 回 ②単純疱疹:1回250 mg を 1 日 3 回 | ①1回500 mg を1日1〜3回 ②1回250 mg を1日2〜3回 | ①1回500 mg を1日1〜2回 ②1回250 mg を1日1〜2回 | ①②1回250 mg を1日に1回 | ①②HD:週3回透析後に 250 mg,CAPD:250 mg を 48 hr 毎 |
| | | | | | | サイトメガロウイルス感染症治療薬 | | | | |
| ◎ | ガンシクロビル (DHPG) | デノシン®注 | ○ | | ○ | 初期1回 2.5〜5 mg/kg を 12 hr 毎,維持 24 hr 毎 | 初期1回 2.5 mg/kg を 12〜24 hr 毎,維持 1.25〜2.5 mg/kg を 24 hr 毎 | 初期1回 1.25 mg/kg を 24 hr 毎,維持 0.625 mg/kg を 24 hr 毎 | 初期1回 1.25 mg/kg を 24 hr 毎,維持 0.625 mg/kg を 24 hr 毎 | HD:初期1回 1.25 mg/kg を毎HD 後,維持 0.625 mg/kg を毎HD 後,CAPD:初期1回 1.25 mg/kg を 48 hr 毎,維持 0.625 mg/kg を 48 hr 毎 |
| ◎ | バルガンシクロビル塩酸塩 | バリキサ®錠 | ○ | | ○ | 初期 900 mg 分 2,維持 900 mg 分 1 | 450 mg を 1 日 1〜2 回 | 1回 450 mg を 48 hr 毎,維持治療 1 回 450 mg を 2 日に 1 回 | 初期治療 1 回 450 mg を 2 日に 1 回,維持治療 1 回 450 mg を週に 2 回 | 1回 450 mg 以下の設定になるため使用しない(ガンシクロビル製剤の静注投与を考慮) |
| ◎ | ホスカルネットナトリウム水和物 | 点滴静注用ホスカビル® | | 禁 | ○ | ①後天性免疫不全症候群患者におけるサイトメガロウイルス網膜炎,造血幹細胞移植患者におけるサイトメガロウイルス感染症:初期療法1回60 mg/kg を1 hr 以上かけて1日3回,または90 mg/kg を2 hr 以上かけて1日2回,点滴静注 ②造血幹細胞移植患者におけるサイトメガロウイルス血症:初期療法1回60 mg/kg を1 hr 以上かけて1日2回,点滴静注 いずれも初期療法は2〜3週間以上行い,維持療法は1日1回 90〜120 mg/kg を2 hr 以上かけて投与 | 体重によって初期投与量,維持投与量が変化する。詳細は添付文書参照。 | CCr 0.4 mL/min/kg 未満の患者では腎障害を悪化させるため使用を避ける | | |
| | | | | | | 抗 RS ウイルスヒト化モノクローナル抗体 | | | | |
| | パリビズマブ | シナジス®筋注用 | × | | | 体重 1 kg あたり 15 mg を RS ウイルス流行期を通して月1回筋肉内に投与する。なお注射量が 1 mL を超える場合には分割して投与 | 新生児,乳児および幼児のみ適応 | | | |
| | | | | | | HIV 治療薬 | | | | |
| ◎ | インジナビル硫酸塩エタノール付加物 | クリキシバン®カプセル | | | ○ | 1 回 800 mg を 8 hr ごと,1 日 3 回空腹時(食事の 1 hr 以上前または食後 2 hr 以降)に経口投与。腎結石症の発現を防止する目的で,治療中は通常の生活で摂取する水分に加え,さらに 24 hr に少なくとも 1.5L の水分を補給する | 健康人で 20% 程度の尿中排泄が認められていることから,排泄能の低下により,高い血中濃度が持続するおそれがあるため,慎重投与になっている。腎結石症の発現を防止するため,1 日 1.5L の水分を補給する必要があるため,溢水気味の CKD 患者には適していない | | | |
| ◎ | エムトリシタビン | エムトリバ®カプセル | × | | | エムトリシタビンとして 1 回 200 mg を 1 日 1 回経口投与。なお,投与に際しては必ず他の抗 HIV 薬と併用する | 1回 200 mg を 2 日間に 1 回投与*18  *18:Renal Pharmacotherapy, 2013 | 1回 200 mg を 3 日間に 1 回投与*18 | 1回 200 mg を 4 日間に 1 回投与*18 | 1回 200 mg を 4 日間に 1 回投与,HD 患者は HD 後に投与*18 |

# ヘルペスウイルス感染症治療薬～HIV 治療薬

| 重要度 | 薬剤名 一般名 | 薬剤名 商品名 | 透析性 | 禁忌 | 腎障害 | 常用量 | GFR または CCr(mL/min) 30～59 | GFR または CCr(mL/min) 15～29 | GFR または CCr(mL/min) <15 | HD(血液透析) PD(腹膜透析) |
|---|---|---|---|---|---|---|---|---|---|---|
| ○ | サニルブジン | ゼリット®カプセル | △ | | | 体重60 kg以上：40 mgを1日2回12 hr毎，体重60 kg未満：30 mgを1日2回12 hr毎 | CCr 26～50 mL/min：50%を12 hr毎，25以下：50%を24 hr | | | 50%を1日1回。HD患者はHD後に投与し，HDを行わない日にも同じhrに投与 |
| △ | ジドブジン（アジドチミジン） | レトロビル®カプセル | × | | ○ | 1日量500～600 mgを2～6回 | 腎機能正常者と同じ | | 100 mgを1日3回 | |
| | ダルナビルエタノール付加物 | プリジスタ®錠/プリジスタ®錠ナイーブ | × | | ○ | プリジスタ錠は1回600 mg，プリジスタ錠ナイーブは1回800 mgとリトナビル1回100 mgをそれぞれ1日1回食事中または食直後に併用投与，必ず他の抗HIV薬と併用 | 腎機能正常者と同じ | | | |
| ◎ | テノホビルジソプロキシルフマル酸塩 | ビリアード®錠 | ○ | | ○ | 1回300 mg(テノホビルジソプロキシルとして245 mg)を1日1回経口投与 | できるだけ避けるが投与するなら300 mgを2日に1回*18 | できるだけ避けるが投与するならCCr 10～29では300 mgを3～4日に1回*18 | データなし *18：Renal Pharmacotherapy, 2013 | できるだけ避けるが投与するなら1週間に1回300 mg，HD患者では累積HD時間12 hr毎に1回でも可*18 |
| | ドルテグラビルナトリウム | テビケイ®錠 | | | | 1日1～2回，1回50 mgを経口投与 | 腎機能正常者と同じ | | | |
| | ネルフィナビルメシル酸塩 | ビラセプト® | × | | | 1,250 mg/1日2回または750 mg/1日3回 | 同上 | | | |
| ◎ | ラミブジン | エピビル®錠 | × | | | 300 mg分1～2 | 150 mgを1日1回 | 初回150 mg，その後100 mgを1日1回 | 初回50～150 mg，その後25～50 mgを1日1回 | |
| | リルピビリン塩酸塩 | エジュラント®錠 | × | | | 必ず他の抗HIV薬と併用し，成人1日1回25 mgを食事中または食直後に投与 | 腎機能障害患者を対象とした試験は実施していないが，おそらく腎機能正常者と同じ | | | |
| | ロピナビル・リトナビル | カレトラ®配合錠・配合内服液 | × | | | ロピナビル・リトナビルとして1回400 mg・100 mgを1日2回，または1回800 mg・200 mgを1日1回 | 腎機能正常者と同じ | | | |
| ◎ | エムトリシタビン・テノホビルジソプロキシルフマル酸塩配合錠 | ツルバダ®配合錠 | E：× T：○ | | ○ | 1回300 mg(テノホビルジソプロキシルとして245 mg)を1日1回経口投与 | CCr 30～49 mL/minでは本剤1錠を2日間に1回投与 | 本剤は投与せず，エムトリシタビン製剤およびテノホビル製剤により，個別に用法・用量の調節を行う | | |
| ○ | エルビテグラビル，コビシスタット，エムトリシタビン，テノホビルジソプロキシルフマル酸塩配合剤 | スタリビルド®配合錠 | Tのみ○ | | ○ | 1日1回食事中または食直後に1錠服用 | 中等度および重度の腎機能障害のある患者では，エムトリシタビンおよびテノホビルの血中濃度が上昇するため，慎重投与 | | | |
| ◎ | リルピビリン塩酸塩・エムトリシタビン・テノホビルジソプロキシルフマル酸塩 | コムプレラ®配合錠 | × | | | 1回1錠(リルピビリンとして25 mg，テノホビルジソプロキシルフマル酸塩として300 mgおよびエムトリシタビンとして200 mgを含有)を1日1回食事中または食直後に経口投与 | CCr<50 mL/minまたはHD患者では，テノホビル製剤およびエムトリシタビン製剤により個々に用法・用量の調節が必要となるため，本剤を投与せず，個別の製剤を用いる | | | |

| 重要度 | 薬剤名 一般名 | 薬剤名 商品名 | 透析性 | 禁忌 | 腎障害 | 常用量 | GFR または CCr(mL/min) 30〜59 | GFR または CCr(mL/min) 15〜29 | GFR または CCr(mL/min) <15 | HD(血液透析) PD(腹膜透析) |
|---|---|---|---|---|---|---|---|---|---|---|
| | | | | | | ニューモシスチス肺炎治療薬 | | | | |
| | アトバコン | サムチレール®内用懸濁液 | × | | | 食後に1回5 mL(アトバコン750 mg)を1日2回21日間,発症抑制の目的では1回10 mL(アトバコン1,500 mg)を1日1回,どちらも食後に投与(食直後が望ましい) | 腎機能正常者と同じ | | | |
| △ | ペンタミジンイセチオン塩酸塩 | ベナンバックス®注 | × | | ○ | 1回4 mg/kg 24 hr 毎 | 1回4 mg/kg 24 hr 毎 | 1回4 mg/kg 36 hr 毎 (UptoDate) | 1回4 mg/kg 36 hr 毎 (UptoDate) | 1回4 mg/kg 48 hr 毎,HD患者はHD後に投与(UptoDate) |
| | | | | | | インフルエンザ治療薬 | | | | |
| ◎ | アマンタジン塩酸塩 | シンメトレル®錠・細粒 | × | 禁 | | A型インフルエンザウイルス感染症:1日100 mgを分1〜2 その他の適応は添付文書参照 | 1回100 mgを1日1回 | 1回100 mgを3日に1回 | 大部分が未変化体として尿中に排泄されるので,蓄積により,意識障害,精神症状,痙攣,ミオクローヌス等の副作用が発現することがある。またHDによって少量しか除去されないため透析を必要とするような重篤な腎障害のある患者には禁忌 | |
| ◎ | オセルタミビルリン酸塩 | タミフル®カプセル・ドライシロップ | ○ | | ○ | 治療:150 mg分2,予防:75 mg分1 | 治療:1回75 mgを1日1回×5日間 予防:1回75 mgを隔日投与×4〜5日 | ※推奨用量は確立されていないが,以下の用量が提案されている. 治療:1回75 mgを単回投与 予防(HD):初回75 mg,2回のHD後に75 mg(計2回) 予防(PD, ESRD):初回75 mg,7日目に75 mg追加(計2回) | | |
| △ | ザナミビル水和物 | リレンザ®(吸入) | ○ | | | 1回10 mgを1日2回5日間吸入,予防には1回10 mgを1日1回10日間吸入 | 尿中排泄されるが吸入後の肺局所内濃度が効果の指標となるため,腎機能正常者と同じ | | | |
| ◎ | ペラミビル水和物 | ラピアクタ®点滴静注液 | | | ○ | 300 mgを15分以上かけて単回点滴静注。合併症等により重症化するおそれのある患者には,1日1回600 mgを15分以上かけて単回点滴静注 | 1日1回150 mg(FDA) | 1日1回100 mg(FDA) | 初回100 mg,以後は透析後2 hr後に100 mg追加する(FDA),CAPDでは初回100 mg,以後は1日毎に100 mg追加 | |
| △ | ラニナミビルオクタン酸エステル水和物 | イナビル®吸入粉末剤 | × | | | 40 mgを単回吸入投与 | CCr 30〜50 mL/min で AUC が2倍に,CCr 30 mL/min 未満で AUC が4.9倍上昇するが,1回の治療で完結するため,減量の必要なし | | | |
| | | | | | | B型肝炎治療薬 | | | | |
| ◎ | アデホビルピボキシル | ヘプセラ®錠 | ○ | | | 10 mgを1日1回 | 10 mgを2〜3日に1回 | 10 mgを2〜3日に1回,Ccr 10〜29 mL/min:10 mgを3日に1回 | CCr<10 mL/min:10 mgを週1回,Ccr 10〜29 mL/min:10 mgを3日に1回 | 10 mgを週1回,HD患者ではHD後に |
| ◎ | エンテカビル水和物 | バラクルード®錠 | × | | | 1日1回0.5 mg(ラミブジン不応患者には1 mg),空腹時(食後2 hr 以降かつ次の食事の2 hr 以上前) | 1回0.5 mg(ラミブジン不応患者には1 mg)を2日に1回 | 1回0.5 mg(ラミブジン不応患者には1 mg)を3日に1回 | ESKD では AUC が8.4倍上昇するため(Zhang Y, et al:CPT 85:305〜311, 2008)1回0.5 mg(ラミブジン不応患者には1 mg)を7日に1回。HD患者ではHD日にはHD後 | |
| ◎ | テノホビルジソプロキシルフマル酸塩 | テノゼット®錠 | × | | ○ | 1回300 mg,1日1回経口投与 | CCr 50〜59 mL/min:300 mgを2日に1回 | CCr 30〜49 mL/min:300 mgを3〜4日に1回 | CCr 10〜29 mL/min:300 mgを7日に1回 | 300 mgを7日に1回または累積約12 hrの透析終了後に300 mgを投与 |
| ◎ | ラミブジン | ゼフィックス®錠 | × | | | 1回100 mgを1日1回 | CCr≧50:1回100 mgを1日1回,CCr 30〜49:初回100 mg,その後50 mgを1日に1回 | 初回100 mg,その後25 mgを1日1回 | CCr 5〜14:初回35 mg,その後15 mgを1日に1回,CCr<5:初回35 mg,その後10 mgを1日に1回 | |

| 重要度 | 薬剤名 | | 透析性 | 禁忌 | 腎障害 | 常用量 | GFR または CCr(mL/min) | | | HD(血液透析) PD(腹膜透析) |
|---|---|---|---|---|---|---|---|---|---|---|
| | 一般名 | 商品名 | | | | | 30〜59 | 15〜29 | <15 | |
| | | | | | | C型肝炎治療薬 | | | | |
| | アスナプレビル | スンベプラ®カプセル | × | | | 1回100mgを1日2回、ダクラタスビル塩酸塩と併用で併用で24週間経口投与 | 腎機能正常者と同じだが、アスナプレビルのAUCは腎機能が正常な被験者に比べてESRD被験者の方が10.1%低い | | | |
| | オムビタスビル水和物/パリタプレビル水和物/リトナビル | ヴィキラックス®配合錠 | × | | ○ | 1日1回2錠を食後に12週間経口投与 | 腎機能正常者と同じ | | | |
| | シメプレビルナトリウム | ソブリアード®カプセル | × | | | 100mgを1日1回経口投与し、投与期間は12週間。ペグインターフェロンアルファ-2aまたは2b、およびリバビリンと併用 | 高度腎機能障害患者ではAUCが健常者に比し、1.62倍高くなるものの添付文書上では腎機能に応じた減量は示唆されていない。リバビリン併用患者が対象となるため、CCr 50mL/min未満の患者では投与できない | | | |
| ◎ | ソホスブビル | ソバルディ®錠 | × | 禁 | | リバビリンと併用して、1日1回400mgを12週間経口投与 | 30≦eGFR<50mL/min/1.73m² ではソホスブビルのAUCは107%上昇しGS-331007のAUCは88%上昇。併用されるリバビリンはCCr<50mL/minで禁忌のため使えない | | 重度の腎機能障害(eGFR<30 mL/分/1.73 m²)または透析を必要とする腎不全の患者ではソホスブビルおよびその代謝物の血中濃度が上昇するため禁忌 | |
| ◎ | ソホスブビル・レジパスビル | ハーボニー®配合錠 | × | 禁 | | 1日1回1錠(レジパスビルとして90mgおよびソホスブビルとして400mg)を12週間経口投与 | 30≦eGFR<50mL/min/1.73m² ではソホスブビルのAUCは107%上昇しGS-331007のAUCは88%上昇するため慎重投与 | | 同上 | |
| | ダクラタスビル塩酸塩 | ダクルインザ®錠 | × | | | アスナプレビル1回100mgを1日2回、アスナプレビルと併用で24週間経口投与 | CCrが60、30および15mL/minおよびHD患者における総ダクラタスビルのAUCは腎機能が正常な被験者に比べてそれぞれ26.4%、59.8%、79.6%および26.9%高く、同様に遊離型ダクラタスビルのAUCはそれぞれ18.0%、39.2%、51.2%および20.1%高くなるが添付文書上では腎機能に応じた減量は示唆されていない。 | | | |
| ◎ | テラプレビル | テラビック®錠 | × | | ○ | セログループ1でかつHCV RNA量が高値の未治療者、またはIFN単独療法、またはリバビリンとの併用で無効または再燃患者に対し1回750mgを1日3回食後に12週間投与(空腹時投与では22%に低下)。腎機能障害の発現リスクが高くなるおそれのある患者においては、本剤の開始用量の減量を考慮 | リバビリン併用患者が対象となるため、CCr 50mL/min未満の患者では投与できない | | | |
| | バニプレビル | バニヘップ®カプセル | × | | | 1回300mgを1日2回、12週間(インターフェロンの治療で無効となった患者には24週間)経口投与。なお本薬は、ペグインターフェロンアルファ-2bおよびリバビリンと併用 | 同上 | | | |

| 重要度 | 薬剤名 一般名 | 薬剤名 商品名 | 透析性 | 禁忌 | 腎障害 | 常用量 | GFR または CCr(mL/min) 30〜59 | GFR または CCr(mL/min) 15〜29 | GFR または CCr(mL/min) <15 | HD(血液透析) PD(腹膜透析) |
|---|---|---|---|---|---|---|---|---|---|---|
| ◎ | リバビリン | レベトール®カプセル/コペガス®カプセル | × | 禁 | | 600〜800 mg 分2 | CCr 50 mL/min 未満の患者では本剤の血中濃度が上昇し,重大な副作用が生じることがあるため投与禁忌。CCr<30 mL/min では AUC が21%上昇する。HD患者に投与する場合には200 mg を1日1回投与(Renal Pharmacotherapy, 2013) | | | HD患者に投与する場合には200 mg を1日1回投与(Renal Pharmacotherapy, 2013) |
| | | | | | | その他の抗ウイルス薬 | | | | |
| | イノシンプラノベクス | イソプリノシン®錠 | ○ | | | 1日 50〜100 mg/kg を3〜4回に分けて投与 | 重篤な腎障害のある患者では尿酸の排泄が遅延することがあるため,慎重投与になっているが,薬物動態データがほとんどなく不明 | | | |
| | | | | | | 寄生虫・原虫用薬 | | | | |
| ◎ | アトバコン・プログアニル塩酸塩配合剤 | マラロン®配合錠 | A×P○ | 禁 | | 1日1回4錠(アトバコン/プログアニル塩酸塩として 1,000 mg/400 mg)を3日間,食後に経口投与。予防には1日1回1錠(アトバコン/プログアニル塩酸塩として 250 mg/100 mg)を,マラリア流行地域到着24〜48 hr 前より開始し,流行地域滞在中および流行地域を離れた後7日間,毎日食後に経口投与*18 | CCr≧30 mL/min では1日1回4錠(アトバコン/プログアニル塩酸塩として 1,000 mg/400 mg)を3日間,食後に経口投与。予防には1日1回1錠(アトバコン/プログアニル塩酸塩として 250 mg/100 mg)*18 | 重度の腎障害のある患者に治療の目的で投与する場合,本剤の配合成分であるプログアニルの排泄が遅延し,血中濃度が上昇することで副作用が発現する危険性が高いため,他剤の投与を考慮するなど投与の可否を慎重に判断し,治療による有益性が危険性を上回ると判断される場合にのみ投与すること。予防目的には禁忌 *18: Renal Pharmacotherapy, 2013 | | |
| | イベルメクチン | ストロメクトール®錠 | × | | | 腸管糞線虫症:体重1 kg 当たり約 200 μg を2週間間隔,疥癬:体重1 kg 当たり約 200 μg を1回。水のみで服用 | 腎機能正常者と同じ | | | |
| △ | キニーネ塩酸塩水和物 | 塩酸キニーネ | ×6.5%/1 hr | | ○ | 1回 0.5 g を1日3回経口投与 | 10 mg/kg を 12 hr 毎に投与(Renal Pharmacotherapy, 2013) | | 10 mg/kg を 24 hr 毎に投与(Renal Pharmacotherapy, 2013) | |
| | サントニン | サントニン原末 | 不明 | | | 1回 100 mg を1日2回空腹時,あるいは就寝前1回および翌朝1回経口投与 | 薬物動態データがほとんどなく不明 | | | |
| | チニダゾール | チニダゾール錠「F」 | ○ | | | 1クールとして1回 200 mg,1日2回,7日間経口投与 または 2,000 mg を1回経口投与 | 腎機能正常者と同じ | | | |
| ○ | パロモマイシン硫酸塩 | アメパロモ®カプセル | 該当せず | | ○ | 1,500 mg(力価)を1日3回に分けて10日間,食後に経口投与 | 腎障害のある患者では微量に吸収された本剤の排泄が滞り,血中濃度が高まる可能性があるため,慎重投与 | | | |
| | ピランテルパモ酸塩 | コンバントリン®錠・ドライシロップ | 不明 | | | 10 mg/kg/日 | 腎機能正常者と同じ | | | |
| | プリマキンリン酸塩 | プリマキン錠 | × | | | 30 mg を1日1回 14日間,食後に経口投与 | 同上 | | | |
| | プラジカンテル | ビルトリシド®錠 | 不明 | | | 1回 20 mg/kg を1日2回 2日間経口投与(肝吸虫症,肺吸虫症),1回 20 mg/kg を1日1〜2回1日経口投与(横川吸虫症) | 腎機能障害のある患者[本剤の排泄が遅延する可能性があるため慎重投与であり,薬物動態データがほとんどなく不明 | | | |
| | フェノトリン | スミスリン®ローション | 該当せず | | | 1週間間隔で1回1本(30 g),頸部以下(頸部から足底まで)の皮膚に塗布し,塗布後 12 hr 以上経過した後に入浴,シャワー等で洗浄,除去 | 吸収されて作用を示す薬剤ではないため腎機能正常者と同じ | | | |

| 重要度 | 薬剤名 一般名 | 薬剤名 商品名 | 透析性 | 禁忌 | 腎障害 | 常用量 | GFRまたはCCr(mL/min) 30～59 | GFRまたはCCr(mL/min) 15～29 | GFRまたはCCr(mL/min) <15 | HD(血液透析) PD(腹膜透析) |
|---|---|---|---|---|---|---|---|---|---|---|
| ○ | メトロニダゾール | フラジール®内服錠 | ○ | | | 750～2,250 mgを 分2～4,詳細は添付文書参照 | 減量せずに8～12 hr毎に(The Kidney 8 th ed) | | | 50～100%を12 hr毎に。HD患者ではHD日にはHD後に投与 |
| ○ | レナリドミド水和物 | レブラミド®カプセル | | | ○ | 1日1回10 mgを21日間連日経口投与した後,7日間休薬。これを1サイクルとして投与を繰り返す | 5 mg/日 | 5 mgを2日に1回 | 5 mgを週3回投与,透析日は透析後に投与 | |
| | | | | | | **がん性皮膚潰瘍臭改善薬** | | | | |
| | メトロニダゾールゲル | ロゼックス®ゲル | | | | 症状および病巣の広さに応じて適量を使用。潰瘍面を清拭後,1日1～2回ガーゼ等にのばして貼付するか,患部に直接塗布しその上をガーゼ等で保護 | 皮膚より吸収されるが内服錠に比し血中濃度が低いため,腎機能正常者と同じ | | | |
| | | | | | | **抗悪性腫瘍薬(mTOR阻害薬)** | | | | |
| | エベロリムス TDM | アフィニトール®錠 | × | | ○ | 腎血管筋脂肪腫:1日1回10 mgを空腹時に経口投与,上衣下巨細胞性星細胞腫:エベロリムスとして3.0 mg/m²を1日1回経口投与 | 腎機能正常者と同じ | | | |
| | 同上 TDM | アフィニトール®分散錠 | × | | ○ | 3.0 mg/m²を1日1回,用時,水に分散して経口投与 | 同上 | | | |
| ○ | クラドリビン | ロイスタチン®注 | × | | ○ | 0.09 mg/kgの7日間持続点滴静注を1コース | 0.06759 mg/kgを7日間持続点滴静注(Renal Pharmacotherapy, 2013) | | 0.045 mg/kgを7日間持続点滴静注(Renal Pharmacotherapy, 2013) | |
| | シロリムス | ラパリムス®錠 | × | | ○ | 2 mgを1日1回経口投与。1日1回4 mgを超えないこと | 腎機能正常者と同じ | | | |
| | テムシロリムス | トーリセル®点滴静注液 | × | | ○ | 1回25 mgを週1回 | 同上 | | | |
| | | | | | | **アルキル化薬** | | | | |
| ○ | イホスファミド | 注射用イホマイド® | ○ | 禁 | ○ | 添付文書参照 | 腎または膀胱に重篤な障害のある患者では腎障害・出血性膀胱炎を増悪するため投与禁忌になっているが75%に減量(Renal Pharmacotherapy, 2013) | | 腎または膀胱に重篤な障害のある患者では腎障害・出血性膀胱炎を増悪するため投与禁忌になっているが50%に減量,透析患者は透析後に投与する(Renal Pharmacotherapy, 2013) | |
| | カルムスチン | ギリアデル®脳内留置用剤 | 不明 | | | 成人に,腫瘍切除腔の大きさや形状に応じて61.6 mg(本剤8枚),または適宜減じた枚数を脳腫瘍切除術時の切除面を被覆するように留置 | 脳内留置用薬であり,活用できる動態データがないため不明 | | | |
| ○ | シクロホスファミド水和物 | エンドキサン®錠・注 | ○ | | ○ | 添付文書参照 | 腎機能正常者と同じ | | 50～75%に減量または常用量を18～24 hr毎(腎外CLが30%低下:Nolin TD, et al:Clin Pharmacol Ther 83:898～903,2008) | |
| | テモゾロミド | テモダール®カプセル | ○ | | | 初回75 mg/m²/日,再発150 mg/m²/日を1日1回空腹時,詳細は添付文書参照 | 全身CLと腎機能の間に関連性はないが慎重投与 | | 透析例での使用報告がほとんどないため不明 | |
| | 同上 | テモダール®点滴静注用 | ○ | | | 初回75 mg/m²/日,再発150 mg/m²/日を1日1回,詳細は添付文書参照 | 全身CLと腎機能の間に関連性はないが慎重投与 | | 透析例での使用報告がほとんどないため不明 | |
| | ニムスチン塩酸塩 | ニドラン®注射用 | × | | ○ | 添付文書参照 | 腎障害のある患者では副作用として腎機能障害の報告があり,症状を悪化させるおそれがあるため慎重投与 | | | |

| 重要度 | 薬剤名 一般名 | 薬剤名 商品名 | 透析性 | 禁忌 | 腎障害 | 常用量 | GFR または CCr(mL/min) 30〜59 | GFR または CCr(mL/min) 15〜29 | GFR または CCr(mL/min) <15 | HD(血液透析) PD(腹膜透析) |
|---|---|---|---|---|---|---|---|---|---|---|
| | ブスルファン | マブリン®散 | × | | | ①慢性骨髄性白血病：初期1日4〜6 mg投与し、改善が得られれば1日2 mgまたはそれ以下に減量。最初から1日2 mgまたはそれ以下の投与も可。維持療法では週1回または2週に1回、1日2 mg ②真性多血症：1日2〜4 mgより開始し、1日6 mgまで漸増 | 腎機能正常者と同じだが、CKD患者では副作用が強く現れるおそれがあるため慎重投与 | | | |
| | 同上 | ブスルフェクス®点滴静注用 | × | | | 1回0.8 mg/kgを生理食塩液または5%ブドウ糖液に混和・調製して2 hrかけて点滴静注する。本剤は6 hr毎に1日4回、4日間投与 | 同上 | | | |
| △ | メルファラン | アルケラン®錠・静注用 | × | | ○ | 2〜12 mg分1 | 投与間隔は腎機能正常者と同じで75%に減量(Renal Pharmacotherapy, 2013) | 投与間隔は腎機能正常者と同じで50%に減量(Renal Pharmacotherapy, 2013) | | |
| | | | | | | **イホスファミド，シクロホスファミド泌尿器系障害発現抑制薬** | | | | |
| | メスナ | ウロミテキサン®注 | × | | | イホスファミド投与：イホスファミド1日量の20%相当量を1回量とし、1日3回(イホスファミド投与時、4 hr後、8 hr後)静脈内注射するが、メスナ1日量としてイホスファミド1日量の最大100%相当量まで投与可。シクロホスファミド(造血幹細胞移植の前治療)投与：シクロホスファミド1日量の40%相当量を1回量とし、1日3回(シクロホスファミド投与時、4 hr後、8 hr後)30分かけて点滴静注 | 検討されていない(UptoDate)が、海外メーカーの添付文書では腎機能正常者と同じ | | | |
| | | | | | | **代謝拮抗薬** | | | | |
| ○ | カペシタビン | ゼローダ®錠 | | 禁 | | 添付文書参照。FDAでは1,250 mg/m²を1日2回を2週間で3サイクル(Renal Pharmacotherapy, 2013) | CCr 30〜50 mL/minで950 mg/m²を1日2回(FDA) | 重篤な腎障害では副作用が重症化または発現率が上昇するおそれがあるため投与禁忌 | | |
| ◎ | クロファラビン | エボルトラ®点滴静注 | | | ○ | 1日1回52 mg/m²、2 hr以上かけて点滴静注。これを5日間連日投与し、少なくとも9日間休薬。これを1クールとして繰り返す。なお、患者の状態により適宜減量 | 腎機能正常者に比しAUCが2倍になると推定されているため、1/2に減量が妥当かもしれない | CCr 30 mL/min未満での投与成績がないため、不明だが、大幅な減量が必要と思われる | | |
| △ | ゲムシタビン塩酸塩 | ジェムザール®注 | × | | ○ | 週1回1,000 mg/m² 3週間連続投与4週目休薬で1クール | 腎機能正常者と同じだが代謝物のdFdUのクリアランスが低下するため慎重投与 | | | 代謝物のdFdUのCLが低下するが、dFdUの透析性は高いため用量調節は不要だが、慎重投与 |
| | シタラビンオクホスファート水和物 | スタラシド®カプセル | ○ | | | 内服100〜300 mg | 腎機能正常者と同じ | | | |
| △ | シタラビン | キロサイド®注・N注 | × | | ○ | 添付文書参照 | 腎機能正常者と同じ | | 通常量では腎機能正常者と同じ 高用量のN注(1〜3 g/m² 12 hr毎)は慎重投与 | |

アルキル化薬〜代謝拮抗薬

| 重要度 | 薬剤名 一般名 | 薬剤名 商品名 | 透析性 | 禁忌 | 腎障害 | 常用量 | GFR または CCr(mL/min) 30〜59 | GFR または CCr(mL/min) 15〜29 | GFR または CCr(mL/min) <15 | HD(血液透析) PD(腹膜透析) |
|---|---|---|---|---|---|---|---|---|---|---|
| | テガフール | フトラフール®カプセル・腸溶カプセル・注・坐剤 | ○ | | ○ | 内服 800〜1,200 mg 注射 20 mg/kg/日 坐薬 1〜2個/日 | 腎機能正常者と同じ | | | 腎機能正常者と同じ HD 患者は HD 日には HD 後 |
| △ | テガフール・ウラシル | ユーエフティ®配合カプセル・E配合顆粒 | ○ | | | テガフールとして 300〜600 mg 分 2〜3 | 腎機能正常者と同じ | | テガフールとして 300 mg を1日1回 | テガフールとして 300 mg を1日1回, HD 患者では HD 日には HD 後 |
| ◎ | テガフール・ギメラシル・オテラシルカリウム | ティーエスワン®配合カプセル・顆粒・OD 錠 | | 禁 | | CCr≧80 mL/min では通常,体表面積に合せて1回 40, 50, 60 mg を初回基準量とし,1日2回,28日間連日経口投与し,その後14日間休薬。これを1クールとして投与を繰り返す。80>CCr≧60 mL/min では初回基準量より必要に応じて1段階減量,60>CCr≧40 mL/min では原則として1段階減量,40>CCr≧30 mL/min では原則として2段階減量。CCr 30 mL/min 未満は投与不可。減量方法:40 mg/回→休薬, 50 mg/回→40 mg/回→休薬, 60 mg/回→50 mg/回→40 mg/回→休薬または腎機能に応じて適宜減量を考慮*19。至適用量は体表面積によっても変化し,1クールごとの用量の増加・減少・休薬基も変化する(添付文書参照) | 重篤な腎機能障害のある患者では,フルオロウラシルの異化代謝酵素阻害剤ギメラシルの腎排泄が著しく低下し,血中フルオロウラシル濃度が上昇し,骨髄抑制等の副作用が強くあらわれるおそれがあるため禁忌 *19:Cancer Chemother Pharmacol70:783〜789, 2012 | | | |
| △ | ドキシフルリジン | フルツロン®カプセル | ○ | | | 800〜1,200 mg 分 3〜4 | 600 mg/日 | | 400 mg/日 | 400 mg/日 HD 患者では HD 日には HD 後 |
| | トリフルリジン(FTD)チピラシル(TPI)塩酸塩 | ロンサーフ®配合錠 | 不明 | | | 1日2回(朝食後および夕食後)経口投与。投与量は体表面積に応じて調節。「5日間連続投与後2日間休薬。これを2回繰り返したのち,14日間休薬」を1コースとして投与を繰り返す | TPI はほとんど代謝されず,主に未変化体として尿中に排泄されるため腎機能の低下が本剤の薬物動態に影響を与える可能性があるが,投与設計に必要な薬物動態データがほとんどなく不明 | | | |
| ○ | ヒドロキシカルバミド | ハイドレア®カプセル | | | | 500〜2,000 mg 分 1〜3 | | 50% または 10〜15 mg/kg を1日1回に減量(Renal Pharmacotherapy, 2013) | 20% または 4〜6 mg/kg を1日1回に減量, HD 患者は HD 日には HD 後 (Renal Pharmacotherapy, 2013) | |
| | フルオロウラシル | 5-FU®錠・注 | ○ | | | 内服 200〜300 mg 点滴 5〜15 mg/kg/日 | 腎機能正常者と同じ | | | 腎機能正常者と同じ HD 患者では HD 日には HD 後 |
| ◎ | フルダラビンリン酸エステル | フルダラ®錠 | × | 禁 | | 40 mg/m²(体表面積)を1日1回5日間連日経口投与し,23日間休薬。これを1クールとし,投与を繰り返す | 腎機能・体表面積により至適用量を決定(添付文書参照) | | | 腎から排泄されるので,排泄遅延により副作用が強くあらわれるおそれがあるため禁忌 |
| ◎ | 同上 | フルダラ®静注用 | × | 禁 | | 1日 20 mg/m² を点滴静注(約30分)。5日間連日投与し 23 日間休薬。同種造血幹細胞移植の前治療に関しては添付文書参照 | 同上 | | | 同上 |
| ◎ | ペメトレキセドナトリウム水和物 | アリムタ®注射用 | 不明 | | ○ | 1日1回 500 mg/m²(体表面積)を10分間かけて点滴静注し,少なくとも20日間休薬。これを1コースとし,投与を繰り返す | 腎機能正常者と同じ (UptoDate) | 重度の腎機能障害患者で,本剤に起因したと考えられる死亡が報告されているので,重度の腎機能障害患者には本剤を投与しないことが望ましい(腎機能障害患者に投与した十分な情報がない) | | |

| 重要度 | 薬剤名 一般名 | 薬剤名 商品名 | 透析性 | 禁忌 | 腎障害 | 常用量 | GFR または CCr(mL/min) 30～59 | GFR または CCr(mL/min) 15～29 | GFR または CCr(mL/min) <15 | HD(血液透析) PD(腹膜透析) |
|---|---|---|---|---|---|---|---|---|---|---|
| ○ | メルカプトプリン水和物 | ロイケリン®散 | ○ | | | 緩解導入量としては，メルカプトプリン水和物として，通常成人1日2～3 mg/kgを単独または他の抗腫瘍剤と併用して経口投与。緩解後は緩解導入量を下回る量を単独または他の抗腫瘍剤と併用して経口投与 | 48 hr 毎に投与する(UptoDate) | | | |
| ◎ | メトトレキサート | メソトレキセート®錠・注 | ○ | 禁 | ○ | 添付文書参照 | 50％に減量 | | 排泄遅延により副作用が強くあらわれるおそれがあるため禁忌 | |
| | | | | | | **アルカロイド系抗がん薬** | | | | |
| △ | エリブリンメシル酸塩 | ハラヴェン®静注 | ○ | | | 1日1回1.4 mg/m²(体表面積)を2～5分間かけて，週1回，静脈内投与する。これを2週連続で行い，3週目は休薬。これを1サイクルとして，投与を繰り返す | CCr 30～50 mL/min：1.1 mg/m²(体表面積)を2～5分間かけて，週1回，静脈内投与する。これを2週連続で行い，3週目は休薬する。これを1サイクルとして，投与を繰り返す。 CCr<30～50 mL/min：データがないため推奨しない(Renal Pharmacotherapy, 2013) | | | |
| | カバジタキセルアセトン付加物 | ジェブタナ®点滴静注 | × | | | プレドニゾロンを併用し1日1回25 mg/m²を1 hrかけて3週間間隔で点滴静注 | 減量の必要はないと思われるが腎障害患者では安全性が確立していないため慎重投与 | | | |
| | ドセタキセル水和物 | タキソテール®点滴静注/ワンタキソテール®点滴静注 | × | | ○ | 添付文書参照 | 腎機能正常者と同じ | | | |
| | パクリタキセル | タキソール®注 | × | | | 同上 | 同上 | | | |
| | パクリタキセル(アルブミン懸濁型) | アブラキサン®点滴静注用 | × | | | A法：通常，成人にはパクリタキセルとして，1日1回260 mg/m²(体表面積)を30分かけて点滴静注し，少なくとも20日休薬。これを1コースとして，投与を繰り返す。なお，患者の状態により適宜減量。B法：1日1回100 mg/m²(体表面積)を30分かけて点滴静注し，少なくとも6日間休薬。週1回投与を3週間連続し，これを1コースとして，投与を繰り返す | 同上 | | | |
| | ビノレルビン酒石酸塩 | ナベルビン®注/ロゼウス®静注 | × | | ○ | 20～25 mg/m² 1週間あける | 同上 | | | |
| | ビンクリスチン硫酸塩 | オンコビン®注 | × | | ○ | 添付文書参照 | 同上 | | | |
| | ビンブラスチン硫酸塩 | エクザール®注射用 | × | | ○ | 週1回0.1 mg/kg，0.05 mg/kgずつ増量して週1回0.3 mg/kg | 同上 | | | |
| | | | | | | **抗生物質抗がん薬** | | | | |
| △ | アムルビシン塩酸塩 | カルセド®注射用 | × | | | 45 mg(力価)/m²(体表面積)を約20 mLの日局生理食塩液あるいは5％ブドウ糖注液に溶解し，1日1回3日間連日静脈内に投与し，3～4週間休薬。これを1クールとし，投与を繰り返す | 腎障害のある患者は副作用が強くあらわれるおそれがあるため，慎重投与になっており，75％に減量して開始 | | | |

| 重要度 | 薬剤名 一般名 | 薬剤名 商品名 | 透析性 | 禁忌 | 腎障害 | 常用量 | GFR または CCr(mL/min) 30〜59 | GFR または CCr(mL/min) 15〜29 | GFR または CCr(mL/min) <15 | HD(血液透析) PD(腹膜透析) |
|---|---|---|---|---|---|---|---|---|---|---|
| ○ | イダルビシン | イダマイシン® | × | 禁 | | 12 mg(力価)/m²(体表面積)を1日1回, 3日間連日静脈内投与。骨髄機能が回復するまで休薬し, 投与を繰り返す | 8 mg(力価)/m²(体表面積)を1日1回, 3日間連日静脈内投与。骨髄機能が回復するまで休薬し, 投与を繰り返す*18 | 重篤な腎障害のある患者では本剤の血中からの消失が遅延するとの報告があるため禁忌 *18:Renal Pharmacotherapy, 2013 | | |
| | エピルビシン塩酸塩 | ファルモルビシン®注 | × | | | 添付文書参照 | 腎機能正常者と同じ | | | |
| △ | ダウノルビシン塩酸塩 | ダウノマイシン®静注用 | × | | | 0.4〜1.0 mg/kg(力価)を連日あるいは隔日に3〜5回静脈内または点滴静注し, 約1週間の観察期間をおき投与を反復 | 血清Cr濃度>3 mg/dLでは50%に減量(FDA) | | | |
| | ドキソルビシン塩酸塩 | アドリアシン®注 | × | | | 添付文書参照 | 腎機能正常者と同じ | | 75%に減量 | |
| | ピラルビシン塩酸塩 | ピノルビン®注 | × | | | 同上 | 腎機能正常者と同じ | | | |
| ◎ | ブレオマイシン塩酸塩 | ブレオ®注 | ○ | 禁 | ○ | 静注・皮下注・筋注:1回15〜30 mg 動注:1回5〜15 mg いずれも1週1〜2回を原則として症状に応じて1日1回ないし週1回に適宜増減 | 50〜75%に減量 | 排泄機能が低下し, 間質性肺炎・肺線維症等の重篤な肺症状を起こすことがあるため, 重篤な腎障害には禁忌 | | |
| ◎ | ペプロマイシン硫酸塩 | ペプレオ®注 | 不明 | 禁 | | 5〜10 mg/回週2〜3回 | 副作用が強くあらわれるおそれがあるため慎重投与 | 重篤な腎機能障害のある患者では排泄機能が低下し, 重篤な肺症状を起こしやすいので禁忌 | | |
| ○ | マイトマイシンC | マイトマイシン®注 | ○ | | ○ | 添付文書参照 | 腎機能正常者と同じ | | 50〜75%に減量 | |

**抗がん薬の血管外漏出治療薬**

| 重要度 | 一般名 | 商品名 | 透析性 | 禁忌 | 腎障害 | 常用量 | 30〜59 | 15〜29 | <15 | HD/PD |
|---|---|---|---|---|---|---|---|---|---|---|
| ○ | デクスラゾキサン | サビーン®点滴静注用 | ○ | | | 血管外漏出後6 hr以内に可能な限り速やかに1〜2 hrかけて点滴静注 | 中等度および重度の腎機能低下者のAUCは腎機能正常者の2倍に上昇するため慎重投与 | 中等度および高度腎障害(CCr<40 mL/min)では50%に減量 50%に減量 | | |

**トポイソメラーゼ阻害薬**

| 重要度 | 一般名 | 商品名 | 透析性 | 禁忌 | 腎障害 | 常用量 | 30〜59 | 15〜29 | <15 | HD/PD |
|---|---|---|---|---|---|---|---|---|---|---|
| ○ | イリノテカン塩酸塩 | カンプト®点滴静注/トポテシン®注 | × | | | 添付文書参照 | 腎機能正常者と同じ | | | 投与を推奨しないが, HD患者に投与するなら125 mg/m²〜50 mg/m²をHD後または非HD日(UptoDate) |
| ○ | エトポシド | ラステット®Sカプセル | × | | | 175〜200 mg/日(5日投与, 3週休薬)少量療法:50 mg/日(21日投与, 1〜2週休薬) | 75%に減量 | | 50%に減量 | |
| ○ | 同上 | ラステット®注 | × | | | 1日量60〜100 mg/m²(体表面積)を5日間連続点滴静注し, 3週間休薬する。胚細胞腫瘍:1日量100 mg/m²(体表面積)を5日間連続点滴静注し, 16日間休薬する。小児悪性固形腫瘍:1日量100〜150 mg/m²(体表面積)を3〜5日間連続点滴静注し, 3週間休薬。これを1クールとし, 投与を繰り返す | 同上 | | 同上 | |

| 重要度 | 薬剤名 一般名 | 薬剤名 商品名 | 透析性 | 禁忌 | 腎障害 | 常用量 | GFR または CCr(mL/min) 30〜59 | GFR または CCr(mL/min) 15〜29 | GFR または CCr(mL/min) <15 | HD(血液透析) PD(腹膜透析) |
|---|---|---|---|---|---|---|---|---|---|---|
| | | | | | | ホルモン製剤 | | | | |
| △ | オクトレオチド酢酸塩 | サンドスタチン®LAR筋注用 | 不明 | | | ①消化管ホルモン産生腫瘍：20 mg を4週毎に3か月間，殿部筋注。症状により 10・20・30 mg を4週毎 | 尿中未変化体排泄率が 32% とやや高いため慎重投与 | | | |
| △ | 同上 | サンドスタチン®皮下注 | 不明 | | | ①消化管ホルモン産生腫瘍，先端巨大症・下垂体性巨人症：1日 100 または 150 µg を 分 2〜3，皮下注より開始し，1日 300 µg まで漸増 ②進行・再発がん患者の緩和医療における消化管閉塞に伴う消化器症状：1日 300 µg，24 hr 持続皮下注 | 同上 | | | |
| | デキサメタゾン | レナデックス®錠 | △ | | | 多発性骨髄腫に対して 40 mg を1日1回，4日間投与 | 腎機能正常者と同じ | | | |
| | フルベストラント | フェソロデックス®筋注 | × | | | 1 回に 500 mg で初回，2 週間後，4 週間後，その後は 4 週ごとに 1 回，左右の臀部に 250 mg ずつ筋注 | 同上 | | | |
| | メピチオスタン | チオデロン®カプセル | × | | | 20 mg 分 2 | 同上 | | | |
| | | | | | | 抗がんホルモン製剤 | | | | |
| | アビラテロン酢酸エステル | ザイティガ®錠 | × | | | プレドニゾロンとの併用において，1日1回 1,000 mg を空腹時に経口投与（食後投与で AUC が 5〜17 倍増大するため） | 腎機能正常者と同じ | | | |
| | アナストロゾール | アリミデックス®錠 | ○ | | | 1 mg 分 1 | 同上 | | | |
| ○ | エキセメスタン | アロマシン®錠 | × | | | 25 mg 分 1 | 腎機能障害被験者では，健康女性と比較して AUC0-∞ が約 2〜3 倍に増加し，経口投与時の CL/F が低下するため，慎重投与 | | | |
| | エストラムスチンリン酸エステルナトリウム | エストラサイト®カプセル | 不明 | | | 626.8 mg 分 2 | 腎機能正常者と同じ | | | |
| | メドロキシプロゲステロン | プロベラ®錠 | × | | | 1 日 2.5〜15 mg（1〜6錠）を 1〜3 回に分割経口投与 | 腎機能正常者と同じ | | | 重篤な肝障害・肝疾患のある患者ではナトリウムまたは体液の貯留作用により，症状が悪化するおそれがあるため禁忌 |
| | エンザルタミド | イクスタンジ®カプセル | × | | | 1日1回 160 mg を経口投与 | 腎機能正常者と同じ | | | |
| | ゴセレリン | ゾラデックス®デポ/LA デポ | 不明 | | | 3.6 mg 4 週毎/10.8 mg 12〜13 週毎 | 同上 | | | |
| | タモキシフェンクエン酸塩 | ノルバデックス®錠 | × | | | 20 mg/日を分 1〜2 | 同上 | | | |
| | デガレリクス酢酸塩 | ゴナックス®皮下注用 | △ | | | 初回 240 mg を 1 カ所あたり 120 mg ずつ腹部 2 カ所に皮下投与。2 回目以降は，初回投与 4 週間後より 80 mg を維持量として，腹部 1 カ所に皮下投与し，4 週間間隔で投与を繰り返す | AUC がやや上昇するが，腎機能正常者と同じ | | | |
| | トレミフェンクエン酸塩 | フェアストン®錠 | × | | | 40 mg 分 1 | 腎機能正常者と同じ | | | |

| 重要度 | 薬剤名 一般名 | 薬剤名 商品名 | 透析性 | 禁忌 | 腎障害 | 常用量 | GFR または CCr(mL/min) 30〜59 | GFR または CCr(mL/min) 15〜29 | GFR または CCr(mL/min) <15 | HD(血液透析) PD(腹膜透析) |
|---|---|---|---|---|---|---|---|---|---|---|
| | ビカルタミド | カソデックス®錠/OD錠 | × | | | 80 mg 分1 | 同上 | | | |
| | フルタミド | オダイン®錠 | × | | | 375 mg を分3 | 同上 | | | |
| | リュープロレリン酢酸塩 | リュープリン®注キット/SR注キット | × | | | リュープリン注キット:4週に1回1筒を皮下投与, リュープリンSR注キット:12週に1回1筒皮下投与 | 同上 | | | |
| | レトロゾール | フェマーラ®錠 | × | | | 2.5 mg 分1 | 同上 | | | |
| | 白金製剤 | | | | | | | | | |
| △ | オキサリプラチン | エルプラット®点滴静注液 | × | | ○ | A法:85 mg/m² を1日1回, 2 hrで点滴静注し, 少なくとも13日間休薬 B法:130 mg/m² を1日1回, 2 hrで点滴静注し, 少なくとも20日間休薬 | 設定されていないが, 減量を考慮。米国では65〜85 mg/m² だが, カナダでは禁忌 | | | |
| ◎ | カルボプラチン | パラプラチン®注 | 不明 | | ○ | 1回 300〜400 mg/m² 投与し, 少なくとも4週間休薬する。これを1クールとする | カルバートの式:AUC目標値×(GFR+25) (mg)によって算出し単独投与の場合, 初回は AUC 7 mg/mL・min を, 繰り返し投与のときは AUC 4〜5 mg/mL・min を目標に投与。透析患者のGFRは5〜10を代入する。ただし本法の血清Cr値は Jaffe法を用いているため, CG式を用いると CCr よりも GFR に近似する。酵素法で測定される日本ではCG式を用いるとCCrが高めに推算されるため過量投与になりやすく, 血清Cr値に0.2を加える方法(Ando M, et al : Clin Cancer Res 6 : 4733〜4738, 2000)や体表面積補正を外した eGFR を用いることが推奨される | | | |
| ◎ | シスプラチン | ランダ®注/ブリプラチン®注 | ○ | 禁 | ○ | 添付文書参照 | CCr 31〜45 mL/min:50%に減量, CCr 46〜60 mL/min:75%に減量(UptoDate) | 禁忌だが必要な場合には50%に減量して投与 | | 禁忌だが, 必要な場合にはHD患者は透析後に50%をCAPD患者は50%に減量して投与 |
| ○ | ネダプラチン | アクプラ®静注用 | × | 禁 | ○ | 添付文書参照 | 重篤な腎障害患者では腎毒性があるため禁忌 | | | |
| | ミリプラチン用懸濁用液 | ミリプラ®用懸濁用液 | 不明 | | ○ | ミリプラチン70 mgに対し, 本懸濁用液3.5 mLを加えて使用 | 腎障害のある患者では, 副作用が強くあらわれるおそれがあるため慎重投与であり, 薬物動態データがほとんどなく不明 | | | |
| | ミリプラチン水和物 | ミリプラ®動注 | 不明 | | ○ | 70 mg を1日1回肝動脈内投与(最高120 mg), 繰り返し投与する場合には, 4週間以上の観察期間をおく | 同上 | | | |
| | 分子標的薬・モノクローナル抗体 | | | | | | | | | |
| | アダリムマブ | ヒュミラ®皮下注 | × | | | ①尋常性・関節症性乾癬:初回80 mg, 以後2週に1回40 mg。1回80 mgまで増量可 ②強直性脊椎炎:2週に1回40 mg。1回80 mgまで増量可 ③多関節に活動性を有する若年性特発性関節炎:2週に1回, 15 kg以上30 kg未満の場合20 mg, 30 kg以上の場合40 mg ④腸管型ベーチェット病, クローン病, 潰瘍性大腸炎:初回160 mg, 2週間後に80 mg。初回投与4週間後以降は40 mgを2週に1回 | 腎機能正常者と同じ | | | |

| 重要度 | 薬剤名 一般名 | 薬剤名 商品名 | 透析性 | 禁忌 | 腎障害 | 常用量 | GFR または CCr(mL/min) 30～59 | GFR または CCr(mL/min) 15～29 | GFR または CCr(mL/min) <15 | HD(血液透析) PD(腹膜透析) |
|---|---|---|---|---|---|---|---|---|---|---|
| | アレムツズマブ | マブキャンパス®点滴静注 | × | | | 1日1回3mgの連日点滴静注から開始し，1日1回10mgを連日点滴静注した後，1日1回30mgを週3回隔日に点滴静注。ただし投与期間は，投与開始から12週間まで | 同上 | | | |
| | ウステキヌマブ | ステラーラ®皮下注 | × | | | 1回45mgを皮下投与。初回投与後，2回目は4週後に投与し，以降は12週間隔で投与 | 同上 | | | |
| | オファツムマブ | アーゼラ®点滴静注液 | × | | ○ | 週1回(初回300 mg，2回目以降は2,000 mg)を8回目まで点滴静注。8回目の投与から4～5週後より4週間に1回2,000 mg，12回目まで繰り返す | 減量の必要はないと思われるが，薬物動態データがほとんどなく不明 | | | |
| | カナキヌマブ | イラリス®皮下注用 | × | | | 1回2 mg/kg(体重40 kg以下；最高8 mg/kg)もしくは1回150 mg(体重40 kg超過；最高600 mg)を皮下注 | 腎機能正常者と同じ | | | |
| | セクキヌマブ | コセンティクス®皮下注用 | × | | | 1回300 mgを，初回，1週後，2週後，3週後，4週後に皮下投与し，以降，4週間の間隔で皮下投与。また，体重により，1回150 mgを投与可 | 同上 | | | |
| | セツキシマブ | アービタックス®注射液 | × | | | 初回は400 mg/m$^2$を2 hrかけて，2回目以降は250 mg/m$^2$を1 hrかけて1週間に1回点滴静注 | 同上 | | | |
| | トラスツズマブ | ハーセプチン®注 | × | | | A法：初回4 mg/kg，2回目以降は2 mg/kgを90分以上点滴，1週間毎 B法：初回8 mg/kgを，2回目以降は6 mg/kgを90分以上かけて点滴，3週間間隔で点滴静注。なお初回投与の忍容性が良好であれば，2回目以降の投与時間は30分間まで短縮可 | 同上 | | | |
| | トラスツズマブエムタンシン | カドサイラ®点滴静注用 | × | | | 1回3.6 mg/kg，3週間間隔で点滴静注 | 同上 | | | |
| | パニツムマブ | ベクティビックス®点滴静注 | × | | | 2週間に1回6 mg/kg(体重)を60分以上かけて点滴静注 | 同上 | | | |
| ○ | ブレンツキシマブベドチン | アドセトリス®点滴静注用 | × | | 不明 | 3週間に1回1.8 mg/kgを点滴静注 | 中等度腎機能障害患者ではMMAEのAUCおよびCmaxは腎機能正常患者より約1.18倍および1.28倍高値であったため慎重に投与 | 重度腎機能障害患者ではMMAEのAUCおよびCmaxは腎機能正常患者より約1.9および2.1倍高値であったため1/2に減量するなど慎重投与 | | |
| | ベバシズマブ | アバスチン®点滴静注用 | × | | ○ | 添付文書参照 | 腎機能正常者と同じ | | | |

分子標的薬・モノクローナル抗体〜分子標的薬・キナーゼ阻害薬

| 重要度 | 薬剤名 一般名 | 薬剤名 商品名 | 透析性 | 禁忌 | 腎障害 | 常用量 | GFR または CCr(mL/min) 30〜59 | GFR または CCr(mL/min) 15〜29 | GFR または CCr(mL/min) <15 | HD(血液透析) PD(腹膜透析) |
|---|---|---|---|---|---|---|---|---|---|---|
| | ペルツズマブ | パージェタ®点滴静注 | × | | | トラスツズマブと他の抗悪性腫瘍薬との併用において，通常，成人に対して1日1回，ペルツズマブとして初回投与時には840 mgを，2回目以降は420 mgを60分かけて3週間間隔で点滴静注。なお初回投与の忍容性が良好であれば，2回目以降の投与時間は30分間まで短縮可 | 同上 | | | |
| | モガムリズマブ製剤 | ポテリジオ®点滴静注 | × | | | 1回量1 mg/kgを1週間間隔で8回点滴静注 | 同上 | | | |
| | リツキシマブ | リツキサン®注 | × | | ○ | 1回量375 mg/m²を1週間間隔で点滴静注。最大投与回数は8回 | 腎機能正常者と同じ。ただし減量を示唆する報告もある | | | |
| 悪性黒色腫治療薬 | | | | | | | | | | |
| | ベムラフェニブ | ゼルボラフ®錠 | × | | | 1回960 mgを1日2回経口投与 | 腎機能正常者と同じ | | | |
| | ニボルマブ | オプジーボ®点滴静注 | × | | | 1回2 mg/kgを3週間間隔で点滴静注 | 同上 | | | |
| 分子標的薬・キナーゼ阻害薬 | | | | | | | | | | |
| | アキシチニブ | インライタ®錠 | × | | | 1回5 mgを1日2回経口投与(忍容性に応じて漸増し最大1回10 mg 1日2回まで) | 腎機能正常者と同じ | | | |
| | アファチニブ | ジオトリフ®錠 | × | | | 成人1日1回40 mgを空腹時に経口投与。1日1回50 mgまで増量可 | 腎機能正常者と同じ | 重度の腎機能障害のある患者では安全性は確立していないため慎重投与。CCr 79 mL/min(中央値)の患者と比較して，60 mL/min および30 mL/min の患者ではAUCτ,ss はそれぞれ13%および42%上昇する | | |
| | アレクチニブ | アレセンサ®カプセル | × | | | 1回300 mgを1日2回経口投与する | 腎機能正常者と同じ | | | |
| △ | イマチニブメシル酸塩 TDM | グリベック®錠 | × | | ○ | 1日1回400 mgを食後に経口投与する(最高800 mg/日)が，FIP1L1-PDGFRα陽性の好酸球増多症候群または慢性好酸球性白血病の場合，1日1回100 mgを食後に経口投与。詳細は添付文書参照 | CCr 40〜59 mL/min：1日1回 400〜600 mgを食後に経口投与 CCr 20〜39 mL/min：1日1回 200〜300 mgを食後に経口投与 CCr<20 mL/min：1日1回 100 mgを食後に経口投与 (FDA) | | | |
| | エルロチニブ塩酸塩 | タルセバ®錠 | × | | | 1日1回150 mgを食前1 hrまたは食後2 hr以降に服用 | 腎機能正常者と同じ | | | |
| | クリゾチニブ | ザーコリ®カプセル | × | | | 1回250 mg，1日2回。患者の状態により適宜減量 | 同上 | | | |
| | ゲフィチニブ | イレッサ®錠 | × | | | 250 mg分1 食後 | 同上 | | | |
| | スニチニブリンゴ酸塩 | スーテント®カプセル | × | | ○ | ①消化管間質腫瘍，腎細胞がん：1日1回50 mgを4週間連日投与し，2週間休薬 ②膵神経内分泌腫瘍；1日1回37.5 mg。1日1回50 mgまで増量可 | 用量変更は不要(FDA)と言われているが，初回投与量は同じ，2回目以降は増量が必要かもしれない(Renal Pharmacotherapy, 2013) | 用量変更は不要(FDA)と言われているが初回投与量は同じ，2回目以降は約2倍までの増量が必要かもしれない(Renal Pharmacotherapy, 2013) | | |
| ○ | ソラフェニブトシル酸塩 | ネクサバール®錠 | × | | ○ | 800 mg分2 | 患者の忍容性に応じて以下の用量が推奨されている CCr 40〜59 mL/min：400 mgを1日2回 CCr<20〜39 mL/min：200 mgを1日2回 HD：200 mgを1日1回(UptoDate) | | | |

| 重要度 | 薬剤名 一般名 | 薬剤名 商品名 | 透析性 | 禁忌 | 腎障害 | 常用量 | GFRまたはCCr(mL/min) 30〜59 | GFRまたはCCr(mL/min) 15〜29 | GFRまたはCCr(mL/min) <15 | HD(血液透析) PD(腹膜透析) |
|---|---|---|---|---|---|---|---|---|---|---|
| | ダサチニブ | スプリセル®錠 | × | | ○ | 1回70〜90 mgを1日2回,慢性期には1日1回100 mg(胃内pHの上昇により吸収率が低下) | 腎機能正常者と同じ | | | |
| | ニロチニブ塩酸塩水和物 | タシグナ®カプセル | × | | ○ | 1回400 mgを食事の1 hr以上前または食後2 hr以降に1日2回投与(胃内pHの上昇により吸収率が低下) | 同上 | | | |
| | パゾパニブ塩酸塩 | ヴォトリエント®錠 | × | | | 1日1回800 mg,食事1 hr以上前または食後2 hr以降に経口投与 | 同上 | | | |
| | ボスチニブ水和物 | ボシュリフ®錠 | × | | | 1日1回500mg(最大600 mg)を食後に経口投与 | 同上 | | | |
| | ラパチニブトシル酸塩水和物 | タイケルブ®錠 | × | | | 1,250 mgを1日1回,食事の1 hr以上前または食事1 hr以降に投与 | 腎機能正常者と同じと思われるが,腎機能低下患者で検討されていない | | | |
| ○ | ルキソリチニブリン酸塩 | ジャカビ®錠 | × | | | 1回5〜25 mgの範囲で,1日2回,12 hr毎を目安に経口投与 | 腎機能障害患者では,未変化体または活性代謝物の血中濃度が上昇するとの報告があるため,減量を考慮するとともに,患者の状態をより慎重に観察し,有害事象の発現に十分注意。特に重度の腎機能障害(CCr 30 mL/min未満)のある患者および透析中の末期腎障害患者では8種類の活性代謝物のAUCの合計が上昇するおそれがある | | | |
| | レゴラフェニブ水和物 | スチバーガ®錠 | × | | | 1日1回160 mgを食後に3週間連日投与し,その後1週間休薬する。これを1サイクルとして投与を繰り返す | 腎機能正常者と同じ | | | |
| | レンバチニブメシル酸塩 | レンビマ®カプセル | × | | | 1日1回24 mgを経口投与 | 同上 | | | |
| 多発性骨髄腫治療薬 | | | | | | | | | | |
| | パノビノスタット乳酸塩 | ファリーダック®カプセル | × | | | ボルテゾミブおよびデキサメタゾンとの併用において,通常,成人にはパノビノスタットとして1日1回20 mgを週3回,2週間(1, 3, 5, 8, 10および12日目)経口投与した後,9日間休薬(13〜21日目)する。この3週間を1サイクルとし,投与を繰り返す。なお,患者の状態により適宜減量 | 腎機能正常者と同じ | | | |
| 急性白血病治療薬 | | | | | | | | | | |
| | 三酸化ヒ素 | トリセノックス®注 | × | | | 0.15 mg/kgを5%ブドウ糖液あるいは生理食塩液に混合して100〜250 mLとし,1〜2 hrかけて投与 | 腎障害のある患者では排泄機能の低下により,本剤の体内濃度が上昇する可能性があるため慎重投与。減量が必要かもしれないし,毒性を厳密にモニタリングする(UptoDate) | | | 検討されていない |
| | L-アスパラギナーゼ | ロイナーゼ®注 | × | | ○ | 静注:1日量体重1 kgあたり50〜200K.U.を連日または隔日に点滴で静脈内に注入。年齢,全身状態により適宜増減。筋注:1日1回体表面積1 m²あたり1万K.U.を週3回,または1日1回体表面積1 m²あたり2.5万K.U.を週1回,筋肉内に注入。なお,患者の状態により適宜減らす | 製薬会社側は減量を示唆していない(UptoDate) | | | |

| 重要度 | 薬剤名 一般名 | 薬剤名 商品名 | 透析性 | 禁忌 | 腎障害 | 常用量 | GFR または CCr(mL/min) 30〜59 | GFR または CCr(mL/min) 15〜29 | GFR または CCr(mL/min) <15 | HD(血液透析) PD(腹膜透析) |
|---|---|---|---|---|---|---|---|---|---|---|
| | 悪性リンパ腫治療薬 | | | | | | | | | |
| | ベンダムスチン塩酸塩 | トレアキシン®点滴静注用 | × | | | 120 mg/m²(体表面積)を1日1回1hrかけて点滴静注。投与を2日間連日行い, 19日間休薬。これを1サイクルとして, 投与を繰り返す。なお, 患者の状態により適宜減量 | 腎機能正常者と同じ | | | |
| ○ | ダカルバジン | ダカルバジン®注 | ○ | | ○ | ①悪性黒色腫:1日100〜200 mgを5日間連日静注し, 約4週間休薬 ②ホジキンリンパ腫:1日1回375 mg/m²を静注し, 13日間休薬 ③褐色細胞腫:1日1回600 mg/m²を2日間連日静注し, 19日間休薬 | CCr 45〜60 mL/minで80%に減量, CCr 31〜45 mL/minで75%に減量(70%に減量(UptoDate)) | | 70%に減量(UptoDate) | |
| | プロカルバジン塩酸塩 | 塩酸プロカルバジン®カプセル | 不明 | | | 1日50〜100 mg (1〜2カプセル)を1〜2回に分割して経口投与を開始。その後約1週間以内に漸増し, プロカルバジンとして1日150〜300 mg(3〜6カプセル)を3回に分割投与し, 臨床効果が明らかとなるまで連日投与。悪性リンパ腫の寛解導入までに要する総投与量は, プロカルバジンとして通常5〜7 g。悪性星細胞腫, 乏突起膠腫成分を有する神経膠腫に対する他の抗悪性腫瘍剤との併用療法の場合は添付文書参照 | 腎機能正常者と同じ(Kintzel PE, Dorr RT : Cancer Treat Rev 21 : 33〜64,1995) | | | |
| | 骨髄異形成症候群(MDS)治療薬 | | | | | | | | | |
| ○ | アザシチジン | ビダーザ®注射用 | × | | ○ | 1日1回75 mg/m²を, 皮下投与または10分かけて点滴静注で1週間投与し, 3週間休薬を1クールとして投与を繰り返す | 腎障害患者ではBUNまたは血清クレアチニンが施設基準値上限を超え, 治療開始前値の2倍以上に上昇した場合には次サイクルは腎機能が正常化するまで待ち, 投与量を50%量に減量する(FDA) | | | |
| | その他の抗悪性腫瘍薬 | | | | | | | | | |
| | サリドマイド | サレド®カプセル | 不明 | | ○ | 1日1回100 mgを就寝前。なお, 患者の状態により適宜増減するが, 1日400 mgを超えないこと。詳細は添付文書参照 | 腎機能正常者と同じ | | | |
| △ | ストレプトゾシン | ザノサー®点滴静注用 | × | | ○ | 5日間連日投与法か1週間間隔投与法のいずれかを選択する。5日間連日投与法では, 1回500 mg/m²を1日1回5日間連日点滴静注し, 37日間休薬する。これを1サイクルとし, 投与を繰り返す。1週間間隔投与法では, 1回1,000 mg/m²を1週間毎に1日1回点滴静注。1回の最高投与量は1,500 mg/m²とされている | 腎機能正常者と同じだが, 腎障害のある患者では副作用が強くあらわれるおそれがあるため慎重投与 | | | |

| 重要度 | 薬剤名 一般名 | 薬剤名 商品名 | 透析性 | 禁忌 | 腎障害 | 常用量 | GFR または CCr(mL/min) 30〜59 | GFR または CCr(mL/min) 15〜29 | GFR または CCr(mL/min) <15 | HD(血液透析) PD(腹膜透析) |
|---|---|---|---|---|---|---|---|---|---|---|
| ○ | トレチノイン | ベサノイド®カプセル | × | 禁 | ○ | 60〜80 mg 分3 | 腎障害患者では重篤な腎障害を起こすおそれがあるため禁忌であり,ビタミンAが上昇するおそれもあるので投与しない ||||
|  | ポマリドミド | ポマリスト®カプセル | 不明 |  |  | デキサメタゾンとの併用において,通常,成人にはポマリドミドとして1日1回4 mgを21日間連日経口投与した後,7日間休薬。これを1サイクルとして投与を繰り返す。なお,患者の状態により適宜減量 | 安全性が確立していないため慎重投与。米国では血清Cr値>3 mg/dL,カナダではCCr<45 mL/minでは使用経験がないため禁忌(UptoDate) ||||
|  | ボルテゾミブ | ベルケイド®注射用 | ○ |  |  | 1日1回,ボルテゾミブとして1.3 mg/m²(体表面積)を投与するが,投与方法・投与期間・投与間隔・休薬期間は添付文書を参照 | 腎機能正常者と同じ(UptoDate) ||||
|  | 溶連菌抽出物 | ピシバニール®注 | 不明 |  |  | 添付文書参照 | 腎機能正常者と同じ ||||
| ○ | レナリドミド水和物 | レブラミド®カプセル |  |  | ○ | 骨髄腫:1日1回25 mgを21日間連日投与した後,7日間休薬。これを1サイクルとして投与を繰り返す | 骨髄腫:10 mg/日で開始し,2サイクル後忍容可能なら15 mgまで増量可能 | 骨髄腫:15 mgを2日に1回 | 骨髄腫:5 mgを1日1回投与,透析日は透析後に投与 ||
|  | レンチナン | レンチナン®静注用 | 不明 |  |  | 1 mgを週2回,2 mgを週1回 | 腎機能正常者と同じ ||||
|  | 乾燥BCG(膀胱内用) | イムノブラダー®膀注用 | 該当せず |  |  | 1回80 mg 週1回8週間膀胱内注入 | 同上 ||||
| || || 悪性胸水治療薬 ||||||||
|  | タルク | ユニタルク®胸膜腔内注入用懸濁剤 | 該当せず |  |  | 4 g/バイアルを日局生理食塩液50 mLで懸濁して,胸膜腔内に注入 | 腎機能正常者と同じ ||||
| || || ホモシスチン尿症治療薬 ||||||||
|  | ベタイン | サイスタダン®原末 |  |  |  | 血漿中ホモシステイン値,血漿中メチオニン値等を参考にしながら11歳以上には1回3 g,11歳未満には1回50 mg/kgを1日2回経口投与 | 腎機能正常者と同じ ||||
| || || ヒストン脱アセチル化酵素阻害薬 ||||||||
|  | ボリノスタット | ゾリンザ®カプセル | × |  | ○ | 1日1回400 mg,食後投与 | 同上 ||||
| || || ハンチントン病治療薬 ||||||||
|  | テトラベナジン | コレアジン®錠 | 不明 |  |  | 1日量12.5 mg(12.5 mgの1日1回投与)から経口投与を開始し,以後症状を観察しながら1週毎に1日量として12.5 mgずつ増量し,維持量を定める。その後は,症状により適宜増減するが,1日最高投与量は100 mgとする。なお,1日量が25 mgの場合は1日2回,1日量が37.5 mg以上の場合には1日3回に分けて投与することとし,1回最高投与量は37.5 mgとする | 重篤な腎機能障害のある患者では排泄が遅延するおそれがあるため慎重投与となっているが,動態的には減量の必要性はないと思われる ||||

| 重要度 | 薬剤名 一般名 | 薬剤名 商品名 | 透析性 | 禁忌 | 腎障害 | 常用量 | GFR または CCr(mL/min) 30〜59 | GFR または CCr(mL/min) 15〜29 | GFR または CCr(mL/min) <15 | HD(血液透析) PD(腹膜透析) |
|---|---|---|---|---|---|---|---|---|---|---|
| 活性型葉酸製剤 ||||||||||
| | レボホリナートカルシウム | アイソボリン®点滴静注 | ○ | | | 添付文書参照 | 尿中に排泄され，重篤な腎障害では副作用が強くあらわれるおそれがあるため慎重投与となっているが，添付文書上では減量は示唆されていない ||||
| 免疫抑制薬 ||||||||||
| | アザチオプリン | イムラン®錠/アザニン®錠 | | | ○ | 腎移植：2〜3 mg/kg/日(初回)，0.5〜1 mg/kg/日(維持) | GFR>50 mL/min：1.5〜2.5 mg/kg を 24 hr 毎<br>GFR 10〜50 mL/min：1.125〜1.875 mg/kg を 24 hr 毎<br>GFR<10 mL/min：，HD：0.75〜1.25 mg/kg を 24 hr 毎<br>CAPD：データなし (Renal Pharmacotherapy, 2013) ||||
| | エベロリムス TDM | サーティカン®錠 | × | | | 1.5 mg を，1日2回に分けて投与。なお，開始用量は1日量として3 mg までを用いることができる | 腎機能正常者と同じ ||||
| | グスペリムス塩酸塩 | スパニジン®点滴静注用 | ○ | | | 1日1回，3〜5 mg/kg を7〜10日間点滴投与 | 腎機能が著しく低下している患者では血液障害，消化器症状)の発現率が高くなるため，慎重投与 ||||
| | シクロスポリン TDM | サンディミュン®カプセル・内用液/ネオーラル®カプセル・内用液 | × | | ○ | 1.5〜16 mg/kg 分 1〜2 | 腎機能正常者と同じ，腎機能悪化に注意し TDM を実施 ||||
| | 同上 TDM | サンディミュン®点滴静注用 | × | | ○ | 3〜8 mg/kg 分 1〜2 | 同上 ||||
| | バシリキシマブ | シムレクト®静注用 | × | | | 1回 20 mg を移植前 2 hr 前と移植術後 4 日後の計 2 回静注 | 動態パラメータが不明であり，設定されていないが，用量の調節は不要と考えられる ||||
| | タクロリムス水和物 TDM | プログラフ®カプセル・顆粒 | × | | ○ | 0.1〜0.3 mg/kg を 分 1〜2 | 腎機能正常者と同じ，腎機能悪化に注意し TDM を実施 ||||
| | 同上 TDM | プログラフ®注 | × | | ○ | 0.1 mg/kg を 24 hr かけて点滴静注 | 腎機能正常者と同じ，腎機能悪化に注意し TDM を実施 ||||
| | 同上 TDM | グラセプター®カプセル | × | | ○ | 0.15〜0.20 mg/kg を 1日1回朝 | 腎機能正常者と同じ，腎機能悪化に注意し TDM を実施 ||||
| | ミコフェノール酸モフェチル TDM | セルセプト®カプセル | × | | | ①腎移植後の難治性拒絶反応の抑制：1回 1,000 mg (難治性の場合は 1回 1,500 mg)。最大 1 日 3,000 mg<br>②心・肝・肺・膵移植における拒絶反応の抑制：1回 500〜1,500 mg いずれも 1日2回，食後 | GFR<25 mL/min/1.73 m² 以上では減量の必要なし。GFR<25 mL/min/1.73 m² では血中濃度が高くなるおそれがある(おそらく腸肝循環するため)ので，1回投与量は 1,000 mg まで(1日2回)とする ||||
| ◎ | ミゾリビン | ブレディニン®錠 | ○ | | ○ | 腎移植：1〜3 mg/kg を 1日1〜3回 (高用量：6〜10 mg/kg を 1日2〜3回：保険適応外)<br>原発性糸球体疾患を原因とするネフローゼ症候群，関節リウマチ 1 日 50 mg を 1日3回 | | 1/2〜1/4 量 | 1/4〜1/10 量 | |
| 免疫調整薬 ||||||||||
| | ヒドロキシクロロキン硫酸塩 | プラケニル®錠 | × | | | 1日1回 200 mg または 400 mg を経口投与。ただし1日投与量は，ブローカ式桂変法で求めた理想体重に基づき決める。詳細は添付文書参照 | 腎機能正常者と同じ ||||

| 重要度 | 薬剤名 一般名 | 薬剤名 商品名 | 透析性 | 禁忌 | 腎障害 | 常用量 | GFR または CCr(mL/min) 30～59 | GFR または CCr(mL/min) 15～29 | GFR または CCr(mL/min) <15 | HD(血液透析) PD(腹膜透析) |
|---|---|---|---|---|---|---|---|---|---|---|
| | | | | | | インターフェロン製剤 | | | | |
| ◎ | インターフェロンα | スミフェロン®注 | × | | ○ | 250～1,000万IUを1日1回．詳細は添付文書参照 | 300万IU/日まで | | 300万IU/日週3回まで | |
| ◎ | インターフェロンα-2b | イントロン®A注 | × | | ○ | ①C型慢性肝炎におけるウイルス血症の改善：1日1回600万～1,000万IUを週6回または週3回筋注 ②HBe抗原陽性でかつDNAポリメラーゼ陽性のB型慢性活動性肝炎のウイルス血症の改善：1週目1日1回600万～1,000万IU，2週目より1日1回600万IUを筋注．開始日は1日1回300万または600万IUを投与 ③腎がん，慢性骨髄性白血病，多発性骨髄腫：1日1回300万～1,000万IUを筋注 | 同上 | | 同上 | |
| | インターフェロンβ | フエロン®注/INF α注 | × | | ○ | 添付文書参照 | 腎機能正常者と同じだが，C型慢性肝炎におけるウイルス血症の改善でリバビリンを併用する場合にはCCr<50 mL/minでは併用できない | | | |
| △ | インターフェロンγ-1a | イムノマックス®-γ注 | × | | ○ | 1日1回1,000万国内標準単位/m²(体表面積)を5日間連日投与し，9日間休薬する．これを2回繰り返す．その後，1日1回1,000万国内標準単位/m²(体表面積)を隔日3回投与し，9日間休薬する．これを2回以上繰り返す． | 腎障害のある患者では症状が悪化することがあるため慎重投与になっており，尿中には排泄されないものの代謝部位が不明なため，至適投与量は不明 | | | |
| ○ | ペグインターフェロンα-2a | ペガシス®皮下注 | × | | ○ | 1回90～180μg週1回皮下注．詳細は添付文書参照．リバビリンを併用する場合にはCCr<50 mL/minでは併用できない | 副作用をモニターしながら慎重投与 | | 1回90～135μg週1回皮下注 | |
| ◎ | ペグインターフェロンα-2b | ペグイントロン®皮下注 | × | | ○ | ①C型慢性肝炎・C型代償性肝硬変におけるウイルス血症の改善：リバビリンと併用し，1回1.5μg/kg(C型代償性肝硬変では1回1.0μg/kg)を週1回，皮下注 ②悪性黒色腫：8週目までは1回6μg/kgを週1回，9週目以降は1回3μg/kgを週1回，皮下注 | CCrが50 mL/min分以下の腎機能障害のある患者ではリバビリンが禁忌であり，リバビリンとの併用の場合は投与できない(使用するとすればCCr 30～50 mL/min：25%減量，CCr 10～29 mL/min：50%減量，高度腎機能低下患者ではCLが健常者の約1/2に低下するため透析患者では1/2に減量) | | | |
| | | | | | | インターロイキン製剤 | | | | |
| ◎ | セルモロイキン | セロイク®注射用 | × | | ○ | 1日1回40万国内標準単位を点滴静注(最大は1日160万国内標準単位(分2)) | 重篤な腎障害のある患者では症状が増悪するおそれがあるため慎重投与になっており，腎で代謝されるため減量が必要だが，動態パラメータが不明なため至適投与量は不明 | | | |
| ○ | テセロイキン | イムネース®注 | × | | ○ | 1日70万IU(最大210万IU)分1～2 | 減量必要だがデータなし | | 1日35～70万IU分1 | |
| | | | | | | 眼科用薬 | | | | |
| | アフリベルセプト | アイリーア®硝子体内注射液 | × | | | 1か月に1回2 mg，連続3回(導入期)硝子体内に投与．その後の維持期では，通常，2か月毎に1回，硝子体内に投与 | 腎機能正常者と同じ | | | |

| 重要度 | 薬剤名 一般名 | 薬剤名 商品名 | 透析性 | 禁忌 | 腎障害 | 常用量 | GFR または CCr(mL/min) 30〜59 | GFR または CCr(mL/min) 15〜29 | GFR または CCr(mL/min) <15 | HD(血液透析) PD(腹膜透析) |
|---|---|---|---|---|---|---|---|---|---|---|
|  | エピナスチン塩酸塩 | アレジオン®点眼液 | 不明 |  |  | 1回1滴，1日4回(朝，昼，夕方および就寝前)点眼 | 同上 | | | |
|  | タフルプロスト・チモロールマレイン酸塩配合剤 | タプコム®配合点眼液 |  |  |  | 1回1滴，1日1回点眼 | 同上 | | | |
|  | タフルプロスト点眼液 | タプロス®点眼液/タプロス®ミニ点眼液 |  |  |  | 同上 | 同上 | | | |
|  | トリアムシノロンアセトニド | マキュエイド®硝子体内注用 | × |  |  | トリアムシノロンアセトニドとして0.5〜4 mg(懸濁液として0.05〜0.4 mL)を硝子体内に注入。(最高40 mg/mL) | 同上 | | | |
| ○ | ブリンゾラミド | エイゾプト®懸濁性点眼液 | 不明 | 禁 |  | 1回1滴，1日2回点眼(最高1回1滴，1日3回点眼) | ブリンゾラミドおよびその代謝物は，主に腎より排泄されるため，排泄遅延により副作用があらわれるおそれがあり，使用経験がないため重篤な腎障害のある患者には禁忌 | | | |
| ○ | ブリンゾラミド・チモロールマレイン酸塩配合剤 | アゾルガ®配合懸濁性点眼液 | 不明 | 禁 |  | 1回1滴，1日2回点眼 | ブリンゾラミドおよびその代謝物は，主に腎より排泄されるため，排泄遅延により副作用があらわれるおそれがあり，使用経験がないため重篤な腎障害のある患者には禁忌 | | | |
|  | ペガプタニブナトリウム | マクジェン®硝子体内注射用キット | × |  |  | 0.3 mg(ペガプタニブのオリゴヌクレオチドとして)を6週毎に1回，硝子体内投与 | 外国人加齢黄斑変性症患者における母集団薬物動態解析において，CCrが20 mL/minに低下すると，ペガプタニブのAUCは最大で2.3倍に上昇すると推定された。このことから，ヒトでの消失に腎からの排泄が寄与していると考えられるため，添付文書上では慎重投与になっていないが慎重に投与すべきかもしれない | | | |
|  | ベルテポルフィン | ビスダイン®静注用 | ○ |  |  | ベルテポルフィンとして6 mg/m²(体表面積)を10分間かけて静脈内投与し，本剤投与開始から15分後にレーザー光〔波長689±3 nm，光照射エネルギー量50J/cm²(照射出力600 mW/cm²で83秒間)〕を治療スポットに照射。なお，3か月毎の検査時に蛍光眼底造影で脈絡膜新生血管からのフルオレセインの漏出が認められた場合は，再治療を実施する。詳細は添付文書参照 | 腎機能正常者と同じ | | | |
| △ | ラニビズマブ硝子体内注射液 | ルセンティス®硝子体内注射液 | × |  |  | 0.5 mg(0.05 mL)を1か月毎に連続3か月間硝子体内投与(導入期) | 腎機能が中等度低下した場合，本薬のクリアランスは17%低下すると推定されているため，0.4 mg投与 | 腎機能障害を有する患者を対象にした薬物動態試験は実施されていないが，減量が必要と思われる | | |
|  | リパスジル塩酸塩水和物 | グラナテック®点眼液 | 不明 |  |  | 他の緑内障治療薬が効果不十分または使用できない場合，1回1滴，1日2回点眼する | 腎機能正常者と同じ | | | |
| | | | | | | 神経因性膀胱治療薬 | | | | |
|  | プロピベリン塩酸塩 | バップフォー®錠 | × |  |  | 20 mgを1日1回，最大40 mg | 不明(動態データに乏しい) | | | |
|  | フラボキサート塩酸塩 | ブラダロン®錠 | × |  |  | 1回300 mgを1日2回 | 腎機能正常者と同じ | | | |

| 重要度 | 薬剤名 一般名 | 薬剤名 商品名 | 透析性 | 禁忌 | 腎障害 | 常用量 | GFR または CCr(mL/min) 30〜59 | GFR または CCr(mL/min) 15〜29 | GFR または CCr(mL/min) <15 | HD(血液透析) PD(腹膜透析) |
|---|---|---|---|---|---|---|---|---|---|---|
| | | | | | | 腹圧性尿失禁治療薬 | | | | |
| △ | クレンブテロール塩酸塩 | スピロペント®錠・顆粒 | × | | | 1回20μgを朝および夕に経口投与(最大60μg) | 少量より開始し，1回20μgを朝夕 | | | |
| | | | | | | 前立腺肥大治療薬 | | | | |
| | アリルエストレノール | パーセリン®錠 | 不明 | | | 1回25mgを1日2回 | 減量の必要はないと思われるが，薬物動態データがほとんどなく不明 | | | |
| | ウラピジル | エブランチル®カプセル | × | | | 添付文書参照 | 腎機能正常者と同じ | | | |
| | クロルマジノン酢酸エステル | プロスタール®錠・L錠 | × | | | 前立腺肥大症 50mg分1 前立腺がん 100mg分2 | 減量の必要はないと思われるが，薬物動態データがほとんどなく不明 | | | |
| △ | シロドシン | ユリーフ®錠 | × | | | 8mg分2 | 薬物動態データがほとんどないが，腎機能障害では血漿中濃度が上昇することが報告されているため4mg分2など低用量から開始。CCr<30mL/min は FDA では禁忌 | | | |
| ◎ | タダラフィル | ザルティア®錠 | × | 禁 | | 5mgを1日1回 | 2.5mgを1日1回から開始することを考慮 | 重篤な腎障害では本剤の血中濃度が上昇し，使用経験が限られているため禁忌 | | |
| | タムスロシン | ハルナール®D錠 | × | | | 0.2mg分1 | 腎機能正常者と同じ | | | |
| | デュタステリド | アボルブ®カプセル | × | | | 0.5mg分1 | 同上 | | | |
| | ナフトピジル | フリバス®OD錠 | × | | | 25mg分1より開始し漸増，最大75mg分1 | 同上 | | | |
| | オオウメガサソウエキス，ハコヤナギエキス，セイヨウオキナガサエキス，スギナエキス，精製小麦胚芽油 | エビプロスタット®配合錠DB | 不明 | | | 3錠分3 | 減量の必要はないと思われるが，薬物動態データがほとんどなく不明 | | | |
| | セルニチンポーレンエキス | セルニルトン®錠 | 不明 | | | 1回2錠1日2〜3回 | 同上 | | | |
| | グルタミン酸・アラニン・アミノ酢酸配合剤 | パラプロスト®カプセル | 不明 | | | 1回2カプセル1日3回 | 同上 | | | |
| | | | | | | 尿路結石治療薬 | | | | |
| | ウラジロガシエキス | ウロカルン®錠 | 不明 | | | 6錠分3 | 腎機能正常者と同じ | | | |
| | | | | | | 排尿障害治療薬 | | | | |
| ◎ | ジスチグミン臭化物 | ウブレチド®錠 | 不明 | | | 排尿障害：5mgを分1，重症筋無力症：1日5〜20mgを1〜4回 | 2.5〜10mg分1 | | 2.5〜5mg分1 | |
| | | | | | | 過活動膀胱治療薬 | | | | |
| | イミダフェナシン | ウリトス®錠/ウリトス®OD錠/ステーブラ®錠/ステーブラ®OD錠 | 不明 | | | 1回0.1mgを1日2回，朝食後および夕食後に経口投与する(最大1日0.4mg) | 0.2mg分2 | | | |
| | オキシブチニン塩酸塩 | ネオキシ®テープ | × | | | 1日1回1枚を下腹部，腰部または大腿部のいずれかに貼付し，24hr毎に貼り替える | 腎機能正常者と同じ | | | |
| | 同上 | ポラキス®錠 | × | | | 6〜9mg分3 | 同上 | | | |

| 重要度 | 薬剤名 一般名 | 薬剤名 商品名 | 透析性 | 禁忌 | 腎障害 | 常用量 | GFR または CCr(mL/min) 30〜59 | GFR または CCr(mL/min) 15〜29 | GFR または CCr(mL/min) <15 | HD(血液透析) PD(腹膜透析) |
|---|---|---|---|---|---|---|---|---|---|---|
| △ | コハク酸ソリフェナシン錠 | ベシケア®錠 | 不明 | | | 5〜10 mg を 1 日 1 回 | | 1 日 1 回 2.5 mg から開始し,慎重に投与する.投与量の上限は 1 日 1 回 5 mg までとする | | |
| ○ | トルテロジン酒石酸塩 | デトルシトール®カプセル | × | | | 4 mg を 1 日 1 回 | CCr 10〜30 mL/min:2 mg を 1 日 1 回 CCr<10 mL/min:データがないため,使用は推奨されない (Renal Pharmacotherapy, 2013) | | | |
| ○ | フェソテロジンフマル酸塩 | トビエース®錠 | × | | | 1 回 4 mg を 1 日 1 回経口投与(1 日 1 回 8 mg まで増量できる) | CCr 30〜80 mL/min で活性代謝物の AUC が 1.8 倍上昇するため,慎重投与 | CCr<30 mL/min で活性代謝物の AUC が 2.3 倍の上昇するため,1 日投与量は 4 mg までとする | | |
| ○ | ミラベグロン | ベタニス®錠 | × | | | 1 日 1 回食後に 50 mg | AUC が 1.68 倍に上昇するため 1 日 1 回 25 mg から開始 | AUC が 2.18 倍に上昇するため 1 日 1 回 25 mg から開始 | 1 日 1 回 12.5 mg から開始 | |
| | ペプタイド系抗利尿ホルモン用薬 | | | | | | | | | |
| ◎ | デスモプレシン酢酸塩水和物 | ミニリンメルト®OD 錠 | | 禁 | | 尿浸透圧あるいは尿比重の低下に伴う夜尿症:1 日 1 回就寝前に 120 μg から経口投与し,最大 240 μg/日に増量可.中枢性尿崩症:1 回 60〜120 μg を 1 日 1〜3 回経口投与.最大 240 μg/日 | 中等度以上の腎機能障害のある患者(CCr が 50 mL/分未満)では血中半減期の延長,血中濃度の増加が認められるため禁忌 | | | |
| | 生物学的製剤 | | | | | | | | | |
| | ツロクトコグアルファ | ノボエイト®静注用 | × | | | 添付の溶解液全量で溶解し,1〜2 mL/分 で 1 回 10〜30 IU/kg を緩徐に静脈内注射 | 減量の必要はないと思われるが,薬物動態データがほとんどなく不明 | | | |
| | 人血清アルブミン | 献血アルブミン®静注 | × | | | 1 回 20〜50 mL | 腎機能正常者と同じ | | | |
| | 加熱人血漿蛋白 | 献血アルブミネート®静注など | × | | | 250 mg/mL 投与速度は 5〜8 mL/min 以下静注・点滴静注 | 同上 | | | |
| | 乾燥抗破傷風人免疫グロブリン | テタノブリン®筋注用 | × | | ○ | 破傷風の潜伏期の初めに用いて破傷風の発症を予防するためには成人において抗毒素 250 IU を用いる.破傷風発症後の症状を軽くするための治療用には通常最低,抗毒素 5,000 IU 以上を用いる | 同上 | | | |
| | ポリエチレングリコール処理抗破傷風人免疫グロブリン | テタノブリン®-IH | × | | ○ | 破傷風の発症を予防するためには,通常 250 IU を投与.重症の外傷例には 1,500 IU を投与.広汎な第Ⅱ度熱傷などの場合は適宜反復投与.破傷風の治療においては,軽〜中等症例では,1,500〜3,000 IU,重症例では 3,000〜4,500 IU を投与.なお,症状により適宜増量.極めてゆっくりと投与すること | 腎障害のある患者では腎機能を悪化させるおそれがあるため慎重投与になっているが,減量の必要はないと思われる | | | |
| | 乾燥スルホ化免疫グロブリン | 献血ベニロン-I | × | | ○ | 添付文書参照 | 同上 | | | |

| 重要度 | 薬剤名（一般名） | 薬剤名（商品名） | 透析性 | 禁忌 | 腎障害 | 常用量 | GFR または CCr(mL/min) 30～59 | 15～29 | <15 | HD（血液透析）PD（腹膜透析） |
|---|---|---|---|---|---|---|---|---|---|---|
| | 乾燥ポリエチレングリコール処理人免疫グロブリン | 献血グロベニン-I | × | | ○ | 添付文書参照 | | 同上 | | |
| | ポリエチレングリコール処理抗HBs人免疫グロブリン | 静注用ヘブスブリン-IH | × | | ○ | ① HBs 抗原陽性血液の汚染事故後の B 型肝炎発症予防：1 回 1,000～2,000 単位。投与時期は事故発生後 7 日以内（48 hr 以内が望ましい）<br>② HBs 抗原陽性のレシピエントにおける肝移植後の B 型肝炎再発抑制：無肝期に 5,000～1 万単位，術後初期に 1 日あたり 2,000～1 万単位。術後初期の投与は 7 日間以内<br>③ HBc 抗体陽性ドナーからの肝移植後のレシピエントにおける B 型肝炎発症抑制：無肝期に 1 万単位，術後初期に 1 日あたり 1 万単位。術後初期の投与は 7 日間以内<br>いずれも点滴静注，または極めて徐々に静注 | | 同上 | | |
| | pH4 処理酸性人免疫グロブリン | ハイゼントラ®20％ 皮下注 | × | | ○ | ヒト免疫グロブリンGとして 50～200 mg（0.25～1 mL）/kg 体重を週 1 回皮下投与 | | 同上 | | |
| | 人ハプトグロビン | ハプトグロビン® 静注（献血） | × | | ○ | 1 回 4,000 単位を緩徐に静脈内に点滴注射するか，体外循環時に使用する場合は灌流液中に混入 | 腎機能正常者と同じ | | | |
| | 血液凝固第 VIII 因子製剤 | | | | | | | | | |
| | エフラロクトコグアルファ | イロクテイト®静注用 | × | | | 1 回 10～30 IU/kg を数分かけて緩徐に静注。定期的に投与する場合の詳細な用法用量は添付文書を参照 | 腎機能正常者と同じ | | | |
| | ワクチン・トキソイド | | | | | | | | | |
| | 組換え沈降 B 型肝炎ワクチン（酵母由来） | ビームゲン® | × | | | B 型肝炎予防：通常，0.5 mL ずつを 4 週間隔で 2 回，20～24 週経過後に 0.5 mL 投与。ただし，10 歳未満は 1 回量 0.25 mL（5 μg） | 腎機能正常者と同じ | | | |
| | インフルエンザHAワクチン | インフルエンザHAワクチン | 不明 | | ○ | 13 歳以上の者については，0.5 mL を皮下に，1 回またはおよそ 1～4 週間の間隔をおいて 2 回注射 | | 同上 | | |
| | 沈降インフルエンザワクチン（H5N1株） | 沈降インフルエンザワクチン H5N1 | × | | | 通常，0.5 mL をおよそ 3 週間の間隔をおいて，筋肉内もしくは皮下に 2 回注射 | | 同上 | | |

生物学的製剤〜ワクチン・トキソイド　353

| 重要度 | 薬剤名 一般名 | 薬剤名 商品名 | 透析性 | 禁忌 | 腎障害 | 常用量 | GFR または CCr(mL/min) 30〜59 | GFR または CCr(mL/min) 15〜29 | GFR または CCr(mL/min) <15 | HD(血液透析) PD(腹膜透析) |
|---|---|---|---|---|---|---|---|---|---|---|
|  | 沈降精製百日咳ジフテリア破傷風不活化ポリオ(ソークワクチン)混合ワクチン | スクエアキッズ®皮下注シリンジ | 不明 |  |  | 初回は小児に1回0.5 mLずつ、3週間以上の間隔で3回皮下投与する(初回免疫)。その後6か月以上の間隔を空けて、1回0.5 mLを皮下投与(追加免疫) | 腎機能正常者と同じ(ただし小児のみに投与) | | | |
|  | 肺炎球菌ワクチン(肺炎球菌莢膜) | ニューモバックス®NP | 不明 |  |  | 1回0.5 mLを筋肉内または皮下に注射。静注、皮内注射は避ける | 腎機能正常者と同じだが、腎不全患者ではむしろ投与が推奨されている | | | 透析患者では抗体価が低下する速度が速いため、CDCは5年毎、NKFは3〜5年毎に肺炎球菌ワクチンを接種することを推奨している |
|  | 沈降10価肺炎球菌結合型ワクチン(無莢膜型インフルエンザ菌プロテインD、破傷風トキソイド、ジフテリアトキソイド結合体) | シンフロリックス®水性懸濁筋注 | 不明 |  |  | 初回免疫として1回0.5 mLずつ3回、いずれも27日間以上の間隔で筋肉内に注射。追加免疫としては1回0.5 mLを1回、3回目接種から4か月以上の間隔をあけて筋肉内に注射 | 腎機能正常者と同じ(ただし小児のみに投与) | | | |
|  | 沈降13価肺炎球菌結合型ワクチン(無毒性変異ジフテリア毒素結合体) | プレベナー13®水性懸濁注 | 不明 |  |  | 初回免疫として1回0.5 mLずつ3回、いずれも27日間以上の間隔で皮下注射。追加免疫として1回0.5 mLを1回、皮下注射。ただし、3回目接種から60日間以上の間隔をあける 詳細は添付文書参照 | 腎臓疾患を有するものは接種要注意者になっている | | | |
|  | 組換え沈降2価ヒトパピローマウイルス様粒子ワクチン | サーバリックス® |  | × |  | 10歳以上の女性に、通常、1回0.5 mLを0、1、6か月後に3回、上腕の三角筋部に筋肉内接種 | 健康状態および体質を勘案し、診察および接種適否の判定を慎重に行い、予防接種の必要性、副反応および有用性について十分に説明し、同意を確実に得た上で、注意して接種する | | | |
|  | 酵母由来の組換え沈降4価ヒトパピローマウイルス様粒子ワクチン | ガーダシル®水性懸濁筋注、同水性懸濁筋注シリンジ |  | × |  | 9歳以上の女性が適応で、合計3回(2回目は初回接種の2か月後、3回目は6か月後)筋肉内注射 | 同上 | | | |
|  | 沈降精製百日せきジフテリア破傷風不活化ポリオ混合ワクチン | テトラビック®皮下注シリンジ/クアトロバック®皮下注シリンジ |  | × |  | 初回免疫は3週間以上の間隔で3回、追加免疫では初回免疫後6か月以上をおいて1回、それぞれ1回0.5 mLを皮下注 | 本剤の投与は生後3か月から90か月までの間にある者に行う | | | |
|  | 沈降破傷風トキソイド | 沈降破傷風トキソイドキット | 不明 |  |  | 0.5 mLずつを2回、3〜8週間の間隔で皮下または筋肉内に注射 | 健康状態および体質を勘案し、診察および接種適否の判定を慎重に行い、予防接種の必要性、副反応、有用性について十分に説明し同意を確実に得た上で、注意して接種する | | | |
|  | 不活化ポリオワクチン(ソークワクチン) | イモバックスポリオ皮下注 |  | × |  | 通常、1回0.5 mLずつを3回以上、皮下に注射 | 基本的にすべての乳児(生後6週以上)、および予防接種歴がない小児と青少年が対象だが、成人では免疫不全および免疫変容状態、急性灰白髄炎の流行地である地域や国へ旅行する者、ポリオウイルスを排出している可能性のある患者と近距離で接触する医療従事者、ポリオウイルスを含有する可能性のある標本を扱う臨床検査室に勤務する者、野生型ポリオウイルスによる罹患が集団発生している地域または特定の社会集団に属する者は接種対象になっている | | | |

| 重要度 | 薬剤名 一般名 | 薬剤名 商品名 | 透析性 | 禁忌 | 腎障害 | 常用量 | GFR または CCr(mL/min) 30～59 | GFR または CCr(mL/min) 15～29 | GFR または CCr(mL/min) <15 | HD(血液透析) PD(腹膜透析) |
|---|---|---|---|---|---|---|---|---|---|---|
| | 経口弱毒生ヒトロタウイルスワクチン | ロタリックス®内用液 | × | | | 乳児に通常，4週間以上の間隔をおいて2回接種し，接種量は毎回 1.5 mL | 腎機能正常者と同じ，ただし乳児専用ワクチン ||||
| | 5価経口弱毒生ロタウイルスワクチン | ロタテック®内用液 | × | | | 乳児に通常，4週間以上の間隔をおいて3回接種し，接種量は毎回 2 mL | 同上 ||||
| | | | | | | **尋常性乾癬治療薬(活性型VD製剤)** |||||
| ◎ | カルシポトリオール | ドボネックス®軟膏 | × | | | 通常1日2回適量を患部に塗布(1週間に90gを超えない) | 腎機能の低下によりCaの排泄が減少することから，血清Ca値が上昇から腎機能が悪化しやすいため腎機能低下症例への使用は推奨しない。使用する場合には定期的な血清Ca濃度，腎機能をモニターしながら投与する ||||
| ◎ | カルシポトリオール水和物/ベタメタゾンジプロピオン酸エステル | ドボベット®軟膏 | × | | | 通常1日2回適量を患部に塗布(1週間に90gを超えない) | 同上 ||||
| ◎ | タカルシトール水和物 | ボンアルファ®軟膏・クリーム・ローション，ボンアルファ®ハイ軟膏・ハイローション | × | | | 通常1日2回適量を患部に塗布 | 同上 ||||
| ◎ | マキサカルシトール | オキサロール®軟膏/ローション | × | | ○ | 通常1日2回適量を患部に塗擦(外用製剤として1日最高 10 g) | 通常用量を塗布しても AUC は注射剤 5 μg 投与時の AUC(マキサカルシトール)の数倍高くなり，高Ca血症・腎機能悪化になりやすいため腎機能低下症例への使用は推奨しない。使用する場合には定期的な血清Ca濃度，腎機能をモニターしながら投与すること(平山尚：透析会誌 45：63～68,2012) ||||
| | | | | | | **尋常性乾癬治療薬(ヒト型抗ヒトIL-17Aモノクローナル抗体製剤)** |||||
| | セクキヌマブ | コセンティクス®皮下注用 | × | | | 1回 300 mg を，初回，1週後，2週後，3週後，4週後に皮下投与し，以降，4週間の間隔で皮下投与。また，体重により，1回 150 mg を投与可 | 腎機能正常者と同じ ||||
| | | | | | | **麻薬** |||||
| | オキシコドン塩酸塩水和物 | オキシコンチン®錠(徐放) | × | | | 10～80 mg 12 hr 毎 | 健常者と同量を慎重投与だが，GFR 60 mL/min 以下の患者では血中濃度が50％上昇したとする報告もある(King S, et al Palliat Med, 25(5)：525～552,2011) ||||
| | 同上 | オキノーム®散 | × | | | 10～80 mg 6 hr 毎 | 同上 ||||
| | 同上 | オキファスト®注 | × | | | 1日 7.5～250 mg を持続静脈内または持続皮下投与 | 同上 ||||
| | ケタミン塩酸塩 | ケタラール®筋注用・静注用 | × | | ○ | 静注用：1～2 mg/kg 筋注用：5～10 mg/kg | 腎機能正常者と同じ ||||
| | コデインリン酸塩水和物 | コデインリン酸塩散 | × | | | 1回 20 mg を1日3回 | | 75％に減量 | 50％に減量 | |
| | ジヒドロコデインリン酸塩 | リン酸ジヒドロコデイン | × | | | 1回 10 mg を1日3回 | | 同上 | 同上 | |
| | タペンタドール塩酸塩 | タペンタ®錠 | × | | | 1日 50～400 mg を2回に分けて経口投与する | 腎機能正常者と同じ ||||
| | フェンタニル | デュロテップ®MTパッチ | × | | | 72 hr 毎に貼り替え | 同上 ||||

| 重要度 | 薬剤名 一般名 | 薬剤名 商品名 | 透析性 | 禁忌 | 腎障害 | 常用量 | GFR または CCr(mL/min) 30〜59 | GFR または CCr(mL/min) 15〜29 | GFR または CCr(mL/min) <15 | HD(血液透析) PD(腹膜透析) |
|---|---|---|---|---|---|---|---|---|---|---|
| | 同上 | ワンデュロ®パッチ | × | | | 約24 hr 毎に貼り替え | 腎機能正常者と同量を慎重投与 | | | |
| | 同上 | アブストラル®舌下錠 | | | | 1回の突出痛に対して，100 μgから舌下投与を開始し，1回 800 μgまで増量可。効果不十分な場合は，投与後30分後以降に同一用量を1回追加投与可。1日当たり4回以下の突出痛に対する使用にとどめること | 同上 | | | |
| | 同上 | イーフェン®バッカル錠 | | | | 1回 50 μg もしくは 100 μgから開始し，1回 800 μgまで増量でき，効果不十分な場合は，投与後30分後以降に同一用量を1回追加投与可。1日当たり4回以下の突出痛に対する使用にとどめること | 同上 | | | |
| | 同上 | フェントス®テープ | | | | 約24 hr 毎に貼り替え | 同上 | | | |
| | 同上 | フェンタニル®注射液 | | | | 添付文書参照 | 腎機能正常者と同じ | | | |
| | メサドン塩酸塩 | メサペイン®錠 | × | | | 1回 5〜15 mg を 1 日 3 回経口投与 | 腎機能正常者と同じ | | 50〜75%に減量 | |
| ○ | モルヒネ塩酸塩 | アンペック®坐薬 | × | | | 10〜60 mg 分 3 | 75%に減量 | 50%に減量し適宜調整。腎機能に関係なく，受容体のリン酸化による構造変化により細胞表面の受容体のダウンレギュレーションにより耐性を生じるため，連続投与により用量が増加することがある。 | | |
| ○ | 同上 | オプソ®内服液 | × | | | 30〜120 mg を 1 日 6 回に分割 | 同上 | 同上 | | |
| ○ | 同上 | 塩酸モルヒネ注射液 | × | | | 1回 5〜10 mg を皮下に注射。がんの疼痛には1回 50〜200 mg を持続静注または持続皮下注。硬膜外投与，くも膜下投与は添付文書参照 | 同上 | 同上 | | |
| ○ | 同上 | モルヒネ塩酸塩水和物原末 | × | | | 1回 5〜10 mg，1日 15 mg を経口投与 | 同上 | 同上 | | |
| ○ | 同上 | パシーフ®カプセル(徐放) | × | | | 1日 30〜120 mg を 1日 1回経口投与 | 同上 | 同上 | | |
| ○ | 同上 | ピーガード®錠(徐放) | × | | | 1日 20〜120 mg を 1日 1回食間 | 同上 | 同上 | | |
| α₂ 作動性鎮静薬 | | | | | | | | | | |
| | モルヒネ硫酸塩 | MSコンチン®(徐放) | × | | | 20〜120 mg 12 hr 毎 | 75%に減量 | 50%に減量し適宜調整。腎機能に関係なく，受容体のリン酸化による構造変化により細胞表面の受容体のダウンレギュレーションにより耐性を生じるため，連続投与により用量が増加することがある。 | | |
| | 同上 | カディアン®カプセル/スティック粒(徐放) | × | | | 1日 20〜120 mg を 1日 1回経口投与 | 同上 | 同上 | | |

| 重要度 | 薬剤名 一般名 | 薬剤名 商品名 | 透析性 | 禁忌 | 腎障害 | 常用量 | GFR または CCr(mL/min) 30〜59 | GFR または CCr(mL/min) 15〜29 | GFR または CCr(mL/min) <15 | HD(血液透析) PD(腹膜透析) |
|---|---|---|---|---|---|---|---|---|---|---|
|  | デクスメデトミジン塩酸塩 | プレセデックス®静注液 | × |  |  | 6 μg/kg/時の投与速度で10分間静脈内へ持続注入し(初期負荷投与)，続いて患者の状態に合わせて，至適鎮静レベルが得られるよう，維持量として 0.2〜0.7 μg/kg/時の範囲で持続注入(維持投与)。また，維持投与から開始することもできる | 腎機能正常者と同じ |  |  |  |
|  |  |  |  |  |  | 全身麻酔薬 |  |  |  |  |
|  | チアミラールナトリウム | イソゾール®注 | × |  |  | 添付文書参照 | 慎重投与だが腎機能正常者と同じ |  |  |  |
|  | チオペンタールナトリウム | ラボナール®注 | × |  |  | 添付文書参照 | 腎機能正常者と同じ |  | 75%に減量 |  |
|  | ドロペリドール | ドロレプタン®注 | × |  |  | ①フェンタニルとの併用による全身麻酔ならびに局所麻酔の補助：導入麻酔では 0.25〜0.5 mg/kg を緩徐に静注または点滴静注。局所麻酔の補助では局所麻酔剤投与 10〜15 分後に 0.25 mg/kg を緩徐に静注 ②単独投与による麻酔前投薬：0.05〜0.1 mg/kg を麻酔開始 30〜60 分前に筋注 | 腎機能正常者と同じ |  |  |  |
|  | プロポフォール | ディプリバン®注・注キット | × |  | ○ | ①全身麻酔：導入では 0.5 mg/kg/10 秒で静注。維持では 4〜10 mg/kg/hr で適切な麻酔深度が得られる。[キット]ディプリフューザー TCI 機能を用いた投与方法は添付文書参照 ②集中治療における人工呼吸中の鎮静：0.3 mg/kg/hr で持続静注にて開始し投与速度を調節。0.3〜3.0 mg/kg/hr で適切な鎮静深度が得られる | 同上 |  |  |  |
|  | レミフェンタニル塩酸塩 | アルチバ®静注用 | × |  |  | 添付文書参照 | 同上 |  |  |  |
|  |  |  |  |  |  | 全身吸入麻酔薬 |  |  |  |  |
|  | イソフルラン | フォーレン®吸入麻酔液 | 不明 |  |  | 導入：最初 0.5%より開始し，4.0%以下の濃度で導入可 維持：2.5%以下の濃度で維持可 | 同上 |  |  |  |
|  | セボフルラン | セボフレン®吸入麻酔液 | × |  | ○ | 通常 0.5〜5.0%で導入し，4.0%以下の濃度で維持できる | 同上 |  |  |  |
|  | デスフルラン | スープレン®吸入麻酔液 | 不明 |  |  | 3%濃度で開始し，適切な麻酔深度が得られるように患者の全身状態を観察しながら，濃度を調節。成人には，亜酸化窒素の併用有無にかかわらず，7.6%以下の濃度で外科的手術に適切な麻酔深度が得られる | 同上 |  |  |  |

$\alpha_2$作動性鎮静薬〜局所麻酔麻薬

| 重要度 | 薬剤名 | | 透析性 | 禁忌 | 腎障害 | 常用量 | GFR または CCr(mL/min) | | | HD(血液透析) PD(腹膜透析) |
|---|---|---|---|---|---|---|---|---|---|---|
| | 一般名 | 商品名 | | | | | 30〜59 | 15〜29 | <15 | |
| | | | | | | 局所麻酔麻薬 | | | | |
| | コカイン塩酸塩 | コカイン塩酸塩原末 | × | | ○ | 0.15 g 分 3 | 腎機能正常者と同じ | | | |
| | テトラカイン塩酸塩 | テトカイン®注用 | × | | | ①脊椎麻酔(腰椎麻酔):0.1〜0.5%注射液とし6〜15 mg<br>②硬膜外麻酔:0.15〜0.2%注射液とし30〜60 mg<br>③伝達麻酔:0.2%注射液とし10〜75 mg。最大1回100 mg<br>④浸潤麻酔:0.1%注射液とし20〜30 mg。最大1回100 mg<br>⑤表面麻酔:0.25〜2%液とし5〜80 mg | 同上 | | | |
| | ブピバカイン塩酸塩 | マーカイン®注 | × | | | [注]1回2 mg/kg まで。[脊麻用]1回10〜20 mg。最大1回20 mg | 同上 | | | |
| | プロカイン塩酸塩 | プロカイン塩酸塩注射液 | 不明 | | | ①浸潤麻酔:[0.5%]1回1,000 mg まで<br>②硬膜外麻酔:[2%]300〜400 mg。最大1日600 mg<br>③伝達麻酔:[1・2%]10〜400 mg | 同上 | | | |
| | リドカイン塩酸塩 | キシロカイン®筋注用 | × | | | 抗生物質製剤を筋注する場合の疼痛緩和のための溶解液として,10〜15 mg | 同上 | | | |
| | リドカイン塩酸塩 | ペンレス®テープ | × | | | ①静脈留置針穿刺時の疼痛緩和:1回1枚,穿刺予定部位に約30分間貼付<br>②伝染性軟属腫摘除時の疼痛緩和:小児に本剤1回2枚まで,摘除予定部位に約1 hr 貼付<br>③皮膚レーザー照射療法時の疼痛緩和:1回6枚まで,照射予定部位に約1 hr 貼付 | 同上 | | | |
| | レボブピバカイン塩酸塩 | ポプスカイン®注 | × | | | ①術後鎮痛:[0.25%]15 mg/時を硬膜外腔に持続投与。4〜8 mL/時の範囲で適宜増減<br>②伝達麻酔:[0.25・0.5%]0.25%は1回100 mg,0.5%は150 mg までを目標の神経あるいは神経叢近傍に投与。最大総量150 mg<br>③硬膜外麻酔:[0.75%]1回150 mg までを硬膜外腔に投与 | 同上 | | | |

| 重要度 | 薬剤名 一般名 | 薬剤名 商品名 | 透析性 | 禁忌 | 腎障害 | 常用量 | GFR または CCr(mL/min) 30～59 | GFR または CCr(mL/min) 15～29 | GFR または CCr(mL/min) <15 | HD(血液透析) PD(腹膜透析) |
|---|---|---|---|---|---|---|---|---|---|---|
| | ロピバカイン塩酸塩水和物 | アナペイン®注 | × | | | ①術後鎮痛：[2 mg/mL] 6 mL/時を硬膜外腔に持続投与。4～10 mL/時の範囲で適宜増減 ②伝達麻酔：[7.5 mg/mL] 1回40 mLまでを目標の神経あるいは神経叢近傍投与 ③硬膜外麻酔：[7.5・10 mg/mL] 1回20 mLまでを硬膜外腔に投与 | 同上 | | | |
| 禁煙補助薬 | | | | | | | | | | |
| | ニコチン | ニコチネル®TTS | × | | | 1日1回1枚を24 hr貼付。10週間を超えて継続投与しないこと | 腎機能正常者と同じ | | | |
| ◎ | バレニクリン酒石酸塩 | チャンピックス®錠 | × | | | 1～3日目は0.5 mgを1日1回食後、4～7日目は0.5 mgを1日2回朝夕食後、8日目以降は1 mgを1日2回朝夕食後。投与期間は12週間 | 腎機能正常者と同じ | 開始量：1回0.5 mg分1，必要に応じ最大1回0.5 mgを1日2回 | 0.5 mgを1日1回 | |
| 勃起不全治療薬 | | | | | | | | | | |
| ○ | シルデナフィルクエン酸塩 | バイアグラ®錠 | × | | | 1日1回25～50 mgを性行為の約1 hr前に投与。1日1回の投与とし、投与間隔は24 hr以上 ＊20：Muirhead GJ, et al：Br J Clin Pharmacol 53：21S-30S, 2002 | | CCr<30 mL/minの患者については，本剤の血漿中濃度が増加することが認められているので，25 mgを開始用量とする | CKD患者ではCLが50％低下するという報告があり[＊20]。25 mgを開始用量とする。心血管系障害を有するなど性行為が不適当と考えられる患者は禁忌 | |
| ○ | タダラフィル | シアリス®錠 | × | | | 1日1回10 mgを性行為の約1 hr前に経口投与。20 mgまで増量可。1日1回の投与とし、投与間隔は24 hr以上 | | CCr 31～50 mL/minでAUCが2倍になるため5 mgから開始し、最大10 mg | 最大5 mg，ただし心血管系障害を有するなど性行為が不適当と考えられる患者は禁忌 | |
| | バルデナフィル塩酸塩水和物 | レビトラ®錠 | × | 禁 | | 1日1回10 mg, 最大20 mg, 高齢者では5 mgから開始し最大10 mg | 中等度～重度の腎障害患者のAUCおよび$C_{max}$は，健康成人に比べ約1.2～1.4倍とやや高値になるがCCrとAUCあるいは$C_{max}$との間に有意な相関は認められなかったため，常用量 | | 血液透析が必要な腎障害には禁忌 | |
| 肥満症治療薬 | | | | | | | | | | |
| | セチリスタット | オブリーン®錠 | 不明 | | | 1回120 mgを1日3回毎食直後 | 腎機能正常者と同じ | | | |
| △ | マジンドール | サノレックス®錠 | × | 禁 | | 0.5 mgを1日1回昼食前に経口投与する。1日最高投与量はマジンドールとして1.5 mgまでとし、2～3回に分けて食前に経口投与するが、できる限り最小有効量を用いる。投与期間はできる限り短期間とし、3か月を限度とする | 重症の腎障害では排泄が遅延するおそれがあるため禁忌 | | | |
| グルコシルセラミド合成酵素阻害薬(ニーマン・ピック病C型治療薬) | | | | | | | | | | |
| ○ | ミグルスタット | ブレーザベス®カプセル | 不明 | | | 成人には1回200 mgを1日3回、小児には体表面積に応じて用量を調節して経口投与する。CCr 50～70 mL/min：1回200 mg, 1日2回 | 1回100 mg, 1日2回 | 30 mL/min/1.73 $m^2$ 未満に対する本剤の使用経験はないため、慎重投与 | | |
| α-ガラクトシダーゼ酵素製剤(遺伝子組換えファブリー病治療薬) | | | | | | | | | | |
| | アガルシダーゼアルファ | リプレガル®点滴静注用 | × | | | 1回体重1 kgあたり0.2 mgを隔週、点滴静注 | 減量の必要はないと思われるが、薬物動態データがほとんどなく不明 | | | |
| | アガルシダーゼベータ | ファブラザイム®点滴静注用 | × | | | 1回体重1 kgあたり1 mgを隔週、点滴静注 | 同上 | | | |

| 重要度 | 薬剤名 一般名 | 薬剤名 商品名 | 透析性 | 禁忌 | 腎障害 | 常用量 | GFR または CCr(mL/min) 30〜59 | GFR または CCr(mL/min) 15〜29 | GFR または CCr(mL/min) <15 | HD(血液透析) PD(腹膜透析) |
|---|---|---|---|---|---|---|---|---|---|---|
| | | | | | | レボカルニチン製剤 | | | | |
| | レボカルニチン | エルカルチン®FF静注1,000mg | ○ | | | レボカルニチンとして1回体重1kgあたり50mgを3〜6hr毎に、緩徐に静注(2〜3分)または点滴静注する。なお、患者の状態に応じて適宜増減するが、1日の最大投与量は体重1kgあたり300mgとする | 保存期腎不全患者では通常はカルニチン欠乏症を起こさないため、欠乏が明らかな場合を除き投与しない | | | 血液透析に伴うカルニチン欠乏症に対しては、通常、レボカルニチンとして体重1kgあたり10〜20mgを透析終了時に、透析回路静脈側に注入(静注)。なお、患者の状態に応じて適宜増減。 |
| | 同上 | エルカルチン®FF内用液/FF錠 | ○ | | | レボカルニチンとして、1日1.5〜3g(15〜30mL)を3回に分割経口投与。なお、患者の状態に応じて適宜増減 | 同上 | | | 透析下の末期腎疾患患者ではカルニチン欠乏症になりやすいが、本剤の高用量の長期投与により、トリメチルアミン等の有害な代謝物が蓄積するおそれがある。1回300mgを1日2回などの低用量から投与を開始するなど患者の状態を観察しながら慎重に投与し、漫然と投与を継続しないこと。HD日にはHD後に投与すること。CAPD患者ではHD患者よりも欠乏は軽微なため、欠乏が明らかな場合を除き投与しない |
| | レボカルニチン塩化物 | エルカルチン®錠 | ○ | | | 1日1.8〜3.6gを3回に分割経口投与 | 同上 | | | 同上 |
| | | | | | | レストレスレッグス症候群治療薬 | | | | |
| | ガバペンチン エナカルビル | レグナイト®錠 | ○ | 禁 | | 1日1回600mgを夕食後に経口投与 | 1回600mgを2日に1回(Renal Pharmacotherapy, 2013) | 活性代謝物であるガバペンチンの排泄が遅延し、血漿中濃度が上昇するおそれがあるため禁忌 | | |
| | ロチゴチン経皮吸収型製剤 | ニュープロ®パッチ | × | | | 中等度から高度の特発性レストレスレッグス症候群：[2.25・4.5mg]1日1回2.25mgより開始し、1週間以上の間隔をあけて1日2.25mgずつ増量。維持量1日4.5〜6.75mg。最大1日6.75mg。肩・上腕部・腹部・側腹部・臀部・大腿部のいずれか正常な皮膚に貼付し、24hr毎に貼り替え | 腎機能正常者と同じ | | | |
| | プラミペキソール塩酸塩水和物 | ビ・シフロール®錠 | × | | | 中等度から高度の特発性レストレスレッグス症候群：1日1回0.25mgを就寝2〜3hr前。1日0.125mgより開始し、1日0.75mgを超えない範囲で適宜増減するが、増量は1週間以上の間隔をあける | 減量の必要はないが増量は14日かける(UptoDate) | | | 十分な使用経験がないので、状態を観察しながら慎重投与(UptoDate) |
| | | | | | | 嚢胞性線維症治療薬 | | | | |
| | ドルナーゼ アルファ | プルモザイム®吸入液 | × | | | 1日1回2.5mgをネブライザーで吸入投与。患者の状態により1回2.5mg、1日2回まで | 減量の必要はないと思われるが、薬物動態データがほとんどなく不明 | | | |

| 重要度 | 薬剤名 一般名 | 薬剤名 商品名 | 透析性 | 禁忌 | 腎障害 | 常用量 | GFR または CCr(mL/min) 30〜59 | GFR または CCr(mL/min) 15〜29 | GFR または CCr(mL/min) <15 | HD(血液透析) PD(腹膜透析) |
|---|---|---|---|---|---|---|---|---|---|---|
| | | | | | | 急性ポルフィリン症治療薬 | | | | |
| | ヘミン | ノーモサング®点滴静注 | 不明 | | | 1日1回3mg/kgを4日間，点滴静注する。ただし，1日最大250mgを超えないこと | 減量の必要はないと思われるが，薬物動態データがほとんどなく不明 | | | |
| | | | | | | アセトアミノフェン過量摂取時の解毒薬 | | | | |
| | アセチルシステイン | アセチルシステイン内服液「あゆみ」 | ○ | | | 初回に140mg/kg，次いでその4hr後から70mg/kgを4hr毎に17回，計18回経口投与。経口投与が困難な場合は，胃管または十二指腸管により投与。投与後1hr以内に嘔吐した場合は，再度同量を投与 | 減量の必要はないと思われるが，薬物動態データがほとんどなく不明 | | | |
| | | | | | | メトヘモグロビン血症解毒薬 | | | | |
| △ | メチルチオニニウム | メチレンブルー静注 | × | | ○ | 新生児および生後3か月以下の乳児には，1回0.3〜0.5mg/kgを5分以上かけて静脈内投与可。投与1hr以内に症状が改善しない場合は，必要に応じ，同量を繰り返し投与可 | 本剤の主たる排泄経路は腎臓である。腎機能が低下している患者では，腎機能障害の悪化または本剤の排泄遅延による副作用発現のおそれがあるため，低用量から投与を開始するなど患者の状態を観察しながら慎重に投与 | | | 添付文書上，減量指示はないが，慎重投与(UptoDate) |
| | | | | | | TTR型アミロイドーシス治療薬 | | | | |
| | タファミジスメグルミン | ビンダケル®カプセル | × | | | 1日1回20mgを経口投与 | 腎機能正常者と同じ | | | |
| | | | | | | アルコール依存症断酒補助薬 | | | | |
| ◎ | アカンプロサートカルシウム | レグテクト®錠 | ○ | 禁 | | 1回666mgを1日3回，食後 | | 333mgを1日3回投与(Renal Pharmacotherapy, 2013) | 高度の腎障害のある患者では排泄遅延により，高い血中濃度が持続するおそれがあるため禁忌 | |
| | | | | | | エチレングリコール・メタノール中毒用薬 | | | | |
| | ホメピゾール | ホメピゾール点滴静注 | 不明 | | | 初回は15mg/kg，2回目から5回目は10mg/kg，6回目以降は15mg/kgを12hr毎に30分間以上かけて点滴静注 | 腎機能正常者と同じ | | | 血液透析を併用する場合は，以下に従い投与。HD開始時：直前の投与から6hr未満ではHD直前には投与不可。6hr以上ではHD直前に投与 HD中：HD開始時から4hr毎に投与 HD終了時：直前の投与から1hr未満ではHD終了時には投与不可。1hr以上3hr以内では常用量の1/2量をHD終了直後に投与。3hr超経過ではHD終了直後に投与 HD終了後：直前の投与から12hr毎に投与 |
| | | | | | | 尿素サイクル異常症治療薬 | | | | |
| △ | フェニル酪酸ナトリウム | ブフェニール®錠 | 不明 | | | 1日9.9〜13g/m²を3〜6回分割で，食事または栄養補給とともにもしくは食直後に経口投与 | 腎機能障害を有する患者では主代謝物であるフェニルアセチルグルタミンは主に腎臓から排泄されるため，蓄積するおそれがあるため，慎重投与 | | | |

| 重要度 | 薬剤名 一般名 | 薬剤名 商品名 | 透析性 | 禁忌 | 腎障害 | 常用量 | GFR または CCr(mL/min) 30〜59 | GFR または CCr(mL/min) 15〜29 | GFR または CCr(mL/min) <15 | HD(血液透析) PD(腹膜透析) |
|---|---|---|---|---|---|---|---|---|---|---|
| | | | | | | ゴーシェ病治療薬 | | | | |
| | イミグルセラーゼ | セレザイム®注/静注用 | × | | | 1回体重1kg当たり60単位を隔週、1〜2hrかけて点滴静注するか、または適切な用量を1単位/kg/minを超えない注入速度で投与 | 減量の必要はないと思われるが、薬物動態データがほとんどなく不明 | | | |
| | ベラグルセラーゼアルファ | ビプリブ®点滴静注用 | × | | | 1回60単位/kgを隔週で点滴静注 | 腎機能正常者と同じ | | | |
| | | | | | | 睫毛貧毛症治療薬 | | | | |
| | ビマトプロスト | グラッシュビスタ®外用液剤 | | | | 1日1回就寝前に、片目毎に上睫毛の生え際に1滴を塗布。塗布の際には、添付の専用ブラシ(アプリケーター)を用いる。一度使用したブラシは廃棄する(左右の目に1本ずつ使用) | 腎機能正常者と同じ | | | |
| | | | | | | ムコ多糖症IVA型治療薬 | | | | |
| | エロスルファーゼアルファ | ビミジム®点滴静注液 | | | | 1回2mg/kgを 週1回点滴静注 | 腎機能正常者と同じ | | | |
| | | | | | | 結核診断用薬 | | | | |
| | 精製ツベルクリン | 一般診断用精製ツベルクリン | 不明 | | | 精製ツベルクリン溶液0.1mLを前腕屈側のほぼ中央部または上腕屈側の中央からやや下部の皮内注 | 腎機能正常者と同じ | | | |
| | | | | | | H. pylori 感染診断用薬 | | | | |
| | 尿素(13C) | ユービット®錠 | × | | | 1錠空腹時 | 腎機能正常者と同じ | | | |
| | | | | | | 膵外分泌機能検査用試薬 | | | | |
| △ | ベンチロミド液 | 膵外分泌機能検査用PFD内服液 | × | 禁 | | 1管早朝空腹時に採尿後、200mL以上の水と共に服用 | 一定時間内の尿中排泄率で評価するため、高度の腎機能低下患者では禁忌 | | | |
| | | | | | | 下垂体機能検査薬 | | | | |
| | ゴナドレリン酢酸塩 | LH-RH注射液 | × | | | 1回0.1mg静注、筋注、皮下注 | 減量の必要はないと思われるが、薬物動態データがほとんどなく不明 | | | |
| | | | | | | 脳疾患診断薬 | | | | |
| △ | イオフルパン($^{123}$I) | ダットスキャン®静注 | × | | | 1バイアル(111〜185MBq)を静脈内投与し、投与後3〜6hrに頭部のシンチグラムを得る | 重篤な腎機能障害のある患者では血中に滞留することがあるため慎重投与 | | | |
| | | | | | | その他の診断用薬 | | | | |
| △ | グルカゴン | グルカゴン注射用・Gノボ注射用 | × | | | 添付文書参照 | 腎不全患者への投与法に言及した文献はないが、腎実質で分解されるため、効果が強く出現する可能性があり減量が必要かもしれない | | | |
| | | | | | | 胃蠕動運動抑制薬 | | | | |
| | $l$-メントール | ミンクリア®内用散布液 | × | | | 1回20mL(160mg)を内視鏡の鉗子口より胃幽門前庭部にいきわたるように散布 | 腎機能正常者と同じ | | | |

| 重要度 | 薬剤名 一般名 | 薬剤名 商品名 | 透析性 | 禁忌 | 腎障害 | 常用量 | GFRまたはCCr(mL/min) 30~59 | GFRまたはCCr(mL/min) 15~29 | GFRまたはCCr(mL/min) <15 | HD(血液透析) PD(腹膜透析) |
|---|---|---|---|---|---|---|---|---|---|---|
| | | | | | | 経口造影剤 | | | | |
| | アミドトリゾ酸ナトリウムメグルミン | ガストログラフイン®経口・注腸用 | ○ | | | ①消化管撮影：1回60 mL（レリーフ造影には10~30 mL）②CTにおける上部消化管造影：30~50倍量の水で希釈し250~300 mL いずれも注腸の場合は3~4倍量の水で希釈し最高500 mL | 腎機能正常者と同じ | | | |
| | | | | | | イオン性高浸透圧性造影剤 | | | | |
| ◎ | アミドトリゾ酸ナトリウムメグルミン | ウログラフイン®注 | × | 禁 | ○ | ①逆行性尿路撮影：[60%]20~150 mL（原液または2~4倍希釈）②内視鏡的逆行性膵胆管撮影：[60%]20~40 mL ③経皮経肝胆道撮影：[60%]20~60 mL ④関節撮影：[60%]1~10 mL ⑤唾液腺撮影：[76%]0.5~2 mL | 禁忌 | | | |
| ◎ | イオタラム酸メグルミン/イオタラム酸Na | コンレイ®注 | ○ | 禁 | ○ | ①逆行性尿路撮影：1回5~20 mL ②内視鏡的逆行性膵胆管撮影：[60%]膵管1回2~4 mL，胆管1回5~15 mL ③経皮経肝胆道撮影：[60%]1回20~60 mL ④関節撮影：[60%]適宜 | 本剤の主たる排泄臓器は腎臓であり，腎機能低下患者では急性腎不全等の症状が悪化するおそれがあるため重篤な腎障害（無尿等）のある患者には原則禁忌となっているが，投与する場合には必要最小量にする | | | |
| ◎ | イオタラム酸メグルミン/イオタラム酸Na | コンレイ®400注 | ○ | 禁 | ○ | 精のう腺撮影：1回1~4 mL | 同上 | | | |
| | | | | | | イオン性低浸透圧性造影剤 | | | | |
| ◎ | イオキサグル酸 | ヘキサブリックス®注 | ○ | 禁 | ○ | 各種血管造影5~60 mL，CTでは50~100 mL，静脈性尿路撮影では20~100 mL，ディジタルX線撮影法による静脈性血管撮影では30~40 mLを1回静注，または点滴 | 本剤の主たる排泄臓器は腎臓であり，腎機能低下患者では急性腎不全等の症状が悪化するおそれがあるため重篤な腎障害（無尿等）のある患者には原則禁忌となっているが，投与する場合には必要最小量にする | | | |
| | イオトロクス酸メグルミン | ビリスコピン®点滴静注 | ○ | 禁 | ○ | 胆嚢・胆管造影に1回100 mLを30~60分にわたり点滴静注 | 本剤の主たる排泄臓器は腎臓ではないが，重篤な腎障害（無尿等）のある患者では急性腎不全等の症状が悪化するおそれがあるため原則禁忌。投与する場合には必要最小量 | | | |
| | | | | | | 非イオン性低浸透圧性造影剤 | | | | |
| ◎ | イオキシラン | イマジニール®注 | ○ | 禁 | ○ | ①各種血管造影：1回5~80 mL ②CT：1回15~150 mL ③静脈性尿路撮影：1回50~100 mL ④ディジタルX線撮影法による静脈性血管撮影：1回20~70 mL ⑤ディジタルX線撮影法による動脈性血管撮影：1回3~40 mL | 本剤の主たる排泄臓器は腎臓であり，腎機能低下患者では急性腎不全等の症状が悪化するおそれがあるため重篤な腎障害（無尿等）のある患者には原則禁忌。投与する場合には必要最小量 | | | |

経口造影剤〜非イオン性等浸透圧性造影剤　363

| 重要度 | 薬剤名 一般名 | 薬剤名 商品名 | 透析性 | 禁忌 | 腎障害 | 常用量 | GFR または CCr(mL/min) 30〜59 | 15〜29 | <15 | HD(血液透析) PD(腹膜透析) |
|---|---|---|---|---|---|---|---|---|---|---|
| ◎ | イオパミドール | イオパミロン®注 | ○ | 禁 | ○ | ①各種血管造影：1回5〜50 mL<br>②CT：1回100〜200 mL<br>③静脈性尿路撮影：1回20〜200 mL<br>④逆行性尿路撮影：1回5〜400 mL | 同上 | | | |
| ◎ | イオプロミド | プロスコープ®注/シリンジ | ○ | 禁 | ○ | ①各種血管造影：1回3〜50 mL<br>②CT：1回50〜100 mL<br>③静脈性尿路撮影：1回50〜100 mL<br>④ディジタルX線撮影法による静脈性血管撮影：1回20〜40 mL<br>⑤ディジタルX線撮影法による動脈性血管撮影：1回3〜30 mL<br>詳細は添付文書参照 | 同上 | | | |
| ◎ | イオヘキソール | オムニパーク®注 | ○ | 禁 | ○ | 添付文書参照 | 重篤な腎障害のある患者には原則禁忌。単回投与の場合には減量の必要はない | | | |
| ◎ | イオベルソール | オプチレイ®注/シリンジ | ○ | 禁 | ○ | ①各種血管造影：1回5〜60 mL<br>②CT：1回50〜150 mL<br>③静脈性尿路撮影：1回40〜100 mL<br>④ディジタルX線撮影法による静脈性血管撮影：1回30〜60 mL<br>⑤ディジタルX線撮影法による動脈性血管撮影：1回3〜50 mL<br>詳細は添付文書参照 | 本剤の主たる排泄臓器は腎臓であり，腎機能低下患者では急性腎不全等の症状が悪化するおそれがあるため重篤な腎障害(無尿等)のある患者には原則禁忌。投与する場合には必要最小量 | | | |
| ◎ | イオメプロール | イオメロン®注 | ○ | 禁 | ○ | ①各種血管造影：1回3〜80 mL<br>②CT：1回40〜100 mL<br>③静脈性尿路撮影：1回30〜100 mL<br>④ディジタルX線撮影法による静脈性血管撮影：1回10〜50 mL<br>⑤ディジタルX線撮影法による動脈性血管撮影：1回3〜40 mL<br>詳細は添付文書参照 | 同上 | | | |
| | | | | | | **非イオン性等浸透圧性造影剤** | | | | |
| ◎ | イオトロラン | イソビスト®注 | ○ | 禁 | ○ | ①関節撮影：1回1〜10 mLを関節腔内に注入<br>②脊髄撮影，CTにおける脳室，脳槽，脊髄造影：1回6〜10 mL | 本剤の主たる排泄臓器は腎臓であり，腎機能低下患者では急性腎不全等の症状が悪化するおそれがあるため重篤な腎障害(無尿等)のある患者には原則禁忌。投与する場合には必要最小量 | | | |
| ◎ | イオジキサノール | ビジパーク®注 | ○ | 禁 | ○ | ①脳血管撮影：[270]4〜15 mL<br>②四肢血管撮影：[270]8〜80 mL，[320]12〜70 mL<br>③逆行性尿路撮影：[270]20〜200 mL。原液を生理食塩水で2倍希釈し用いることも可<br>④内視鏡的逆行性膵胆管撮影：[270]3〜40 mL | 同上 | | | |

| 重要度 | 薬剤名 | | 透析性 | 禁忌 | 腎障害 | 常用量 | GFR または CCr(mL/min) | | | HD（血液透析）PD（腹膜透析） |
|---|---|---|---|---|---|---|---|---|---|---|
| | 一般名 | 商品名 | | | | | 30～59 | 15～29 | <15 | |
| | | | | | | MRI 用造影剤 | | | | |
| ◎ | ガドジアミド水和物 | オムニスキャン®静注32%シリンジ | ○ | 禁 | ○ | 0.2 mL/kg（腎臓を対象とする場合には 0.1 mL/kg） | 重篤な腎障害のある患者では腎性全身性線維症（NSF）発症の危険性が高く、腎機能低下患者では、排泄遅延から急性腎不全等の症状が悪化するおそれがあるため禁忌 | | | |
| ◎ | ガドテル酸メグルミン | マグネスコープ®静注・シリンジ | 不明 | 禁 | ○ | 同上 | 重篤な腎障害のある患者では腎性全身性線維症（NSF）発症の危険性が高く、腎機能低下患者では、排泄遅延から急性腎不全等の症状が悪化するおそれがあるため原則禁忌 | | | |
| ◎ | ガドペンテト酸ジメグルミン | マグネビスト®静注・シリンジ | 不明 | 禁 | ○ | 同上 | 重篤な腎障害のある患者では腎性全身性線維症（NSF）発症の危険性が高く、腎機能低下患者では、排泄遅延から急性腎不全等の症状が悪化するおそれがあるため禁忌 | | | |
| | | | | | | リンパ系・子宮卵管造影剤 | | | | |
| ○ | ヨード化ケシ油脂肪酸エチルエステル | リピオドール®注 | × | 禁 | | ①リンパ系撮影：上腕片側 5～6 mL、下肢片側 10 mL を 0.3～0.5 mL/分で皮膚直下の末梢リンパ管内に注入 ②子宮卵管撮影：5～8 mL を 200 mmHg 以下の圧で注入 | 腎機能正常者と同じ | | 代謝・排泄が障害されることにより副作用があらわれる可能性があるため、重篤な腎障害（無尿等）には禁忌 | |
| | | | | | | 腎機能検査用薬 | | | | |
| | イヌリン | イヌリード®注 | ○ | 禁 | | 本剤 1 バイアルを加熱溶解し、日局生理食塩液 360 mL に希釈。初回量として、150 mL を 1 hr に 300 mL の速度で 30 分間、次いで維持量として 150 mL を 1 hr に 100 mL の速度で 90 分間点滴静注 | | | 無尿や乏尿の患者では水分の過剰投与（飲水 680 mL と生食に希釈した溶液 300 mL）になり症状を悪化させるため禁忌 | |
| | フェノールスルホンフタレイン | フェノールスルホンフタレイン注 | ○ | | | 排尿後、水 300～500 mL を飲ませ、30 分後に通常成人ではフェノールスルホンフタレイン注射液 1.0 mL（フェノールスルホンフタレインとして 6.0 mg）を肘静脈または筋肉内に注射 | | | 注射後 15, 30, 60 および 120 分の 4 回採尿するが尿量が 10 mL 以下では不正確になる | |

# 事項索引

## ◆ 数字・欧文 ◆

5-HT$_{1B/1D}$ 受容体作動型片頭痛治療薬　104
5-HT$_2$/D$_2$ 拮抗薬　101

### A
A-DROP　35
ARC（過大腎クリアランス）　78, 235

### B
BUN　57
BUN/Cr 比　201

### C
CCr$_{Jaffe}$　229
CHD　199
CHDF　199, 201
CHDF 施行時の抗菌薬投与　198
CHF　199
CKD の重症度診断の指標　66
CKD の定義　29
Cockcroft-Gault 式　6, 9, 67
───での肥満患者の腎機能の見積もり方　10
───による推算 CCr　92, 238
CRRT　199
CYP2C9　114
───阻害作用　114
CYP2D6　209
───阻害作用　209
CYP3A4　166, 168, 208

### D
DKI（薬剤性腎障害）の分類　13
DM 補正式　80

### E
eGFR　9, 228
───，痩せた高齢者　64
EMPA-REG OUTCOME 試験　174

### F
F（バイオアベイラビリティ）　50

### G
Giusti-Hayton 法　40
GLP-1　172

### H
HD による薬物除去　198
Henderson-Hasselbalch の式　50

### I
I-ROAD　35
IDMS　86
IDMS-MDRD　86

### J
Jaffe 法　58, 67, 70

### N
n-オクタノール　140
non-creatinine chromogen　58
NSAIDs　23, 114, 205
───投与による急性腎不全発症リスク　25
───による腎前性急性腎障害の危険因子　25

### P
P 糖タンパク質　143
Point of Care Testing　68

### R
Restless legs syndrome　109, 111

### S
SGLT2 阻害薬　173
───投与症例　87
SIRS　78
───患者，血清 Cr 値の低い　89
───患者の標準化 eGFR　235
SU 薬　2, 171
SV2A　111

### T
$t_{1/2}\beta$　127
TDM　103

### V
Vd　105

## ◆ 和文 ◆

### あ
アシクロビルによる腎後性腎障害　12
アスリート，推算腎機能　232
アスリートの腎機能評価，筋肉質の　84
アミノグリコシド系抗菌薬　179
アロプリノールによる皮膚障害　161

### い
イヌリンクリアランス　61
イヌリン投与による実測 GFR　238
インクレチン製剤　173
インスリン　2
インフルエンザ治療薬　194
意識障害，高齢者に起きた真夏の　11

### え
塩化カリウム　154

### お
オキサロール®軟膏による高カルシウム血症　20
横紋筋融解症　19

### か
カリウム吸着陽イオン交換樹脂製剤　206
ガバペンチンの投与設計　40
過大腎クリアランス　78, 235
肝代謝　47
感染症による血清 Cr 値上昇，重症　86

### き
キャッピング法　234
偽性アルドステロン症　223
急性腎不全，薬剤性　13, 24
急性腎不全，外用薬で起こった　20
急性ポルフィリン症治療薬　361
筋肉質のアスリートの腎機能評価　84

### く
クラリスロマイシンとコルヒチンの致死性相互作用　16
クラリスロマイシンによる危険な相互作用　19
クレアチニン　52
クレアチニンクリアランス　61
クレアチン　52

グレープフルーツジュース　166

■け

血清Cr値　52, 238
　――が低い患者の腎機能の見積もり方　32
　――とGFRの変化　54
　――による個別eGFR　238
　――による標準化eGFR　238
　――の若年者と高齢者の差　52
　――の上昇，重症感染症による　86
　――の男女差　52
　――の低いSIRS患者　89
　――の問題点　56
　――を基にした推算式　61
血清シスタチンC値による個別eGFR　238
血糖降下薬　149
血液透析による薬物除去　198
見当識障害　190

■こ

コッククロフト・ゴールト式　6, 9, 67
　→Cockcroft-Gault式も見よ
コビシスタット　236
コルヒチン　15
コルヒチン中毒　16
小柄な女性の腎機能評価　82
個別eGFR　92, 228, 230, 231
向精神薬　98, 105, 106, 109
抗うつ薬　96
抗菌薬のPK/PD　182
抗血栓薬　149
抗てんかん薬　110
抗ドパミン$D_2$受容体阻害作用　107
抗パーキンソン薬　105
抗不整脈薬　137
高カリウム血症　151, 186
高カルシウム血症　121
　――，オキサロール®軟膏による　20
高尿酸血症　160
高齢者に起きた真夏の意識障害　11
高齢者の推算CCr　237
骨粗鬆症　121

■さ

殺菌性抗菌薬　202

■し

シスタチンC　75, 232
　――，痩せた高齢者　64
　――の問題点　76, 232
　――による個別eGFR　238
シンバスタチンによる横紋筋融解症　19
ジスキネジア　107

ジュスティ・ヘイトン法　40
糸球体濾過　48
脂溶性の向精神薬　96
持続的血液透析濾過　199, 201
持続的血液濾過　199
持続的腎代替療法　199
実測CCr　61
　――，痩せた高齢者　64
実測GFR　61
若年者の推算CCr　237
重症感染症による血清Cr値上昇　86
初回通過効果　49
女性の腎機能評価, 小柄な　82
消失半減期　126
神経障害性疼痛　132
腎機能悪化，ビタミン$D_3$軟膏による　21
腎機能低下患者へのNSAIDs投与　26
腎機能の低下した糖尿病患者　2
腎機能の見積もりミス　32
腎機能パラメータ　238
腎機能を正しく評価する「10の鉄則」　226
腎後性腎障害　14
　――のリスクファクター　11
腎後性の薬剤性急性腎障害　215
腎性腎障害　13
腎前性腎障害　13
腎で代謝される生体内物質　3
腎で代謝される薬物　3
腎排泄　48

■す

スタチン薬　165
スルホニル尿素薬　2
推算CCr　61
　――，Cockcroft-Gault法による　92, 238
　――，加齢による影響　63
　――，肥満患者　63
錐体外路症状　96

■せ

セフトリアキソンの投与設計　40
セロトニン・ドパミン拮抗薬　101
正常体型の若年症例　88
生物学的利用率　50
線維筋痛症　132
遷延性低血糖を起こす活性代謝物　4
全身性炎症反応症候群　78, 89
　――患者の標準化eGFR　235

■た

多発性骨髄腫　124
体格別用量の薬剤　62
体表面積の外し方　9

■ち

蓄積性, 薬の　108
蓄尿による実測CCr　238
蓄尿忘れ　88
蓄尿CCr　237
腸肝循環　131
鎮痛薬腎症　119

■つ

痛風　160
　――腎　15
　――発作　15
　――発作予感時　16

■て

低カルシウム血症　124
定型抗精神病薬　96
添付文書の腎機能表記　70
添付文書の「尿中排泄率」　45

■と

投与補正係数　43
透析患者の血清Cr値　59
統合失調症治療薬　96
糖尿病, 腎機能の過大評価　236
糖尿病患者　80, 171
　――，腎機能の低下した　2
糖尿病初期の腎機能　90

■な

難治性疼痛　132

■に

日本人のGFRcys推算式　93
尿細管再吸収　48
　――を抑制　50
尿細管における薬物トランスポータ　49
尿細管分泌　49
尿中排泄率　215
　――，添付文書の　45
尿中未変化体排泄率0%　98

■ね

ネフローゼ患者　80
ネフローゼ症候群による低アルブミン血症, 腎機能の過大評価　236

■は

ハイリスク薬，腎機能低下患者に対する　237
バイオアベイラビリティ　50
バンコマイシン腎症　33
パーキンソン病　111
排泄経路, 薬剤の　4

■ひ

ビスホスホネート関連顎骨壊死　123
ビスホスホネート薬　122

ビタミン A　220
ビタミン $D_3$ 軟膏による腎機能悪化
　　　　　21
ピルシカイニドの投与設計　40
肥満患者の腎機能評価　83
肥満患者の推算 CCr 算出　231
標準化 eGFR　9, 66, 92, 228

■ふ
フレイル症例，推算腎機能　233
プレガバリンの投与設計　42
分布容積　105

■へ
ベンズアミド誘導体　106
ヘンダーソン・ハッセルバルヒの式
　　　　　50
閉経後骨粗鬆症患者　121
片頭痛治療薬　104

■ほ
ホモシステイン　156
ボディビルダー　84
　── の推算腎機能　232

■ま
慢性腎臓病　29

■み
水分配係数　140

■む
むずむず脚症候群　109, 111

■や
薬剤性急性腎障害　13
　── の原因薬物　24
薬剤性腎障害　32
　── の分類　13

薬物の排泄経路　4
安田の式　164

■ゆ
油水分配係数　140

■ら
ラウンドアップ法　34, 55, 89, 234

■り
リスペリドン　101
緑内障治療薬　203

■る
るい痩患者の推算腎機能　232

■ろ
ろれつ困難　190

# 薬剤索引

太字の頁数は「5章 腎機能別薬剤投与量一覧表」での頁数を表す。

### ◆ 数字・欧文 ◆

αβ遮断薬　265
α2作動性鎮静薬　355
α-ガラクトシダーゼ酵素製剤（遺伝子組換えファブリー病治療薬）　358
αグルコシダーゼ阻害薬　292
α遮断薬　270
β-ガラクトシターゼ　288
β刺激薬　279
β刺激薬・ステロイド配合剤　280
β遮断薬　139, 263
Xa阻害薬　148, 305
5-FC　328
5-FU®　337
5-HT$_3$受容体拮抗型制吐薬　290
5α-還元酵素I型阻害薬　男性型脱毛症用薬　301
5-HT$_{1B/1D}$受容体作動型片頭痛治療薬　243
5価経口弱毒生ロタウイルスワクチン　354

### A

ABK　322
ABPC　318
ABPC/MCIPC　318
ACE阻害薬　266
ACV　329
AMK　321
AMPC　318
AMPH　328
ARB　267
ARB/Ca拮抗薬合剤　268
ARB/HCTZ合剤　267
ARB/トリクロルメチアジド合剤　268
AZM　324
AZT　320

### B

BIPM　321
B型肝炎治療薬　332

### C

C型肝炎治療薬　333
CAM　324
CAZ　320
Ca拮抗薬（ジヒドロピリジン系）　265
CCL　319
CDTR-PI　320
CETB　320
CEX　319
CEZ　319
CFDN　320
CFIX　319
CFPM　319
CFPN-PI　320
CFTM-PI　320
CLDM　324
CMX　320
CMZ　319
COPD治療配合薬　281
CPDX-PR　320
CPFX　325
CPR　320
CPZ　319
CS　327
CTM　319
CTRX　320
CTX　319
CXM-AX　319
CZOP　319

### D

D-ソルビトール　287
D-ペニシラミン　136
D-マンニトール　312
$d$-クロルフェニラミンマレイン酸塩　275
$d$-クロルフェニラミンマレイン酸塩徐放性　275
DAP　322
DHPG　330
DIC治療薬　306
$dl$-イソプレナリン塩酸塩　252
DOXY　324
DPP 4阻害薬　293
DPR　323
DRPM　321

### E

EB　326
EM　324
EPA・DHA製剤　274
EPA製剤　274
EPL®　274
ESポリタミン®　311
EVM　327

### F

F-FLCZ　328
FLCZ　328
FMOX　320
FOM　322
FRPM　321

### G

GLP-1アナログ製剤　294
GM　322
GnRH誘導体製剤　300
GRNX　325

### H

H. pylori感染診断用薬　361
H$_2$遮断薬　283
HCGモチダ　298
HIV治療薬　330
HMG-CoA還元酵素阻害薬　273

### I

INFα　348
INH　326
IPM/CS　320
ISP　321
ITCZ　328

### J

JAK阻害薬　245

### K

KCL補正液　314
KM　321, 327

### L

L-AMB　328
L-アスパラギナーゼ　344
L-アスパラギン酸カルシウム　315
$l$-イソプレナリン塩酸塩　262
$\ell$-メントール　361
LFLX　326
LMOX　320
LVFX　326
LZD　323

### M

MCFG　329
MCZ　329
MDRP　184
MDS®　274
MEPM　321
MFLX　326
MINO　324
MRI用造影剤　364
MSコンチン®　355

## N
NaCl 269
NFLX 325
NSAIDs 136

## P
PAPM/BP 321
PAS-Ca 327
PCG 318
pH 4 処理酸性人免疫グロブリン　352
PIPC 319
PL 配合顆粒 243
PPA 325
PUFX 325
PZA 327
PZFX 325

## Q
QPR 323

## R
RFP 327
RXM 324

## S
SBT/ABPC 318
SBT/CPZ 319
SBTPC 318
SGLT-2 阻害薬 294
SM 327
S・M 配合散 287
ST 合剤 185, 236, 325

## T
TAZ/PIPC 318
TBPM-PI 320
TEIC 323
TFLX 325
TH 326
Th2 サイトカイン阻害薬 277
TOB 322
TS-1 10, 83, 337
TTR 型アミロイドーシス治療薬　360

## V
$V_2$ 受容体拮抗薬 270
VACV 329
VCM 323
VRCZ 328

## ◆ 和文 ◆

### あ
アーガメイト® 206, 315
アーゼラ® 342
アーチスト® 141, 169, 265
アーテン® 257
アービタックス® 342
アイソボリン® 347
アイトロール® 262
アイピーディ 277
アイミクス® 268
アイリーア 348
アカルディ® 261
アカルボース 292
アカンプロサートカルシウム 360
アガルシダーゼアルファ 358
アガルシダーゼベータ 358
アキシチニブ 343
アキネトン® 257
アクタリット 245
アクチット® 314
アクチバシン® 302
アクテムラ® 245
アクトシン® 261
アクトス® 292
アクトネル® 122, 297
アクプラ® 341
アクラトニウムナパジシル酸塩　286
アクロマイシン® 324
アグリリン® 308
アコアラン® 306
アコチアミド塩酸塩水和物 286
アコファイド® 286
アコレート 277
アサコール® 288
アザクタム® 320
アザシチジン 345
アザセトロン 290
アザチオプリン 347
アザニン® 347
アザルフィジン EN® 245
アシクロビル　11, 45, 190, 193, 214, 216, 329
アシテア® 278
アシドーシス治療薬 312
アシノン® 283
アジスロマイシン水和物 324
アジドチミジン 331
アジルサルタン 267
アジルサルタン・アムロジピンベシル酸塩配合剤 268
アジルバ® 267
アスコルビン酸 309
アスコルビン酸・パントテン酸カルシウム 309
アストモリジン® 280
アスナプレビル 333
アスパラ® 315
アスパラ®カリウム 315
アスパラギン酸カリウム 315
アスピリン 240, 303
アスピリン・ダイアルミネート配合　303
アスペノン® 140, 210, 272
アスベリン® 282
アズトレオナム 320
アズマネックス® 281
アセタゾラミド 203, 269
アセタノール® 141, 263
アセチルシステイン 282, 360
アセチルシステイン Na 塩 282
アセチルシステイン内服液「あゆみ」　360
アセチルスピラマイシン 324
アセトアミノフェン　116, 240, 242
―― 過量摂取時の解毒薬 360
アセトヘキサミド 3, 171, 292
アセナピンマレイン酸塩 249
アセブトロール 141
アセブトロール塩酸塩 141, 263
アセリオ® 116, 242
アゼプチン® 276
アゼラスチン塩酸塩 276
アゼルニジピン 265
アゾセミド 269
アゾルガ® 349
アタラックス® 248, 276
アダラート® 266
アダリムマブ 244, 341
アテディオ® 268
アテノロール 140, 141, 263
アテレック® 265
アデール® 261
アデカット® 266
アデノシン三リン酸二ナトリウム水和物 259
アデホス® 140, 259
アデホビルピボキシル 332
アデムパス® 271
アデラビン® 290
アトバコン 332
アトバコン・プログアニル塩酸塩配合剤 334
アトモキセチン塩酸塩 258
アトルバスタチン 166, 169
アトルバスタチンカルシウム水和物　273
アトロピン® 258
アトロピン硫酸塩 258
アトロベント® 280
アドエア® 280
アドシルカ® 100, 271
アドセトリス® 342
アドソルビン® 288
アドナ® 302
アドビオール® 141, 264
アドリアシン® 169, 339

アドレナリン 261
アナグリプチン安息香酸塩 293
アナグレリド塩酸塩水和物 308
アナストロゾール 340
アナフラニール® 250
アナペイン® 358
アネキセート® 317
アネメトロ® 326
アノーロエリプタ® 279
アバスチン® 342
アバタセプト 244
アバプロ® 267
アビショット® 169
アビラテロン酢酸エステル 340
アピキサバン 148, 305
アピドラ® 291
アファチニブ 343
アフィニトール® 335
アフリベルセプト 348
アブストラル® 355
アブラキサン® 338
アプリンジン 140, 210, 272
アプルウェイ® 294
アプレゾリン® 270
アプレピタント 290
アベマイド® 3, 171, 292
アベロックス® 178, 179, 326
アボビス® 286
アボルブ® 350
アポカイン® 256
アポプロン® 270
アポモルヒネ塩酸塩水和物 256
アマージ® 243
アマリール® 2, 3, 171, 292
アマンタジン塩酸塩
　　　98, 104, 105, 194, 256, 332
アミオダロン塩酸塩 140, 273
アミカシン硫酸塩 321
アミカリック® 311
アミサリン® 140, 272
アミゼット® 311
アミティーザ® 288
アミドトリゾ酸ナトリウムメグルミン 362
アミトリプチリン塩酸塩 250
アミニック® 311
アミノグリコシド系 321
アミノ酸製剤 311
アミノトリパ® 310
アミノフィリン水和物 280
アミノフリード® 311
アミノレバン® 311
アミパレン® 311
アミユー® 311
アムビゾーム® 328
アムホテリシンB 328
アムホテリシンBリポソーム製剤 328
アムルビシン塩酸塩 338
アムロジピンベシル酸塩 265

アムロジピンベシル酸塩・アトルバスタチンカルシウム水和物配合剤 274
アムロジン® 265
アメジニウムメチル硫酸塩 275
アメパロモ® 334
アモキサピン 250
アモキサン® 250
アモキシシリンカプセル 285
アモキシシリン水和物 285, 318
アモスラロール塩酸塩 141, 265
アモバルビタール 247
アモバン® 247
アラセナ-A 329
アラセプリル 266
アラバ® 245
アラミスト® 281
アリクストラ® 304
アリスキレンフマル酸塩 267
アリセプト® 260
アリナミン® 309
アリピプラゾール 249
アリミデックス® 340
アリムタ® 337
アリルエストレノール 350
アルガトロバン 305
アルカリ化療法薬 246
アルカロイド系抗がん薬 338
アルキル化剤 335
アルギン酸ナトリウム 285
アルケラン® 336
アルコール依存症断酒補助薬 360
アルサルミン® 286
アルダクトン® 152, 268
アルタット® 284
アルチバ® 356
アルツハイマー型認知症治療薬 260
アルテプラーゼ 302
アルドース還元酵素阻害薬 293
アルドメット® 270
アルピニー® 116
アルファカルシドール 121, 295
アルファロール® 121, 295
アルプラゾラム 248
アルプレノロール塩酸塩 141, 263
アルプロスタジル 300
アルプロスタジルアルファデクス 300
アルベカシン硫酸塩 322
アルミゲル® 285
アルロイド® 285
アレギサール® 277
アレクチニブ 343
アレグラ® 100, 276
アレジオン® 276, 349
アレセンサ® 343
アレディア® 296
アレビアチン® 253
アレベール® 282

アレムツズマブ 342
アレリックス® 269
アレルギー治療薬，その他の 278
アレロック® 276
アレンドロン酸ナトリウム水和物 122, 296
アローゼン® 287
アロキシ® 290
アログリプチン 293
アロシトール® 160, 246
アロチノロール® 263
アロチノロール塩酸塩 141, 263, 265
アロプリノール 160, 246
アロマシン® 340
アンカロン® 140, 273
アンコチル® 328
アンスロビン® 306
アンチトロンビンガンマ 306
アンピシリン・クロキサシリン配合剤 318
アンピシリン水和物 318
アンピシリンナトリウム 318
アンピロキシカム 240
アンフェナクナトリウム水和物 240
アンプラーグ® 303
アンブリセンタン 271
アンブロキソール塩酸塩 282
アンペック® 355
悪性胸水治療薬 346
悪性黒色腫治療薬 343
悪性リンパ腫治療薬 345
安息香酸ナトリウムカフェイン 261

### い
イーケプラ® 110, 255, 256
イーフェン® 355
イオキサグル酸 362
イオキシラン 362
イオジキサノール 363
イオタラム酸メグルミン/イオタラム酸Na 362
イオトロクス酸メグルミン 362
イオトロラン 363
イオパミドール 363
イオパミロン® 363
イオフルパン($^{123}$I) 361
イオプロミド 363
イオヘキソール 363
イオベルソール 363
イオメプロール 363
イオメロン® 363
イオン性高浸透圧性造影剤 362
イオン性低浸透圧性造影剤 362
イクスタンジ® 340
イクセロン® 260
イグザレルト® 148, 306
イグラチモド 245

イコサペント酸エチル　274
イコデキストリン含有腹膜透析液
　　316
イスコチン®　326
イストラデフィリン　256
イセパシン®　321
イセパマイシン硫酸塩　321
イソゾール®　356
イソソルビド　252
イソニアジド　326
イソニアジドメタンスルホン酸ナトリウム水和物　326
イソバイド®　252
イソビスト®　363
イソプリノシン®　334
イソフルラン　356
イソミタール®　247
イソメニール®　252
イダマイシン®　339
イダルビシン　339
イトプリド塩酸塩　286
イトラコナゾール　19, 210, 328
イトリゾール®　19, 210, 328
イナビル®　332
イヌリード®　364
イヌリン　364
イノシンプラノベクス　334
イノバン®　262
イノベロン®　256
イノリン®　279
イノレット®　291
イバンドロン酸ナトリウム水和物
　　122, 296
イフェクサー®　252
イフェンプロジル酒石酸塩　259
イブジラスト　259
イブプロフェン　240
イプラグリフロジン L-プロリン
　　294
イプラトロピウム臭化物水和物
　　280
イプリフラボン　297
イベルメクチン　334
イホスファミド　335
イホスファミド，シクロホスファミド泌尿器系障害発現抑制薬　336
イホマイド®　335
イマジニール®　362
イマチニブ　100
イマチニブメシル酸塩　343
イミグラン®　243
イミグルセラーゼ　361
イミダフェナシン　350
イミダプリル塩酸塩　266
イミプラミン塩酸塩　250
イミペネム水和物・シラスタチンナトリウム配合剤　320
イムセラ®　258
イムネース®　100, 348
イムノブラダー®　346

イムノマックス®　348
イムラン®　347
イメンド®　290
イモバックスポリオ　353
イラリス®　342
イリノテカン塩酸塩　339
イリボー®　288
イルソグラジンマレイン酸塩　286
イルトラ®　268
イルベサルタン　267
イルベサルタン・アムロジピンベシル酸塩配合剤　268
イルベサルタン・トリクロルメチアジド配合剤　268
イルベタン®　267
イレッサ®　343
イロクテイト®　352
インヴェガ®　98, 101, 250
インクレミン®　301
インジナビル硫酸塩エタノール付加物　193, 216, 330
インスリン　170
インスリンアスパルト　291
インスリンアスパルト混合型　291
インスリングラルギン　292
インスリングルリジン　291
インスリンデグルデク　292
インスリンデグルデク＋インスリンアスパルト配合剤　292
インスリンデテミル　292
インスリンヒト　291
インスリンリスプロ　291
インスリンリスプロ混合型　292
インターフェロン　136
インターフェロンα　100, 348
インターフェロンα-2b　348
インターフェロンβ　348
インターフェロンγ-1a　348
インターフェロン製剤　348
インタール®　277
インターロイキン製剤　348
インダカテロールマレイン酸塩
　　279
インダパミド　269
インテバン®　241
インデラル®
　　45, 100, 140, 141, 264, 272
インドメタシン　241
インドメタシンファルネシル　241
イントラリポス®　310
イントロン®A　100, 348
インヒベース®　266
インフリー®　241
インフリキシマブ　244
インフルエンザ　352
インフルエンザ HA ワクチン　352
インフルエンザ治療薬　332
インプロメン®　249
インライタ®　343
胃蠕動運動抑制薬　361

胃粘膜微小循環改善薬　286
維持液　313
遺伝子組換えヒト G-CSF 製剤
　　308
一硝酸イソソルビド　262
一般診断用精製ツベルクリン　361
陰イオン交換樹脂　274

## う

ウインタミン®　248
ウイントマイロン®　325
ウステキヌマブ　342
ウブレチド®　204, 259, 350
ウメクリジニウム臭化物/ビランテロールトリフェニル酢酸塩　279
ウラジロガシエキス　350
ウラピジル　270, 350
ウラリット®　246, 312
ウリアデック®　161, 246
ウリトス®　350
ウリナスタチン　290
ウルソ®　291
ウルソデオキシコール酸　291
ウルティブロ®　279
ウロカルン®　350
ウロキナーゼ　302
ウログラフイン®　362
ウロミテキサン®　336
ヴィキラックス®　333
ヴォトリエント®　344
ヴォリブリス®　271

## え

エイゾプト®　349
エースコール®　266
エカード®　267
エカベトナトリウム　285
エキセナチド　2, 100, 172, 294
エキセメスタン　340
エクア®　294
エクザール®　338
エクサシン®　321
エクジェイド®　317
エクストラニール　316
エクセグラン®　253
エクセラーゼ®　286
エクメット®　294
エサンブトール®　326
エジュラント®　331
エスシタロプラムシュウ酸塩　251
エスゾピクロン　247
エスタゾラム　246
エストラーナ®　299
エストラサイト®　340
エストラジオール・酢酸ノルエチステロン　299
エストラムスチンリン酸エステルナトリウム　340
エストリール®　299
エストリオール　299

エスフルルビプロフェン/ハッカ油 241
エスポー® 307
エスモロール塩酸塩 141, 263
エスラックス® 258
エゼチミブ 274
エソメプラゾールマグネシウム水和物 284
エタネルセプト 244
エタンブトール塩酸塩 187, 326
エダラボン 260
エチオナミド 187, 326
エチゾラム 248
エチドロン酸二ナトリウム 122, 296
エチレフリン塩酸塩 275
エチレングリコール・メタノール中毒用薬 360
エックスフォージ® 268
エディロール® 121, 295
エトキシスクレロール® 302
エトスクシミド 253
エトドラク 114, 242
エトポシド 339
エトレチナート 308
エドキサバントシル酸塩水和物 148, 305
エナラプリルマレイン酸塩 266
エノキサパリンナトリウム 303
エバスチン 276
エバステル® 276
エバミール® 247
エパデール® 274
エパルレスタット 293
エビスタ® 100, 297
エビプロスタット® 350
エビリファイ® 249
エピナスチン塩酸塩 276, 349
エピビル® 331
エピペン® 262
エピルビシン塩酸塩 339
エピレオプチマル® 253
エフィエント® 303
エフィナコナゾール 329
エフオーワイ® 290
エフピー® 257
エフラロクトコグアルファ 352
エブトール® 326
エブランチル® 270, 350
エプラジノン塩酸塩 282
エプレレノン 151, 268
エベロリムス 335, 347
エペリゾン塩酸塩 258
エホチール® 275
エホニジピン塩酸塩 265
エボザック® 259
エボルトラ® 336
エポエチンα 307
エポエチンβ 307
エポエチンベータペゴル 307

エポジン® 307
エムトリシタビン 330
エムトリシタビン・テノホビルジソプロキシルフマル酸塩配合錠 331
エムトリバ® 330
エメダスチンフマル酸塩 276
エラスターゼ 275
エラスチーム® 275
エラスポール® 282
エリキュース® 148, 305
エリスロシン® 100, 324
エリスロマイシン 100
エリスロマイシンエチルコハク酸エステル 324
エリスロマイシンステアリン酸塩 324
エリスロマイシンラクトビオン酸塩 324
エリブリンメシル酸塩 338
エリル® 260
エルカトニン 295
エルカルチン® 359
エルゴタミン 19
エルゴタミン酒石酸塩・無水カフェイン・イソプロピルアンチピリン配合剤 243
エルシトニン® 295
エルデカルシトール 121, 295
エルトロンボパグオラミン 306
エルネオパ® 311
エルビテグラビル, コビシスタット, エムトリシタビン, テノホビルジソプロキシルフマル酸塩配合剤 331
エルプラット® 341
エルロチニブ塩酸塩 343
エレトリプタン臭化水素酸塩 243
エレメンミック® 310
エレンタール® 312
エロスルファーゼアルファ 361
エンザルタミド 340
エンシュア・リキッド® 313
エンタカポン 256
エンテカビル水和物 332
エンドキサン® 100, 335
エンパグリフロジン 87, 174, 294
エンビオマイシン硫酸塩 327
エンブレル® 244
炎症性腸疾患治療薬 288
塩化Ca補正液 314
塩化Na補正液 314
塩化アンモニウム 314
塩化アンモニウム補正液 314
塩化カリウム 314, 315
塩化カルシウム 314
塩化ナトリウム 314
塩基性NSAID 242
塩酸キニーネ 334
塩酸シプロフロキサシン 325

塩酸セルトラリン 251
塩酸バンコマイシン 323
塩酸プロカルバジン 345
塩酸モルヒネ 355
塩酸ロメリジン 243
塩類下剤 287

■お
オイグルコン® 2, 3, 171, 292
オイテンシン® 269
オオウメガサソウエキス, ハコヤナギエキス, セイヨウオキナグサエキス, スギナエキス, 精製小麦胚芽油 350
オーキシス® 280
オーグメンチン® 319
オーラップ® 19, 249
オーラノフィン 245
オーラノフィン® 245
オキサゼイン 287
オキサセフェム系 320
オキサトミド 276
オキサリプラチン 341
オキサロール® 20, 296, 354
オキシコドン塩酸塩水和物 354
オキシコンチン® 354
オキシトロピウム臭化物 280
オキシブチニン塩酸塩 350
オキノーム® 354
オキファスト® 354
オクトレオチド酢酸塩 301, 340
オザグレル塩酸塩水和物 277
オザグレルナトリウム 303
オステン® 297
オスポロット® 98, 253
オセルタミビルリン酸塩 194, 332
オゼックス® 325
オダイン® 341
オドリック® 266
オノアクト® 141, 265
オノン® 277
オパルモン® 300
オピオイドκ受容体選択的作動薬 278
オファツムマブ 342
オブリーン® 358
オプジーボ® 343
オプソ® 355
オプチレイ® 363
オマリグリプチン 293
オマリズマブ 281
オムニスキャン® 364
オムニパーク® 363
オムビタスビル水和物/パリタプレビル水和物/リトナビル 333
オメガ-3脂肪酸エチル 274
オメガシン® 321
オメプラール® 284
オメプラゾールナトリウム水和物 284

オメプラゾン® 284
オラセフ® 319
オラペネム® 320
オランザピン 249
オルガラン® 306
オルダミン® 302
オルドレブ® 34, 184, 326
オルプリノン塩酸塩水和物 261
オルベスコ® 281
オルメサルタンメドキソミル 267
オルメサルタンメドキソミル・アゼルニジピン配合剤 268
オルメテック® 267
オレイン酸モノエタノールアミン 302
オレンシア® 244
オロパタジン塩酸塩 276
オングリザ® 293
オンコビン® 338
オンダンセトロン 290
オンブレス® 279
桜皮エキス 282
大塚糖液 310

## か

カーボスター® 316
カイトリル® 290
カスポファンギン酢酸塩 328
カゼイ菌 289
カソデックス® 341
カタクロット® 303
カタプレス® 270
カチーフ® 309
カテコールアミン 261
カディアン® 355
カデュエット® 274
カドサイラ® 342
カナキヌマブ 342
カナグリフロジン水和物 294
カナグル® 294
カナマイシン® 321
カナマイシン硫酸塩 187, 321, 327
カバサール® 111, 256
カバジタキセルアセトン付加物 338
カピステン® 241
カフェイン/無水カフェイン 261
カプトプリル 266
カプトリル® 266
カプロシンム® 304
カベルゴリン 111, 256
カペシタビン 336
カモスタットメシル酸塩 289
カリウムイオン競合型アシッドブロッカー 285
カリウム補給薬 315
カリウム保持性利尿薬 268
カリメート® 206, 315
カルグート® 262

カルシウム補給薬 315
カルシトリオール 296
カルシポトリオール 21, 354
カルシポトリオール水和物/ベタメタゾンジプロピオン酸エステル 354
カルジノゲナーゼ 300
カルスロット® 266
カルセド® 338
カルタン® 316
カルチコール® 315
カルテオロール塩酸塩 141, 263
カルデナリン® 270
カルナクリン® 300
カルバゾクロムスルホン酸ナトリウム 302
カルバペネム系 320
カルバマゼピン 253
カルバン® 140, 265
カルビスケン® 141, 263
カルブロック® 265
カルベジロール 141, 169, 265
カルベニン® 321
カルペリチド 100, 269
カルボシステイン 282
カルボプラチン 85, 217, 341
カルムスチン 335
カルメロースナトリウム 287
カレトラ® 331
カロナール® 116, 242
カンサイダス® 328
カンゾウ末配合剤 287
カンデサルタンシレキセチル 267
カンデサルタンシレキセチル・アムロジピンベシル酸塩配合剤 268
カンデサルタンシレキセチル・ヒドロクロロチアジド配合剤 267
カンプト® 339
カンレノ酸カリウム 268
ガーダシル® 353
ガスコン® 289
ガスター® 82, 175, 283
ガストローム® 285
ガストログラフイン® 362
ガスモチン® 286
ガスロン® 286
ガドジアミド水和物 364
ガドテル酸メグルミン 364
ガドペンテト酸ジメグルミン 364
ガナトン® 286
ガバペン® 40, 109, 253
ガバペンチン 109, 253
ガバペンチン エナカルビル 109, 359
ガベキサートメシル酸塩 290
ガランタミン臭化水素酸塩 260
ガレノキサシンメシル酸塩 325
ガンシクロビル 193, 330
ガンマ-オリザノール 274
がん性皮膚潰瘍臭改善薬 335

下垂体機能検査薬 361
下垂体ホルモン製剤 298
化学療法薬, その他の 323
加熱人血漿蛋白 351
果糖 269
過活動膀胱治療薬 350
過敏性腸症候群治療薬 288
開始液 313
活性型葉酸製剤 347
肝障害治療薬 290
肝臓加水分解物製剤 291
肝不全用アミノ酸製剤 311
肝不全用栄養剤 311
冠血管拡張薬, その他の 262
乾燥BCG（膀胱内用） 346
乾燥甲状腺末 299
乾燥抗破傷風人免疫グロブリン 351
乾燥水酸化アルミニウムゲル 285
乾燥スルホ化免疫グロブリン 351
乾燥濃縮人アンチトロンビンIII 306
乾燥ポリエチレングリコール処理人免疫グロブリン 352
環状ペプチド系 326
灌流用薬 316
含糖酸化鉄 302
眼科用薬 348

## き

キサンボン® 303
キシリトール 310
キシリトール加電解質補液 314
キシロカイン® 139, 272, 357
キックリン® 316
キドミン® 311
キナプリル塩酸塩 266
キニーネ塩酸塩水和物 334
キニジン硫酸塩 140, 210, 271
キヌプリスチン 323
キネダック® 293
キノロン薬 325
キプレス® 277
キャベジン® 286
キュバール® 281
キュビシン® 322
キョウニン水 282
キリット® 310
キロサイド® 336
ギャバロン® 258
ギリアデル® 335
気分安定薬 252
寄生虫・原虫用薬 334
急性白血病治療薬 344
強心配糖体 261
強心薬 261
強力ネオミノファーゲンシー® 222, 278
局所麻酔麻薬 357
局所麻酔薬 287

金製剤　136
金チオリンゴ酸ナトリウム　245
筋弛緩薬　258
禁煙補助薬　358
緊急避妊薬　300

### く

クアゼパム　246
クアトロバック®　353
クエストラン®　274
クエチアピンフマル酸塩　249
クエン酸カリウム・クエン酸Na　312
クエン酸カリウム・クエン酸ナトリウム水和物配合剤　246
クエン酸-クエン酸ナトリウム含有血液透析液　316
クエン酸第一鉄ナトリウム　302
クエン酸第二鉄水和物　316
クエン酸マグネシウム　287
クラドリビン　335
クラビット®　178, 215, 326
クラフォラン®　319
クラブラン酸カリウム・アモキシシリン水和物配合　319
クラリシッド®　15, 210
クラリス®　15, 210, 324
クラリスロマイシン　15, 210, 285, 324
クラリチン®　277
クリアクター®　302
クリアナール®　282
クリアミン®　19, 243
クリキシバン®　193, 216, 330
クリゾチニブ　343
クリニザルツ®　314
クリノフィブラート　165, 273
クリノリル®　114, 241
クリバリン®　304
クリンダマイシン　324
クレキサン®　303
クレストール®　100, 166, 273
クレナフィン®　329
クレマスチンフマル酸塩　275
クレメジン®　317
クレンブテロール塩酸塩　279, 350
クロキサゾラム　248
クロザピン　98, 249
クロザリル®　98, 249
クロチアゼパム　248
クロナゼパム　253
クロニジン　270
クロバザム　253
クロピドグレル硫酸塩/アスピリン　303
クロファラビン　336
クロフィブラート　273
クロミプラミン塩酸塩　250
クロモグリク酸ナトリウム　277
クロラムフェニコール系　324
クロルジアゼポキシド　248
クロルプロパミド　3, 171, 292
クロルプロマジン塩酸塩　248
クロルマジノン酢酸エステル　350
クロロマイセチン®　324
グアナベンズ酢酸塩　270
グスペリムス塩酸塩　347
グラクティブ®　293
グラケー®　296
グラセプター®　347
グラッシュビスタ®　361
グラナテック®　349
グラニセトロン塩酸塩　290
グラマリール®　97, 106, 259
グラン®　308
グランダキシン®　259
グリクラジド　292
グリクロピラミド　292
グリコピロニウム臭化物・インダカテロールマレイン酸塩　279
グリコラン®　293
グリシルサイクリン系抗生物質製剤　322
グリセオール®　269
グリチルリチン酸・DL-メチオニン配合剤　290
グリチルリチン酸モノアンモニウム・グリシン・L-システイン塩酸塩水和物　278
グリチロン®　290
グリニド剤　4
グリベック®　100, 343
グリベンクラミド　2, 3, 171, 292
グリミクロン　292
グリメピリド　2, 3, 171, 292
グルカゴン　361
グルコシルセラミド合成酵素阻害薬（ニーマン・ピック病C型治療薬）　358
グルコバイ®　292
グルコンサン®　315
グルコン酸カリウム　315
グルコン酸カルシウム　315
グルタチオン　290
グルタミン酸・アラニン・アミノ酢酸配合剤　350
グルトパ®　302
グルファスト®　293
グルベス®　295
グレースビット®　325
組換え沈降B型肝炎ワクチン（酵母由来）　352
組換え沈降2価ヒトパピローマウイルス様粒子ワクチン　353

### け

ケアラム®　245
ケアロード®　271
ケイキサレート®　315
ケイツー®　309
ケーワン®　309
ケタス®　259
ケタミン塩酸塩　354
ケタラール®　354
ケテック®　100
ケトチフェンフマル酸塩　276
ケトプロフェン　241
ケフラール®　319
ケフレックス®　319
ケルロング®　141, 264
ゲフィチニブ　343
ゲムシタビン塩酸塩　336
ゲンタシン®　322
ゲンタマイシン硫酸塩　322
解熱鎮痛薬　242
経口・経腸栄養剤　312
経口黄体ホルモン製剤　300
経口弱毒生ヒトロタウイルスワクチン　354
経口腎性貧血用薬　300
経口脊髄小脳変性症治療薬　260
経口造影剤　362
経口腸管洗浄薬　288
経口用鉄剤　301
経腸成分栄養剤　313
経皮吸収型エストラジオール貼付剤　299
血管拡張薬　270
血漿増量・体外循環灌流液　312
血小板減少症治療薬　306
血小板造血刺激因子製剤/トロンボポエチン受容体作動薬　308
血栓溶解薬　302
血液凝固第VIII因子製剤　352
結核診断用薬　361
健胃消化薬　286
献血アルブミネート　351
献血アルブミン　351
献血グロベニン-I　352
献血ベニロン-I　351
原虫治療薬　326
減感作療法薬（アレルゲン免疫療法薬）　278

### こ

コアテック®　261
コアベータ®　141, 265
コートリル®　298
コカイン塩酸塩　357
コスパノン®　259
コセンティクス®　342, 354
コディオ®　267
コデインリン酸塩®　281
コデインリン酸塩散　354
コデインリン酸塩水和物　281, 354
コナヒョウヒダニ抽出エキス＋ヤケヒョウヒダニ抽出エキス　278
コナン®　266
コニール®　266
コハク酸ソリフェナシン錠　351

| | | |
|---|---|---|
| コバシル® 45, 267 | 抗コリン薬 285 | サラジェン® 259 |
| コペガス 334 | 抗真菌薬 328 | サラゾスルファピリジン 245, 289 |
| コムタン 256 | 抗生物質抗がん薬 338 | サラゾピリン® 289 |
| コムプレラ® 331 | 抗てんかん薬 253 | サリチルアミド・アセトアミノフェン・無水カフェイン・プロメタジンメチレンジサリチル酸塩配合剤 243 |
| コメリアン® 262, 303 | 抗トロンビン薬 305 | |
| コランチル® 285 | 抗パーキンソン病薬 256 | |
| コリスチン 34 | 抗ヒスタミン薬 275 | |
| コリスチンメタンスルホン酸ナトリウム 184, 326 | 抗不安薬・鎮静薬 248 | サリドマイド 345 |
| | 抗不整脈薬Ⅰa群 271 | サリンヘス® 312 |
| コルヒチン 246 | 抗不整脈薬Ⅰb群 272 | サルタノール® 279 |
| コルベット® 245 | 抗不整脈薬Ⅰc群 272 | サルファ剤 325 |
| コルホルシンダロパート塩酸塩 261 | 抗不整脈薬Ⅱ群 272 | サルブタモール硫酸塩 279 |
| | 抗不整脈薬Ⅲ群 273 | サルポグレラート塩酸塩 303 |
| コレアジン® 346 | 抗不整脈薬Ⅳ群 273 | サルメテロールキシナホ酸塩 279 |
| コレキサミン® 274 | 抗ヘパリン製剤 305 | サルメテロールキシナホ酸塩・フルチカゾンプロピオン酸エステル配合剤 280 |
| コレスチミド 274 | 抗めまい薬 252 | |
| コレスチラミン 274 | 抗リウマチ薬(DMARDs) 245 | |
| コレステロール異化排泄促進薬 274 | 抗リウマチ薬(分子標的) 244 | |
| | 高カリウム血症改善薬 315 | サレド® 345 |
| コレステロール吸収阻害薬 274 | 高カロリー輸液用基本液 311 | サワシリン® 318 |
| コレバイン® 274 | 高カロリー輸液用製剤 310 | サンディミュン® 169, 347 |
| コレミナール® 248 | 高カロリー輸液用総合アミノ酸製剤 311 | サンドスタチン® 301, 340 |
| コロネル® 288 | | サントニン 334 |
| コンスタン® 248 | 高カロリー輸液用糖・電解質・アミノ酸・ビタミン・微量元素製剤 311 | サンリズム® 40, 138, 140, 272 |
| コントール® 248 | | ザーコリ® 343 |
| コントミン® 248 | | ザイザル® 277 |
| コンバントリン® 334 | 高カロリー輸液用微量元素製剤 310 | ザイティガ 340 |
| コンプラビン® 303 | | ザイボックス® 323 |
| コンレイ® 362 | 高尿酸血症治療薬 246 | ザイロリック® 160, 246 |
| ゴーシェ病治療薬 361 | 高リン血症治療薬 316 | ザガーロ® 301 |
| ゴセレリン 340 | 酵母由来の組換え沈降4価ヒトパピローマウイルス様粒子ワクチン 353 | ザクラス® 268 |
| ゴナックス® 340 | | ザジテン® 276 |
| ゴナドレリン酢酸塩 361 | | ザナミビル水和物 332 |
| ゴナトロピン® 298 | 骨粗鬆症治療薬,その他の 297 | ザノサー® 345 |
| ゴリムマブ 244 | 骨髄異形成症候群(MDS)治療薬 345 | ザファテック® 293 |
| 呼吸促進薬 279 | | ザフィルルカスト 277 |
| 広域ペニシリン・合剤 318 | 骨代謝関連薬 295 | ザルティア® 100, 205, 350 |
| 甲状腺疾患治療薬 299 | 混合型インスリン 291 | ザロンチン® 253 |
| 好中球エラスターゼ阻害薬 282 | | ザンタック® 284 |
| 抗MRSA薬 322 | ■ さ | 催眠鎮静剤 247 |
| 抗RSウイルスヒト化モノクローナル抗体 330 | サアミオン® 259 | 酢酸ナファレリン 300 |
| | サーティカン® 347 | 酢酸リンゲル液 313 |
| 抗TNF-α製剤 136 | サーバリックス® 353 | 三酸化ヒ素 344 |
| 抗悪性腫瘍薬(mTOR阻害薬) 335 | サイアザイド系利尿薬 268 | 酸化マグネシウム 287 |
| 抗悪性腫瘍薬,その他の 345 | サイクロセリン 187, 327 | |
| 抗アルドステロン薬 268 | サイスタダン 346 | ■ し |
| 抗ウイルス薬,その他の 334 | サイトテック® 286 | シアリス® 358 |
| 抗うつ薬(NaSSA) 252 | サイトメガロウイルス感染症治療薬 330 | シオゾール® 245 |
| 抗うつ薬(SNRI) 252 | | シオマリン® 320 |
| 抗うつ薬(SSRI) 251 | サイレース® 247 | シクレスト® 249 |
| 抗うつ薬(三環系) 250 | サインバルタ® 98, 100, 252 | シクレソニド 281 |
| 抗うつ薬(四環系) 251 | サキサグリプチン 293 | シクロスポリン 169, 347 |
| 抗ガストリン薬 285 | サクシゾン® 298 | シクロホスファミド水和物 100, 335 |
| 抗がんホルモン製剤 340 | サナクターゼ配合剤 286 | |
| 抗がん薬の血管外漏出治療薬 339 | サニルブジン 331 | シグマート® 263 |
| 抗凝固薬 306 | サノレックス® 358 | シスプラチン 218, 341 |
| 抗結核薬 326 | サビーン® 339 | シタグリプチンリン酸塩水和物 293 |
| 抗血小板薬 303 | サブリル® 253 | |
| 抗血栓性末梢循環改善薬 306 | サムスカ® 270 | シタフロキサシン 325 |
| 抗コリン性気管支収縮抑制薬 280 | サムチレール® 332 | シタラビン 336 |

シタラビンオクホスファート水和物 336
シダトレン® 278
シチコリン 259
シナール® 309
シナカルセト塩酸塩 20, 208, 298
シナジス® 330
シナシッド® 323
シプロキサン® 325
シプロフロキサシン 325
シプロヘプタジン塩酸塩水和物 275
シベノール® 105, 136, 139, 271
シベレスタットナトリウム水和物 282
シベンゾリンコハク酸塩 105, 137, 140, 271
シムジア® 244
シムビコート® 280
シムレクト® 347
シメチジン 185, 236, 283
シメプレビルナトリウム 333
シュアポスト® 293
シラザプリル水和物 266
シルデナフィルクエン酸塩 100, 169, 271, 358
シルニジピン 265
シロスタゾール 303
シロドシン 350
シロリムス 335
シングレア® 277
シンバスタチン 19, 166, 169, 273
シンビット® 140, 273
シンフロリックス® 353
シンポニー® 244
シンメトレル® 98, 104, 194, 256, 332
シンレスタール® 274
ジアスターゼ 286
ジアゼパム 248
ジーラスタ® 308
ジェイゾロフト® 251
ジェニナック® 325
ジェブタナ® 338
ジェムザール® 336
ジエノゲスト 299
ジオクチルソジウムスルホサクシネート,カサンスラノール配合剤 287
ジオトリフ® 343
ジギラノゲン 140, 261
ジクロフェナクナトリウム 241
ジゴキシン 105, 139, 142, 261
ジゴシン® 105, 139, 142, 261
ジサイクロミン塩酸塩・乾燥水酸化アルミニウムゲル・酸化マグネシウム 285
ジスチグミン臭化物 204, 259, 350
ジスロマック® 324

ジソピラミド 140, 271
ジソピラミドリン酸塩 137, 271
ジドブジン 331
ジノプロスト 300
ジヒデルゴット® 19, 243
ジヒドロエルゴタミンメシル酸塩 19, 243
ジヒドロコデインリン酸塩 281, 354
ジピリダモール 263, 303
ジフェニドール塩酸塩 252
ジフェンヒドラミン塩酸塩 275
ジフェンヒドラミンサリチル酸塩・ジプロフィリン配合剤 252
ジフルカン® 187, 328
ジプレキサ® 249
ジベトス® 293
ジメチコン 289
ジメリン® 3, 171, 292
ジメンヒドリナート 252
ジモルホラミン 279
ジャカビ® 344
ジャディアンス® 87, 174, 294
ジャヌビア® 293
ジラゼプ塩酸塩水和物 262, 303
ジルチアゼム塩酸塩 140, 266
ジルテック® 276
ジレニア® 258
子宮内膜症治療薬 299
子宮内膜症に伴う月経困難症治療薬 299
止血薬 302
止瀉・吸着薬 288
刺激性下剤 287
脂質異常症治療薬,その他の 274
脂肪乳剤 310
脂溶性ビタミン剤 308
自律神経用薬 258
持続性エキセナチド 294
持続性溶解型インスリン 292
弱オピオイド 240
芍薬甘草湯 223
重曹含有腹膜透析用剤 316
重炭酸リンゲル液 313
術後回復液 314
昇圧薬 275
消炎鎮痛解熱薬(COXⅡ選択的阻害薬) 242
消炎鎮痛解熱薬(NSAIDs) 240
消化管運動調整薬 286
消化器用薬,その他の 289
硝酸イソソルビド 262
硝酸薬 262
静注用鉄剤 302
静注用ヘプスプリン 352
食道静脈瘤硬化剤 302
神経因性膀胱治療薬 349
診断用薬,その他の 361
新レシカルボン 289

尋常性乾癬治療薬(活性型VD製剤) 354
尋常性乾癬治療薬(ヒト型抗ヒトIL-17Aモノクローナル抗体製剤) 354
腎機能検査用薬 364
腎不全用アミノ酸製剤 311

■す
スイニー® 293
スーグラ® 294
スーテント® 343
スープレン® 356
スオード® 325
スカジロール® 263
スカンジロール® 140
スキサメトニウム塩化物水和物 258
スクエアキッズ® 353
スクラルファート 286
スクロオキシ水酸化鉄 316
スターシス® 4, 171, 293
スタチン/Ca拮抗薬配合剤 274
スタラシド® 336
スタリビルド® 236, 331
スチバーガ® 344
スチリペントール 256
ステーブラ® 350
ステーブラOD® 350
ステラーラ® 342
ステロイド吸入薬 281
ストラテラ® 258
ストレプトゾシン 345
ストレプトマイシン硫酸塩 187, 327
ストロカイン® 287
ストロメクトール® 334
スニチニブリンゴ酸塩 343
スパニジン® 347
スピオルト® 281
スピラマイシン酢酸エステル 324
スピリーバ® 280
スピロノラクトン 151, 268
スピロペント® 279, 350
スプラタストトシル酸塩 277
スプリセル® 344
スプレキュア® 300
スプレンジール® 166, 169, 266
スボレキサント 248
スマトリプタン 243
スミスリン® 334
スミフェロン® 348
スリンダク 114, 241
スルガム® 241
スルタミシリントシル酸塩水和物 318
スルチアム 253
スルバクタムナトリウム・アンピシリンナトリウム配合 318

スルバクタムナトリウム・セフォペラゾンナトリウム配合　319
スルピリド　96, 97, 248
スルピリン水和物　241
スルファメトキサゾール　185
スルファメトキサゾール・トリメトプリム　325
スルペラゾン®　319
スルホニル尿素(SU)薬　292
スローケー®　154, 315
スロンノン®　305
スンベプラ®　333
水酸化アルミニウム・水酸化マグネシウム　285
水分分泌促進薬　288
水溶性アズレン・Ｌグルタミン　286
水溶性ビタミン　309
膵外分泌機能検査用PFD内服液　361
膵外分泌機能検査用試薬　361
膵臓性消化酵素配合剤　287

■せ

セイブル®　292
セクキヌマブ　342, 354
セタプリル®　266
セチプチリンマレイン酸塩　251
セチリジン塩酸塩　276
セチリスタット　358
セツキシマブ　342
セディール®　248
セパゾン®　248
セビメリン塩酸塩水和物　259
セファクロル　319
セファゾリンナトリウム　319
セファドール®　252
セファメジン®　319
セファランチン　317
セファレキシン　319
セフィキシム　319
セフェピム塩酸塩　319
セフォゾプラン塩酸塩　319
セフォタキシムナトリウム　319
セフォタックス®　319
セフォチアム塩酸塩　319
セフォビッド®　319
セフォペラゾン　319
セフカペンピボキシル塩酸塩　320
セフジトレンピボキシル　320
セフジニル　320
セフスパン®　319
セフゾン®　320
セフタジジム　320
セフチブテン　320
セフテム®　320
セフテラムピボキシル　320
セフトリアキソンナトリウム水和物　320
セフピロム硫酸塩　320

セフポドキシムプロキセチル　320
セフメタゾールナトリウム　319
セフメタゾン®　319
セフメノキシム塩酸塩　320
セフロキシムアキセチル　319
セベラマー塩酸塩　316
セボフルラン　356
セボフレン　356
セラトロダスト　277
セララ　151, 268
セリプロロール塩酸塩　141, 263
セルシン®　248
セルセプト®　100, 347
セルテクト®　276
セルトリズマブペゴル遺伝子組換え　244
セルニチンポーレンエキス　350
セルニルトン®　350
セルベックス®　286
セルモロイキン　100, 348
セレキノン®　286
セレギリン塩酸塩　257
セレクトール®　141, 263
セレコキシブ　114, 242
セレコックス®　114, 242
セレザイム®　361
セレジスト®　260
セレスタミン®　278
セレニカ®　253
セレネース®　249
セレベント®　279
セロイク®　100, 348
セロクエル®　249
セロクラール®　259
セロケン®　141, 265
セロトーン®　290
センナ　287
センナエキス　287
センノシドＡ・Ｂ　287
ゼストリル®　267
ゼスラン®　277
ゼチーア®　274
ゼフィックス®　332
ゼプリオン®　98, 101, 250
ゼリット®　331
ゼルボラフ®　343
ゼルヤンツ®　245
ゼローダ®　336
生物学的製剤　351
生理食塩液　313
生理的腸管機能改善・高アンモニア血症用薬　291
成長ホルモン分泌抑制因子　301
成分栄養剤　312
制酸薬　285
性ホルモン製剤　299
精神刺激薬　252
精製ツベルクリン　361
整腸薬　289

赤血球造血刺激因子製剤(ESA)　307
舌下投与用標準化スギ花粉エキス原液　278
先端巨大症・下垂体性巨人症治療薬　301
選択的NK₁受容体拮抗型制吐薬　290
選択的エストロゲン受容体モジュレータ(SERM)　297
選択的ムスカリン受容体拮抗薬　285
繊維性下剤　287
全身吸入麻酔薬　356
全身麻酔薬　356
前立腺肥大治療薬　350
喘息治療薬(キサンチン誘導体)　280

■そ

ソセゴン®　240
ソタコール®　140, 273
ソタロール塩酸塩　140, 273
ソニアス®　295
ソバルディ®　333
ソブリアード®　333
ソホスブビル　333
ソホスブビル・レジパスビル　333
ソマチュリン®　301
ソラナックス®　248
ソラフェニブトシル酸塩　343
ソランタール®　242
ソリタ®　313
ソル・コーテフ®　298
ソル・メドロール®　298
ソルコセリル®　286
ソルダクトン®　268
ソルデム®　313
ソルビトース加乳酸リンゲル液　313
ソルビトール加アミノ酸製剤　311
ソルラクト®　313
ゾーミッグ®　243
ゾシン®　318
ゾテピン　249
ゾニサミド　253, 257
ゾビラックス®　11, 45, 190, 193, 214, 329
ゾピクロン　247
ゾフラン®　290
ゾメタ®　296
ゾラデックス®　340
ゾリンザ®　346
ゾルピデム酒石酸塩　247
ゾルミトリプタン　243
ゾレア®　281
ゾレドロン酸水和物　296
その他のアレルギー治療薬　278
その他の化学療法薬　323
その他の冠血管拡張薬　262

その他の抗悪性腫瘍薬　345
その他の抗ウイルス薬　334
その他の骨粗鬆症治療薬　297
その他の脂質異常症治療薬　274
その他の消化器用薬　289
その他の診断用薬　361
その他の鎮痛薬　242
その他のホルモン製剤　300
その他の利尿薬　269
双極性障害治療薬　102
総合感冒薬　243
速効型インスリン　291
速効型インスリン分泌促進薬
　　　　　　　　　　4, 293

■た
タイガシル®　322
タイケルブ®　344
タイサブリ®　258
タカジアスターゼ・生薬配合剤
　　　　　　　　　　287
タカルシトール水和物　21, 354
タガメット®　185, 236, 283
タキソール®　169, 338
タキソテール®　338
タクロリムス水和物　169, 347
タケキャブ®　285
タケプロン®　284
タゴシッド®　46, 323
タシグナ®　344
タゾバクタム・ピペラシリン水和物
　　配合　318
タダラフィル
　　　　100, 205, 271, 350, 358
タチオン®　290
タナドーパ®　262
タナトリル®　266
タファミジスメグルミン　360
タフルプロスト・チモロールマレイ
　　ン酸塩配合剤　349
タフルプロスト点眼液　349
タプコム®　349
タプロス®　349
タベジール®　275
タペンタ®　354
タペンタドール塩酸塩　354
タミフル®　194, 332
タムスロシン　350
タモキシフェンクエン酸塩
　　　　　　　　　　169, 340
タリオン®　277
タリペキソール塩酸塩　111, 257
タルク　346
タルセバ®　343
タルチレリン水和物　260
タンドスピロンクエン酸塩　248
タンニン酸アルブミン　288
タンパクアミノ酸製剤　312
タンボコール®　140, 210, 272
ダイアート®　269

ダイアモックス®　203, 269
ダイアルミネート　240
ダイズ油10w/v%を含有する脂肪
　　乳剤　310
ダイドロネル®　122, 296
ダウノマイシン　339
ダウノルビシン塩酸塩　339
ダオニール®　2, 3, 171, 292
ダカルバジン　345
ダクラタスビル塩酸塩　333
ダクルインザ®　333
ダサチニブ　344
ダットスキャン®　361
ダナゾール　299
ダナパロイドナトリウム　306
ダパグリフロジンプロピレングリ
　　コール水和物　294
ダビガトラン　10
ダビガトランエテキシラートメタン
　　スルホン酸塩　6, 146, 148, 305
ダプトマイシン　322
ダラシン®　324
ダルテパリンナトリウム　303
ダルナビルエタノール付加物　331
ダルベポエチンアルファ　308
ダルホプリスチン　323
ダルメート®　247
ダレン®　276
ダントリウム®　258
ダントロレンナトリウム水和物
　　　　　　　　　　258
多価酵素阻害薬　289
多剤耐性緑膿菌　184
多発性硬化症治療薬　258
多発性骨髄腫治療薬　344
代謝改善解毒薬　290
代謝拮抗薬　336
耐性乳酸菌　289
胎盤性性腺刺激ホルモン　298
帯状疱疹後神経痛治療薬　244
第一世代セフェム系　319
第2世代抗ヒスタミン薬　276
第二世代セフェム系　319
第三世代セフェム系・合剤　319
脱水補給液　313
炭カル®　285
炭酸水素ナトリウム　285, 312
炭酸水素ナトリウム・無水リン酸二
　　水素ナトリウム　289
炭酸ランタン水和物　316
炭酸リチウム　98, 102, 252
男性型脱毛症治療薬　301

■ち
チアゾリジン系薬・グリメピリド配
　　合剤　295
チアゾリジン系薬・ビグアナイド系
　　薬配合剤　295
チアゾリジン誘導体　292
チアトン®　259

チアプリド　97
チアプリド塩酸塩　106, 259
チアプロフェン酸　241
チアマゾール　299
チアミラールナトリウム　356
チアラミド塩酸塩　242
チウラジール®　299
チエナム®　320
チオデロン®　300, 340
チオトロピウム臭化物水和物　280
チオトロピウム臭化物水和物/オロ
　　ダテロール塩酸塩製剤　281
チオプロニン　290
チオペンタールナトリウム　356
チオラ®　290
チガソン®　308
チキジウム臭化物　259
チクロピジン塩酸塩　303
チゲサイクリン　322
チザニジン塩酸塩　100, 258
チニダゾール　334
チバセン®　267
チペピジンヒベンズ酸塩　282
チャンピックス®　358
チョコラ®　308
チラーヂン®　299
チロキサポール　282
チロナミン®　299
中間型インスリン　291
中枢性α2刺激薬　270
中毒治療薬　317
超速効型インスリン　291
直接的レニン阻害薬　267
沈降10価肺炎球菌結合型ワクチン
　　（無莢膜型インフルエンザ菌プロ
　　テインD，破傷風トキソイド，
　　ジフテリアトキソイド結合体）
　　　　　　　　　　353
沈降13価肺炎球菌結合型ワクチン
　　（無毒性変異ジフテリア毒素結合
　　体）　353
沈降インフルエンザワクチン
　　（H5N1株）　352
沈降精製百日せきジフテリア破傷風
　　不活化ポリオ混合ワクチン　353
沈降精製百日咳ジフテリア破傷風不
　　活化ポリオ（ソークワクチン）混合
　　ワクチン　353
沈降炭酸カルシウム　285, 316
沈降破傷風トキソイド　353
沈降破傷風トキソイドキット　353
鎮咳去痰薬　282
鎮咳薬　281
鎮痛薬，その他の　242

■つ
ツインライン®　312
ツベラクチン®　327
ツベルミン®　326
ツルバダ®　331

ツロクトコグアルファ　351
ツロブテロール　279
つくしA・M配合散　287
痛風治療薬　246
爪白癬治療薬　329

## て

ティーエスワン®　10, 83, 337
テイコプラニン　46, 323
テイロック®　122
テオドール®　280
テオフィリン徐放剤　280
テオロング®　280
テガフール　337
テガフール・ウラシル　337
テガフール・ギメラシル・オテラシルカリウム　337
テグレトール®　253
テシプール®　251
テセロイキン　100, 348
テタノブリン®　351
テトカイン　357
テトラカイン塩酸塩　357
テトラサイクリン塩酸塩　324
テトラサイクリン系　324
テトラビック®　353
テトラベナジン　346
テトラミド®　251
テネリア®　293
テネリグリプチン　293
テノーミン　140, 141, 263
テノゼット®　193, 332
テノホビル　193
テノホビルジソプロキシルフマル酸塩　331, 332
テビケイ®　331
テプレノン　286
テボペネムピボキシル　320
テムシロリムス　335
テモカプリル塩酸塩　266
テモゾロミド　335
テモダール®　335
テラゾシン塩酸塩　270
テラビック®　333
テラプチク®　279
テラプレビル　333
テリスロマイシン　100
テリパラチド酢酸塩　125, 297
テリボン®　297
テルシガン®　280
テルネリン®　100, 258
テルビナフィン塩酸塩　210, 328
テルフィス®　311
テルミサルタン　267
テルミサルタン・アムロジピンベシル酸塩配合剤　268
テルミサルタン・ヒドロクロロチアジド配合剤　267
テレミンソフト®　287
デアメリン®　292

ディアコミット®　256
ディオバン®　267
ディナゲスト®　299
ディプリバン®　356
ディレグラ®　276
デカドロン®　298
デガレリクス酢酸塩　340
デキサメタゾン　298, 340
デキサメタゾンパルミチン酸エステル　298
デキサメタゾンリン酸エステルナトリウム　298
デキストラン40・ブドウ糖　312
デキストラン40加乳酸リンゲル液　312
デキストラン硫酸エステルナトリウムイオウ18　274
デキストロメトルファン臭化水素酸塩水和物（錠・散）　281
デキストロメトルファン臭化水素酸塩水和物・クレゾールスルホン酸カリウム配合剤　281
デクスメデトミジン塩酸塩　356
デクスラゾキサン　339
デジレル®　251
デスフェラール®　317
デスフルラン　356
デスモプレシン酢酸塩水和物　351
デスラノシド　140, 261
デタントール®　271
デトルシトール®　351
デノシン®　193, 330
デノスマブ　124, 125, 297
デノパミン　262
デパケン®　210, 253
デパス®　248
デフィブラーゼ　306
デフェラシロクス　317
デフェロキサミンメシル酸塩　317
デプロメール®　210, 251
デベルザ®　294
デュタステリド　301, 350
デュラグルチド　294
デュロキセチン塩酸塩　98, 100, 252
デュロテップ®　354
デラプリル塩酸塩　266
デラマニド　327
デルティバ　327
低分子デキストランL　312
低分子デキストラン糖　312
低リン血症治療薬　316
定型抗精神病薬　248
天然ケイ酸アルミニウム　288
添加物ナロキソン塩酸塩　240
電解質製剤　313

## と

トービイ®　322
トーリセル®　335

トコフェロールニコチン酸エステル
　　　274, 309
トシリズマブ　245
トスキサシン®　325
トスフロキサシントシル酸塩　325
トビエース®　351
トピナ®　253
トピラマート　253
トピロキソスタット　161, 246
トピロリック®　161, 246
トファシチニブクエン酸塩　245
トフィソパム　259
トフラニール®　250
トブラシン®　322
トブラマイシン　322
トホグリフロジン水和物　294
トポイソメラーゼ阻害薬　339
トポテシン®　339
トミロン®　320
トライコア®　163, 273
トラクリア®　271
トラスツズマブ　342
トラスツズマブエムタンシン　342
トラセミド　269
トラゼンタ®　294
トラゾドン塩酸塩　251
トラニラスト　277
トラネキサム酸　302
トラピジル　303
トラベルミン®　252
トラマール®　100, 126, 240
トラマドール塩酸塩
　　　100, 126, 240
トラマドール塩酸塩/アセトアミノフェン配合錠　126, 240
トラマドール塩酸塩徐放錠　240
トラムセット®　126, 240
トランコロン®　288
トランサミン®　302
トランデート®　141, 265
トランドラプリル　266
トリアゾラム　246
トリアゾロピリジン系抗うつ薬（SARI）　251
トリアムシノロンアセトニド　349
トリアムテレン　268
トリクロホスナトリウム　247
トリクロリール®　247
トリクロルメチアジド　268
トリセノックス®　344
トリテレン®　268
トリパミド　269
トリパレン®　310
トリプタノール®　250
トリフリード®　313
トリフルリジン（FTD）チピラシル（TPI）塩酸塩　337
トリヘキシフェニジル塩酸塩　257
トリメトキノール塩酸塩水和物
　　　279

トリメトプリム　185
トリメブチンマレイン酸塩　286
トリモール®　257
トルテロジン酒石酸塩　351
トルバプタン　270
トルリシティ®　294
トレアキシン®　345
トレシーバ®　292
トレチノイン　346
トレドミン　252
トレミフェンクエン酸塩　340
トレラグリプチンコハク酸塩　293
トレリーフ®　257
トロンビン　302
トロンボキサンA2拮抗薬　277
トロンボキサン合成酵素阻害薬　277
トロンボモデュリンアルファ　306
ドカルパミン　262
ドキサゾシンメシル酸塩　270
ドキサプラム塩酸塩　279
ドキシサイクリン　324
ドキシフルリジン　337
ドキソルビシン塩酸塩　169, 339
ドグマチール　96, 97, 248
ドセタキセル水和物　338
ドネペジル塩酸塩　260
ドパミン塩酸塩　262
ドブタミン塩酸塩　262
ドブトレックス®　262
ドプス®　275
ドプラム®　279
ドボネックス®　21, 354
ドボベット®　22, 354
ドミン　111, 257
ドメナン　277
ドラール®　246
ドラベ症候群治療薬　256
ドラマミン®　252
ドリペネム水和物　321
ドルコール®　325
ドルテグラビルナトリウム　331
ドルナーゼアルファ　359
ドルミカム®　134, 247
ドロキシドパ　275
ドロスピレノン・エチニルエストラジオール錠　299
ドロペリドール　356
ドロレプタン®　356
ドンペリドン　286
糖・アミノ酸・電解質配合剤　310
糖・アミノ酸・電解質・ビタミン剤配合剤　310
糖・脂肪・アミノ酸・電解質配合剤　310
糖質輸液用製剤　310
糖類下剤　287
特発性肺線維症治療薬　282

## な

ナイキサン®　241
ナウゼリン®　286
ナサニール®　300
ナゼア®　290
ナゾネックス®　281
ナタリズマブ　258
ナテグリニド　4, 171, 293
ナディック　141, 263, 272
ナトリウム・カリウム配合剤　288
ナトリックス®　269
ナドロール　141, 263, 272
ナファモスタットメシル酸塩　289
ナフトピジル　169, 350
ナブメトン　241
ナプロキセン　241
ナベルビン　338
ナラトリプタン塩酸塩　243
ナリジクス酸　325
ナルフラフィン塩酸塩　278
ナロキソン塩酸塩　317
内服用アミノ酸製剤　311
内服用肝不全用アミノ酸製剤　312
内服用腎不全用アミノ酸製剤　311
内服用電解質剤　314

## に

ニカルジピン塩酸塩　169, 265
ニコチネール®　358
ニコチン　358
ニコチン酸誘導体　274
ニコモール　274
ニコランジル　263
ニコリン®　259
ニザチジン　283
ニセリトロール　274
ニセルゴリン　259
ニソルジピン　166, 169, 265
ニッパスカルシウム®　327
ニトプロ®　262
ニトラゼパム　247, 253
ニトレンジピン　265
ニトロール®　262
ニトログリセリン　262
ニトロダーム®　262
ニトロプルシドナトリウム水和物　262
ニトロペン®　262
ニドラン®　335
ニバジール®　266
ニフェカラント塩酸塩　139, 273
ニフェジピン　266
ニフェジピン徐放剤　266
ニフレック®　288
ニプラジロール　140, 263
ニボルマブ　343
ニボラジン®　277
ニムスチン塩酸塩　335
ニューキノロン系　178, 325
ニュープロ®　257, 359

ニューモシスチス肺炎治療薬　332
ニューモバックス®　353
ニューロタン®　267
ニルバジピン　266
ニロチニブ塩酸塩水和物　344
二次性副甲状腺機能亢進症治療薬　298
日本薬局方メトロニダゾール錠　285
乳酸カルシウム　315
乳酸カルシウム水和物　315
乳酸ナトリウム　314
乳酸ナトリウム補正液　314
乳酸リンゲル液　313
尿素(13C)　361
尿素サイクル異常症治療薬　360
尿中回収率　45
尿路結石治療薬　350

## ぬ

ヌーカラ®　281

## ね

ネオアミユー®　311
ネオイスコチン®　326
ネオーラル®　347
ネオキシ®　350
ネオシネジン®　275
ネオスチグミンメチル硫酸塩　259
ネオドパストン®　257
ネオドパゾール®　257
ネオパレン®　310
ネオフィリン®　280
ネオマレルミン®　275
ネオラミン®　309
ネキシウム®　284
ネクサバール®　343
ネシーナ®　293
ネスプ®　308
ネダプラチン　341
ネルフィナビルメシル酸塩　331
粘液産生・分泌促進薬　286
粘膜抵抗増強薬　285

## の

ノアルテン®　301
ノイアート®　306
ノイキノン®　261
ノイトロジン®　308
ノイロトロピン®　242
ノイロビタン®　309
ノウリアスト®　256
ノーモサング®　360
ノナコグアルファ　302
ノバスタン®　305
ノバミン®　249
ノボエイト®　351
ノボラピッド®　291
ノボリン®　291
ノリトレン®　250

ノルアドレナリン　262, 275
ノルエチステロン　301
ノルエチステロン・エチニルエストラジオール配合剤　299
ノルスパン®　240
ノルトリプチリン塩酸塩　250
ノルバスク®　265
ノルバデックス®　169, 340
ノルフロキサシン　325
ノルモナール®　269
ノルレボ®　300
脳疾患診断薬　361
脳循環代謝改善薬　259
脳保護薬　260
濃グリセリン　269
濃グリセリン/果糖/NaCl含有　269
囊胞性線維症治療薬　359

## は

ハーセプチン®　342
ハーフジゴキシン®　261
ハーボニー®　333
ハイ・プレアミン®　311
ハイカリック　310
ハイゼット®　274
ハイゼントラ　352
ハイトラシン®　270
ハイドレア®　337
ハイパジール®　141, 263
ハイペン®　114, 242
ハプトグロビン　352
ハベカシン®　322
ハラヴェン®　338
ハルシオン®　246
ハルトマン　313
ハルナール®　350
ハロスポア®　319
ハロペリドール　249
ハンチントン病治療薬　346
ハンプ®　100, 269
バイアグラ®　169, 358
バイアスピリン®　303
バイエッタ®　2, 100, 172, 294
バイカロン®　269
バイシリンG　318
バイナス®　277
バイミカード®　166, 169, 265
バイロテンシン®　265
バキソ®　241
バクシダール®　325
バクタ®　185, 236, 325
バクロフェン　258
バシリキシマブ　347
バゼドキシフェン酢酸塩　297
バソメット®　270
バソレーター®　262
バップフォー®　349
バトロキソビン　306
バナン®　320
バニプレビル　333
バニヘップ®　333
バファリン®　240, 303
バラクルード®　332
バラシクロビル塩酸塩　11, 190, 193, 214, 329
バリキサ®　193, 330
バルガンシクロビル塩酸塩　193, 330
バルコーゼ®　287
バルサルタン　267
バルサルタン・アムロジピンベシル酸塩配合剤　268
バルサルタン・シルニジピン配合剤　268
バルサルタン・ヒドロクロロチアジド配合剤　267
バルデナフィル塩酸塩水和物　358
バルトレックス®　11, 190, 193, 214, 329
バルニジピン塩酸塩　266
バルプロ酸　210
バルプロ酸ナトリウム　253
バレオン®　326
バレニクリン酒石酸塩　358
バンコマイシン塩酸塩　32, 89, 194, 323
パージェタ®　343
パーセリン®　350
パーロデル®　111, 257
パキシル®　210, 251
パクリタキセル　169, 338
パクリタキセル(アルブミン懸濁型)　338
パシーフ®　355
パシル®　325
パズクロス®　325
パズフロキサシンメシル酸塩　325
パセトシン®　318
パゾパニブ塩酸塩　344
パナルジン®　303
パニツムマブ　342
パニペネム・ベタミプロン　321
パノビノスタット乳酸塩　344
パパベリン塩酸塩　259
パミドロン酸二ナトリウム　296
パラアミノサリチル酸カルシウム水和物　327
パラプラチン®　85, 341
パラプロスト®　350
パラミヂン®　241, 246
パリエット®　284
パリビズマブ　330
パリペリドン　98, 101, 250
パリペリドンパルミチン酸エステル　101, 250
パルクス®　300
パルナパリンナトリウム　304
パロキセチン　210
パロキセチン塩酸塩　251
パロノセトロン塩酸塩　290
パロモマイシン硫酸塩　334
パンクレアチン　287
パンクレリパーゼ　287
パンスポリン®　319
パンテチン　309
パンテノール　309
パントール®　309
パントシン®　309
破骨細胞分化因子完全ヒト型モノクローナル抗体　297
肺炎球菌ワクチン(肺炎球菌莢膜)　353
肺高血圧症治療薬　271
配合剤　314
排尿障害治療薬　350
白金製剤　341

## ひ

ヒストン脱アセチル化酵素阻害薬　346
ヒスロン®　169, 300
ヒダントール®　254
ヒト化抗IL5モノクローナル抗体　281
ヒト化抗ヒトIgEモノクローナル抗体製剤(喘息治療薬)　281
ヒドララジン塩酸塩　270
ヒドロキシエチルデンプン130000　312
ヒドロキシエチルデンプン70000・生理食塩液　312
ヒドロキシカルバミド　337
ヒドロキシクロロキン硫酸塩　347
ヒドロキシジン塩酸塩　276
ヒドロキシジン塩酸塩・ヒドロキシジンパモ酸塩　248
ヒドロキシジンパモ酸塩　276
ヒドロクロロチアジド　11, 268
ヒドロコルチゾン　298
ヒドロコルチゾンコハク酸ナトリウムエステル　298
ヒベルナ®　276
ヒポカ®　266
ヒューマリン®　291
ヒューマログ®　291, 292
ヒュミラ®　244, 341
ヒルナミン®　249
ビ・シフロール®　111, 257, 359
ビアペネム　321
ビーマス®　287
ビームゲン®　352
ビオスミン®　289
ビオチン　309
ビオフェルミン®　289
ビオラクチス®　289
ビカーボン®　313
ビカルタミド　341
ビガバトリン　253
ビキサロマー　316

ビクシリン® 318
ビクシリンS 318
ビクトーザ® 294
ビグアナイド系 293
ビサコジル 287
ビジクリア® 288
ビジパーク® 363
ビスダイン® 349
ビスホスホネート製剤 296
ビソノ 264
ビソプロロール 141, 264
ビソプロロールフマル酸塩 264
ビソルボン® 282
ビタミンA 308
ビタミンC 309
ビタミンD軟膏 20
ビタメジン® 309
ビダーザ® 345
ビダラビン 329
ビデュリオン® 2, 172, 294
ビノグラック® 273
ビノレルビン酒石酸塩 338
ビビアント® 297
ビフィズス菌 289
ビフィズス菌＋ラクトミン 289
ビブラマイシン® 324
ビプリブ® 361
ビペリデン塩酸塩 257
ビマトプロスト 361
ビミジム® 361
ビラセプト® 331
ビリアード® 193, 331
ビリスコピン® 362
ビルダグリプチン 294
ビルダグリプチン／メトホルミン塩酸塩 294
ビルトリシド® 334
ビンクリスチン硫酸塩 338
ビンダケル® 360
ビンブラスチン硫酸塩 338
ピーエヌツイン® 310
ピーガード® 355
ピートル® 316
ピオグリタゾン塩酸塩 292
ピオグリタゾン塩酸塩・アログリプチン安息香酸塩配合剤 295
ピオグリタゾン塩酸塩・アログリプチン配合剤 295
ピオグリタゾン塩酸塩・グリメピリド配合剤 295
ピオグリタゾン塩酸塩・メトホルミン塩酸塩配合剤 295
ピコスルファートナトリウム水和物 287
ピシバニール® 346
ピタバスタチンカルシウム水和物 273
ピドキサール® 309
ピノルビン® 339
ピペミド酸水和物 325

ピペラシリンナトリウム 319
ピメノール® 140, 272
ピモジド 19, 249
ピモベンダン 261
ピラジナミド 187, 327
ピラセタム 260
ピラマイド® 327
ピラルビシン塩酸塩 339
ピランテルパモ酸塩 334
ピリドキサールリン酸エステル水和物 309
ピリドスチグミン臭化物 259
ピルシカイニド塩酸塩水和物 138, 139, 272
ピルフェニドン 282
ピルメノール塩酸塩 140, 272
ピレスパ® 282
ピレタニド 269
ピレチア® 252, 276
ピレンゼピン塩酸塩 285
ピロカルピン塩酸塩 259
ピロキシカム 241
ピロヘプチン塩酸塩 257
ピンドロール 141, 263
非イオン性浸透圧性造影剤 362
非イオン性等浸透圧性造影剤 363
非サイアザイド系利尿薬 269
非定型抗精神病薬 249
非ベンゾジアゼピン系睡眠導入剤 247
肥満症治療薬 358
人血清アルブミン 351
人ハプトグロビン 352

■ふ
ファーストシン® 319
ファスジル塩酸塩水和物 260
ファスティック® 4, 171, 293
ファブラザイム® 358
ファムシクロビル 190, 193, 330
ファムビル® 190, 193, 330
ファモチジン 82, 175, 283
ファリーダック® 344
ファルモルビシン® 339
ファレカルシトリオール 296
ファロペネムナトリウム 321
ファロム® 321
ファンガード® 329
ファンギゾン® 328
フィコンパ® 254
フィズリン® 270
フィトナジオン 309
フィナステリド 301
フィニバックス® 321
フィブラート系薬剤 273
フィルグラスチム 308
フィンゴリモド塩酸塩 258
フェアストン® 340
フェキソフェナジン塩酸塩 100, 276

フェキソフェナジン塩酸塩，塩酸プソイドエフェドリン配合剤 276
フェジン® 302
フェステロジンフマル酸塩 351
フェソロデックス® 340
フェナゾックス® 240
フェニトイン 210, 253
フェニトイン・フェノバルビタール配合剤 254
フェニル酪酸ナトリウム 360
フェニレフリン塩酸塩 275
フェノールスルホンフタレイン 364
フェノテロール臭化水素酸塩 279
フェノトリン 334
フェノバール® 254
フェノバルビタール 254
フェノフィブラート 163, 273
フェブキソスタット 161, 246
フェブリク® 161, 246
フェマーラ® 341
フェルデン® 241
フェルム® 301
フェロ・グラデュメット® 302
フェロジピン 166, 169, 266
フェロベリン® 288
フェロミア® 302
フェンタニル 354
フェントス® 355
フエロン® 348
フォーレン® 356
フォサマック® 122, 296
フォシーガ® 294
フォスブロック® 316
フォリアミン® 309
フォルテオ® 125, 297
フォンダパリヌクスナトリウム 304
フオイパン® 289
フサン® 289
フトラフール® 337
フドステイン 282
フマル酸第一鉄 301
フラグミン® 303
フラジール® 335
フラビンアデニンジヌクレオチド・肝臓エキス 290
フラボキサート塩酸塩 349
フランドル® 262
フリバス® 169, 350
フルイトラン® 268
フルオロウラシル 337
フルオロキノロン 178
フルカム® 240
フルカリック® 310
フルクトース 310
フルクトン® 310
フルコナゾール 187, 328
フルシトシン 328
フルスタン® 296

フルスルチアミン塩酸塩　309
フルタイド®　281
フルタゾラム　248
フルタミド　341
フルダラ®　337
フルダラビンリン酸エステル　337
フルチカゾンフランカルボン酸　281
フルチカゾンプロピオン酸エステル　281
フルツロン®　337
フルトプラゼパム　248
フルドロコルチゾン酢酸エステル　298
フルニトラゼパム　247
フルバスタチンナトリウム　273
フルベストラント　340
フルボキサミンマレイン酸塩　210, 251
フルマゼニル　317
フルマリン®　320
フルラゼパム塩酸塩　247
フルルビプロフェン　241
フルルビプロフェンアキセチル　241
フレカイニド酢酸塩　140, 210, 272
フロセミド　269
フロセミド徐放カプセル　269
フロプロピオン　259
フロベン®　241
フロモキセフナトリウム　320
フロモックス®　320
フロリード®　169
フロリードF　329
フロリネフ®　298
ブイフェンド®　328, 329, 19, 210
ブクラデシンナトリウム　261
ブコローム　241, 246
ブシラミン　136, 245
ブスコパン®　259
ブスルファン　336
ブスルフェクス®　336
ブセレリン酢酸塩　300
ブチルスコポラミン臭化物　259
ブデソニド・ホルモテロールフマル酸塩水和物配合剤　280
ブドウ糖　310
ブドウ糖加アセテート維持液　314
ブドウ糖加アミノ酸製剤　311
ブドウ糖加酢酸リンゲル液　313
ブドウ糖加乳酸リンゲル液　313
ブナゾシン塩酸塩　271
ブナゾシン塩酸塩徐放性　271
ブピバカイン塩酸塩　357
ブフェトロール塩酸塩　141, 264
ブフェニール®　360
ブプレノルフィン　240
ブプレノルフィン塩酸塩　240
ブホルミン塩酸塩　293
ブメタニド　269

ブラダロン®　349
ブリプラチン®　341
ブリンゾラミド　349
ブリンゾラミド・チモロールマレイン酸塩配合剤　349
ブルフェン　240
ブレーザベス®　358
ブレオ®　339
ブレオマイシン塩酸塩　339
ブレディニン®　347
ブレビブロック®　141, 263
ブレンツキシマブベドチン　342
ブロチゾラム　247
ブロチン®　282
ブロナンセリン　250
ブロニカ®　277
ブロバリン　247
ブロプレス®　267
ブロマゼパム　248
ブロムヘキシン塩酸塩　282
ブロムペリドール　249
ブロモクリプチンメシル酸塩　111, 257
ブロモバレリル尿素　247
プラケニル®　347
プラザキサ®　6, 146, 148, 305
プラジカンテル　334
プラスアミノ®　311
プラスグレル　303
プラゾシン塩酸塩　271
プラバスタチンナトリウム　273
プラビックス®　303
プラミペキソール塩酸塩水和物　111, 257, 359
プラミペキソール塩酸塩水和物徐放　257
プラリア®　124, 125, 297
プランルカスト水和物　277
プリジスタ®　331
プリマキン　334
プリマキンリン酸塩　334
プリミドン　254
プリンペラン®　97, 100, 286
プルゼニド®　287
プルモザイム®　359
プルリフロキサシン　325
プレガバリン　132, 244
プレセデックス®　356
プレタール®　303
プレドニゾロン/プレドニゾロンコハク酸エステルナトリウム　298
プレドニン®　298
プレベナー13®　353
プレミネント®　11, 267
プレラン®　266
プロイメンド®　290
プロカインアミド塩酸塩　139, 272
プロカイン塩酸塩　357
プロカテロール塩酸塩　279
プロカルバジン塩酸塩　345

プロキシフィリン・エフェドリン配合剤　280
プログラフ®　169, 347
プログルミド　285
プロクロルペラジンマレイン酸塩　249
プロクロルペラジンメシル酸塩　249
プロサイリン®　300
プロジフ®　187, 328
プロスコープ®　363
プロスタール®　350
プロスタグランジン製剤　300
プロスタルモン®　300
プロスタンディン®　300
プロタノール®　262
プロタミン硫酸塩　305
プロテアミン®　311
プロテカジン®　176, 284
プロトンポンプ阻害薬（PPI）　284
プロノン®　140, 210, 272
プロパジール®　299
プロパフェノン塩酸塩　140, 210, 272
プロピベリン塩酸塩　349
プロピルチオウラシル　299
プロブコール　274
プロプラノロール　45, 100, 140, 141, 264
プロプラノロール塩酸塩　264, 272
プロペシア®　301
プロベネシド　246
プロベラ®　340
プロヘパール®　291
プロポフォール　356
ブロマック®　286
ブロミド®　285
プロメタジン塩酸塩　252, 276
プロメタジンメチレンジサリチル酸塩（細粒）　276
不活化ポリオワクチン（ソークワクチン）　353
不眠症治療薬　247
副甲状腺ホルモン製剤　297
副腎皮質ホルモン剤　298
腹圧性尿失禁治療薬　350
複合糖加電解質維持液　313
分子標的薬・キナーゼ阻害薬　343
分子標的薬・モノクローナル抗体　341

## へ

ヘキサシアノ鉄（Ⅱ）酸鉄（Ⅲ）水和物　317
ヘキサブリックス®　362
ヘスパンダー®　312
ヘパリンNa透析用　304
ヘパリンカルシウム　304
ヘパリン製剤　303
ヘプセラ®　332

ヘミン　360
ヘリコバクターピロリ除菌薬　285
ヘルペスウイルス感染症治療薬
　　　　329
ヘルベッサー®　140, 266
ベイスン®　90, 292
ベガ®　277
ベクティビックス®　342
ベクロニウム®　258
ベクロニウム臭化物　258
ベクロメタゾンプロピオン酸エステル　281
ベサコリン®　259
ベサノイド®　346
ベザトール®　163, 273
ベザフィブラート　163, 273
ベシケア®　351
ベストコール®　320
ベタイン　346
ベタキソロール塩酸塩　141, 264
ベタニス®　351
ベタネコール塩化物　259
ベタヒスチンメシル酸塩　253
ベタメタゾン　298
ベタメタゾン, d-クロルフェニラミンマレイン酸塩配合剤　278
ベタメタゾン酸エステルナトリウム
　　　　298
ベナゼプリル塩酸塩　267
ベナンバックス®　332
ベニジピン塩酸塩　266
ベネシッド®　246
ベネット®　122, 297
ベネトリン®　279
ベネフィクス®　302
ベバシズマブ　342
ベバントロール塩酸塩　141, 265
ベプリコール®　140, 273
ベプリジル塩酸塩　140, 273
ベポタスチンベシル酸塩　277
ベムラフェニブ　343
ベラグルセラーゼアルファ　361
ベラサス®　271
ベラパミル塩酸塩
　　　　8, 140, 169, 266, 273
ベラプロストナトリウム　300
ベラプロストナトリウム徐放性
　　　　271
ベリチーム®　287
ベルケイド®　346
ベルソムラ®　248
ベルテポルフィン　349
ベルベリン塩化物水和物・ゲンノショウコエキス　288
ベロテック®　279
ベンコール®　287
ベンザリン®　247, 253
ベンジルペニシリンカリウム　318
ベンジルペニシリンベンザチン水和物　318

ベンズアミド　97
ベンズアミド系薬　96
ベンズブロマロン　161, 163, 246
ベンゾジアゼピン系睡眠導入剤
　　　　246
ベンダムスチン塩酸塩　345
ベンチロミド液　361
ベンラファキシン塩酸塩　252
ペガシス®　348
ペガプタニブナトリウム　349
ペグインターフェロンα-2a　348
ペグインターフェロンα-2b　348
ペグイントロン®　348
ペグフィルグラスチム　308
ペニシラミン　245
ペニシリンGカリウム　318
ペニシリン系　318
ペネム系　321
ペプタイド系抗利尿ホルモン用薬
　　　　351
ペプレオ®　339
ペプロマイシン硫酸塩　339
ペミロラストカリウム　277
ペメトレキセドナトリウム水和物
　　　　337
ペラミビル水和物　194, 332
ペランパネル水和物　254
ペリアクチン®　275
ペリシット®　274
ペリンドプリルエルブミン
　　　　45, 267
ペルゴリドメシル酸塩　111, 257
ペルサンチン®　263, 303
ペルジピン®　169, 265
ペルツズマブ　343
ペルマックス®　111, 257
ペロスピロン塩酸塩水和物　250
ペンタサ®　289
ペンタジン®　240
ペンタゾシン塩酸塩　240
ペンタミジンイセチオン塩酸塩
　　　　332
ペントシリン®　319
ペンレス®　357
片頭痛治療薬　243
便軟化・腸運動促進緩下剤　287
便秘治療薬　289

▌ほ
ホーネル®　296
ホーリン®　299
ホクナリン®　279
ホスアプレピタントメグルミン
　　　　290
ホスカビル®　193, 330
ホスカルネットナトリウム水和物
　　　　193, 330
ホストイン®　255
ホスフェニトインナトリウム水和物
　　　　255

ホスフラン®　309
ホスフルコナゾール　187, 328
ホスホマイシンカルシウム　322
ホスホマイシン系　322
ホスホマイシンナトリウム　322
ホスミシン®　322
ホスリボン®　316
ホスレノール®　316
ホメピゾール　360
ホモクロミン®　276
ホモクロルシクリジン塩酸塩　276
ホモシスチン尿症治療薬　346
ホリゾン®　248
ホリナートカルシウム　317
ホルモテロールフマル酸塩水和物
　　　　280
ホルモン製剤　340
　──, その他の　300
ボグリボース　90, 292
ボシュリフ®　344
ボスチニブ水和物　344
ボスミン®　261
ボセンタン水和物　271
ボナロン®　122, 296
ボノテオ®　122, 297
ボノプラザンフマル酸塩　285
ボリコナゾール　19, 210, 328
ボリノスタット　346
ボルタレン®　241
ボルテゾミブ　346
ボルベン®　312
ボンアルファ®　21, 354
ボンゾール®　299
ボンビバ®　122, 296
ポタコール®　313
ポテリジオ®　343
ポプスカイン®　357
ポマリスト®　346
ポマリドミド　346
ポラキス®　350
ポラプレジンク　286
ポララミン®　275
ポリエチレングリコール処理抗
　HBs人免疫グロブリン　352
ポリエチレングリコール処理抗破傷風人免疫グロブリン　351
ポリエンホスファチジルコリン
　　　　274
ポリカルボフィルカルシウム　288
ポリスチレンスルホン酸カルシウム
　　　　315
ポリスチレンスルホン酸ナトリウム
　　　　315
ポリドカノール　302
ポリフル®　288
ポンタール®　241
補正用電解質液　314
勃起不全治療薬　358
本態性血小板血症治療薬　308

◆ 薬剤：マーカイン®～モガムリズマブ製剤　385

## ま

マーカイン®　357
マーズレン®　286
マーロックス®　285
マイスタン®　253
マイスリー®　247
マイトマイシン®　339
マイトマイシンC　339
マキサカルシトール　21, 296, 354
マキシピーム®　319
マキュエイド®　349
マクサルト®　104, 243
マクジェン®　349
マクロライド系　324
マグコロール®　287
マグテクト®　285
マグネスコープ®　364
マグネビスト®　364
マグミット酸化マグネシウム　287
マジンドール　358
マドパー®　257
マニジピン塩酸塩　266
マブキャンパス®　342
マブリン®　336
マプロチリン塩酸塩　251
マラロン®　334
マリゼブ®　293
マルトース　310
マルトース加アセテート維持液　314
マルトース加乳酸リンゲル液　313
マルトス®　310
マンニット®　312
マンニトール製剤　312
麻薬　354
末梢性交感神経抑制薬　270
末梢用糖・アミノ酸・電解質液　311
睫毛貧毛症治療薬　361
慢性血栓塞栓性肺高血圧症治療薬　271
慢性閉塞性肺疾患（COPD）治療薬　279

## み

ミアンセリン塩酸塩　251
ミオカーム®　260
ミオクローヌス治療薬　260
ミオコール®　262
ミオナール®　258
ミカファンギンナトリウム　329
ミカムロ®　268
ミカルディス®　267
ミキシッド®　310
ミグシス®　243
ミグリトール　292
ミグルスタット　358
ミケラン®　141, 263
ミコナゾール　169, 329
ミコフェノール酸モフェチル　100, 347
ミコブティン®　328
ミコンビ®　267
ミソプロストール　286
ミゾリビン　347
ミダゾラム　134, 247
ミダフレッサ®　247
ミチグリニド　293
ミチグリニドカルシウム水和物・ボグリボース配合剤　295
ミティキュア®　278
ミドドリン塩酸塩　275
ミニプレス®　271
ミニヘパ®　304
ミニリンメルト®　351
ミネラリン®　310
ミノサイクリン塩酸塩　324
ミノドロン酸水和物　122, 297
ミノマイシン®　324
ミヤ®　289
ミヤBM®　197
ミラクリッド®　290
ミラベグロン　351
ミラペックス®　111, 257
ミリスロール®　262
ミリプラ®　341
ミリプラチン水和物　341
ミリプラチン用懸濁用液　341
ミルセラ®　307
ミルタザピン　252
ミルナシプラン塩酸塩　252
ミルラクト®　288
ミルリーラ®　261
ミルリノン　261
ミンクリア®　361

## む

ムコスタ®　286
ムコソルバン®　282
ムコダイン®　282
ムコ多糖症IVA型治療薬　361
ムコフィリン®　282
ムノバール®　166, 169, 266
ムルプレタ®　308
無機質製剤　315

## め

メイアクト®　320
メイラックス®　248
メイロン®　312
メインテート®　141, 264
メキシチール®　140, 272
メキシレチン塩酸塩　140, 272
メキタジン　277
メコバラミン　309
メサドン塩酸塩　355
メサペイン®　355
メサラジン　288
メジコン®　281
メスチノン®　259
メスナ　336
メソトレキセート®　215, 338
メタクト®　295
メタルカプターゼ®　135, 245
メチコバール®　309
メチルジゴキシン　139, 261
メチルチオニニウム　360
メチルドパ水和物　270
メチルプレドニゾロン／メチルプレドニゾロンコハク酸エステルナトリウム　298
メチルメチオニンスルホニウムクロリド　286
メチレンブルー　360
メチロン®　241
メディエーター遊離抑制薬　277
メトグルコ®　171, 293
メトクロプラミド　97, 100, 286
メトトレキサート　136, 215, 216, 245, 338
メトプロロール酒石酸塩　141, 265
メトヘモグロビン血症解毒薬　360
メトホルミン塩酸塩　171, 293
メトリジン®　275
メトロニダゾール　326, 335
メトロニダゾールゲル　335
メドロール®　298
メドロキシプロゲステロン　169, 340
メドロキシプロゲステロン酢酸エステル　300
メナテトレノン　296, 309
メネシット®　257
メノエイド®　299
メバロチン®　273
メピチオスタン　300, 340
メフェナム酸　241
メフルシド　269
メプチン®　279
メペンゾラート臭化物　288
メポリズマブ　281
メマリー®　112, 260
メマンチン塩酸塩　112, 260
メリスロン®　253
メルカゾール®　299
メルカプトプリン水和物　338
メルファラン　336
メロキシカム　242
メロペネム三水和物　321
メロペン®　321
免疫調整薬　347
免疫抑制薬　347

## も

モーバー®　245
モービック®　242
モーラス®　84
モガムリズマブ製剤　343

モキシフロキサシン塩酸塩　178, 179, 326
モサプリドクエン酸塩水和物　286
モザバプタン塩酸塩　270
モダシン　320
モダフィニル　252
モディオダール®　252
モニラック®　291
モノバクタム系　320
モビプレップ®　288
モメタゾンフランカルボン酸エステル　281
モリヘパミン®　311
モルヒネ　100, 130
モルヒネ塩酸塩　355
モルヒネ塩酸塩水和物　355
モルヒネ硫酸塩　355
モンテプラーゼ　302
モンテルカストナトリウム　277

## や

ヤーズ®　299
ヤケヒョウヒダニエキス原末・コナヒョウヒダニエキス原末　278

## ゆ

ユーエフティ®　337
ユーゼル®　317
ユービット®　361
ユーロジン®　246
ユナシン®　318
ユニカリック®　310
ユニシア®　268
ユニタルク®　346
ユニフィル®　280
ユビデカレノン　261
ユベラ®　274, 309
ユリーフ®　350
ユリノーム®　161, 163, 246

## よ

ヨウ化カリウム　315
ヨウ素レシチン　315
ヨウレチン®　315
ヨーデル®　287
ヨード化ケシ油脂肪酸エチルエステル　364
幼牛血液抽出物質　286
葉酸　309
溶性ピロリン酸第二鉄　301
溶連菌抽出物　346

## ら

ライゾデグ®　292
ラキソベロン®　287
ラクツロース　291
ラクテック®　313
ラクトミン＋糖化菌　289
ラグノス®　291
ラコール®　313

ラシックス®　269
ラジカット®　260
ラジレス®　267
ラステット®　339
ラスブリカーゼ　246
ラスリテック®　246
ラタモキセフナトリウム　320
ラックビー®　289
ラディオガルダーゼ®　317
ラニチジン塩酸塩　284
ラニナミビルオクタン酸エステル水和物　332
ラニビズマブ硝子体内注射液　349
ラニラピッド®　140, 261
ラパチニブトシル酸塩水和物　344
ラパリムス®　335
ラピアクタ®　194, 332
ラフチジン　176, 284
ラベタロール塩酸塩　141, 265
ラベプラゾールナトリウム　284
ラボナール®　356
ラマトロバン　277
ラミクタール®　100, 255
ラミシール®　210, 328
ラミブジン　331, 332
ラメルテオン　247
ラモセトロン塩酸塩　288, 290
ラモトリギン　100, 255
ラロキシフェン塩酸塩　100, 297
ランサップ®　285
ランジオロール塩酸塩　141, 265
ランソプラゾール　284, 285
ランダ®　218, 341
ランタス®　292
ランデル®　265
ランドセン®　253
ランピオン®　285
ランマーク®　124, 297
ランレオチド酢酸塩　301
酪酸菌　289

## り

リーゼ®　248
リーバクト®　312
リーマス®　98, 102, 252
リウマトレックス®　136, 245
リオシグアト　271
リオチロニンナトリウム　299
リオナ®　316
リオベル®　295
リオレサール®　258
リカルボン®　297
リキシセナチド　294
リキスミア®　294
リクシアナ®　148, 305
リコモジュリン®　306
リザトリプタン安息香酸塩　104, 243
リザベン®　277
リシノプリル　267

リスパダール®　250
リスパダールコンスタ®　250
リスペリドン　250
リスミー®　247
リスモダン®　137, 140, 271
リズミック®　275
リセドロン酸ナトリウム水和物　122, 297
リツキサン®　343
リツキシマブ　343
リドカイン　140
リドカイン塩酸塩　272, 357
リナグリプチン　294
リネゾリド　323
リハビックス®　310
リバーロキサバン　148, 306
リバスタッチ®　260
リバスチグミン　260
リバビリン　334
リバロ®　273
リパクレオン®　287
リパスジル塩酸塩水和物　349
リピオドール®　364
リピディル®　163, 273
リピトール®　166, 169, 273
リファジン®　327
リファブチン　328
リファンピシン　327
リフレックス®　252
リプル®　300
リプレガル®　358
リボトリール®　253
リボフラビンリン酸エステルナトリウム　309
リポクリン®　165, 273
リポバス®　19, 166, 169, 273
リマチル®　136, 245
リマプロストアルファデクス　300
リメタゾン®　298
リュープリン®　341
リュープロレリン酢酸塩　341
リラグルチド　294
リリカ®　42, 132, 244
リルピビリン塩酸塩　331
リルピビリン塩酸塩・エムトリシタビン・テノホビルジソプロキシルフマル酸塩　331
リルマザホン塩酸塩水和物　247
リレンザ®　332
リンゲル液　313
リンコシン®　325
リンコマイシン　325
リンコマイシン系　324
リン酸2カリウム　314
リン酸Na補正液　314
リン酸ジヒドロコデイン　354
リン酸水素カルシウム　315
リン酸水素カルシウム水和物　315
リン酸二カリウム　314

リン酸二水素Na一水和物・無水リン酸水素二Na配合錠　288
リン酸二水素ナトリウム一水和物・無水リン酸水素二ナトリウム配合剤　316
リン酸二水素ナトリウム水和物　314
リンデロン®　298
リンパ系・子宮卵管造影剤　364
利胆薬　291
利尿薬，その他の　269
硫酸Mg補正液　315
硫酸塩プロタミン　305
硫酸カナマイシン　327
硫酸キニジン　139, 271
硫酸ストレプトマイシン　327
硫酸鉄　302
硫酸マグネシウム　287, 315
硫酸マグネシウム水和物　287

### る

ループ利尿薬　269
ルーラン®　250
ルキソリチニブリン酸塩　344
ルジオミール®　251
ルストロンボパグ　308
ルセオグリフロジン水和物　294
ルセフィ®　294
ルセンティス®　349
ルナベル®　299
ルネスタ®　247
ルネトロン®　269
ルビプロストン　288
ルフィナミド　256
ルプラック®　269
ルボックス®　251
ルボラボン®　282
ルリッド®　100, 324

### れ

レキソタン®　248
レキップ®　111, 257, 258
レギュニール®　316
レクサプロ®　251
レグテクト®　360
レグナイト®　109, 359
レグパラ®　20, 208, 298
レゴラフェニブ水和物　344
レザルタス®　268
レスタス®　248
レスタミン®　275
レストレスレッグス症候群治療薬　359
レスプレン®　282
レスミン®　275
レスリン®　251
レセルピン　270
レチノールパルミチン酸エステル　308
レトロゾール　341

レトロビル®　331
レナジェル®　316
レナデックス®　340
レナリドミド水和物　335, 346
レニベース®　266
レノグラスチム　308
レノックス・ガストー症候群（LGS）治療薬　256
レバチオ®　100, 271
レバミピド　286
レバロルファン酒石酸塩　317
レパグリニド　293
レビトラ®　358
レビパリンナトリウム　304
レフルノミド　245
レブラミド®　335, 346
レベチラセタム　110, 255
レベトール®　334
レベミル®　292
レペタン®　240
レボカルニチン　359
レボカルニチン塩化物　359
レボカルニチン製剤　359
レボセチリジン　277
レボチロキシンナトリウム　299
レボドパ・カルビドパ水和物配合剤　257
レボドパ・ベンセラジド塩酸塩配合剤　257
レボノルゲストレル　300
レボブピバカイン塩酸塩　357
レボフロキサシン水和物　178, 187, 215, 326
レボホリナートカルシウム　347
レボメプロマジン塩酸塩　249
レボメプロマジンマレイン酸塩　249
レボレード®　306
レミカット®　276
レミケード®　244
レミッチ®　278
レミニール®　260
レミフェンタニル塩酸塩　356
レメロン®　252
レラキシン®　258
レリフェン®　241
レルパックス®　243
レンチナン　346
レンドルミン®　247
レンバチニブメシル酸塩　344
レンビマ®　344

### ろ

ロイケリン®　338
ロイコトリエン受容体拮抗薬　277
ロイコボリン®　317
ロイスタチン®　335
ロイナーゼ®　344
ローガン®　140, 265
ローコール®　273

ロートエキス®　259
ローヘパ®　304
ロカルトロール®　296
ロキサチジン酢酸エステル塩酸塩　284
ロキシスロマイシン　100, 324
ロキソニン®　23, 84, 129, 241
ロキソプロフェンナトリウム水和物　23, 241
ロクロニウム臭化物　258
ロコア®　241
ロコルナール®　303
ロサルタンカリウム　11, 267
ロサルタンカリウム・ヒドロクロロチアジド配合剤　267
ロスバスタチンカルシウム　100, 166, 273
ロセフィン®　40, 320
ロゼウス®　338
ロゼックス®　335
ロゼレム®　247
ロタテック®　354
ロタリックス®　354
ロチゴチン　257
ロチゴチン経皮吸収型製剤　359
ロトリガ®　274
ロドピン®　249
ロナセン®　250
ロヒプノール®　247
ロピオン®　241
ロピナビル・リトナビル　331
ロピニロール塩酸塩　111, 257
ロピバカイン塩酸塩水和物　358
ロフラゼプ酸エチル　248
ロプレソール®　265
ロペミン®　288
ロペラミド塩酸塩　288
ロミプレート®　308
ロミプロスチム　308
ロメバクト®　326
ロメフロキサシン　326
ロラゼパム　248
ロラタジン　277
ロラメット®　247
ロルカム®　114, 242
ロルノキシカム　114, 242
ロルファン®　317
ロルメタゼパム　247
ロレルコ®　274
ロンゲス®　267
ロンサーフ®　337

### わ

ワーファリン®　100, 143, 306
ワイテンス®　270
ワイパックス®　248
ワクシニアウイルス接種家兎炎症皮膚抽出液　242
ワクチン・トキソイド　352
ワゴスチグミン®　259

ワソラン®　8, 139, 169, **266**, 273
ワックスマトリックス　154
ワッサーV®　309

ワルファリンカリウム
　　　　　　　100, 143, **306**
ワンタキソテール®　338

ワンデュロ®　355
ワントラム®　126, **240**